U0032189

芳療聖經

The Bloomsburry Encyclopedia of Aromatherapy

作者─**克莉西・懷伍德**（Chrissie Wildwood）

譯者─**牛爾**

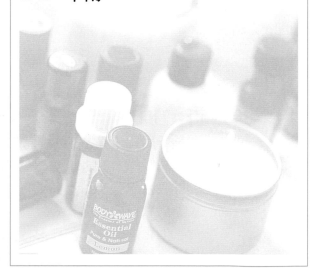

第 *1* 部・芳香療法的基礎理論

第 *2* 部・芳香治療

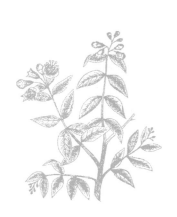

一座芳香博物館

本書的原文書名為The Encyclopedia of Aromatherpay，我們不妨就從百科全書的概念談起。法國哲學家狄德羅在18世紀所編纂的百科全書，被視為人類歷史上第一部「圖像化」的歷史記憶工具，其編輯原則為近代所有的百科全書編者奉行不渝。當我們第一次翻閱Chrissie Wildwood這本書時，所得的印象也相當吻合狄德羅式的百科全書範式。事實上，與所有其他相同企圖或相近書名的芳療書籍相比，Wildwood這本書稱得上是最名符其實的一本芳療百科。對於一般讀者來說，這本書真能令他大開眼界，了解到芳療所涉及的知識領域有多麼遼闊。對於有心深造的專業人員來說，這本書既是敲門磚又是里程碑，足以幫他打下萬丈高樓平地起的基石。

然而，在這個google取代圖書館的時代，任何一種號稱是百科全書的書籍，所引發的反應往往不見得是景仰與依賴，反而是畏懼與倦怠。要避免這種窘境，讀者應該以逛博物館的態度，而非以查字典的心理來運用這本書。博物館「museum」的字根「Muse」（繆斯），是一群掌管了歷史、詩歌、戲劇、舞蹈等不同領域的創造力之女神。他們是天地之神宙斯與記憶之神曼茉欣所生之女兒。這意味著創造力應源自於「上知天文，下知地理」的淵博知識。因此，所謂逛博物館的態度，即是盡可能不偏不倚且悠閒從容地廣泛涉獵，而不是急急忙忙要找出一兩個問題的答案。如此反覆搜尋，漸漸就能養成一種廣角視野，遇到任何狀況，都可以全面考量而非機械地反射。這也就是閱讀本書最大的益處：它的貢獻不在於讓你迅速找到有效的配方，而在獲得一種嶄新的、創造性的眼光——芳療師的眼光。

本書作者Chrissie Wildwood就是個有特定視野、著書立言絕不浮濫的芳療專家，她不但著作等身，臨床經驗也很豐富，兼具理論與實務之專長，所以極受英國媒體的歡迎。近年來她尤其致力於「健康土壤」的研究與推廣，拉大了芳療應用與關注之範疇，進一步映證「博物館派」的發展潛力。譯者牛爾先生同樣是一位學養紮實、考據嚴謹，同時又有開創性格局的「博物館派」作者。他們兩位共同為華語世界打造了這座芳香的博物館，中文讀者置身其中，必定能領略柏拉圖所揭示的真理——「沒有什麼比知道所有的事情更加神聖」。

肯園負責人、芳療師 溫佑君

一本不可或缺的芳療百科

　　牛爾又出書了，這次很不一樣的是芳香療法書籍。這本書牛爾用盡全力做翻譯工作，因為好長一段時間他幾乎每天只睡3小時，靠著天天吃將近30顆維他命或健康食品維持體力。問他怎麼會翻譯翻到廢寢忘食的地步？他說：沒辦法，這本原文書就是那麼令人著迷。

　　果然，當我看到這本已經被翻譯成中文版的芳療百科全書時，我也是深深被它所吸引。藉由牛爾本身對化妝保養品的專業素養，他用相當易懂又貼切的描述，讓讀者很容易進入芳療領域。只要讀者想到的問題，這本書幾乎都有解答。尤其在我懷孕時期，非常在意孕婦到底可不可以使用精油？哪種精油成分對孕婦及胎兒是安全的，這些問題也在這本書中有所描述。相信對想要了解芳療，或是想要在芳療領域更上一層樓的讀者來說，這絕對是一本不可或缺的百科全書。

　　認識牛爾這麼多年，他很努力在專業上紮根，過去在保養品業界、學術界，以及現在跨足到芳療領域所累積的經驗，稱他做【美容教主】一點也不為過。

　　牛爾，加油!!!!

消費高手節目主持人 支藝樺

一段芳療機緣

雖然接觸芳香療法多年，許多朋友也認為我何不自己寫一本有關芳療的書籍，然而，會翻譯這本書其實有這麼一段機緣。

記得是在7年以前的事情吧，那時我任職於美體小舖訓練部門，由於當時芳香療法在國內尚屬陌生，所以那時公司芳療產品的銷售量一直不是很好。然而，同時期在英國，芳香療法卻由來已久，方興未艾，當時英國總公司決定將旗下的芳療產品全面擴充、更新；為了要讓產品在國內能創造銷售佳績，也為了讓國內的消費者更能夠充分明瞭芳療的奧妙，負責教育訓練工作的我感受到業績的壓力，雖然之前也受過一些芳香療法的專業訓練，但是仍然感到不足，找遍了國內各大書局相關的芳療書籍，資訊竟是貧乏的可以。一次偶然的機會下，我找到了Chrissie Wildwood女士的這一本經典之作，當時渴望獲取芳療知識的我，感覺就像找到武林秘笈般，好像從此就可以修成絕世神功，這樣的想法其實還滿好笑的。任何的學問，其實都是一道漫長的路，特別是芳療。這個累積了將近5000年人類智慧的學問，不是一下子就能夠修成正果的。然而，這本書對當時算是井底之蛙的我，可說是大開眼界，一股雄心壯志就這麼油然而生：如果能夠將這本書翻譯成中文，介紹給國內對芳療有興趣的學子，應該也算是功德一件吧！

就這麼過了7年之後，自己終於有幸、也有能力，能夠將這本啟蒙我芳療之路的鉅著介紹給喜愛芳療的朋友們，雖然過了7年，國內的芳療資訊已經相當的充足。然而，我認為這本書仍有它不可抹滅的價值，值得大力推薦給喜愛芳療的朋友們。

難能可貴的是，由於作者Chrissie Wildwood女士本身受過醫學方面的基礎知識，使得這本書具有相當的實用價值。它不像一些芳療的「配方」書籍過度誇大精油的療效，好像所有的問題都可以藉由「精油」來得到解決，我覺得這種過度江湖味的說法不免顯得有些不負責任。再加上作者本身多年的芳療臨床心得，以及豐富的寫作經驗，使得這本書閱讀起來不會讓人覺得生澀、難懂，更不會讓你覺得在讀

論文，是一本真正好讀的書。

　　由於這本書的內容相當豐富，適合所有喜愛芳療的朋友們閱讀，你不需要一定得由第1章開始循序漸進。依我的看法，如果你是初學者，建議先從第5章開始閱讀起，你會最快進入芳療的領域；而一些精油老手則建議不妨仔細品味本書第三部（19-21章），它將會帶給你更寬廣的芳療領域。喜歡實踐精油的各種生活應用法則，不妨參考本書8-18章的部分；愛美的芳療迷，則不妨由第26-27章開始閱讀，想要學習按摩方法的讀者們，則不妨參考第22-25章的部分。總而言之，不管您是新手，還是老手，這本書充實的內容都值得推薦給您參考。

　　最後，針對精油選擇與購買的部分，我特別於本書書末附錄部分加上自己這些年來購買精油的經驗與心得提供讀者參考。希望對您有幫助，如果您有任何疑問，或是有任何心得分享，也歡迎您隨時與我聯繫，芳療之路雖漫長，但是一路上卻是充滿鳥語花香，希望有您一同加入！

這一本「芳療聖經」將引導您進入各種芳香療法不同應用的發現之旅，本書分為7個單元，包羅萬象的內容讓您對芳香療法的各種實用方法提供完整的介紹，包含個人保健與居家環境的應用。

本書的第1部針對初入門的精油使用者，對芳療的專有名詞及理論架構做概括性的闡述。同時探索芳療的歷史，對照其近代受歡迎的評價來看，其實芳香療法並非新世紀療法，而是一項具有歷史傳統根基的操練與實踐。

第2部則是以芳療師的角度來審視人體內部的各個系統及影響系統運作的各種因素。本部分內容能夠提供充分的資訊（然而並不是要取代醫師的功能），對於許多身體的問題與疾病提供實用的解決方式。

在芳香療法的領域裡，各種不同的治療哲學與理論扮演很重要的角色，而本書第3部就針對這個主題探討，這個部分對於追求自然療法的熱中人士具有很棒的啟發性。

針對不同芳療的對象以及芳香療法的按摩應用技巧則涵蓋於本書第4部，這個部分邀請您一同探索世界上各種不同的按摩方法，並用圖文介紹其正面價值。

第5部則針對目前全世界的美容與香水業提出極為有趣的觀點。同時也啟發您如何利用植物精油來自製美容護膚產品及天然香水。

第6部則針對居家環境及庭園美化的相關主題來介紹如何使用芳香植物與植物精油，並提出多種不同的建議與方法。

本書的最後部分——植物精油檔案，羅列出一些最實用性的植物精油，對於其使用方式及安全注意事項做出完整的介紹。

本書的作者克莉西懷伍德（Chrissie Wildwood）女士是一位全方位的專業芳療師，也由於她豐富的寫作經驗，使得這一本書能完整而清楚的提供芳香療法各種不同且複雜的面向，她讓讀者清楚明瞭芳香療法能為自身帶來什麼樣的幫助，相信這一本《芳療聖經》能夠讓所有渴望芳香療法不同領域的讀者們帶來充實與滿足的收穫。

Vivian Lunny醫師
MD, DIPL SCB - ESIPF, MIFA REG., MIACT CERT. ED., DMS
（著名的芳療臨床諮詢師及專科醫師）

芳香療法是一種全方位的治療藝術，藉由運用芳香植物所萃取出的天然植物精油來促進身體健康及心靈的平衡。雖然這種美麗的療法源自久遠的時代，本書卻證實了這項傳統療法的可行性與有效性。從特殊問題的治標方式一直到身、心、靈全面性的治本療法，本書提供了各種植物精油的應用方法來解決。同時也提供一些較輕鬆有趣的精油應用方式，例如教您如何運用植物精油自製天然香水、調製護膚保養品、以及讓兩性關係更為協調的芳香療法以及按摩方式。

針對目前市面上林林總總各種的芳療書籍，究竟這本書由有何不同？我認為這本書一方面可說是第一本最完整涵蓋芳香療法各種領域與觀點的百科全書，再來就是這本書完整的介紹各種按摩技巧，由於按摩是芳香療法各類應用方法中療效最佳的一種，本書特別運用分解按摩圖片介紹全身按摩技巧，包括孕婦、嬰兒、兒童，以及年長者的按摩方式。此外，本書還另闢一章節針對運動傷害者提出改善的按摩方式。

本書適用於一般不熟悉芳香療法的人作為入門書，透過運用植物精油來改善他們與家人的身體健康與生活情趣。對於學習芳香療法的學校學生以及專業芳療師而言，本書也是一極佳的專業參考用書。更有甚者，對於從事按摩工作的沙龍美容師以及健身中心指導專家而言，由於本書涵蓋的範圍非常廣泛，有一些部分也能提供他們作為工作上的參考。

雖然芳香療法已為時甚久，然而一直到過去幾年才開始有比較多人開始認識它。為何芳香療法如此受到矚目？不可否認的是除了植物精油特殊的療效之外（近年來醫學也有越來越多的研究證實），芳香療法也提升了我們的氣質與美的品味。再加上近年來人們對於「天然」、「抗壓」等事物的風靡，芳療理所當然的成為這一波趨勢下的主流。

然而，儘管許多人都聽過「芳香療法」這個名詞，卻不是每個人都能明瞭這門藝術的堂奧。有些人認為芳香療法就是高級的護膚保養品代名詞，而有些人可能認為芳香療法只是用含有香味的按摩油來按摩罷了。對相信靈學的人來說，芳香療法是運用吸收天地靈氣的植物精油來調養心靈，而對一些較實際的人說來，芳香療法則是維持人體健康與活力的一種令人樂於接受的方式。

其實芳香療法包含了上述的所有觀點，而且還有更多。

何謂植物精油？

　　植物精油是由芳香植物所萃取出的高濃縮物質，大部分是藉由蒸餾的方式萃取出來，蒸餾植物技術最早可溯源自古美索不達米亞時代，不像一般玉米油或是橄欖油等植物油，植物精油具有高度揮發性，會從空氣中揮發掉。

　　植物精油的化學組成相當複雜，大部分含有上百種物質，例如萜烯（Terpenes）、醇類（Alcohols），醛類（Aldehydes）及酯類（Esters）等化合物。因此僅只一種植物精油就足以應付多種不同的問題。例如薰衣草精油具有抗菌、防腐、止痛、抗沮喪、抗充血，以及鎮靜特性。此外，由於精油分子相當細微，它能透過肌膚吸收至人體的血液當中，吸入精油分子亦然。在人體肺部當中，精油透過肺泡而被輸送至周圍的微細血管中，一旦精油藉由血液輸送至全身，就能夠參與人體的各種生化反應。

令人感到愉悅的治療法

　　與一般藥物不同之處在於植物精油的芬芳氣息能提升至心靈層次讓我們感覺舒適。那是因為嗅覺連接著大腦的邊緣系統（Limbic system）。邊緣系統是情感和記憶的中樞，其中隱含著人類對於藝術的神秘潛力。事實上，香味對於精神層次的影響使得一些芳療師專注於此領域的研究，我們稱之為：心靈芳療師，只運用精油來作為心靈治療的用途。

　　芳香療法也是少數自然療法中具有獨創性的療法，其中最重要的技巧來自於芳療師如何巧妙的調和不同比例的植物精油來治療各種生理及心理方面的問題。而比起其他臨床療法如順勢療法（Homeopathy）及針灸等，芳香療法的效力來自植物香氣對於想像力的啟動，而立即讓人產生愉悅或是安適感。

　　藉由各種感官來改善身體及心理問題其實並不是一件新鮮的事情。古希臘醫師阿克列比德（Asclepiades）就提倡運用按摩、芳香沐浴、音樂及香精來平撫生活中的緊張與壓力，甚至連酒也是他所運用的一項快樂處方。

　　相同的是，芳香療法也是藉由嗅覺與觸覺感官來讓身心愉悅的一種療法，加上一些輕柔的音樂與環境的布置，藉此提升視覺與聽覺的感官，再用專注的愛與關懷從事芳香療法，如此身心靈都能夠獲得滋養。

如果你開始認為這一切聽起來好的如此真實，事實上芳香療法其療效可建立於目前最新的一項研究：精神神經免疫學（Psychoneuroimmunology），這種學問證實當我們處於戀愛、聽音樂、按摩，以及聞到愉悅的香氣等等正面情感狀態都能強化人體的免疫系統。相反的不快樂的情緒也會降低人體對各種生理疾病的抵抗力，例如細菌性感冒、病毒性感冒、帶狀皰疹或其他更嚴重的疾病。一個人心碎可能真的會就此死去，這就是情感的影響力。

全面性的影響

整體全面療癒（Holistic Healing）著重在找出引發疾病的原因與預防方式，而不強調單純的壓制疾病的症狀，而全面療癒也有助於人體的健康。為了持續其效果，芳香療法也強調需要健康的飲食與生活型態來配合。此外，芳香療法也能與其他治療方法巧妙結合。例如心理治療、營養諮詢、植物藥草療法、甚至正統的醫學療法。對於現代人最大的毒害——壓力，芳香療法能夠有效的消彌其所帶來的種種負面影響。

情緒的掩飾與不協調終會導致生理疾病的產生，而芳香按摩所帶來的心靈愉悅能夠讓身心重新恢復平衡狀態。它能夠讓人完全放鬆，並能釋放心中所有雜念，即使只有一會兒，也足以能夠啟動人體潛在的自癒能力。這就是芳療的神奇力量。

溫和的治療藝術

芳香療法中最重要的一種治療方式便是透過接觸，這樣的方式同時兼具生理及心理治療的效果。透過溫柔的按摩技巧，加上使用具有藥物特性與心理治療作用的植物精油來達成，芳香療法不只能夠改善情緒並平撫壓力，對於許許多多生活中的小小病痛，通常醫師不容易藉由一般藥物找出較為溫和的治療方式，而芳香療法卻能扮演有效而溫和的解決方式，一種能避免傳統藥物不良副作用的治療方法。

　　婦女問題用植物精油按摩特別有幫助，包含經前症候群（PMS）以及生理痛，它還能平撫焦慮沮喪、改善睡眠問題、心理性的性功能障礙、消化道問題、頭痛，以及肌肉酸痛。許多植物精油還是護膚保養的聖品，它們能平衡肌膚油脂分泌、促進血液循環、改善肌膚黯沈、恢復紅潤氣色。同樣地，它們還能運用於頭髮及頭皮的保養，促進頭皮血液循環，防止頭皮屑，促進健康頭髮的再生，不需要透過按摩，植物精油就能夠改善一些肌膚的問題，如足部感染，唇部乾裂，肌膚霉菌感染等。而藉由呼吸蒸汽薰蒸的精油，能夠有效改善種種感冒的症狀，例如咳嗽、扁桃腺炎、喉嚨痛、鼻竇炎、急性支氣管炎等等。

　　此外，芳香療法還能改善更嚴重的身體狀況，然而我建議專業芳療師或是一般家用者在使用精油治療一些長期的健康問題前，還是要尋求醫師的協助。許多醫師越來越能體認綜合性治療的重要性。包括英國、義大利、西班牙、挪威、丹麥、美國、加拿大、澳洲、紐西蘭、南非、新加坡、日本、甚至沙烏地阿拉伯等國家，芳香療法輔助醫療的特性越來越受到重視。

各國的芳香療法

　　歐洲許多國家是由美容師來從事精油按摩的工作，然而他們卻很少會與植物精油的治療特性搭上邊，因為在歐洲許多國家沒有醫療執照是不可以從事任何的「治療」性行為。因此，許多歐洲的芳療師本身也是醫師，雖說按摩是芳療的主要實施技巧，然而僅有少數芳香療法的醫師真正擁有按摩師執照，因此大多芳療醫師會建議病人使用「吞食」的方式來使用植物精油。這樣一來，「芳香療法」已失去其名稱真正的含意，因為吞食只會注意到精油的藥理學作用而忽略其「芳香」對於心理層面的精妙意義。

　　由於一些芳療先驅者的成就，造就現在法國一些醫療學校開始將「芳香療法」納入課程。此外，歐洲傳統的藥草療法中，也會運用植物精油來作為治療配方，這也使得精油廣泛運用於法國。美中不足的是，即使許多醫師能夠開立精油處方給病患，而且大多數藥房都可買到植物精油，在法國植物精油仍未納入健保的給付項目之中。目前僅有瑞士與德國，經由專業合格醫師開立處方，健保可以給付這種輔助性療法。

芳療之路

　　至此，你可能很好奇在哪裡可以學習芳香療法與按摩技術，目前已有一些學校提供專業的芳療學習課程，他們有些也將人體解剖學與生理學納入課程之中，這是學習此療法的必要基礎課程。雖然這些課程主要是針對需要通過資格認證的專業芳療師，大部分學校也提供了短期的入門課程，提供一般有興趣的人士關於如何安全使用精油的研習，一些美容學校也將「芳香療法」納入特殊的選修課程，然而許多美容師也喜歡選擇專業的芳療學校進修芳香療法。

　　如果你已經具有按摩技術或是其他自然療法的資格，希望將植物精油納入你的工作項目之中，你可以考慮選修精油學（Aromatology）就能滿足你的需要。精油學主要是研究植物精油的專業知識，而不包括按摩技術。一些學校也提供此課程供你參考，也由於對於精油藥理學課程的需求越來越增加，特別是一些護理及醫學學校，似乎也開始考慮將這類精油課程納入選修之中。

作者 克莉西・懷伍德

第 1 部

Basic principle

芳香療法的基礎理論

精油到底是什麼，根據中古世紀煉金術士的説法，
精油代表著植物的靈魂、植物的能量。

瑪格麗特・摩利 夫人
（Marguerite Maury）

〔第一章〕
芳香療法的歷史

上古時代及古埃及時代

　　古代文明所用的芳香油與現行蒸餾萃取的植物精油其實有很大的不同。大致說來，一般認為古埃及人是最早發明芳香療法的民族。雖然根據考古學家研究，埃及人其實並不懂得用蒸餾法來萃取植物精油，大部分他們所使用的芳香油是將植物浸泡於植物油或是獸脂之中，然後在太陽下放置數星期而成。

　　這種方式似乎對於已有高度文明的埃及人說來有點奇怪，他們創造金字塔，熟知天文學，數學及製造木乃伊，卻採用如此傳統的技術來製造芳香油。事實上，根據古希臘歷史學家迪奧斯科里德（Dioscorides）表示，埃及人的確知道蒸餾的技術，雖然跟後來的蒸餾技術比較起來，埃及的蒸餾技術算是相當的原始。他們將水加入裝有芳香植物（例如雪松樹脂）的土瓶中，瓶口蓋上羊毛製的纖維，將土瓶加熱後隨著水蒸汽帶出的植物精油被羊毛纖維所吸收。再將羊毛壓榨出植物精油，其中雪松精油被埃及人高度的使用於醫療、薰香及防腐。在古代雪松可說是最為昂貴且受歡迎的植物精油之一。

　　另一個埃及人用來萃取一些外來花朵如蓮花等香油的方式，則是採用壓榨法。現在位於巴黎的羅浮宮，還藏有一幅古埃及時代的淺浮雕作品，刻畫婦女蒐集花朵於布袋當中，兩個男士用木棒綁住布袋的兩端，然後將木棒互相旋轉藉此將布袋纏絞，以壓榨出花朵中的植物精油。

　　溯源自更早的上古時代，我們大概能想像祖先們圍在燃燒木材及樹脂的火堆旁，藉由吸嗅燃燒出的植物香氣來達到聖潔的宗教儀式。有些香味據說具有驅除體內邪靈的功效，而在祭壇上薰香也具有平撫天怒與獲知神喻的作用，至今這種方法仍然被人們所沿用，而所謂「香水」的英文Perfume，是源自拉丁文per fumen，原意為透過煙薰。

　　根據科學的研究來解釋，這種透過香水或薰香來提升個人精神層次或是其他領域的智慧並非迷信或是原始的行為。這種現象其實屬於一種下意識的轉移，例如靈魂出竅、極樂狀

態、宗教狂樂或是性愛高潮。有此經驗者會知道進行一些冥想或是瑜珈會比較容易進入此種狀態，或是服用迷幻藥的結果，這種感受起源自大腦的邊緣系統（Limbic System）。邊緣系統在大腦的位置接近嗅覺中樞。有趣的是，最近德國科學家發現最早被古人用來薰香的乳香樹脂，含有一種稱為Trahydrocannabinole（氫化大麻醇）的化學物質，這種物質具有神經興奮的作用，會藉由薰燒乳香而被釋放出來。

對於肉體的層次上，一些如松針、雪松、沒藥及肉桂等芳香植物還具有防腐功效。藉由埃及木乃伊的出土讓我們知道芳香植物不僅代表著賦香的作用，還具有卓越的防腐功能。在1922年埃及圖坦卡門墓被挖掘出來之時，考古學家發現一個裝有香脂的瓶子還散發著乳香的香氣，當距離今天最近的一個3000年前的木乃伊被解開包裹之時，裹布上還散發著沒藥及雪松的香氣。

更有甚者，這些今天才被發現的木乃伊身上的香油可能仍具有防腐功效。在中古世紀，當時的藥劑師可能會使用一種稱為「木乃伊的靈藥」的可怕藥材，是將屍體裹布上的黏質香油壓榨所蒐集而得。這種藥材據說具有極佳的對抗傳染病的效果，原因在於其香油本身防腐與令人振奮的功效。

防腐技術是古埃及人運用香油的一種方法。除此之外，芳香植物還可以用來薰香改變情緒，或是製成濃郁醉人的香水、加入護膚保養品中、提煉藥物製作外用藥膏或是按摩油。在廟中的實驗室（祭司專門製造芳香處方的房間）的石牆壁上，用石刻記載著這些醫療與改變心情的配方，因此能夠讓我們得以一窺古人最精華的芳療配方。可惜的是，某些記載的芳香植物到今天仍然無法辨識，因為無法翻譯當時某些植物的名稱，除了將這些植物花粉的取樣或是其它殘餘物加以科學分析之前，這些植物的天然成分是無法用人工複製的。

埃及最知名的芳香配方之一就是奇斐（Kyphi）香油了。這種由16種原料所組成的豪華配方包含了菖蒲（含有一種麻醉及迷幻的物質：細辛醚asarone）、番紅花、桂皮、甘松、肉桂及杜松等，加上蜂蜜、葡萄及紅酒一起浸泡所製成，希臘歷史學家迪奧斯科里德（Dioscorides）稱它為接近天神之香。奇斐（Kyphi）薰香具有催眠功效，並拿來當作藥物使用，它還可以做為外傷及皮膚感染用藥。

再來是Theriaque這種配方，據說它能消除焦慮，還能夠作為解毒及治療瘟疫的特效藥，即使被野獸咬傷也夠使用它。Theriaque包含了57至96種成分（來自不同版本的廟中所記載的

配方），成分包含沒藥、肉桂、水菖蒲、杜松、桂皮及較不優雅的蛇皮、鱷魚糞便及唾液等等。古希臘醫師由埃及人那兒蒐集了許多芳香植物的醫療效果，它們非常推崇Theriaque，事實上，一直到19世紀初西方主流醫學發達之前，它都被視為是一種萬靈丹。

希臘及羅馬

比起其他民族，希臘人還喜歡將有香味的花朵戴在頭上，這是一種心靈芳療的好方法。事實上，希臘醫師Marestheus曾寫過一篇關於如何製作花圈與花冠的論述，描寫哪些植物會讓精神渙散，引起沮喪和疲乏，哪些又能提振精神，令人感覺舒適。玫瑰、風信子等植物香脂，以及大部分的果香及辛香能夠使疲倦的心靈恢復活力，百合及水仙則被認為具有壓迫性，如果太常聞到此種香味，容易疲倦。

希波克拉底（Hippocrates）鼓吹每天進行芳香沐浴與使用精油按摩能延年益壽，其效果好到連柏拉圖（Plato）都要責備希波克拉底的老師Herodicus的長壽可謂老而不死。

希臘的香水及香膏很快便在羅馬流行開來。當時著名的羅馬作家皮里尼（Pliny）描述一種昂貴的香膏稱為「Susinum」，這種香膏起源自雅典，它是由白百合、玫瑰、番紅花及沒藥所組成，除了當作化妝品使用之外，它還是一種利尿劑及婦女生理抗發炎劑。

羅馬人可說是最會洗澡的民族，他們不只珍惜天然溫泉水的乾淨，也重視其對人體健康的療效，他們也創始了芳香療法按摩術，有錢人家會將一天的時光消耗在沐浴裡，會有專屬的奴隸終其一生地為他們做芳香按摩的工作。

東方文明

在中國古時候，藥草與針灸、按摩一併用於治療各種疾病，中國人也著迷於長生不老的煉丹術。這些術士在煉丹之前會先薰香，並沐浴於有香味的水中。他們相信芳香植物的萃取精華具有神奇的力量，能夠協助他們煉製出不老仙丹，他們也相信這種技術能夠修持出更加完美的靈氣。

波斯醫師阿維西那（Avicenna）在11世紀發明了更好的蒸餾技術，其先進的技術與蒸餾設備在今天看來仍無太大的改變。他同時提倡按摩、斷肢牽引，並將全水果的排毒飲食列為他的養生秘訣之一。波斯人最喜歡玫瑰，玫瑰香油及玫瑰露成為全波斯人最大的消費品項。傳說波斯國王的宮殿中甚至有玫瑰花露的噴泉。延續希臘醫學之父希波克拉底（Hippocrates）

的推薦，阿拉伯醫師用香油及花露水來淨化空氣，防止疾病。雖然此時並不知道有細菌這回事，他們卻深知植物精油能預防疾病。他們會用檀香木、樟腦、玫瑰花露來消毒衣物及保護身體。關於香味心理治療的功效他們亦有所知，阿維西那認為植物精華能夠保護肉體及靈魂，他認為恐懼及憂鬱會導致身體的疾病產生，而芳香的氣味能夠對抗這些負面的情緒。

前期歐洲

十字軍東征帶回了阿拉伯人的香水與蒸餾技術，有錢人家自己會蒸餾植物精油當作香水及藥品。人們會用香水掩飾身體及衣服的體臭，他們出門還會攜帶一小把芳香植物來預防傳染病，並藉此掩蓋城市街道的污穢惡臭。

在中古世紀的歐洲的一項習俗，就是將地板灑上薰衣草、百里香、甘菊等具有甜美香味的植物。當腳踏上這些植物之時，香味便會被釋放出來，而這些氣味也具有驅蟲與殺菌的功效，家中的虱子及跳蚤因此而被驅除，而這樣的方式對於防止傳染病蔓延扮演非常重要的角色。

然而這些芳香植物能對抗如天譴般的黑死病——鼠疫嗎？

芳香療法與瘟疫

鼠疫桿菌以及其病媒老鼠和跳蚤一直到19世紀後期才被人所發現。在這之前，有人認為鼠疫與下列這些事情有關：惡臭、地獄之風、上帝對人類的懲罰。而這股致命的穢氣會經由毛孔以及呼吸將鼠疫傳染給人類。

儘管中醫早就認知人類的瘟疫與老鼠的關連性。可惜的是早在西元前50年，希臘醫師盧克萊修（Lucretius）差點就找出傳染疾病的關鍵，他認為疾病之所以會傳染是因為空氣中散佈著疾病的「小分子」。在第二世紀時，葛倫（Galenus）醫師假設瘟疫引發的原因是歸咎於兩種原因，一為空氣遭受過多的不良污染，另一則為身體的虛弱。而身體的虛弱可導因於縱情逸樂，暴飲暴食、怠惰、工作負荷過重、或是心煩意亂。數百年之後，於1655～56年一位英國醫師湯馬斯‧史登漢（Thomas Sydenham）發現倫敦居民被瘟疫感染的地點，他推測是因為這些地區距離瘟疫感染死亡的屍體過於接近，而這些腐壞屍體的流出物正是感染瘟疫的原因。

綜觀歷史，含有芳香植物的森林火災以及經常性的薰香、使用香水，往往都能阻止傳染疾病的蔓延，既然這些令人愉悅的植物香氣能夠有如此多的效益，理所當然甜美的植物香氣是否也就能夠對抗這些臭氣沖天的鼠

疫？（鼠疫的一項症狀就是口中會散發有如腐屍般的惡臭）。

據說瘟疫蔓延之時，製造香水的人，因為時常接觸植物精油之故，能夠獲得免疫，這種發現發展出一種鼎鼎大名的藥水：「四個小偷的醋」（Four Thieves Vinegar），這個奇怪的名稱起源自1722年法國馬賽大瘟疫流行之際，一個四人組的竊盜集團，他們專挑瘟疫病人下手。在他們作案之前，會先在全身塗上這種藥水，這個配方是由大蒜、迷迭香、樟腦、薰衣草、肉豆蔻、鼠尾草及肉桂浸泡於醋中製成，具有絕佳的抗菌效果。

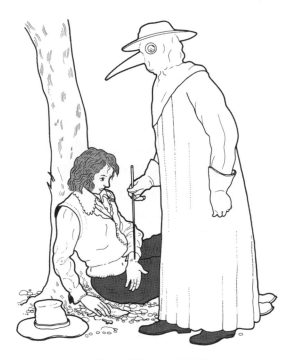

17世紀法國治療瘟疫的醫師

17世紀之時，法國治療瘟疫的醫師會從頭到腳包得密不透風來保護身體不受感染，他們會穿上摩洛哥人所製的皮衣，還會戴上一頂非常怪異好笑的鳥嘴面具。鳥嘴中浸有龍涎（一種抹香鯨的腸道分泌物）、丁香、肉桂及其他辛香植物的物質，藉此達到消除「毒氣」的功效，為了能與受感染者保持距離，他們還會拿著一支木棒用來抵住病人手腕來測量脈搏。

中世紀之後，沐浴被認為是一件危險的事（至少熱水浴是如此）。事實上，自從16世紀歐洲關閉了許多的公共浴室之後，沐浴是危險的觀念就此開始。由於當時大家認為瘟疫是透過毛孔及呼吸而感染，熱水會加速毛孔張開，因此被認為會讓瘟疫的穢氣更容易進入人體。當時醫師只推薦使用浸泡過芳香植物的水洗手洗臉就好，而治療瘟疫的醫師每天會用浸泡過芳香植物的醋來擦洗身體兩次。

縱使愉悅的芳香氣味被認為足以對抗鼠疫，它們顯然對於治療鼠疫並無太大效果。在絕望的掙扎中竟然曾一度發展出擊敗瘟疫的另類方法，一位法國的醫師Herri de la Cointe於1634年決定否定當時醫療的方式。他提出一個以毒攻毒的方法，他使用比鼠疫還要惡臭的山羊尿來抵擋瘟疫。事實上，根據現代的研究顯示，山羊的臭氣的確能夠驅逐跳蚤和蝨子這些鼠疫

的病媒。令人訝異的是，一些天然植物油也具有類似的驅蟲效果，例如橄欖、花生及核桃油。

當然，許多排斥Herri de la Cointe這種激烈臭味療法的人，由於他們較喜愛芳香植物的氣味，因而做出一些修正與妥協。例如將一些較為刺激氣味的成分如硫及銻調和較為芳香氣息的成分如肉桂、丁香及龍涎等，用來薰蒸室內、衣物及病患身上，但這種方法不見得行得通，許多原本健康的人因為薰蒸的氣息中帶有強烈腐蝕性的藥劑因而窒息死亡。

化學藥物的出現

17世紀末期時化學合成藥物的開始出現，成為天然植物精油及藥草等主流配方的另類選擇。例如水銀（汞）在當時就以治療梅毒而知名。然而水銀卻有極為可怕的副作用，例如：病人會不斷的流口水（往往一天會流好幾品脫的口水）、掉牙齒、下顎腐壞、時而顫抖或是全身癱瘓等。雖然有些梅毒病人真的就此痊癒，可是許多病人卻因此而送命。弔詭的是，與其必須忍受疾病糾纏而死去的極大痛苦，倒不如因水銀中毒而盡早一命嗚呼來得乾脆。然而20世紀的芳療醫師尚瓦涅（Jean Valnet）曾指出檸檬精油亦具有治療梅毒的功效，如果他們在17世紀就能知道的話，可能歷史就要改寫了。

一直到19世紀，化學藥品已經建立一套完整的規範，化學家們熱切的想要從他們所謂不純粹的植物當中挑選出其最主要的「活性分子」，可是往往他們所排斥掉的「不純粹的成分」才是整株植物當中最重要的部分。根據藥草學家表示，植物中無數的「不純粹的微量成分」其實能夠平衡所謂植物「活性成分」的作用，特別是在降低其副作用上。然而，特別要注意的是，並非所有天然植物都是良性的，像月桂樹（Laurel）的葉子，可以提煉出最毒的氰化物，指頂花（Foxglove），含有強心劑毛地黃的成分，這兩種植物若使用過量都會致死。

20世紀的先驅

● 法國

Aromatherapy「芳香療法」這個名詞是1937年由一位法國的化妝品科學家，惹內・莫理斯・蓋特佛塞（Rene-Maurice Gattefosse）所創。他發現由蒸餾法所萃取出的植物精油對肌膚具有更深一層的意義。他對於植物精油的興趣來自於另一位法國人DriChaberies在1838年所著的一篇論文。其內容是有關於芳香植物的治療特性。蓋特佛塞（Gattefosse）一開始將植物精油的研究限制在香水的用途上，可是他很快便明瞭植物精油具有極佳的殺菌及

止痛功效。最著名的例子便是在一次實驗的爆炸意外中,他的手不慎嚴重灼傷,他直接使用純薰衣草精油來治療,結果疼痛馬上消除,並且傷口復原的相當好,之後並沒有造成任何感染,他的手也看不出有過灼傷的痕跡。

蓋特佛塞也發現植物精油能夠透過肌膚而吸收至血液中,並參與全身的生化反應。

由於蓋特佛塞的成就,鼓舞了法國對於芳香療法的高度興趣,精油不只能夠治療表面的肌膚問題,也能夠強化身體的自主防禦功能。而曾任法國軍醫的尚瓦涅則貢獻了芳香療法醫療方面的價值。因為蓋特佛塞的啟發,尚瓦涅在二次大戰期間使用植物精油來治療士兵的傷口。之後,他還提出使用精油治癒一些長期的精神病患的成功經驗。由於這些患者之前使用化學藥物來治療幻覺或是沮喪曾造成身體不當的副作用。尚瓦涅嘗試讓他們逐漸減少化學藥物,並同時進行精油治療,他同時用外在吸收的方式(芳香沐浴及擦上芳香調和油),以及內在口服及皮下注射的方式來治療。他的療程強化了藥草配方以及嚴格的飲食方法,結果同時改善了病患的心理以及身體的問題,甚至這些精神病患到後來許多天都不需要使用化學藥物控制。

● 心理治療的芳香療法

1920年代兩位義大利醫師,Gatti和Cajola曾經論證精油對於心理治療的效果。他們斷定,嗅覺對於中樞神經系統具有極大的影響。循著芳療心理治療的軌跡,米蘭大學的Paolo Rovesti教授於1970年代初期將當地的佛手柑、柳橙及檸檬所萃取的植物精油做為心理治療劑使用,他將浸過精油的棉花球給一些病患吸嗅。他表示,這些香味能夠促進患者釋放出深藏內心的一些有害的記憶及情感,另外Rovesti教授列出一些有助於平撫焦慮的精油,包括:馬鬱蘭、絲柏、玫瑰和薰衣草。

● 按摩芳香療法

1950年代,生於奧地利的保養專家瑪格麗特・摩利(Marguerite Maury)首度將植物精油用於按摩。她不喜歡將植物精油以口服的方式使用,而喜歡將植物精油用植物油來稀釋後按摩於肌膚。這種方式的靈感源自西藏醫學,她還獨創了一種脊椎按摩的技術,並且調製個人精油處方,針對患者的實際心理及生理需求來選擇植物精油,一旦患者的生理或心理狀態改變,當然精油配方也會隨之更改。

她的顧客中,那些有錢的婦女大多尋求恢復青春的秘方,據記載經過她的治療之後,皮膚狀態竟然有著戲

劇般的改善,由於肌膚變好的喜悅,竟然也產生了一些有趣而正面的副作用,例如改善了多年的風濕痛、性生活更為美滿、睡眠品質變好。大致而言,她們的心理狀態也都同時得到改善。

瑪格麗特‧摩利在1960年代初期於倫敦開設了一家芳療診所,雖然她的治療鎖定於美容保養,然而她卻明瞭芳香療法更深一層的意義。事實上,她發現了療癒中最重要的關鍵。瑪格麗特‧摩利一生都致力於她的工作,並在1962及1967年獲得兩項國際肯定的獎項,之後她在73歲那年死於中風,原因可能是工作過度,她一生的成就可由她的先生(同時也是同事)── 一位法國順勢療法醫師摩利(E.A. Maury)先生所說:「她持續的為那些想要追隨她的人引導方向,並為那些想要尋求身心安適的新途徑的人們努力不懈。」

這樣說可能會引發爭議,我認為芳香療法之所以真正受到大眾重視,其實要歸功於一位英國的芳療師及作家 ── 羅伯‧滴莎蘭德(Robert Tisserand),他是《芳香療法的藝術》一書的作者。這本書發行於1977年,雖然這本書是源自瑪格麗特‧摩利的啟發,然而平心而論這本書卻引起全世界對於芳香療法的興趣與重視,而滴莎蘭德先生也曾協助兩個芳香療法協會的成立,並且他也是國際芳香療法期刊的編輯。

{第二章}

關於植物精油

事實上，世界上大部分的植物精油是用作食品添加劑以及香水的原料，而製藥工業對於植物精油也有部分興趣，可是他們比較著重於分析促使精油發揮療效的主要化學分子。儘管如此，一些藥草及芳香療法的醫師們仍持續使用天然的植物精油。本章節將詳細分析植物精油，包括它們的化學組成，治療特性以及各種不同的萃取方式。

植物精油的本質

植物精油，又有人稱作植物精質或是植物揮發油，是芳香植物中含有濃厚氣味的液態成分。植物精油的英文Essential Oil，其中Essential這個字，是衍生自Quintessence，按照大英牛津字典的解釋的意思是「一種物質最主要濃縮的萃取」，在古文的哲學及煉金術語中，Quintessence被認為是物質的靈魂部分，有些人也將植物精油稱做「虛無縹緲之油」，德語則巧妙的解釋其另一層含意，因為植物精油會消失在空氣中而不留痕跡，虛無縹緲就像霧氣一般蒸發在空氣之中。

● 植物精油的來源

精油存在於植物的不同部位：如花朵（玫瑰）、葉子（尤加利）、草的根部（岩蘭草）、樹皮（肉桂）、樹心（檀香木）、果皮（檸檬）、種子（藏茴香，又稱做葛縷子）、地下莖（纈草）、球莖（蒜）、花頂端（馬鬱蘭）及樹脂（乳香），有時精油還不止存在於植物的一個部分。例如薰衣草精油可存在於葉子及花朵中，橙樹則可萃取出3種不同香味及藥理作用的植物精油，包含夾雜甜及苦味的橙花、味道類似但比較不細緻的橙葉，以及清新的橙皮精油。

雖然有時精油會被人誤解為是植物新陳代謝之下的廢物，然而研究顯示精油具有吸引昆蟲授粉、防蟲及抗菌的功效，是保護植物得以生存的重要成分。然而，植物精油並非植物維生的唯一成分，事實上任何植物對於超級靈敏的鼻子而言，或多或少都有其特殊氣味，但並非所有植物都含有植物精油。

植物精油儲存在植物的特殊結構中，一種儲存精油的儲油腺，植物的

儲油腺越多，精油的產量就越多，自然精油的價值就比較便宜，反之亦然。例如，100公斤的薰衣草可以萃取出將近3公升的植物精油，然而100公斤的玫瑰花瓣只能萃取出不到半公升的玫瑰精油。由於精油是非常濃縮的物質，除了薰衣草及茶樹精油有時可不需稀釋而直接使用作為殺菌用途之外，通常精油不會直接使用。針對芳療按摩的用途，精油一般會先稀釋於甜杏仁油或是橄欖油等基礎油中（參見第四章）。精油除了能夠溶解於植物（蔬菜）油中，也可以溶解於酒精、蛋黃及蠟中（例如溶解的蜂蠟及荷荷芭油）；但精油卻只能部分溶解於水及醋中，醋的溶解度又比水來得好些。

●精油的顏色及黏稠度

雖然精油在技術上被歸納為「油」，然而精油卻與一般所認定的油脂如玉米油、葵花籽油、甜杏仁油有很大的不同，精油具有高度揮發性，它們會散發在空氣中而不會在紙上留下油漬。大多數精油呈透明無色（薄荷）、淡黃色（薰衣草）、淡綠色（佛手柑）、琥珀色（廣藿香）或是深咖啡色（岩蘭草），然而也有少數精油會有特殊的顏色，例如萬壽菊（Tagetes）精油便呈現深黃色，而德國洋甘菊則有如藍色墨水一般。許多精油的黏稠度就像水或是酒精一般，例如薰衣草、薄荷、迷迭香等精油，其他像是沒藥及岩蘭草，則是濃重而黏稠的質地，奧圖玫瑰在較低的室溫下則呈現半固體狀，一旦氣溫升高則又變成液狀。

●生長環境

植物精油的品質與產量取決於許多相關因素，例如植物生長的氣候與海拔高度，土壤的性質及肥沃程度也是重要的關鍵，例如德國洋甘菊若生長於鈣質較高的土壤中其產油量較多，有些典型植物僅僅相隔數里之遙，其產出精油的品質就會有很大的不同，顯然土壤及氣候是最主要的因素。此外，一年中甚至是一天之中植物的精油品質及產量也有不同的變化情形，依照地球運轉區分出日夜季節的不同，不同的植物也有其獨特的生命運行節奏。

以開花植物來說，通常在溫暖乾燥的正午時分，其精油產量最高，然而，這也有一些例外，例如茉莉花在夜晚時香味最重，因此必須在黎明之前採收完畢，而大馬士革玫瑰則在晨露之後香味最為濃郁，必須在正午之前採收完畢。

此外，就像紅酒一般，每一批精油的品質會逐年不同，這對於市售香水而言，由於需要控管其產品品質的穩定性，所以這種天然植物精油的品

質差異在香水的製造上會被視為是一種缺點，然而這對於芳療師以及精油業者而言，這種差異卻是天然植物精油有別於實驗室合成產品的最迷人之處。植物精油的氣味與我們日常所習慣的化學合成香精其實有非常大的差異。對於剛接觸芳香療法的新手而言，培養一個能夠品味天然精油的好鼻子（嗅覺）是非常重要的入門功課；同樣的，長久食用垃圾精製食品的消化系統，對於粗製天然原味食物的接納度往往需要一段適應時間。一旦習慣天然精油的氣味之後，你可能會覺得合成香精對鼻子是一種不良的刺激物。

植物精油的性質

每一種植物精油皆有其獨特的性質，然而許多精油也有相同的治療特性。基本上，所有植物精油都具有不同程度上的殺菌功效，例如尤加利、茶樹及百里香。一些植物精油也具有抗病毒的功效，茶樹及大蒜精油是最具威力的，由於氣味不佳，通常大蒜精油是不會用作芳療按摩的配方，但是卻可以攝取大蒜精油膠囊來保健身體。許多植物精油如迷迭香及杜松，具有抗風濕的效果，當按摩在肌膚上，它們能促進血液及淋巴循環，增加疼痛部位的帶氧量，協助組織廢物的排除（例如乳酸及尿酸），能夠改善風濕痛及其併發症。

●醫療芳香療法

另一項植物精油（藥草亦然）的特性是使身體正常化的能力。東歐的研究發現大蒜能夠提高異常的血壓過低，卻也能夠降低血壓過高的狀況。牛膝草（Hyssop）也具有這種特性，研究顯示一開始它能讓血壓上升，再下降，然後再恢復正常。這是化學合成藥物無法達成的。

瓦涅（Valnet）及其他醫療領域的芳療醫師還發現調和數種精油的功效更勝於只使用單種精油。這不僅僅是因為精油的量增加，由於精油有神秘的協同作用，即使總量相同，調和的精油效果會比單種精油效果更好，特別是抗菌的特性更是如此。調和丁香、百里香、薰衣草及薄荷精油，按照其化學組成來考量，化學家沒有辦法想像為何其功效遠超過其實際成分的組成效果。令人好奇的是，一旦調和超過5種以上的植物精油，反而會使其抗菌效果減弱。然而，即使單種精油，某些植物精油就具有很好的抗菌功效。根據瓦涅醫師所述，檸檬精油在3小時之內就能消滅掉傷寒、白喉及肺炎菌。

為了要為特定患者找出最適合的精油，法國芳療醫師還發展出獨特的「精油殺菌試驗」（Aromatogram），這

種方法是用無菌棉棒採集患者感染部位的黏液,然後用細菌培養方式培養出感染菌種,再將至少15種不同的調和植物精油測試於感染菌種,找出其中殺菌最有效的調和植物精油,然後將此調和精油製成膠囊讓患者服用。令人訝異的是,即使感染相同的菌種,但是在不同病患的測試結果中,竟然最適合治療的調和精油也會有所差異。這個結果顯示即使感染不同人體的相同細菌對於精油也有不同的反應性。

多數植物精油也具有癒合傷口的特性,它能幫助肌膚細胞的加速新生,最顯著的例子便是金盞花精油。可惜的是,由於金盞花的精油含量過少,所以市場上非常少見。儘管如此,芳療師也會使用浸泡油,將花朵浸泡於植物油中,這樣植物油就能溶解花中少量的植物精油了(參見本書79頁)。根據金盞花癒合肌膚的證據顯示,由於其癒合肌膚效果太好,不管使用任何型式的金盞花萃取(酊劑、浸油或藥膏),都必須在使用前徹底將傷口洗淨,以免傷口上的塵土也被肌膚融合。另一種知名的傷口癒合精油就是薰衣草,對燒傷、擦傷或刀傷的疤痕組織具有極佳癒合特性。

●針對荷爾蒙失衡的芳香療法

植物精油對女性的生殖系統具有非常重要的影響。甘菊、絲柏、鼠尾草及玫瑰等植物精油能協助調整女性生理周期。依我個人的經驗來說,乳香精油針對不規律或是過於緩慢的生理周期最具改善功效,然而這一點尚未被大眾所認定。

到底這些平衡荷爾蒙的植物精油是如何辦到的?目前仍屬推測階段,即使鼠尾草已知含有類似荷爾蒙的植物雌激素成分,仍沒有科學證明顯示其他精油亦含有此種成分。然而,根據研究顯示沒藥及乳香含有樹脂醇,結構類似人體的類固醇,而類固醇則是男性及女性荷爾蒙的前驅物質。是否樹脂醇能對人體荷爾蒙有所影響仍屬未知,可是許多芳療師憑藉他們自身的使用經驗皆肯定其確實效果。當然,在斷定其真正作用之前,這還需要許多研究來證實。

有趣的是,像大黃(Rhubarb)、蛇麻草(Hops)、黃豆、茴香(Fennel)、人參,以及紅三葉草(Red Clover)等植物已經確定含有植物雌激素,而蛇麻草及茴香萃取出的植物精油,也可能含有植物雌激素的成分。針對一些無法使用傳統荷爾蒙替代療法的女性,已有證據顯示大黃及蛇麻草,能夠替代化學荷爾蒙製劑而成功治療更年期症候群,並能夠防止女性

雌激素的分泌減少。

　　植物精油或天然藥草其功效更勝於一般荷爾蒙替代療法（HRT）的是，它能夠提升人體自行調整荷爾蒙分泌的能力，而非只是取代人體所分泌的荷爾蒙。

●授乳者的芳香療法

　　芳香植物對於人體荷爾蒙的另一影響就是它能促進乳汁的分泌，如茴香及葛縷子（Caraway又稱藏茴香）已使用於這種用途達數百年之久。如果為了某種理由必須停止授乳，這時使用鼠尾草及薄荷就具有停止乳汁分泌的功效。然而對於「精油」的外用方式，藥草學家卻不是很認同，他們認為催乳劑應該要用吞服的方式才有效果，因此他們比較偏好採用植物的浸泡液飲用。同樣的，瓦涅醫師也建議服用茴香精油來促進婦女的乳汁分泌，鼠尾草則有相反的功效。

　　以外用方式使用植物精油，很難確認到底是因為植物精油本身，還是按摩的關係而促使乳汁分泌。就算不使用植物精油，單單按摩乳房其實就能夠促進乳汁分泌，而為了減少其分泌，印度人會使用茉莉花瓣直接濕敷在胸部來減少女性產後乳汁過度分泌（茉莉花含有植物精油）。英國芳療的助產士則是使用薄荷的葉子敷在產後婦女的胸部來達到同樣的效果。事實

上，不僅促進或抑制乳汁分泌，芳療師會以外用精油的方式來治療各種問題。由於芳香療法非常受到歡迎，已有成千上萬的人證實其實際效果。

●芳療對於中樞神經系統

　　芳療師認為只要足量的植物精油被肌膚吸收之後，就會進入血液循環而產生其藥理作用。然而，吸入植物精油也是另一重要的途徑。對於在調節性荷爾蒙方面，事實上，最重要的途徑就是透過吸入方式。由於植物費洛蒙（參閱本書第27章）對於性慾的影響，此外，植物精油透過吸入方式會比口服方式更快進入血液中，無庸置疑的是精油的香味（合成香精也一樣）能對中樞神經產生作用，其作用也能藉由腦波掃瞄來測知。甘菊、橙花及快樂鼠尾草會製造出 α、θ 及 δ 腦波，代表欣快感及放鬆感；而黑胡椒、迷迭香及芫荽則會製造出 β 腦波，代表著人體處於警覺性的狀態。而有些植物精油卻可以讓精神處於平衡狀態，當人們感覺疲乏懶散時可適度刺激其神經，精神緊張時可以適度降低其焦慮性，例如佛手柑及薰衣草精油就極有幫助。但如果你不喜歡某種植物精油的味道，這種精油對中樞神經就會失去效用。

　　有些植物精油可能表現出互相矛

盾的作用。一位因過度焦慮而身心衰竭的人,可能吸嗅薄荷精油就能同時達到安撫與刺激的效果,請你自己直接用經驗回想的方式會比較容易了解。因為薄荷刺鼻的味道一開始會讓人頭腦清醒,警覺性增加(就像冷水的冰涼效果),這種感覺逐漸擴張而慢慢變為一種安適沈靜的氣氛,不相信的話,聞一聞看看吧!

吸收的途徑

植物精油外用(建議一般人及尚未資格認定的芳療從業人員使用)的主要途徑是透過肌膚及嗅吸方式讓精油擴散至血液之中。

●皮膚吸收

皮膚是一種雙向的系統,具有吸收及分泌的功能。當吃辛辣或蔥蒜類的食物,呼吸時就會感受到其氣味,而且其氣味分子也會由肌膚的毛孔中隨著汗水而散發出來。由於水分無法透過肌膚吸收至血液中,因此會有部分水分停留在肌膚表面,特別是長時間的泡澡後,手指及腳趾頭的肌膚都會出現皺褶的情況,只有分子較小的成分才能透過肌膚吸收至血液當中,而植物精油正是這種成分。

精油細小的分子也被認為能夠吸收至毛囊之中,由於毛囊中含有皮脂,剛好可以與植物精油互相融合,

而精油就會由這裡慢慢的擴散至血液、淋巴及組織液之中而運送至全身。健康的肌膚較容易吸收精油至血液中,雖然不同精油其吸收的速度也不同,其中最快的就屬尤加利及百里香了。半小時內就會被吸收至血液當中,而最慢的薄荷及茴萋則需要兩小時才能進入血液當中。你可以自己做一項精油吸收的測試,將大蒜用力摩擦於腳底,在一至兩個小時之後,呼吸間你就會感受到大蒜的氣味了。

如果肌膚充血浮腫,或是皮下脂肪過厚,精油的吸收就會遲滯。但即使肌膚充血浮腫,此時若能進行芳香沐浴,藉由熱水及滋潤的基礎油可加速精油分子的吸收;按摩的動作及手掌的溫度也能促進精油的吸收,還有就是進行芳香浴及全身按摩時一些肌膚較細緻的部位如腹部、大腿內側以及上臂的肌膚,這些部位會比較容易讓精油分子進入而吸收至血液之中。

縱使精油也有使用口服的方式,但透過肌膚吸收其實會更為有效,這種情況也發生在其他的物質上。例如月見草油(晚櫻草油)這種非精油類的植物油,透過外用按摩的方式來治療小朋友過動的現象會比內服更好。孩童口服效果不好的原因是通常透過消化道時,這些成分便被損害。事實上,年紀越小的孩童其肌膚的吸收能力越佳,這就是我為何不太鼓勵將精

油使用於嬰兒及幼童肌膚的原因（參閱本書第18章）。

有些人會質疑月見草油使用於肌膚上的吸收功效。由於這一類油脂的分子過大，事實上是無法為肌膚吸收至體內，而此爭議其實只是一場誤會。因為會被吸收的並非是這些油脂的大分子物質，而是這些油脂內含的營養物質。例如維生素E及必須脂肪酸（存在於未精製的植物油中），其分子結構就小到足以穿透肌膚至血液之中，就如同植物精油一般。

同樣的經驗顯示，一些水性的植物煎煮液同樣能夠透過滲透及擴散的作用而為肌膚吸收。藥草浴及藥草敷膜也能夠用來治療各種體內的疾病，雖然還是有人會質疑其實際療效，然而拿植物油做例子，吸收的並不是植物油本身，而是溶解在油中的有效物質，而植物油扮演的是攜帶者的角色，它能讓肌膚獲得滋潤並保持肌膚溫度，以利有效成分的吸收。

許多醫師會輕視肌膚吸收養分的能力，忽略了皮下吸收藥物的優點。他們可能忘記了在二次大戰後，曾有些囚犯因為過於虛弱無法進食，當時是採用大腿內側塗上維他命油的方式來改善其營養不良的問題，不僅僅油溶性物質可透過皮膚為人體吸收，即使是水性分子亦然，例如維生素B群及維生素C。我自己認為在極為嚴重的情況下，甚至是生死之際，肌膚吸收物質的功能會變得特別明顯而格外重要。例如厭食症的病人，透過皮膚來「餵」給身體營養會顯得格外有效率，因為這些病人的消化功能幾乎已經完全停滯。

透過肌膚來給藥早已不是什麼新聞。事實上，古時候著名的巫師啟動幻覺的方式，便是透過全身塗上一些毒性植物如毒參（Hemlock）、顛茄（Nightshade），以及一種屬於蝦蟆菌（Toadstool）的有毒蕈類，稱為毒蠅傘蕈（Fly Agaric）等等。由於這些植物不含精油，而是含有結晶的生物鹼成分，而生物鹼是一種水溶性的物質，如此便打破透過油溶性物質才能穿透肌膚吸收至血液中的說法，而幫助戒煙者戒除煙癮的尼古丁貼片（尼古丁也是一種生物鹼），也是一個現代的例子來證明水性物質能夠透過皮下吸收至體內。

由於其安全性更高，近年來已經越來越朝向用皮膚吸收來給藥的方式。例如雌性激素及硝酸甘油（Trinitrin）這兩種藥物已經可以使用肌膚貼片的方式來讓身體吸收。透過肌膚給藥比傳統口服藥物的優點是由於不會被消化系統或是肝臟破壞，肌膚吸收的用藥量可以遠小於口服劑量，而且這種方式也不用擔心腸胃道受損的副作用。同樣的，植物精油透過肌

膚吸收的劑量也會遠小於口服精油的攝取量。

● 肺吸收

當吸入精油，精油的芳香分子到達肺部之後會擴散至肺泡周圍的微血管中，然後進入身體的循環系統中，再透過血液輸送到其作用的部位。1963年日本實驗證實薄荷精油吸入的效果會比口服方式更好。有趣的是，許多芳療師發現使用精油之後的一項共通的副作用就是會刺激食慾。由於對體重的考量，這種情況可能會導致某些職業危機出現，但對美食主義者而言，植物精油能夠讓味覺更加敏銳，不僅讓食物變得更美味，同時也提升了整體生活的享受。

另一項有趣的觀察是一些採收蛇麻草的女性工作者，由於工作中經常吸入其香味，導致生理周期出現變化。對一些經期較為遲緩的女性以及經期過於短促的女性而言，發現蛇麻草能夠有效的將生理周期恢復規律。雖然這有可能是蛇麻草中一些類雌激素物質會透過手的接觸而吸收至體內，然而絕大部分的物質應該還是透過呼吸吸入體內。事實上，藥草學家也大致同意蛇麻草中的揮發香氣（即精油）才是其最有療效的部分。

為何少量精油卻有極大的效果

不管是嗅覺吸入還是皮膚吸收，一旦到達血液或體液中，植物精油便具有其藥理作用，即使其吸收量微乎其微。根據蓋特佛塞理論，即使在實驗室中精油被稀釋到對培養組織已完全沒有功效的情況，這微小的精油濃度卻仍然對我們人體有明顯、迅速的益處。這是因為精油在人體內也扮演著免疫激活物質或是生物催化劑的角色，一旦啟動身體的自癒功能，精油分子便會透過肌膚、汗液、尿液、以及糞便迅速被排出。例如尤加利及大蒜植物精油，主要會透過呼吸方式呼出體外，而被排出的精油分子其構造幾乎沒有改變。因此若是正確的使用本書所建議的植物精油配方及使用方式，精油的毒性可說是微乎極微。另一項精油治療有效的原因是每周進行一至兩次的使用，並且至少進行超過一個月的療程，如此累積性的治療會刺激身體的自癒功能得以持續運作而發揮功效。

當然，芳香療法的另一項主張就是心理治療的部分。至此，我們僅點到為止，因為這個主題需要更多的說明來解釋，本書第三部會針對嗅覺的神秘之處以及心靈治療的觀點來對芳香療法做完整的介紹。以下先來了解植物精油的化學結構。

植物精油的化學結構

植物中已知的化學組成主要包含兩部分：原始新陳代謝物質以及次級新陳代謝產物。第一級的物質是指碳水化合物、胺基酸、油脂，這些物質是植物經由光合作用所產生，而次級新陳代謝物質則是由原始新陳代謝物所衍生而來，包含有配醣體（Glycosides）、松烯類（Terpenoids）、生物鹼及精油。

研究精油的化學結構會令人竭盡心力，單單一種植物精油就可能含有上百種的化學成分，精油主要的成分是由不同萜烯類的化合物及其衍生物所組成，這足以說明為何單種精油就具有許多不同的療效。

● 天然藥草及醫療用藥

藥用植物通常被用作植物性藥品，或是蒸餾出植物精油。而化學家致力於將植物中最主要的物質分離、純化出來，甚至人工合成，製成化學藥劑使用，其中較知名的例子如嗎啡，這種具有止痛作用的生物鹼，可由嬰粟（Opium Poppy）所萃取出。阿脫品，這種麻醉藥品萃取自一種有毒的植物：顛茄（Deadly Nightshade），而毛地黃毒苷（Digitalis）這種強心劑則萃取自毛地黃（Foxglove）。

這些藥品在19世紀初剛被分離出來之時，相信沒有人會質疑它們代表醫藥進步的重大意義。事實上，直到今天，它們仍扮演著救命與平撫身體痛楚的重要角色。然而，在化學合成藥物的發展上，卻也有人認為人類已經發展過了頭，在這些化學藥劑的龐大消耗下，許多化學藥劑的副作用卻也相當嚴重。事實上，由藥物濫用所導致的疾病，可能遠超過我們所能理解的範疇。

化學藥劑由於只含有單種成分，藥效強烈卻容易失去平衡性。植物精油或是藥草本身，由於含有許多微量的化學物質，這些物質被化學家視作是無意義或是沒有實際作用的部分。然而，對於自然醫療師而言，這些微量的化學物質卻是增強植物中主要化學物質療效的重要因素。此外，他們還能夠中和或是減緩單獨成分的傷害性及副作用，這種作用我們稱之為協同性。舉一個例子來說明單獨分離成分的這種潛在危機。檸檬草精油其中有80%是由檸檬醛（Citral）所構成，然而，若單獨的將檸檬醛分離出並使用於肌膚上，就會很容易造成肌膚的過敏反應，然而檸檬草精油造成肌膚過敏的機率卻遠比檸檬醛來得小。

化學藥物治療與自然療法的最大不同就在於化學藥物治療的目標是越快壓抑病症越好。為了迅速治癒疾病，不可避免的代價就是會有一定程度的副作用。而自然療法對於治療對

象則需要較多的時間及心血，它能溫和地刺激身體免疫系統。因此能夠讓身體在維持健康上創造出更佳的狀態，從生態的觀點看來，濫用抗生素（尤其是過去30年以來）只會創造出抵抗力更強的菌種，因此讓疾病變得更為棘手，若是透過正常均衡的飲食與生活作息來強化人體的免疫系統（參見本書第16章），我們就會對天然植物精油以及藥草的療效有更多的正面回應，自然而然就能盡量減少抗生素的使用了。

再者，必須採納的平衡觀點是，我們也不盡然完全排除化學藥物，世事皆有其存在價值及意義。如果有人對於自然療法的反應不佳，並且正面臨身體嚴重的不適，甚至是到了生與死的關鍵點（例如：車禍意外、器官衰竭等），這時化學藥物的即時治療可能就是最重要的。

精油是一切問題的答案嗎？

雖然植物精油以幾乎含所有植物的活性濃縮物質而被稱許，然而，植物精油卻缺乏單寧酸、糖類、植物黏液、果膠及苦味化合物（Bitter compound）等植物水溶性成分。這些水溶性成分亦扮演著重要的醫療角色。除了以冷壓榨法萃取的柑橘類精油之外，熱蒸餾法以及其他以熱來萃取植物精油的方式，會改變植物精油的化學組成，進而產生出一些原本植物中沒有存在的成分。如果要將這些成分納入考量的話，一些植物學家並不認為使用植物精油是一種真正「自然」的方式。雖然植物精油缺乏植物中部分的成分，它仍然有非常複雜的化學物質組合，複雜到實驗室無法人工複製，雖然運用一些高科技的儀器如氣態液相色層分析儀，可以如指紋般分析出植物精油的主要化學組成物質，然而，它卻不能分析出精油中許多莫名的化學微量成分。因此模擬植物精油主要成分合成的香精是絕對不可能與天然植物精油完全相同的，即使是最仿照天然所製作的人工合成香精，其香味也與真實的植物精油不同。原因是構成植物精油不同氣味的主要成分往往是那些微量的化學物質，而並非主要的化學組成。以玫瑰為例，由於其化學組成複雜，以致合成的玫瑰香精為了要接近真實，往往還會添加一些真正的玫瑰精油。同樣對於高度靈敏的鼻子而言，要合成接近真實的茉莉香精是不可能的事情。

此外，以人工合成100%的化學成分也是不可能的事。所有的化學家都知道，合成的化學成分一定會帶有少許未知的化學物質摻雜其中，這些未知成分不會存在於真實的植物精油裡頭。因此，人工合成的香精會比精油更容易引起過敏刺激反應。

此外必須一提的是，大多數植物精油是萃取自植物的某個部位，而非整株植物，因此也有其未完整性。因為同一株植物的不同部位也有不同的化學組成。但有時這反而是優點，因為同一植物的某部位可能在使用上相當安全，有些部分可能就具有毒性。例如製造鴉片的嬰粟，嬰粟種子可說是相當營養，但其他部位就具有毒性。又如大黃（Rhubarb）的根部可用來治療痢疾，但大黃的葉片卻含有高單位的酢漿草酸（Oxalic acid），具有致命的毒性。

一旦植物被採收，其化學組成就逐漸開始改變，直到最後失去效用。然而，有些植物的成分變化卻值得期待。例如甘菊精油當中所含的抗炎成分——藍甘菊油萜（Chamazulene）原本不存在，直到甘菊被蒸餾的過程後才會產生；藥鼠李（Cascara）的乾燥樹皮具有緩瀉的療效，是經過乾燥的程序才能產生療效。當然加熱則會產生更多的化學變化，一些堅韌的植物組織如樹皮、根部等則需要以水慢火煎煮才能萃取出有效的藥性物質，並且更容易為人體所吸收。

植物精油的主要化學組成

觀察精油的個別化學組成成分固然有趣，然而，卻不應忽略精油的整體性，依照精油個別的化學組成來斷定其不同作用有時反而會造成誤導。由於構成植物精油的療效是由於當中化學成分的協同作用，別忘了精油中個別化學成分的協調交互作用下，其效果遠大於個別成分的單獨效果，以下則是在大多數精油中發現的主要化學成分。

●Terpenes萜烯類

這是一個龐大的化學物質群組，依其分子量大小而有截然不同的作用，因此，無法概括說明其主要療效與特性。然而，常見的萜烯類包括Limonene檸檬萜烯（90%的柑橘類精油含此種抗病毒作用的成分）以及Pinene蒎烯（松樹及松節油中含有高濃度的此種抗菌防腐成分），另外，Chamazulene藍甘菊油萜及法呢醇Farnesol（甘菊精油可見），具有極佳的抗炎及殺菌特性。

●Esters酯類

植物精油中最常見的化學組成，包含Linalyl Acetate乙酸沉香酯（快樂鼠尾草及薰衣草中可見）、Geranyl Acetate乙酸香葉酯（甜馬鬱蘭中可見）等，酯類通常帶有果香，具有殺霉菌及鎮靜的作用。

●Aldehydes醛類

含有檸檬氣息的植物中可見。例

如檸檬草或是香茅,醛類通常有鎮靜心靈,又能同時提振情緒的平衡特性。

● Ketones酮類

某些酮類具有毒性。因此,此類化學成分應該要謹慎使用。然而,在未知精油中以酮類比例多寡就斷定其毒性也未盡真實,部分含較多酮類的植物精油並不推薦一般人使用。例如艾蒿、艾菊、苦艾、鼠尾草等精油,含有毒性物質Thujone(側柏酮),薄荷類植物含有Pulegone(胡薄荷酮),而無毒性的酮類包含茉莉花的Jasmone(茉莉酮)、甜茴香的Fenchone(茴香酮)等。酮類能改善鼻塞及促進黏液排出,這就是為何植物或精油中含有酮類成分有助於上呼吸道症候群的治療。

● Alcohols醇類

最常見的醇類包含Linalol沉香醇(薰衣草中含量很高)、Citronellol香茅醇(玫瑰、檸檬、尤加利及天竺葵)、Geraniol香葉醇(如天竺葵、玫瑰草)這些醇類具有良好的防腐、抗菌及抗病毒特性,並能提振情緒。

● Phenols酚類

這種殺菌力強的化合物對於中樞神經系統具有強烈的刺激作用,含有高濃度的酚類植物精油對肌膚及黏膜具有刺激性,通常具有刺激腐蝕性的酚類有Eugenol丁香酚(如丁香油),Thymol百里香酚(如百里香),以及Carvacrol香芹酚(如奧勒岡,又稱作野馬鬱蘭)。然而,像Anethole茴香腦(如茴香)及Estragole草蒿腦(如龍艾)其實並未具有腐蝕性。

● Oxides氧化物

許多精油中可見,特別是具有樟腦氣息的一些植物,例如迷迭香、尤加利、茶樹及白千層等,氧化物具有祛痰的特性,例如Eucalyptol桉葉醇(尤加利)。

依化學類型分類的精油

同種植物曾經一度被認定其主要化學組成的濃度並不會有差異。然而,近來研究顯示,植物的化學種族的確存在,就是說外表相同的同種植物具有明顯不同的化學組成。經過證實,這種化學組成的差異不僅是因為環境的不同,也因為植物本身的遺傳性。因此,有些含有特定化學成分的植物種類便會被篩選出來,而被人工栽種成為具有醫療價值的藥用植物。而這些經特別篩選出的植物所萃取出來的植物精油就可以稱為化學類型的精油。

拿茶樹精油來說,其拉丁學名就是Melaleuca alternifolia這一種,然而,

茶樹精油依其化學組成的不同卻可以區分出幾種不同的化學類型。因此澳洲政府不僅僅將其所生產的茶樹精油標示為Melaleuca alternifolia的拉丁植物學名，同時也標出其化學類型：Oil of Melaleuca, Terpinene-4-ol Type（茶樹精油，萜品烯4醇）。然而事實上有些植物精油標示的拉丁植物學名並非真的得到認定，有時其標示只是一種商業的手段罷了。

這種情形更見於百里香精油，僅僅只有少數廠商會將百里香精油真正的化學類型標示出來（同茶樹精油的例子）。我們大致能認定出標示紅色百里香Red Thyme的百里香精油含有高濃度的腐蝕性酚類，因此對敏感性肌膚來說相當刺激，而把含有較高濃度的醇類百里香則標示為甜百里香Sweet Thyme，相對上就比紅色百里香安全許多（參見本書第31章：精油指南）。

分餾及多次蒸餾（精餾）

有些精油的製造過程會將部分的化學成分移除，其中又可分為三大類，第一類是在低壓之下重複蒸餾的精油，這樣可移除精油中所有的萜烯類，第二類是移除不同比例的萜烯類（通常有單萜烯、雙萜烯，最多是五萜烯，視被移除萜烯的比例而定），第三種類型是藉由分餾技術，將精油中某一種不需要的成分去除。這裡舉一

個最常見的分餾精油的例子：分餾佛手柑精油（Bergamot FCF），將佛手柑精油中不具揮發性的光毒性成分——Bergaptene佛手柑內酯移除。除了分餾佛手柑精油之外，通常分餾的植物精油很少用於芳香療法，而較常使用在香水及食品調味劑中。

移除精油中萜烯類的危險是精油的根本性質會被徹底改變（萜烯類是許多植物精油中最主要的成分），因而破壞精油原本的協同性。例如去除萜烯後的百里香精油，會比原有的百里香精油更加危險，原因是精油中刺激性的成分：Thymol（百里香酚）及Carvacrol（香芹酚）的相對濃度增加所致，此外，百里香中的萜烯類組成具有平撫這兩種酚類腐蝕性的效果。

偽造的植物精油

不幸的是，偽造植物精油的例子非常常見，它們通常在到達銷售地點前就被人擅改。植物精油有時會用酒精稀釋過，或是摻入較便宜類似味道的精油，又或者添加它種精油中的單種人造化學成分。有時精油也會被一種無色無味的化學成分：二丙二醇（Dipropylene Glycol）所稀釋。

購買具知名供應商所販售的精油其實相當重要，較具知名度的廠商其精油往往會通過比較可信的純度證明（參見第45頁）。

氣態液相色層分析儀

　　運用高科技的儀器，例如氣態液相色層分析儀（GLC：Gas-Liquid Chromatography）的確可以偵測出植物精油的純度。然而，精油中多數的化學成分的真正結構卻仍屬未知。此外，同種不同批植物萃取出的精油，例如薰衣草，也會出現化學組成的差異性。氣態液相色層分析儀（GLC）的優點是能夠準確的判讀出偽造的植物精油，藉由精油「指紋」的比對，

化學組成物質的不平衡的狀態是不可能發生於天然的植物精油當中（在氣態液相色層分析儀中，天然植物精油中眾多化學成分的細微變異性被視為正常）。

　　撇開複雜的高科技儀器來判定植物精油的純度，其實決定植物精油品質好壞的關鍵還是取決感官覺察的分析，透過專業訓練過的「鼻子」，意即香水產業的香味分析師來判定。

{第三章}

萃取植物精油

　　嚴格說來，植物精油（Essential Oil）指的是透過蒸餾方式萃取出植物的揮發性芳香分子。儘管如此，精油這個名詞也被泛指為用各種方法萃取出來的植物芳香物質，這些方法包含用溶劑萃取，液態二氧化碳分離，以及目前較新的環保冷媒（Phytol）萃取法等。除了揮發性的分子之外，這些其他非蒸餾方式萃取的精油也含有較大的非揮發性分子（例如蠟質），本章就來看一下這些不同的精油萃取法以及萃取出精油的特色。

蒸餾法

　　雖然蒸餾法最早可追溯自5000年以前的美索不達米亞，然而現今植物精油所使用的蒸餾法其實是由中古世紀的阿拉伯人所發明的。其蒸餾技術並被現今法國的香水之都——格拉斯（Grasse）所發揚光大。一般來說，葉子、花朵等較為柔軟的植物部分不需經過事前處理就可以放入蒸餾槽中，而木材、樹皮、種子及根部等較堅硬的部分就要先經過切割、壓碎或磨碎的處理來幫助芳香精油的釋放。一些

植物如香蜂草、玫瑰等一經採收就必須馬上進行蒸餾，因為一經採收，這些植物內部的酵素就會開始破壞內含的精油物質，而有些植物則不這麼脆弱，例如甘菊花瓣在蒸餾前必須先將花瓣乾燥處理；廣藿香在蒸餾前還必須經過乾燥及發酵的過程。

　　一旦在蒸餾槽中，這些植物就會被水蒸汽團團包圍，這時精油就會因蒸汽的熱度而突破植物的儲油細胞釋放出來；而帶有植物精油的水蒸汽會透過隔著冷水的玻璃管而慢慢凝結成水滴滴出，這時與水分離的精油就會透過一個狹窄頸部造型的瓶子（虹吸瓶）而被虹吸出來。

　　有些蒸餾廠商會使用直接蒸餾法，方法類似上述的過程，只是芳香植物會直接浸在水中加熱產生水蒸汽，然而這種方式似乎會使得精油被直接「燃燒」掉。如果要保留精油的療效及特殊氣味，最好避免使用這種蒸餾方式。

　　有些精油如白千層（Cajeput）等，必須採用再次蒸餾法去除灰塵或是樹脂類的雜質，而伊蘭伊蘭精油

（Ylang Ylang）則會分餾幾次以取得不同品質級數的精油。例如第一次蒸餾所得的精油稱為特級伊蘭（Ylang Extra），而持續蒸餾三次可累積出較次等的精油。另外一個分餾精油的例子：不含呋喃香豆素的佛手柑精油（Bergamot FCF），由於佛手柑精油中的呋喃香豆素（Forocoumarin）會引起光過敏副作用，因此運用分餾的方式去除佛手柑精油之中的呋喃香豆素。

可惜的是，蒸餾法的水及高溫會破壞植物精油中較為脆弱的成分，這使得萃取出的精油香味與原有植物中所蘊含的芳香精質有所不同，尤其是薑及黑胡椒精油特別明顯。一些原來具有強烈撲鼻味道的刺激辛香植物，通常其氣味會受蒸餾的熱氣所破壞。

蒸汽蒸餾法的精油萃取過程

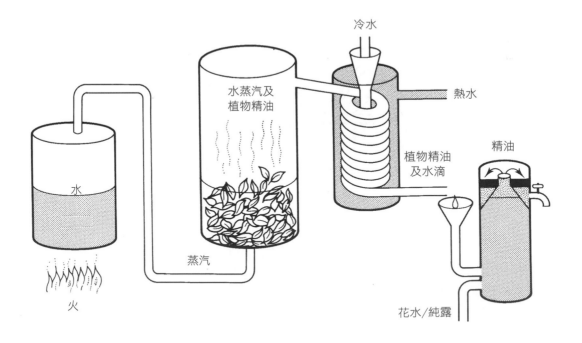

冷水

水蒸汽及植物精油

熱水

植物精油及水滴

精油

水

蒸汽

火

花水/純露

家庭蒸餾精油

雖然許多舊版的草本植物書籍（以及一些芳療書）會鼓勵在家自行蒸餾植物精油，我卻不認為這種方法適合在家進行，起碼要購買到這些書中所說的專用設備就不太容易。若是你有心要成為一位居家的精油提煉師，

其實在家自製一些花水倒是可以做到。例如自製薰衣草花水或是玫瑰花水來當作化妝水使用，或是拿自製的花水來調製古龍水使用（參見本書第27章）。然而，在家中自行進行蒸餾萃取其實非常耗時，而且往往所得有限。

家庭蒸餾法

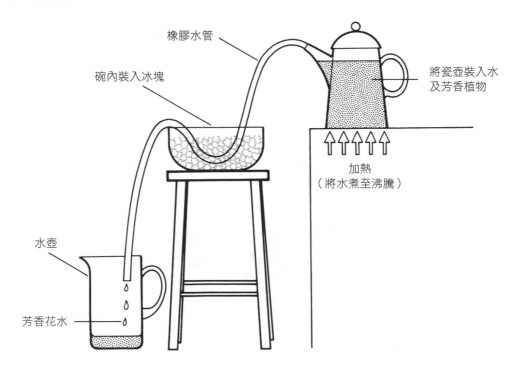

橡膠水管

碗內裝入冰塊

將瓷壺裝入水及芳香植物

加熱
（將水煮至沸騰）

水壺

芳香花水

壓榨法

要取得佛手柑、檸檬、萊姆等柑橘類水果的精油非常容易，當剝開這類水果的果皮時，果皮就會噴出非常豐富的精油。如果將這類果皮接觸點燃的蠟燭火焰或是火柴上，這時果皮上著火的精油就會爆出一顆顆小小的火花，雖然只有短暫的幾秒鐘而已。

最高級的柑橘類精油是由簡單的壓榨法所取得，雖然以前純粹是以手工進行（擠壓果皮並用海綿來吸附擠出的精油），現在則是以離心機來取代。由於壓榨的過程中完全不用加熱，萃取出的精油香味及化學組成則完全來自於果皮本身，不像蒸餾的精油，壓榨法萃取的精油包含有蠟等非揮發性的物質，相對使得壓榨精油的保存期限較短，即使製造商會添加少許的防腐劑於精油中，壓榨萃取的精油還是會在6～9個月之間出現變質的情形，而多數蒸餾精油卻可保存兩年以上。（參見本書第5章：如何保存精油）

在美國，柑橘精油屬於果汁工業的副產品。許多較次等的柑橘類精油摻有壓榨後的果皮再行蒸餾過的劣等精油，這是一些不講究品質廠商的一種魚目混珠的方式。

脂吸法 Enfleurage

這種萃取法曾經大量被運用在香水工業上，特別是萃取一些花瓣植物精油。例如茉莉、橙花、晚香玉（Tuberose）等。由於這些珍貴花朵的香味會被熱蒸汽破壞，所以不能用蒸餾法萃取。目前已知在法國的香水之城格拉斯的蒸餾廠仍有少量以脂吸法萃取精油，提供觀光客參觀之外，以脂吸法萃取精油之景很難再看到。

萃取精油方式：脂吸法

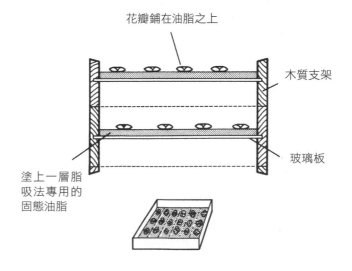

每一層長方形的底盤（尺寸：24英吋 x 18英吋 x 3英吋），底下墊著一層玻璃板，將精純的豬油脂塗在玻璃版上，像犁田一樣堆起一層一層平行山脊狀的豬油，接著將花朵小心的撲在油脂上，然後再將底盤一層一層的扣在一起，這樣花朵就會被完全密封住。

揮發性溶劑萃取法

雖然脂吸法（Enfleurage）相對可萃取出較多的植物精油成分，然而由於所需人力過多以及耗時處理的製作成本過高，目前都是使用一些揮發性溶劑如石油醚、己烷以及苯類來萃取出某些植物或樹脂的精油成分。溶劑萃取法是香水製造工業最喜歡使用的一種萃取法，因為這樣萃取出的精油香味最接近植物本身原有的氣味。然而，由於溶劑萃取的精油或多或少仍留有揮發性溶劑的殘留以及植物中的非揮發性物質，直接使用在肌膚上恐有致敏之虞，因此在芳香治療的態度上並不建議使用這些精油，此外，溶劑萃取的精油也極容易偽造。

芳香植物經由揮發性溶劑（通常是己烷）萃取之後會呈現一種固態的臘狀物質，稱為凝香體（Concrete）。凝香體通常被香水工業使用，主要因為內含相當程度的非揮發性物質及溶劑殘留，對於敏感性肌膚容易導致過敏刺激。要獲得液狀的精油產物，凝香體還要再經過酒精的提煉，經過較溫和的真空吸引器的處理而讓酒精揮發之後，這樣留下的液體即為最後的精油產物，這種略微黏稠的精油又被稱作植物原精（Absolute）。

除了安息香必須使用溶劑萃取以外，其他樹脂類精油、例如：乳香、沒藥、白松香（Galbanum），它們是乾燥樹脂經蒸餾方式萃取而得，這些以蒸餾萃取的樹脂類精油就很適合用在芳療上。而使用溶劑萃取法取得的樹脂類產品多數被香水工業所使用，稱為樹脂質（Resinoids）。不幸的是，苯類（Benzene）這種有致癌之虞的揮發性溶劑有時會被用來萃取安息香或是其他種類的樹脂質。

超臨界二氧化碳萃取法

這種萃取法在1980年代初期被發明之時就受到極大矚目。雖然這種方式萃取出來的植物精油會非常接近植物內原有的芳香物質組成，算是一種相當完美的萃取法。然而，這種萃取法所使用的器材不僅僅數量龐大，而且非常昂貴。拿它來萃取精油往往需要好幾年的時間來平衡成本。直至今日，用超臨界二氧化碳萃取出的精油價格仍十分昂貴。

這種萃取法遠比書中所描述的還要複雜，簡單來說就是將二氧化碳的氣體增壓至非常高的程度（有如海平面以下3英哩的壓力、200倍的大氣壓力），這樣高氣壓的氣體能夠溶解植物中的芳香精油。當壓力降低（降至100倍的大氣壓力），這時二氧化碳會由液態變為氣態，因此就能將仍處於液霧狀態的植物精油分離蒐集出來。與溶劑萃取法相較，這樣的萃取方式不會有任何的溶劑殘留。然而，也有些人

質疑二氧化碳屬於一種酸性氣體，因此這樣的萃取方式會破壞精油中的化學物質結構。

大致說來，超臨界二氧化碳法所萃取出的精油，其萜烯類的比例較少，而酯類較高，並且會出現一些蒸餾法所無法萃取出來的大分子物質。由於許多精油中的萜烯類物質是透過蒸餾程序的變化產物，含萜烯較少的超臨界二氧化碳萃取精油（其他化學物質組成比例也相對不同）會比較接近自然植物中的原有精質結構。但令人驚訝的是，這樣接近天然也未必就好。薑為例，用超臨界二氧化碳萃取出的薑精油氣味自然勝過蒸餾的薑精油，然而卻也容易刺激敏感性肌膚。除了價格昂貴之外，超臨界二氧化碳萃取的精油還有一項缺憾，那就是很少有廠商願意提供，並不容易買到。

水汽擴散法的萃取精油過程

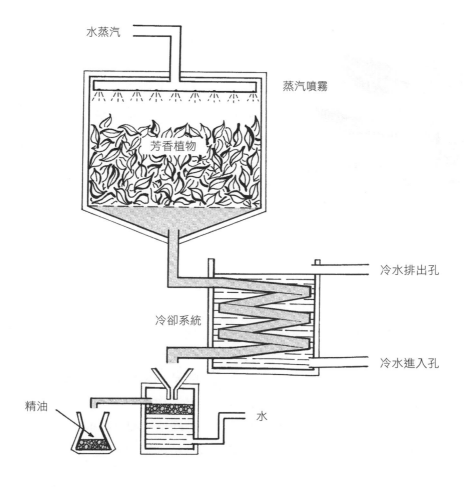

水汽擴散法（或稱為浸透法）

此種萃取方式比液態二氧化碳萃取法來得多一些。其實水汽擴散法與蒸餾法非常類似，差別只是在於水汽擴散法的蒸汽是位於植物上方，而植物及水汽浸透之後的液體位於下方。相較於蒸餾法，水汽擴散法的萃取程序比較快速方便，特別是一些堅硬的木質或樹皮，其精油成分比較不容易釋放出來，用水汽擴散法來處理就會快得多，萃取出來的精油據說具有優異的香氣，並且會比蒸餾法萃取的精油顏色更加深濃。目前以水汽擴散法所萃取的精油還不是很普及。

環保冷媒萃取法（Phytonic）

環保冷媒萃取精油的方式是近來由英國微生物學博士Peter Wilde（彼得王爾德）與ICI這個跨國化學公司所合作研究出來，擁護環保冷媒萃取法的人認為這是繼蒸餾法以來最突破性的一種精油萃取法。

這種方法主要是使用一種新型態的溶劑：Phytosols。這種溶劑的特性就是可以在室溫或低於室溫的狀態下萃取出精油，這樣可以確保植物精質中一些較脆弱，容易受熱所破壞的成分得以完整的被萃取出來。

嚴格來說，這種萃取法所萃取出來的芳香物質不能稱作精油，也不能稱作原精。事實上，化學分析顯示這種方法所萃取出來的芳香物質其化學組成並不同於一般萃取的精油。舉例來說，英國環保冷媒萃取的帕圖玫瑰精油（Rose Phytol），含有290種個別的可辨識成分（包含水溶性的苯乙醇），而最佳的玫瑰原精（Rose Absolute）卻只含有210種可辨識的成分。

（譯註：這種萃取法是使用一種稱為R134a的環保冷媒當作萃取溶劑，通常這種溶劑用做食品級的萃取溶劑以及氣喘病人所使用的吸入性噴霧的推進填充物質，使用這種萃取法所萃取出的玫瑰精油氣味會比奧圖玫瑰更為輕柔而精緻。）

冒牌精油

一些精油並不全然像它們的外表所述，例如香蜂草（Melissa）的含油量相當稀少，所以要萃取出精油其實非常困難（蒸餾法萃取），相對的其售價也相當高。市場上許多名為香蜂草精油的產品事實上是用類似香味的廉價精油調和出來的產品，例如使用檸檬草、檸檬以及香茅等精油來調製。只有當你親自聞過真正的香蜂草精油，然後再與假的精油仔細比較之後，你才能分辨其中的不同。較誠實的精油廠商會在標示中顯示其不同，也許會將調製過的仿造版本標示為類香蜂草精油（Melissa Type），而純香蜂草精油則標示為真正香蜂草（Melissa

True）。要小心的是，市場上仍有一些標示類香蜂草精油（Melissa Type）其中部分或者完全使用化學人工香精。

如果你看到一瓶精油標示為「琥珀」（Amber），請注意，這一定是化學香精或是將快樂鼠尾草與安息香（一種帶有香草香味的樹脂質精油）調和的產品。據我所知，真正的琥珀油來自樹脂類化石，是無法從市場中找到的。龍涎香（一種由抹香鯨所分泌的物質，有時會漂浮在海面上）亦被認定為一種「琥珀」香，是一種用於高級香水的昂貴香精原料，在市場上並不容易購得。然而，有一種精油萃取自黃葵（Ambrette）的種子，有時其英文標示看起來很像是「琥珀」（標示為：Ambre，請注意其英文與琥珀英文Amber的微小差異）。黃葵油是一種用於香水中，非常受歡迎而且價格不斐的植物精油，有時也可用於芳療。

有機精油

不是所有的精油都符合有機的生產標準。有機精油的意思是說萃取來源的植物在生產過程之中完全不使用化學肥料與殺蟲劑，標示「有機」（Organic）通常只是精油的另一種選擇。像有機薰衣草、有機迷迭香、有機馬鬱蘭，以及有機洋甘菊等等，雖然一些精油原本就萃取自野生植物，或是萃取自乳香、絲柏等本身就具有

防病蟲害及抗感染的樹木；又或者一些栽種芳香植物的國家原本就不太使用化學肥料及殺蟲劑。有機栽種者的認證標準受到一些機構所認定，例如英國的土壤協會（Soil Association）、法國的Ecocert，以及德國的Demeter。

針對歐盟(EU)對於有機農業的標準認定，符合有機種植業者會受到這些專門機構的證書授與(英國土壤協會Soil Associtation、法國Ecocert、德國Demeter)，因此，若這些歐盟國家的植物精油一旦經過有機認定(如法國、英國、德國等地的植物精油)，理所當然的就會在產品包裝上顯示出這些認定機構的標誌。若沒有這些標示，就不太能夠保證這些精油到底是否為真的有機。

問題不是所有的精油供應商都是誠實的，一些供應商會故意將「有機」精油的售價提高，伊蘭伊蘭就是一個例子。幾乎所有的伊蘭伊蘭精油其栽種方式本來就符合前述的有機生產標準（然而，伊蘭伊蘭精油也特別容易出現偽造的問題）。你可能會因為買了標示所謂的「有機」茉莉或是「有機」玫瑰原精而付出更多代價，然而，這兩種原精根本就不可能符合有機的條件。只因為「原精」是以石油化學溶劑來萃取，已經脫離了有機的官方認定標準。其實，並沒有所謂有機與否的問題，只因所有來自天然植物所萃

取的精油跟實驗室所製造的香精相較，本來就是「有機」的。（譯註：有機organic的定義原指一切源自活的生物成分），有時「有機」這個名詞反而被濫用了。

如果你對廠商所謂「有機認證」的真實性感到質疑，不要畏懼洽詢廠商有無相關書面證明，通常較具知名度的廠商會樂意提供認證機構的年度有機書面證明副本。如果該種精油有認證上的問題，會被列入「尚在進行認證中」(Current)的文件內。如果還是覺得不妥，你還可以直接聯繫發出認證的專業機構，來確認該品牌的精油是否經過有機認證。

對木質精油的態度

許多人對於採集自樹木的精油非常關注，特別是需要砍掉樹木才能取得的精油。如花梨木（Rosewood）和檀香木（Sandalwood）等。由於目前花梨木的主要產區是位於逐漸消失的雨林地區──巴西，事實上生產植物精油（由木屑蒸餾而來的植物精油）只是伐木工業的附屬產品，其實大部分砍下的樹木都運往美國的家具製造商。即使樹木栽種的計畫也同時進行，然而由於土壤的養分漸漸被抽乾，新樹木很難健康的成長。事實上，花梨木至少需要30年的時間才能成熟到足以提煉精油，所以在生態保

育的觀點下，建議你最好避免使用花梨木精油，這包含來自南美其他區域以及非洲等地。

再者，有些精油供應商聲明他們的花梨木精油是由人工造林方式所栽培萃取出的，而這種說詞有可能是事實嗎？答案其實很簡單：這種花梨木精油其實是由花梨木的「樹葉」所萃取，與真正木質萃取的花梨木精油有很大的不同。而通常廠商並未將正確的花梨木「樹葉」精油標示出來，一旦越來越多人清楚這種情況，我們希望這種情形能夠被矯正。

檀香木精油的情形就好多了，這是因為印度政府幾乎決定了世界上所有檀香木精油的生產量。印度政府規定，只要一棵樹被砍伐，同樣的地點就得同時栽種兩棵樹，而且這種規定確實被施行。然而，由於香水工業的大量需求，再加上盜伐，許多樹木被摧毀，使得這項計畫在印度某些區域實施不如預期。照這種情形看來，我們建議可以使用一些與檀香木類似療效的精油，例如乳香與白松香精油等。可惜的是，檀香木精油輕柔的獨特香味與上述兩種精油是截然不同的。

部分人士也覺得一些萃取自樹脂類的植物精油，例如乳香和沒藥（Myrrh），其實並不適合用來作為治療用途。他們認為這些植物分泌物本身

就帶有「病態」的色彩。所謂病態是指為了要取得這些植物的乳狀分泌物，必須先讓這些植物受傷害（通常的做法是在樹幹上切割）。而乳狀的汁液會逐漸變硬而讓樹幹的切口癒合，而變硬的乳狀分泌物就可被蒐集來蒸餾出精油。雖然我們才剛剛提及森林消失的危機；然而，認為蒐集樹脂來蒸餾精油很殘忍，其實是一種不必要的過度情緒聯想。蒐集樹木的乳狀汁液並不會讓樹木因此倒下，至今這些樹木並沒有被過度榨乾其「乳汁」，因此這種萃取的方式並不會傷害樹木本身。

{第四章}

植物精油的安全性

植物精油治療的效果令人不可思議,但是由於其高度濃縮的特性,所以不當的使用亦具有相當程度的危險性。在開始體驗植物精油之前,務必參閱本章所述的安全使用須知。

簡易的肌膚測試

初次使用植物精油者,建議先做肌膚測試,特別是敏感性肌膚的人。將一滴欲使用的植物精油調和一茶匙(約5ml)的甜杏仁油,稀釋後塗抹一點於耳後、手肘內側或是手腕內側(這些是超級敏感的區域),停留在這些敏感部位24小時,如果並未有發紅或是搔癢反應,則此種植物精油對你來說算是相當安全。事實上,使用這種方法最多可同時測試6種不同的植物精油,記錄一下你所測試的精油以及這些精油所使用的部位。例如:薑使用在右耳後,伊蘭伊蘭使用在左手肘內側,餘此類推。

關於過敏

如果你曾有花粉熱、食物過敏、過敏性鼻炎、濕疹、氣喘、羊毛或是動物的過敏症狀(或是你的家族曾有以上各種症狀的病史),那麼,你會比一般人更容易使用某種精油而產生接觸性皮膚炎(肌膚發紅、搔癢的反應),而接觸性皮膚炎可能會在接觸不當物質數秒內產生,亦可能在24小時之內發作。

屬於以上所述的族群有可能會對於一些特定的精油、或是精油中一些特定的化學成分引發過敏反應。此外,這些人也有可能會產生一種延遲性的過敏反應,這是指當第一次接觸過敏原時並不會有任何不當的反應出現,然而在重覆接觸5～7天後,過敏反應才漸漸發生。

事實上,持續接觸同樣的精油一段時間之後,任何人都有可能會發生過敏反應,即使是對精油有正常耐受性的人,最有可能置身於過敏危機的人其實就是芳療師本身。事實上,過去幾年來我曾遇到過好幾個芳療師手部肌膚產生皮膚炎的案例,原因是他們每天持續接觸薰衣草精油超過3年以上。

一旦身體被某種物質啟動過敏反

應，不管這物質的量有多小，過敏反應照常產生，而過敏的症狀可由輕微的局部搔癢（同接觸性皮膚炎）到全面性的身體反應，例如眼部水腫、刺痛，組織腫脹或是氣喘（參閱本章過敏困擾者的肌膚貼布測試部分）。

然而，能洞察警覺到微小的過敏現象是很重要的。事實上，精油引起全面性的身體過敏反應可說相當稀少。再者，大多數的過敏測試是由香水製造業者來進行。這代表許多有用的安全測試數據，其實是針對一些化學合成香精、或是精油中單獨的化學成分，以及經過成分調整的植物精油而建立的，而並非針對芳香療法所使用的「完整」的天然植物精油。但是除了少數的例外情形，由於天然植物精油的協同性，這些未經過成分調整的天然植物精油其實會比人工香精更為安全。

另外的重點是，其實任何物質都有可能會引起過敏，即使是單純的水或者是完全無毒性的甜杏仁油。如果

如果你的肌膚正處於過敏或是高度敏感的狀態，必須避免使用的精油

● 重要：如果你的肌膚正處於過敏或是高度敏感的狀態，必須避免使用下列精油。即使你的肌膚很「正常」，建議在以稀釋最低的建議濃度下來使用下列精油（至少直到你確認這些精油對你的肌膚並不會引起過敏反應之前）。例如：兩茶匙（每10ml）的植物油加入一滴純植物精油來當作按摩油使用，或是每次使用不超過1-2滴精油的用量泡澡。

所有的原精、樹脂質，例如安息香樹脂質，玫瑰原精、茉莉原精、秘魯樹脂*、妥魯木香脂*（Tolu）、以及所有以下的精油：

Allspice（Pimento）多香果	Cinnamon肉桂（樹皮及樹葉）*	Juniper 杜松	Peppermint薄荷
		Lemon檸檬	
Aniseed 洋茴香	Citronella香茅	Lemongrass檸檬草	Pine 松
Basil 羅勒	Clary Sage快樂鼠尾草	Lime萊姆	Sage鼠尾草
Bay 野丁香/月桂	Clove 丁香（芽、莖及葉）*	Listea Cubeba 山雞椒	Spearmint綠薄荷
Black Pepper黑胡椒	Costus Root 芸香木根	Lovage圓葉當歸	Tagetes萬壽菊
Cedarwood 雪松	Fennel 茴香	Melissa香蜂草***	Tea Tree茶樹
Celery Seed 芹菜子	Ginger 薑	Nutmeg肉豆蔻	Thyme百里香
Chamomile 洋甘菊（羅馬及德國甘菊）**	Hops 蛇麻草	Orange橙	Ylang Ylang 伊蘭伊蘭
		Parsley 荷蘭芹	

＊ 由於這些精油對肌膚及黏膜組織具有極度的刺激性，我建議這些精油最好不要使用於肌膚或是透過蒸汽吸入。這些精油只建議以低濃度使用於室內薰香。
＊＊ 雖然洋甘菊精油對於過敏具有治療功效，然而，除非以非常低的濃度下使用，否則它們還是有可能會導致肌膚過敏。
＊＊＊ 香蜂草精油有兩種，一種是真正的香蜂草精油（價格非常昂貴），另一種是類香蜂草精油（由檸檬草及香茅等類似檸檬香氣的精油所調製的平價精油），這兩種都會導致肌膚過敏，特別是在高濃度之下使用時。

你是屬於高度過敏族群的一員,最好捨棄使用植物精油而採用別種的治療方式,或許可以考慮一下順勢療法或是針灸療法。雖然,芳香療法對少數極端的病例有極佳的療效。

49頁的表中列出一些致敏機率較高的植物精油。事實上,你可能會發現只對當中幾種精油產生不適症狀。每個人的情況不盡相同,雖然所列的這些精油乍看之下好像很多,事實上,芳療師平均會用到這些植物精油的機率其實還不到一半。儘管如此,一些有可能造成毒性刺激的植物精油如洋茴香(Aniseed)或是月桂(Bay)精油,有時仍可從一般零售通路購得。

稀有的植物精油

某些芳療作家有時會特別提倡使用一些較稀有的植物精油,這些精油逐漸出現在精油供應商的採購單中。不幸的是,這些精油絕大多數並未通過長時間的肌膚安全性測試,因此,這些稀有的精油並沒有足夠的安全數據被發布,雖然我並沒有收到任何關於這些精油導致過敏反應的證明,但為了小心起見,最好還是將這些精油列入危險的觀察名單之中,我所蒐集到的有:摩洛哥洋甘菊(Chamomile Moroc)、羅文莎葉(Ravensara)、土木香(Inula或是Elecampane)、真正香蜂草(True Melissa)、穗甘松/甘松(Spikenard / Nard)、纈草(Valerian)、西洋蓍草(Yarrow)、西印度檀香(Amyris),以及接骨木花原精(Elderflower)等。

過敏困擾者的肌膚貼布測試

不像之前所提的簡易肌膚測試,肌膚貼布測試需要極大的耐心。然而,對於經常有過敏困擾的人來說,這是一種具有相當可信度的測試方法。可能你會發現某些精油的療效不錯,也許僅僅使用3種精油就已足夠。例如薰衣草、羅馬洋甘菊、尤加利這3種植物精油。然而,對你而言,即使肌膚貼布測試的結果是安全的,最好還是避免長期使用同一種植物精油,因為這樣還是可能會誘發過敏反應。另外重要的是要確定你並不會對所選用的植物基礎油過敏,例如甜杏仁或是橄欖油,除非你能確認這些基礎油對你是安全無虞的,否則在稀釋精油之前,最好先進行基礎油的簡易肌膚測試(如本章先前所述)。

肌膚貼布測試,一次只選擇一種精油。將一滴測試精油稀釋於一茶匙(5ml)的基礎油中,在胸部上方的肌膚或是前臂塗抹一些稀釋的精油,接著蓋上一塊紗布,並用防水性敷料隔離,待24～48小時之後,移除防水敷料及紗布,檢視測試的肌膚有無發紅

或是搔癢的反應。若無任何反應，再塗上更多的稀釋精油重複一次貼布測試。往後7天中，每天皆重複此測試。之後讓肌膚休息10-14天，然後再度重複進行相同的肌膚貼布測試。如果在這個測試階段，肌膚於24小時之內開始出現過敏的情形，則不論此精油如何珍貴，都應該避免使用。

精油的玄妙測試

還有兩種測試方法可讓不同的對象來分辨出哪種精油對他們來說是安全且有效的，那就是肌肉測試與靈擺探測(Pendulum Dowsing)。這些超科學測試法有時準確的令人訝異，並且較前述的測試方法更為快速，然而，這些方法作用的理論基礎卻難以用科學來解釋與驗證。事實上，這些測試法必須完全倚賴執行者的直覺能力，相對的這也要經過長時間的訓練來讓這項測試的技巧更加純熟。因此，為了保險起見，建議初學者不要擅自對有遺傳過敏性症狀者、孕婦、嬰兒及幼童來進行這些玄妙的測試，但是如果你願意學習這種玄妙測試的基本技巧，本書第20章有相關的進行步驟。

光過敏性精油

有些精油在塗抹後，如果馬上接觸到陽光，或者是人工日曬房等其他種類的紫外線光源，就有可能導致肌膚色素沈澱。最容易導致色素沈澱的精油就屬佛手柑了。事實上，我發現不需要接觸陽光，佛手柑精油就可能會引起反應，好比使用佛手柑之後若待在充滿熱氣的廚房環境就有可能導致過敏。因此，我並不建議將佛手柑精油使用於肌膚上，然而，你也可以找到不含呋喃香豆素（Forocoumarin）的佛手柑精油，英文標示為Bergamot FCF（佛手柑精油中的呋喃香豆素會導致光過敏的反應），雖然有些芳療師不喜歡使用這種「不完整」的精油，然而Bergamot FCF這種不含呋喃香豆素的佛手柑精油是不會有光過敏反應的。

以下這些精油亦具有光過敏性：歐白芷根（Angelica），葡萄柚、檸檬、萊姆、橘、橙、萬壽菊（Tagetes）。

懷孕

由於植物精油的分子細小（有些合成香精分子亦然），能透過肌膚而進入血液與身體的體液之中。基本上，這是精油具有治療價值的重要觀點。然而，由於懷孕時的肌膚會更具有浸透性，而且比較敏感，而有些精油（特別是柑橘類精油）能夠穿透胎盤的障壁。雖然並沒有任何證據顯示母體使用植物精油會導致未出生嬰兒的傷害，但根據芳香療法協會指出，柑橘類精油可說是孕婦可使用的最安全的

植物精油。

　　儘管如此，懷孕期間使用一些具有催經功效的精油可能就具有危險性，特別是懷孕的前3個月，因為這段期間的流產機率比較大。另外對懷孕婦女具有潛在危險性的精油是屬於一些具有強烈神經刺激性、或是對肝臟、腎臟具有刺激作用的植物精油。

　　事實上，可能需要使用非常高劑量的植物精油（或是用吃的），才可能會導致孕婦流產或是中毒（已證實曾有美國婦女故意攝食植物精油來達到墮胎目的的案例）。然而，即使這可能是過度緊張，但是對懷孕婦女，寧可抱著最謹慎的態度，在使用植物精油之前，一定要確認其安全性，你可參閱本書第31章的各個精油論述，留意精油檔案中關於精油「注意事項」的部分。

　　根據過去的經驗，我自己的方式是避免在懷孕時將精油用於肌膚上（因為這樣容易增加過敏的機率），而以室內薰香的方式來使用精油。然而，僅使用純粹的特級橄欖油來作輕柔的按摩同時有助於母體及嬰兒（參閱本書第76頁）。這種植物油具有極佳的預防妊娠紋的功效，在進行按摩或其他時候，你也可以將自己喜歡的精油噴灑於空氣中。記得精油要稀釋，濃度越低越好。在懷孕期間，許多婦

懷孕期間推薦使用的植物精油

雖然我並不鼓勵懷孕期間將精油使用於肌膚上，仍有些芳療師會推薦以下的植物精油，可於懷孕的第3個月之後開始使用，注意要將精油的濃度降至正常用量的一半。然而，仍然建議您使用這些精油之前先做好肌膚測試。

Geranium天竺葵	Mandarin橘
Neroli橙花	Grapefruit葡萄柚
Ylang Ylang 伊蘭伊蘭	Bergamot佛手柑
Petitigrain苦橙葉	Lemon檸檬
Frankincense乳香	Coriander芫荽
Sandalwood檀香木	Black Pepper黑胡椒
Patchouli廣藿香	Ginger薑
Chamomile洋甘菊（德國洋甘菊及羅馬洋甘菊）	Pine松
	Cypress絲柏
Rose Otto奧圖玫瑰	Peppermint薄荷
Lavender薰衣草	Orange橙

女的嗅覺及味覺都變得更為敏銳，特別是懷孕的前3個月，其實這是一種身體的自然保護系統，它能夠保護母體不會吃下或是吸入對腹中嬰兒具有潛在毒性的物質。

由於許多具有潛在毒性的植物精油並不常使用於芳香療法，所以與其列出一大串懷孕不宜使用的精油名稱，還不如看一下哪些精油是有益於懷孕婦女的（參見第52頁）。

哺乳

哺乳期建議避免使用如香水配方般的精油濃度於肌膚上，如同之前所述，植物精油會透過肌膚而吸收至血液及體液當中（包含乳汁），此外，有些植物精油的香氣（如天竺葵）會刺激嬰幼兒而干擾睡眠。記得在哺乳之前，應該先洗掉肌膚上可能殘餘的植物精油。（參閱本書第208-213頁相關於更多哺乳婦女的芳療建議）

嬰兒及幼童

雖然許多芳療師會鼓吹嬰兒及幼童使用植物精油，我認為安全起見，最好僅使用甜杏仁油或是橄欖油來幫他們按摩就好，或是將低濃度的適用精油噴灑在空氣之中。我認為嬰兒在未超過一歲之前最好都不要使用任何的植物精油，即使精油濃度很低。（參閱本書第304頁）

精油使用一般注意事項

- 將精油放在小朋友拿不到的地方。

- 避免將精油接觸油漆的物質表面，因為可能會造成油漆溶解；然而，也無須作不當聯想。依照本書建議的精油濃度，精油是不會對人體組織造成傷害的。

- 基本上，未經稀釋的植物精油不可直接用在肌膚上，唯一例外的情形是薰衣草，可少量直接使用於局部的割傷或燙傷肌膚。

- 將精油遠離眼部，在使用精油之後，不要馬上揉眼睛，一旦精油滲入眼中，馬上用大量的冷水沖洗。

- 除非有專業醫療的建議，否則不可將精油使用於口腔、直腸，以及陰道中。

- 柑橘類精油，特別是佛手柑，會增加肌膚光過敏的機率。使用這類精油後，不要立刻接觸陽光或其他紫外線光源（人工日曬房），以免造成肌膚色素沈澱（譯按：使用8小時以後，人體自然代謝精油中的光過敏因子，就沒有光過敏反應的顧慮。例如：可睡前使用，隔天起床後已可如常接觸陽光或其他紫外線光源）。

- 如果你曾有或是疑似黑色素瘤的病史，或是老人斑、巨型痣、贅疣、進行性黑色素斑或皮膚癌等問題，應避免使用柑橘類精油，因為這可能會讓這些問題更加嚴重。

- 不要使用沒有充足資訊參考或標示的植物精油。

- 避免長時間持續使用同樣一種植物精油（指每天使用，使用時間超過3個月以上），這樣比較容易造成對精油的過敏反應，應該休息兩個月之後再開始使用同一種植物精油。

- 如果你是敏感性肌膚，或是時常有過敏徵兆，建議第一次使用某種精油之前先做好簡易的肌膚測試或者是肌膚貼布測試（參見本書第48，50頁）。

- 如果你有癲癇症，應避免使用迷迭香、茴香及鼠尾草精油，這些精油可能會刺激病情發作。

- 如果你有氣喘病，不管有沒有使用精油，都應避免使用蒸氣吸入法，高濃度的水蒸氣容易刺激病情發作。

- 一些從事順勢療法的人相信植物精油及其他強烈氣味的物質會削弱順勢療法的作用，有些順勢療法的使用者則僅對樟腦氣味的精油抱持反對立場，如果你打算進行順勢療法，記得告訴你的治療師使用精油的情況。

〔第五章〕
芳香療法初學者入門

天然植物精油對於促進人體健康和提升心靈的平靜方面有各種不同的應用方法。不論你想利用它們來治療某種特殊疾病；或者緩和壓力帶來的不良影響；還是只想提振情緒，本章將專門探討如何調配精油以及如何使用精油作為治療用途的基礎入門。雖然在本章中會說明關於按摩油的調配方法，但是有關按摩的操作技巧則會在第四部中加以說明。

選購精油

選購芳療等級的純天然植物精油是相當重要的事。現今大部分的芳療師都是透過網路或郵寄方式向專業精油批發供應商購買，而非到美容或香水用品店購買。向這些精油供應商選購的好處是能夠更廣泛地選擇不同的精油種類；而且能以大量採購來降低買價。但如果你是芳香療法的新手，或許最好先向健康用品店或其他精油的零售通路購買，因為在選購前可以先試聞精油的味道。

在選購之前一定要確認標籤上的確標示著100％純精油。或許你會看到有些標示著「芳香療法專用油」（Aromatherapy Oil）的字樣，通常是將大約2-3％的精油混入像葡萄籽油或杏仁油等基底油調製而成——這也就是現成調好的按摩油、但卻也是享受芳香療法相當昂貴奢侈的方式。這一小瓶10ml稀釋過的按摩油僅僅勉強可供一次臉部和頸部療程的用量。而一瓶10ml，100％純植物精油，如果經過正確的稀釋調製，可供進行超過100次以上的臉部和頸部按摩療程所需之用量。

此外，這些事先稀釋過的精油其濃度不足以滴在泡澡水中使用；也不適合用來作為室內的薰香用途。將10ml瓶裝稀釋精油（大約是兩茶匙）加入整個水缸的洗澡水中的確可以散發出微弱的香味，事實上只要加入兩滴純精油就可以產生更強烈的香味。而且稀釋過的植物精油保存時效較有限。

如何保存精油

精油會迅速地揮發而且品質容易受光線所破壞。過高或過低的溫度；以及曝露在空氣中氧化都不適宜。也

正好基於這個原因，所以精油通常都是裝在深色密封的玻璃瓶內出售的。精油絕對不能裝在有橡膠吸管的瓶子內（因為這種包裝方式在幾年前曾相當普遍）。有少數精油，尤其是雪松（Cedarwood）會將橡膠腐蝕成黏糊糊的一團。

理論上大部分精油都可以保存好幾年。但是除了佛手柑以外，柑橘類精油在6到9個月內品質就會開始惡化。也有極少數精油的品質會隨著時間而變得越來越好，就好像是陳年老酒一樣，越陳越香。這類精油如檀香、廣藿香和乳香等。但是你越常打開使用，精油被氧化的機會也會越多。氧化是一種因為物質與空氣中的氧氣藉由化學結合而改變或破壞其原始結構的過程，香氣走味就是一種氧化的結果。

為了要延長精油的壽命，要存放精油在室溫及陰涼的地方（華氏65度或以下的溫度），（譯註：大約是攝氏18度以下，以台灣的平均溫度來說這好像還滿難的）。如果你的精油種類還不少，也可以存放在冰箱裏（或許是專門存放精油用的二手冰箱），但是請勿存放在冷凍庫內。雖然許多精油置於低溫會變得混濁，但只要將它們放在室溫下，經過一到兩個小時後，它們就會回復原來的清澈度。然而，柑橘類精油是其中的例外，因為一旦將

它們放在非常低溫的情形下產生混濁的現象後，即使將它們重新放到室溫下都無法回復。還好這並不會影響到精油的療效。

如果你決定要將精油存放在冰箱裏，記得使用前要將它們拿出來放在室溫下至少一個小時。如果精油溫度過低，就無法順暢地滴出。少數冷藏過的精油還需要特別的方式才能繼續使用。例如奧圖玫瑰精油置於低溫下會呈現半固體狀，但是只要稍微回暖，就可以回復成液態。因此只要在使用前以雙手摩擦瓶身就可以了。另外有些精油如岩蘭草、雪松、廣藿香和沒藥等，當這些精油存放的時間越長，其黏性就會隨之增加，因此要回復液態使用需要費時更久。實際上沒藥這種精油存放時間一久就會完全變成固體狀。如遇到這種狀況，你可以將精油瓶放入一杯溫水中隔水加熱約10分鐘。雖然熱氣會加速精油氧化的過程，但是針對沒藥這種精油，除了這種方法外別無其他妙方。

雖然純精油保存期限較長，但一旦將之稀釋到基底油中，例如冷壓製成的甜杏仁油或葵花籽油中，精油的香氣很快便會被破壞，而且精油本身的療效也會隨之減少。複方的按摩油必須和精油存放在相同的溫度和環境中，而且存放期限最好不要超過兩個月。

芳療初入門者的精油選擇

對新手入門的人來說有相當多種類的精油可供選擇。許多精油擁有類似的功效。在初學者的選購單上，我會推薦一些較適用的精油。事實上剛開始你可以只選擇兩種精油：薰衣草和尤加利。但如果你想認真地學習芳香療法這門學問的話，你可能需要大約8種經過仔細篩選的精油作為選擇基準；而這些精油就夠讓你調配出相當多不同香味的複方精油。通常2到3種正確比例調和的植物精油，其香味會比單方的精油更佳。因為芳香療法是為了使人心情愉快，因此懂得「鑑賞」

香味是芳香療法一個重要的關鍵。

雖然個人的喜好會影響最終購買的決定，但是在選擇精油時保持開放的心態也很重要。除非你對精油已經相當熟悉，否則在剛開始聞植物精油的時候都會覺得有股奇怪的味道。請記得植物精油是高度濃縮的物質，通常精油稀釋過後的香味才會變得讓人喜歡，這種情形只有少數的例外。你可能還會發現原來自己不喜歡的精油，一旦經過正確地與其他精油互相調配之後，氣味就會變得令人著迷。

以廣藿香和岩蘭草為例，一開始聞到它們特有的沉重土味以及鮮明的

芳香族譜

在選擇適用於自己的入門精油種類時，你可能會想囊括所有種類的植物精油。下表所列精油都是芳香療法中最常使用到的植物精油。你可以同時參考第七部「植物精油各論」中所列舉的各個精油療效。以下星號表示精油本身的價格帶。1個星號代表最便宜等級，而標有5個星號則代表最貴者。

- 柑橘類：佛手柑FCF（不含呋喃香豆素）**、葡萄柚*、檸檬*、萊姆*、橘*、甜橙*
- 花香類：天竺葵**、羅馬洋甘菊***、奧圖玫瑰（或帕圖玫瑰Rose phytol）*****、薰衣草*、伊蘭伊蘭**、橙花*****。
- 香草類：羅馬洋甘菊***、薰衣草*、薄荷*、迷迭香*、馬鬱蘭**、快樂鼠尾草***
- 樟腦類：尤加利*、白千層**、迷迭香*、薄荷*、茶樹*
- 辛香類：芫荽*、黑胡椒**、薑*、肉豆蔻**
- 樹脂類：乳香***、欖香脂*、沒藥**、白松香**
- 木質類：維吉尼亞雪松(Virginian)*、檀香木***、松*、杜松子**、絲柏*
- 土質類：廣藿香*、岩蘭草**

正如你在這個族譜表中所見，有少數精油的氣味會超過一種以上的分類——這是因為它們複合性的化學組合所致。

 建議入門精油套裝：佛手柑FCF、天竺葵、薰衣草、尤加利（或茶樹）、芫荽、乳香、杜松子、廣藿香

東方氣味時，你可能會完全無法招架。然而一旦將其中一種精油加入較高比例具有清新氣味的精油中，例如佛手柑、薰衣草和天竺葵等，那麼它的香氣就會變得很細緻。再者是快樂鼠尾草，雖然它以「讓人愉快而陶醉」的特性著稱，但是那種帶有甜味的草香可能也會讓人很失望。然而快樂鼠尾草精油卻具有極大的潛力；把它和極少量具有共鳴效果的岩蘭草加以調製；再加上一點明朗愉悅的佛手柑精油，你就能夠創造出令人有如置身在灑滿點點陽光的神秘森林中，這是一種能夠使人心情放鬆的味道。

　　理想的狀況是，入門者最初選購的精油最好能兼顧花香類、木質香、柑橘香、辛香類、樹脂類、草本香、樟腦類以及土質類等香味種類的植物精油。參照下表芳香族譜的內容，除了香氣之外，它們也分別具有不同層面的療效，依照這種分類方式選購精

油，可提供相當多種不同調配複方精油的創意組合（參見57頁芳香族譜）。

選擇芳療用油

　　前面已經建立入門者精油的套裝組合了，接下來就要開始學習如何選用適當的精油作為治療的基礎。你必須選擇適合自己或是接受治療者之身心需求的精油。

　　利用芳香療法緩解身體的局部症狀是可行的，例如咳嗽、傷風、肌肉酸痛、運動過度所引起的疼痛、急性支氣管炎和反應性壓力等等（反應性壓力的原因可能是工作過度、搬家、戀情結束等原因所引發）。然而長期性的問題，像是身體容易受到各種感染、關節炎、慢性焦慮和沮喪等問題，則需要藉由全面性醫療的計畫來加以改善（參照第19章內容）。要不然，這樣的芳香療法僅僅只是治標不治本而已。

選擇芳療用油的重點

　　針對長期性健康問題，在還未開始進行自我治療之前，必須先尋求專業醫師的協助（可請教一些認同這種輔助醫療方式的醫師）。再者或許還可以請教合格芳療師的意見。如果你正為嚴重的焦慮或沮喪等情緒所苦，我們也建議諮詢合格心理輔導員的專業協助（可請你的醫師推薦），之後再使用芳香療法作為輔助性治療。

你的第 1 步

先參考本書第二部各種治療章節內容。你會發現針對各項疾病，我們會列出一種以上的精油建議用法（而且會推薦多種不同的精油選擇），再依據精油的價格、精油的可取得性以及個人對香氣的喜好做最後決定。如果你想選擇兩種或三種適用的精油來調配芳療用油，請參照第6章的創意性精油調配指導內容，該部分同時也有一些摘要性的實用參考資料。

你的第 2 步

不論你想治療哪方面的健康問題，請先確定自行調製的配方是屬於放鬆、甦醒或只是平衡作用的複方精油。如果你在試聞稀釋過的精油之後，仍無法判斷，你可以就該種精油帶給自己的感覺好壞來判定。相關內容可參照第21章的心靈芳香療法。但是千萬別讓一些教條式的印象凌駕自己的直覺判斷。如果你不喜歡某種特定味道的精油，不論該種精油具有多神奇「提升心情」的療效，只要是自己不喜歡的味道，它對你的吸引力就會變小。基本上，香味好惡對局部問題的症狀治療影響不大，例如香港腳、燒傷或扭傷等問題——然而有些芳療師卻不這麼認為。

你的第 3 步

最重要事項 不論你是為了健康或純粹是樂趣，在選擇精油時，一定要看看該精油是否適合自己安全使用。例如在懷孕期間或有過敏紀錄的人要特別小心注意。請參照第4章關於「精油安全性」的內容，以及第31章「精油各論」關於各精油的注意部分。

使用方法

如果你已經找到或調配好最適合自己使用的精油（或複方精油）時，接下來就要教你幾種使用芳療用油的基本方法（例如芳香泡澡、蒸汽吸入、按摩等）。就如59頁「選擇芳療用油」重點的第一步所示，你可以在本書第二部中找到各種問題治療配方的建議使用方法。

● 精油泡澡

你可以只為了樂趣將精油添加在洗澡水中來享受，或是藉此來幫助睡眠、改善皮膚問題、解除肌肉疼痛或其他疼痛；或者也可以利用精油泡澡來改善情緒。如果你夠幸運的話，家中水源是直接取自於地下水（這的確是某些鄉下地方的狀況），那麼這種地下水本身就是健康的泉源。雖然它可能不如路德（Lourdes）這個城鎮的泉水所獨具的神奇療效（譯註：法國西南部城鎮，傳說自牧羊女Bernadette Soubirous幻見聖母馬利亞之後，便發現此處據說能醫治各種疾病的泉水）。但是相較於經過氯消毒的自來水，它絕對更適用於我們的皮膚。儘管如此，自來水一旦添加精油後，也會變得更具活性。

在放好的洗澡水表面上灑上4～8滴的精油，用手攪動讓精油擴散。如果你在放洗澡水的同時加入精油，那麼大部分的精油香氣會在你還未跨入浴缸之前就已經蒸發掉了。如果你是乾性皮膚，而且不介意清洗浴缸的麻煩事的話，或許你可依照自己喜好，把精油混合幾茶匙的植物基底油（例如甜杏仁油）。如果把純精油直接滴進洗澡水中，也不會在浴缸中留下任何油漬，因為精油本身分子非常細小的緣故。

> **注意**
>
> 某些精油即使在洗澡水中只滴入一到兩滴，也可能對皮膚有相當的刺激性，尤其是敏感性皮膚的人（請參照第8章內容）

洗澡水溫

較熱的洗澡水（華氏100度／攝氏38度）可增加汗腺排汗功能，如果你患有傷風或流行性感冒，這樣的水溫對你會很有幫助，所以在沐浴排汗之後就可以直接上床睡覺。但是如果你經常泡熱水澡，它也會耗盡你的精力，而且容易使皮膚鬆弛，導致肌膚提早老化。

「中溫」泡澡的理想溫度是大約華氏84到94度（攝氏29到34度）。用這種溫度來泡澡的效果可同時減輕身體和心理上的緊張壓力。如果在洗澡時添加像洋甘菊和薰衣草這類具放鬆效果的精油，很適合針對失眠、焦慮、神

經性緊張以及其他壓力相關的健康問題達到理想的療效。

利用泡澡來提神時，水溫要更低（華氏65到70度／攝氏18到21度）。在洗澡中添加具刺激效果的精油，例如松、迷迭香以及尤加利可增加提神效果。但是如果將這些精油添加到溫度較高的洗澡水中，其本身的提神效果會與溫水使人平靜的作用相互抵消。同樣地，具放鬆效果的精油在快速流動的水中，例如淋浴時，會因水流本身的提神作用而變成具刺激效果的精油。因此如果你需要提神，但不喜歡洗冷水澡時，試著改用沖溫水澡的方式，配合使用刺激性的精油。適合用來測試洗澡水水溫的溫度計可在一些大的藥房買到；或者你也可以自行判斷水溫。

● 硫酸鎂鹽（Epsom Salts）泡澡

為了刺激大量排汗，傳統的方法是使用硫酸鎂鹽（譯註：Epsom Salts 又稱做瀉鹽）來泡澡。這是透過皮膚表面來排除體內代謝廢物最有效的方法之一。硫酸鎂鹽（Epsom Salts）價格便宜，而且許多的化工原料行均有販售。請購買大包裝的工業用硫酸鎂鹽。或許這聽起來會讓你害怕，但單純只因為它的顆粒粗大，所以才更適合用來泡澡。而研磨成細緻粉末狀的硫酸鎂鹽，價格較昂貴，通常被用來作為瀉藥使用。

使用硫酸鎂鹽泡澡可以減輕肌肉疼痛；甚至可以預防傷風和流行性感冒。同時針對長期處在壓力下的人來說也是一種相當棒的鬆弛劑。因為硫酸鎂鹽呈鹼性，對治療風濕和關節炎相當有效。這種鹽能引出肌肉和關節內所含之酸性廢物並由皮膚毛孔排除，可減少關節和肌肉疼痛的症狀。

不只有這些療效，據一位相當著名的專家表示，用硫酸鎂鹽來泡澡的效用，遠超出其化學作用所產生的解毒作用。從一個能量的觀點看來，硫酸鎂鹽在水中會被加以分解而產生靜電，因而產生聯合的電磁場。浸泡在這種磁場中，有助於中和人體內過多的電荷，因而能夠維持磁場平衡。實際的解釋是，用硫酸鎂鹽來泡澡可以抵銷一些微量的幅射污染，例如長期處於電腦螢幕的壓力或是生理性的時差現象都可以藉由硫酸鎂鹽泡澡獲得緩解。

要達到硫酸鎂鹽泡澡的最佳效果必須每天泡一到兩次。（水溫華氏95度／攝氏35度）。若是針對關節或風濕症患者，必須每天泡澡一次，持續一個星期，之後再每隔一天泡澡一次，一直到症狀顯著改善為止。之後再每個星期泡澡一次。如果可以的話，泡澡之後至少休息兩小時，而且避免身體著涼。

硫酸鎂鹽泡澡的方法如下：先將450克（約1磅）的硫酸鎂鹽浸泡在1-2品脫（譯註：1品脫=550ml）的滾水中溶解，然後再添加到洗澡水中。接著泡澡約15分鐘，此時請不要使用肥皂，因為肥皂會抵銷鹽的作用。

你還可以在洗澡水中加入精油，主要是為了讓精油香氣引發心理療效而已。皮膚在濕熱狀況時比較能有效地吸收精油，例如在進行「中溫泡澡」時或泡澡後。但是如果皮膚因為大量排汗忙於排毒的時候，就無法有效地吸收精油。芳療按摩油中含有薰衣草、洋甘菊以及白千層等精油，都可以在硫酸鎂鹽泡澡後一到兩個小時，再用來按摩身體。芳療按摩油同時可以改善因為硫酸鎂鹽導致皮膚乾燥的現象。

重點

在硫酸鎂鹽泡澡後盡可能地活動到有關節炎的部位，來預防因關節阻塞而產生的嚴重疼痛症狀。

注意

如果你患有高血壓或心臟病時，不要用硫酸鎂鹽泡澡。年長或身體虛弱的人一開始建議用225克（約1/2磅）的鹽量，再慢慢地增加劑量，直到較能適應為止。

● 足浴和手浴

這種泡浴方式可以袪除寒冷、風濕性疼痛、流汗過量、香港腳以及其他手部和足部皮膚失調等問題，或者純粹只是為了享受罷了。如果你從未嘗試過這種浸泡方式，可以在結束一天的疲憊工作之後泡個腳，這種方式對身體放鬆的效用相當於全身泡澡；而且還能減輕因緊張所造成的頭痛。足浴和手浴對之後進行的反射區域按摩也相當有幫助（腳底按摩及手部指壓）。或者你也可以在一般的足部或手部按摩之前進行泡浴。

將5-6滴適用的精油灑在一碗適溫的溫水中。如果你喜歡的話，可將精油稀釋在兩、三茶匙（10-15ml）的植物油中，或者用一茶匙（5ml）的蜂蜜加以稀釋；也可以稀釋在兩茶匙（10ml）的蘋果醋中。調製妥當後，再用來浸泡足部或手部約10分鐘。浸泡完待手足乾燥之後，可接著將幾滴同樣的植物精油加入少許的植物油稀釋後用來按摩。

● 臀浴

臀浴是用來治療陰道念珠菌感染及幫助孕婦產後癒合會陰部的簡易方法。在浴缸中將溫水放到臀部高度，或者也可以用剛好可讓自己坐進去大小的臉盆。在溫水中加入2-3滴的精油，輕輕攪動使精油可以均勻擴散。

坐到溫水中約5分鐘。依個人需要每天浸泡2-3次，持續數天。

●冷熱坐浴

雖然冷熱坐浴（Sitz Bath）這種泡澡方式比較不方便使用，但是它對消散女性生殖部位的充血現象，例如痔瘡以及便秘等困擾相當有效。這種冷熱交替的坐浴方式（這是歐洲自然療法醫師所常用的治療法）操作原理很像幫浦，用來刺激靜脈血液和淋巴液的排放。當用來治療充血部位時，冷熱坐浴能有效地降低因充血所引起的疼痛和發炎症狀。

要確保浴室（或其他適合空間）保持溫暖。你會需要兩個可以讓自己坐得進去的大臉盆（兩個嬰兒洗澡用的塑膠盆就很適合），將其中一個盆子裝滿熱水，而另一個則裝冷水。在每盆水中加入2～3滴的植物精油，再用手攪動使精油加以擴散。這時坐入熱水盆內，並把腳浸泡在冷水中。浸泡約3分鐘，再將熱水潑灑自己的腹部，之後再變換坐到冷水盆中，並把腳浸泡在熱水中，停留約30到60秒。再一次以冷水潑灑自己的腹部。重複交替浸泡2～3次。最後以將骨盆部位浸泡在冷水中作結束。每天浸泡兩次，依需要持續浸泡數日。

●精油淋浴

這個方法基本上是用來作為提振精神用的，並非是一種真正的治療方法。基本上流動的水本身即具有提振精神的效果，不論你是使用哪一種精油，只要選擇自己最喜歡的精油味道搭配使用即可。淋浴後，將2～3滴的精油滴到乾淨的毛巾或海綿上；在蓮蓬頭沖洗下，輕快地擦拭全身。但如果擦到像臉部比較柔嫩的肌膚時，擦拭的力道要小一點才能避免刺激。（參照第26章）

●芬蘭式蒸汽浴／桑拿浴

蒸汽桑拿浴（Sauna）的目的在於促進排除囤積在人體內新陳代謝所製造的廢物以及污染物質。由於壓力、不當的飲食以及污染的空氣而使得體內廢物與日遽增。同時桑拿浴也是治療皮膚毛孔阻塞的極佳方式。桑拿浴甚至還能夠抑制人體內的病毒和細菌的滋長。

最適合桑拿浴使用的精油是具有高揮發度以及讓人神清氣爽的精油；這類精油容易與肺部產生作用。例如尤加利、檸檬、薄荷以及松等。由於大部分含精油的蒸汽是經由呼吸道進入及離開人體。因此精油的作用就像鼻黏膜發炎所使用的除痰劑一樣。由於這時皮膚正忙著進行大量的排毒（發汗）時，是無法有效地吸收精油的

（請參照前述硫酸鎂鹽泡澡內容）。

只要將兩滴精油加入600ml的水中，再放在熱源上加熱即可。千萬不要使用超過我們所建議的精油劑量，因為這樣一來香氣會過於嗆鼻。

注意

如果你患有心臟病或嚴重的呼吸道疾病者，例如哮喘或肺氣腫等，請勿嘗試進行這種蒸汽浴。避免使用甜味的精油例如玫瑰、天竺葵和伊蘭伊蘭等。因為當你在密閉式的蒸汽室進行蒸汽浴時，吸入這些精油反而會讓你反胃或頭痛。

順便一提的是，過去幾年我接到許多有關在蒸汽浴時使用薰衣草精油產生噁心現象的報導（每當有新的SPA成立時，通常會拿薰衣草精油來當作贈品），但這可能不是精油本身的問題——至少某些案例的確有其他原因。對精油不熟悉的人，經常想要使用遠超過我們所建議的精油用量。我有一位熟識的朋友，作蒸汽浴時竟使用半茶匙的薰衣草精油——幾乎是我們建議用量的50倍!!可想而知她的反應一點也不奇怪；她甚至在提到「薰衣草」三個字時，就已經開始想吐了。

還有另一個原因說明為何薰衣草通常不被作蒸汽浴的人所接受。由於市面上充斥著許多人工合成的假精油。因為許多的SPA業者，對精油的純度完全不熟悉，因此他們很容易將這些假精油（價格通常是真正薰衣草精油的一半）當成真品來使用。人工合成精油比較可能引起像反胃、刺激皮膚、打噴嚏和氣喘等症狀，尤其在蒸汽浴這種像叢林般的氣氛環境下更是如此。

● **按敷**

按敷（Compresses）是用來治療肌肉疼痛、扭傷和瘀傷的珍貴妙方，同時還能減輕我們體內器官疼痛和充血等症狀。但是得清楚何時該使用熱敷、何時該使用冷敷相當重要。

● 冷敷：這種方法適用於症狀剛開始發生時使用。例如扭傷、瘀傷、腫脹、發炎、頭痛和發燒等。

● 熱敷：這種方式則適用於改善久創。例如肌肉疼痛、牙痛、經痛、膀胱炎、癤（毛囊化膿）和膿瘡等。

要進行熱敷時，可將6滴精油滴入裝滿500ml熱水的水盆中，水溫以自己感覺舒適為準。在水面上放入一條小毛巾，或一塊麻布或綿布。吸飽精油及熱水之後，拿起布並擰乾，再放在欲治療的部位上。其上再包裹著一張保鮮膜，必要時輕輕地綁好固定（例如在膝蓋和腳踝的部位），直到熱敷片的溫度降到大約是我們體溫的溫度時，視需要再替換使用。

至於冷敷，使用步驟如同上述的熱敷，只是要使用非常冰涼的水，最好是冰水。將冷敷片放在患處，直到它的溫度升高到相當我們體溫溫度時，再依需要替換使用。

冷、熱敷交替

雖然按摩對改善關節炎症狀相當有幫助，但是一旦關節部位已經出現發炎腫脹的現象，無論如何都不能再施加按摩。在發炎或腫脹的部位按摩會引發更大的疼痛，反倒會對身體組織有害。而降低疼痛和腫脹最有效的方法就是以精油交替做冷、熱敷。不論冷敷或熱敷都要持續2～3分鐘的時間。通常在結束時應冷敷，避免最後因熱敷造成皮膚鬆弛的狀況。

●嗽口水

嗽口水中如果含有檀香或檸檬精油可有效治療喉嚨痛以及喉頭炎。而含有薄荷、芫荽或甜茴香等精油成分的嗽口水可以幫助殺死細菌，因而使人常保口氣清新。自製精油嗽口水的最簡單的方法就是將一滴精油滴入裝有兩茶匙（10ml）蘋果醋的小杯子內。將之攪拌均勻，再倒入溫水稀釋後漱口，可每天兩次或視實際狀況使用。

至於為什麼要使用蘋果醋呢？因為精油在醋中的溶解力比在水中的溶解效果更好一些，之所以特別指定蘋果醋是因為蘋果醋本身即具有療效。它是一種普遍用來治療喉嚨痛以及喉頭炎的偏方。當它與精油調和後，會大大地提高它的療效。依照我個人的經驗，將蘋果醋添加在調入精油的嗽口水中，有助於降低牙齒背面齒垢（鈣質牙結石沈澱）的堆積。

●吸嗅

吸嗅精油有助於減輕傷風、感冒、鼻竇炎、咳嗽、鼻黏膜炎以及其他呼吸器官的疾病。同時它可有助於回復我們逐漸衰退的記憶力或提高情緒。例如迷迭香和薄荷據說有助於刺激我們思考能力。

要治療急性精神痛楚，例如受到驚恐的打擊或是害怕即將面對的折磨時，最簡單的治療方式就是將一滴精油滴在手掌心（例如薰衣草、伊蘭伊蘭或快樂鼠尾草）雙手摩擦，使精油加熱，然後再將雙手捂在鼻子上吸入精油香氣，慢慢地進行深呼吸，吸氣、吐氣，至少做4個循環。或者持續深呼吸動作一直到自己感覺平靜為止。

當傷風感冒時，為了治療鼻塞，可以將5~10滴精油，例如尤加利或薄荷，滴在手帕上，視狀況隨時吸嗅。也可以將精油滴在枕頭上，能減輕鼻塞並有助於睡眠。如果你不想將精油

直接灑在枕頭上，也可以把精油滴在乾淨的手帕上，然後將手帕放在枕邊即可。

更有效的抗鼻塞劑是利用蒸汽吸入。這種方法可以用來改善例上述我們列舉的一些呼吸道疾病，或達到臉部深層清潔的效果。將500ml幾近沸騰的熱水倒入水盆中，再滴入2～4滴的精油。精油的量依其本身的效力而定。例如薄荷是相當強勁的精油，如果用量過多，會讓人喘不過氣。這種蒸汽吸入的方式大約持續5分鐘，但請不要超過10分鐘。為了要讓精油蒸汽充分吸入，可用一條毛巾像搭帳棚一樣將自己的頭和臉盆圍住。

你可以每天做蒸汽式吸入2-3次，並持續一段時間，特別是在傷風或感冒的期間。

注意

如果你有氣喘病，請勿進行蒸汽吸入法，因為這種高濃度蒸汽可能會引起哮喘。

● 擴香

這種方法可以用來潔淨瀰漫著傳染病細菌的空氣，還能去除空氣中的煙味、驅除蚊蟲或微妙地影響我們的情緒，或僅僅只是用來營造家裡或工作場所的愉快氣氛。

即使精油擴香方式有許多種，但是目前市面上專用的擴香器或薰香台則是最有效的擴香工具。一些薰香台（有些是玻璃製、陶製或大理石製）的側邊有裝飾性的開口，可供空氣自由流動，幫助燃燒裡面的蠟燭，並可充當夜燈使用。小型薰香台，有些是拆卸式，而盛裝精油槽剛好放在夜光燭台上，先將精油槽內裝滿水，再滴入幾滴精油使之浮在水面上。這種薰香台靠蠟火來加熱。當水分蒸發時，房間就會彌漫著精油的香味。

但是這種薰香台有個缺點，當水分蒸發完如果忘了加水（有些薰香台的精油槽很淺，水分很容易就會蒸發），這麼一來精油槽可能會殘留精油燃燒後黏黏的黑漬。除非你使用藥用酒精等含有酒精的東西來清洗，否則很難清洗乾淨。要減少這種夜燈型的薰香台太快將水燒乾的情形，要確保所選購薰香台的精油槽深度至少可供盛裝兩茶匙（10ml）的水量。

這種簡單又可充當夜燈的薰香台，還有另一種高科技的替代產品，就是插電型的擴香器。在這裏我們只要在陶製或其他材質的精油槽上滴上幾滴未經稀釋的純精油，這種擴香器就可保持恆溫。有些插電的擴香器，造型很像傳統夜燈型薰香台，可同時加水和精油。我比較建議使用這種擴香器。部分原因是因為它們減少精油

的用量，就能持續長時間薰香，而且也因為精油稀釋後的味道較好聞。插電式擴香器尤其適合在工作場所裏使用，因為它們不會有引起火災之虞，而且也較傳統蠟燭式薰香台更適合安全地使用在小孩或老年人的臥室裏。

最新的發明是動力流動式擴散儀。這種擴香器利用冷空氣幫浦將純淨細小的精油分子吹散在空氣中來達到擴香目的。雖然廠商非常吹捧這種方法的優點，他們表示精油加溫可能會改變其化學結構；但我並不認為這是擴香的較好方式。事實上溫和的熱度的確可以提高精油以及其他芳香物質的香氣。而且動力流動式擴散儀價格通常相當地昂貴，可能也是你所要考量的重點！

在使用擴香器時，你所需要的精油劑量大約4～10滴左右，端視所使用的精油香氣強弱（你的鼻子就可以判斷），以及空間的大小而定。給你一個粗略的指標，大約6滴精油的用量就足以讓一個3平方公尺（約1坪）的房間充滿香氣。而針對較大的房間，你可以使用多達15滴的純精油；如果在非常廣闊的房間使用，例如社區的集會中心，那麼你需要使用一個以上的擴香器來擴香。

● 自製精油藥膏

你可以自製用來治療各種肌膚問題的精油藥膏，包括刀傷、擦傷、昆蟲咬傷、刺痛、香港腳、金錢癬、唇疱疹和凍瘡等。只要在市面上購買無香精乳霜30克（最好是天然的產品），再加入20滴精油即可。例如：10滴薰衣草、5滴天竺葵、5滴茶樹或尤加利。若要製作清涼美足霜（也可以用來改善香港腳症狀），則可用2滴的薄荷取代5滴的茶樹或尤加利。

將乳霜裝在消毒過的小玻璃罐中，再滴入精油，接著用湯匙的握柄處攪拌均勻。攪拌後再蓋緊瓶蓋，存放在陰涼的地方，可以保存至少3個月的時間，但是這得看打開蓋子的頻率多寡而定（參照第8章精油藥膏配方）。

如果你買不到適合製作精油藥膏的無香精乳霜，可以向大多數的精油批發供應商購買專門調配精油的無香精乳霜。（參照書末附錄一所提供的購買資訊）

● 直接擦拭

針對輕微燒傷和燙傷，首先將皮膚在冷的自來水下沖洗至少5分鐘降溫，然後將薰衣草、尤加利、茶樹或天竺葵等精油拿來直接擦拭在肌膚上。較大面積的燒傷和燙傷最好是用冷敷來治療。而薰衣草是用來治療燒傷最常見的精油種類，但根據我個人的經驗，用天竺葵的效果甚至更好。

其中唯一的缺點就是使用純的天竺葵精油（尤加利和茶樹也一樣）會刺激到相當敏感的皮膚，而薰衣草在這方面就比較沒問題。

注意
如遇嚴重燒傷則需緊急送醫治療。

●口服精油

雖然歐洲的芳療醫師會利用精油作為口服用藥，但是針對一般家庭自行使用者（以及非醫療性質的芳療師），我建議避免使用這種治療方式。精油是濃度相當高的物質，因此如果不小心服用，極可能會導致中毒。如果對所使用的精油狀況未能通盤了解，再加上對精油的功效也一知半解的話，那麼使用精油口服的結果可能有相當嚴重的危險性。

按摩油

作為芳療按摩的精油必須先以天然植物基底油稀釋，例如橄欖油、杏仁油或葵花籽油，這些植物油最好選擇標示「未精製」（Unrefined）或「冷壓萃取」（Cold Pressed）等字樣。如果植物油標籤上並沒有這種標示，表示該植物油必定是經過高壓、加熱或石油系溶劑所高度提煉製成。此外，這些植物油可能還經過漂白、除臭和添

加人工色素等加工處理過程。這種經過各種加工程序製成完全無生命力可言的產品，最後可能還會滴上一滴人工合成的維他命來取代精製過程中被破壞殆盡的種種天然營養素。而更雪上加霜的是，業者還把這種產品標示成「純天然」（Pure）視為是相當合法的行為。

雖然這種高度加工精製的植物油不至於傷害皮膚（除非你對被精製過的原始植物會出現過敏現象）。然而未經加工精製的植物油效果就好太多了。事實上植物油本身就是一種健康療法的來源。這些植物油含有天然的營養素，例如維他命D和E、必須脂肪酸和微量元素鈣和鎂等；這些營養素不論是內服或外部局部使用，都對皮膚有高度的益處。（參照本章所介紹的基底油內容）

一些芳療師提倡使用精製的植物油好多年了，例如葡萄籽油和黃豆油（這兩種植物油幾乎無法買到未經加工精製的版本）。他們宣揚這兩種精製過的植物油幾乎不會殘留原有的氣味，因此不會干擾精油的香氣。然而就我看來，精油本身的香氣其實和未經精製過的植物油氣味相當協調。例如特級（Extra Virgin） 純橄欖油的辛辣水果香特別能與柑橘類的精油味道相容；而未經精製的杏仁油是一種適用於所有精油調製的優良基底油，它本

身甜美的香氣尤其和玫瑰和洋甘菊精油的氣味非常融合。

芳療師在使用精製過基底油的這個議題觀念有些分歧，有些人相信它們適合用來作為芳香治療；但有些人則持相反意見。大部分人選擇折衷的方式，將精製過的植物油例如葡萄籽油加入較低百分比的未經精製植物油，例如酪梨、橄欖油或荷荷芭油來加以混合。

但是大家對礦物油都有一致的共識；就是它絕不能作為調製精油的基底油。礦物油（嬰兒油通常就是礦物油）是石油的副產品。不僅是因為它不具有天然植物油與生俱來對人體健康的助益；而且根據某些健康專家的看法，將礦物油使用於皮膚上（或是口服使用）會流失人體的脂溶性營養素。而且品質不精純的礦物油很容易阻塞毛孔，造成黑頭粉刺和面皰的形成。再者如果將它用來作為精油的基底油，會妨礙皮膚對精油的吸收力，而更重要的是使用任何種類的人工合成油就已經違背了芳香療法的基本哲學。

● 基底油的保存期限

如果存放在冰箱（或是陰涼的食物櫃內），大部分冷壓植物油都可以保存到9個月（購買時要仔細檢查其保存期限），特級純橄欖油即使存放在室溫下，可能可以保存得更久一些。雖然未經精製過的植物油放在冰箱冷藏顏色會變得混濁，但這正是一種好的現象，代表該植物油的品質很好。

重要的是請記住這些未經精製過的植物油一旦氧化，就會對皮膚會產生不良影響。在氧化過程中，植物油的分子會分解，並製造出所謂的「自由基」。這些自由基物質如果未被消除，會傷害並破壞我們體內的細胞。而且自由基還被認為是造成老化的主要成因。因此務必少量購買這些未精製的植物油，並且要快速地將它用完。

調配按摩油

精油必須稀釋成0.5％～3％的比率（參照以下簡單調製精油比例內容）。百分比多寡依照精油本身氣味強弱以及使用的用途而定。最低的精油濃度（0.5～1％）最適用於臉部按摩以及敏感性肌膚使用，並且還包括12歲以下的兒童。按摩時我很少使用超過2％的濃度（即使是用於正常肌膚）。但是在進行按摩時若遇到緊繃過度的肌肉時，則以3％的精油濃度效果最佳。

● 調和精油的保存期限

如果存放在陰涼地方，複方按摩精油最多可以保存兩個月。這並非因為基底油會在這麼短的時間內消失其

效用，而是精油一旦接觸到基底油，就會開始改變它的化學組成或開始加速氧化。為了要減緩氧化作用，許多芳香療師最多會添加15％的小麥胚芽油，因為它含有豐富的維他命E，而維他命E是天然的抗氧化劑。

但是我個人並不完全相信小麥胚芽油可以延長複方精油的保存期限。這種植物油有時候的確會添加在維他命的膠囊中作為天然的保存（防腐）劑，但這只不過是因為這種植物油在密閉的膠囊空間裏，可以具有很好的效果；而一旦將之存放在玻璃瓶內，它未必會如此有效，尤其是瓶蓋一旦打開過後。儘管含有維他命E，只要瓶子內部還存在一點空氣，就足以加速油品氧化的過程。

基於某些原因，未經精製的小麥胚芽油很少被認為是不穩定的植物油。然而它不像特級橄欖油在相當高溫的環境下，仍能保持穩定性；小麥胚芽油必須存放在陰涼的地方，防止它在開瓶使用數個月後產生酸敗。相較於長壽命的特級橄欖油，小麥胚芽油含有超過30倍之多的維他命E的含量。這就很清楚的知道維他命E其實並非像許多人所說是一種效果很好的保存劑——至少不是在天然的狀態下。

因此看來似乎最好讓大家忘掉如何延長複方精油保存期限這回事。只要每次在進行芳香按摩時才調配足夠

的用量即可，或許是僅調製一星期的使用量。儘管我個人對小麥胚芽油的保存效果仍心存疑惑，但是它本身的療效，還是值得我們在芳療用精油儲藏室中為它保留一塊儲存的空間（參照本章關於基底油內容）。

簡單調製精油比例

如果你要調製可供一次使用的按摩精油，只要拿一支5ml喝藥用的塑膠湯匙（通常可以在藥房購買得到／譯註：你可以在本地一些超級市場購買到烘焙食物用的專用計量匙）來量基底油。如要進行全身按摩，你會需要約6茶匙（30ml）的基底油用量（如果皮膚相當乾燥或毛髮濃密，可再使用多一點的量），進行臉部按摩時，僅需要1～2茶匙（5-10ml）的基底油用量（參照第26章芳香美容療法部分）

精油濃度百分比	精油滴數	基底油的茶匙量 1茶匙＝5ml
0.5	1	2
1	1	1
2	2	1
3	3	1

●大量調製按摩油

便宜的深色玻璃瓶很適合用來存放調製好的複方按摩精油，這種瓶子可以在一般的化學用品店購買得到。瓶子的容量（毫升）通常會烙印在瓶身底部的玻璃上。依照我個人的經驗，50ml和100ml的瓶子最好用。可使用一般廚房用的小漏斗方便將基底油倒入玻璃瓶內。將基底油倒入大約至瓶子頂端，之後再滴入精油，將瓶蓋蓋緊，搖一搖使精油均勻擴散。

以50ml瓶裝的基底油用量所適用的精油滴數如下列：

精油濃度（百分比）	精油滴數
0.5	5
1	10
1.5	15
2	20
2.5	25
3	30

基底油綜覽

這裏列出的大部分基底油都是適用於身體按摩用途的全方位植物油。一些較特殊的植物油如酪梨、荷荷芭油和杏核油則主要是用在美容保養方面。雖然在下列的介紹中會稍微提起這些美容用植物油的特性，但是更詳盡的介紹可參照第26章的芳香美容療法部分。

杏核油Apricot Kernel　學名：Prunus armenica

一種價格昂貴、質地清爽的植物油，主要用於美容保養方面（參照第26章內容）

酪梨油Avocado Oil　學名：Persea americana

富含大量營養素，又很容易滲透吸收的植物油，主要用於美容保養方面（參照第26章內容）

杏仁油Almond oil　學名：Prunus amygdalis var. dulcis

最佳品質的杏仁油是採用甜杏仁樹的果核以些微加熱的壓榨方式萃取。而苦杏仁樹（Prunus dulcis var. amara）也可以萃取出植物油和精油。但是苦杏仁精油具有毒性。在萃取的過程中會形成毒性物質氫氰酸（即氰化物cyanide）。因此市面上的苦杏仁香精必須經過加工處理以去除其中的氫氰酸，通常用來作為調味劑使用。

甜杏仁油呈淡黃色，具有相當細緻高雅的堅果香味，質地稍微黏稠。雖然並未富含大量的營養素，但是它含有少量的礦物質、亞麻油酸以及相當比例的維他命D和E。這種植物油適合用於治療皮膚搔癢，同時也是一種天然防曬油。平均來說，甜杏仁油最多可以過濾掉25％的太陽光線。然而，甜杏仁油就像其他具防曬功效的天然植物油一樣，由於其防曬效果有限，不應單獨用來作為防曬油。

●**調製複方精油的百分比**：可以作為基底油，可100％使用。

●**購買地點**：精製過的杏仁油可以在大部分的化工原料行買到。而熱壓榨萃取（warm pressed）的杏仁油比較難購買，但是仍可以在健康食品店或精油供應商那兒買到。

椰子油Coconut oil　學名：Cocus nucifera

利用溶劑浸泡乾燥椰肉所提煉而成，是一種質地清爽的植物油。大部分的椰子油在室溫下會呈現半固體狀，但是仍然可利用分餾的方式，萃取出一種即使室溫下仍呈現液態的椰子油。這種方式是將固態的椰子油加熱，再使用儀器將液態的椰子油分餾出來。芳療師之所以選擇用椰子油作為基底油，是因為這種植物油完全無味，因此它完全不會壓抑精油本身的香味。雖然椰子油本身不含任何營養素（因為萃取過程所致），但是固態椰子油卻以阻擋陽光中大約20％對我們皮膚有害的光線而著稱。

●**調製複方精油的百分比**：可以作為芳香按摩油的基底油使用，使用濃度可達100％。但是將它作為調製精油香水的溫和媒介油會更適合。

●**購買地點**：固態的椰子油很容易在化工原料行購買到。而分餾的液態椰子油比較可能向專業精油供應商購買。

●**注意**：椰子油可能會刺激到敏感性肌膚。如果你是敏感性皮膚，使用前先進行皮膚測試。

蓖麻油Castor oil　學名：Ricinus communis

質地相當厚重、黏稠的植物油，可以用來作為乾燥或受損髮質的護髮素（參照第26章內容）

玉米油Corn oil　學名：Zea mays

最高等級的玉米油是將玉米粒以加溫的熱壓榨方式萃取。呈金黃色，有點黏稠狀，並且有點像玉米搗碎後的味道。玉米油含有相當數量的維他命E和必須脂肪酸。

● 複方精油的調製百分比：這是一種適合於各種用途的極佳基底油，可100％使用。

● 購買地點：市面上大部分的玉米油是經過高度精製並加工混合而成的料理油。但是你也可以在健康食品店購買到熱壓式萃取的玉米油。

葡萄籽油Grapeseed oil　學名：Vitis vinifera

這種植物油是經由加熱壓榨方式萃取葡萄的種籽製成。很遺憾的是我們買不到這種純天然的植物油。因為未經提煉的葡萄籽油被認為味道很不好聞——肯定是因為它有相當令人討厭的味道。而精製過的葡萄籽油呈綠色調，而且質地相當細緻，同時還具有無味的優點，因此廣受芳療師拿來作為調製複方精油的基底油使用。

● 複方精油調製百分比：葡萄籽油可作為基底油。雖然有許多芳療師比較喜歡加入至少10％未經精製過的植物油，例如葵花籽油或榛果油來增加其維他命的含量，但是仍可100％使用。

● 購買地點：可以在超級市場和健康食品店購買得到。

月見草油/ 晚櫻草油Evening primrose   學名：Oenothera biennis

　　月見草油質地相當細緻，而且有一點霉味。油是萃取自這種夜間綻放的金黃色花朵中的小種子。月見草油特別容易被熱所破壞。因此大部分的製造商是以石油衍生的溶劑——己烷（Hexane）加以萃取製成。這種方法所製成的月見草油呈金黃色，而其化學成分幾乎和種子內含的天然油質完全相同。你也可以買到熱壓榨方式萃取的月見草油（通常會標示成「冷壓式」）。不幸的是，這種熱壓式萃取的月見草油必須經過加工過程才能將產品內一些灰塵般大小的種子外殼去掉。因此儘管是取自天然植物，也很容易經過某種程度的熱處理；再加上提煉去殼的加工過程，而使最後淡黃色油所含的營養素大幅減少。在這種情況下，我們很難不去承認經由溶劑萃取製成的月見草油比起標上「冷壓式」萃取所製成的月見草油要更好。

　　月見草油含有維他命、礦物質和必須脂肪酸，其中包含重要的 γ-亞麻油酸GLA（γ-linolenic acid）。月見草油主要用來作為內服的營養補充品，有助於改善濕疹、多發性硬化症、心臟病、關節炎、PMS（經前症候群）以及良性乳房病變等。如作為肌膚外用，則是一種非常棒的滋養油，因此廣泛被用於美容保養方面（參照第26章內容）

　　更驚人的是，將月見草油擦在皮膚上，似乎可以減少嬰兒和幼童過動的情況。有民間證據顯示月見草油的養分可以經由皮膚滲透進入人體的血液之中。

●複方精油調製的百分比：要調製身體用按摩油，可將兩顆500mg的月見草油膠囊添加到50ml（或更少量）較為便宜的基底油中混合，例如葵花籽油內。（將月見草油膠囊用針刺破或用剪刀剪破，再將其中的油擠出來使用）

●購買地點：月見草油很多是以膠囊的形式販售。主要可以在藥房或健康食品店內購買得到。你也可以在少數的化工原料行、精油供應商或銷售維他命的公司購買到瓶裝的月見草油。但是因為這種植物油價格昂貴（它的小種子只能萃取出相當微量的油）。而且月見草油特別容易氧化，這就是為什麼許多商家寧願以膠囊的形式出售。

花生油Groundnut oil　學名：Arachis hypogaea

　　花生油有很重的果核味和黏稠的質地。大部分的花生油都經過高度加工精製，但是你仍然可以找到含有相當程度維他命E之未經精製的天然花生油。花生油對過熱的皮膚具有安撫效果，因此它很適合作為曬後治療用途。

● 複方精油調製百分比：最好是以較不具黏性的其他植物油，例如杏仁油或紅花油加以稀釋，以50/50（或更高的濃度）稀釋。

● 購買地點：精製過的花生油在許多超級市場即可購買得到。而未經精製的天然花生油只有在少數的健康食品店才能買到。

榛果油Hazelnut　學名：Corylus avellana

　　榛果油以熱壓榨的方式萃取自榛果而製成。榛果（Hazelnut）又名Cobnut和Filbert。內含相當數量的必須脂肪酸，其中包括重要的亞麻油酸。榛果油具有強烈、香甜的堅果味，而且質地相當地細緻。同時它還有高滲透力，能對皮膚產生輕微的收斂效果。因此時常使用在美容保養方面（參照第26章內容）。

● 複方精油調製的百分比：這是一種相當昂貴而且有明顯香味的植物油。最好以50/50（或更高濃度）和價格較低而且味道較淡的其他基底油混合調製，例如玉米油或杏仁油。

● 購買地點：可在大型的超級市場、健康食品店或精油供應商處購買。

荷荷芭油Jojoba　學名：Simmondsia chinensis

　　這是一種質地清淡且具有高滲透力的植物油，實際上它卻是一種液體蠟。主要是用於美容保養用途（參照第26章內容）

澳洲堅果油/澳洲胡桃/昆士蘭栗/夏威夷核果Macadamia
學名：Macamia intergrifolia and M. ternifolia

　　這是一種相當滋養且富含維他命的植物油。常用於美容保養用途（參照第26章內容）

橄欖油Olive oil　學名：Olea europea

橄欖油通常萃取自堅硬、生而未熟的青橄欖。總計有3種等級的橄欖油：特級純橄欖油、純橄欖油以及純淨橄欖油。其中特級純橄欖油（Extra Virgin）是將果實的第一次壓榨萃取出的液體集結而成。其質地重而營養素含量相當豐富，顏色呈深黃綠色並有辛辣的水果香氣。而純橄欖油（Virgin）則來自第二次壓榨萃取，顏色呈淺黃綠色，而且比較沒有刺激的氣味。至於被稱為純淨橄欖油（Pure）通常是集結來自超過一個國家所製成之精製過的混合物，和冷壓製成的其他橄欖油相比，其外觀相似度非常少，顏色呈淡黃色而且氣味相當輕淡。

不論是特級純橄欖油或純橄欖油，它們都含有相當數量的必須脂肪酸和 α 亞麻油酸（ α-linolenic acid）。如果口服飲用，據稱具有預防心臟病的功效。同時也是一種溫和性的瀉藥。肌膚外用橄欖油能治療乾燥缺水、疼痛或發炎的狀況；還能預防懷孕期間妊娠紋出現，並能降低皮膚搔癢症狀。橄欖油也是一種天然的防曬油，它能過濾掉平均高達20%的太陽光線，是極受芳療師歡迎的植物油。幾世紀以來，橄欖油一直被用來塗抹皮膚（這種植物油可透過皮膚吸收）以減緩風濕痛，有些脆弱的小嬰兒由於無法藉由口服方式吸收植物油的營養，這時可藉由外抹橄欖油的方式來滋補嬰兒身體。

● 複方精油調製的百分比：可作為基底油，能夠100%使用。但是最好以50/50的比例（或更高濃度）稀釋在氣味較淡的其他植物油中，例如葡萄籽油或杏仁油。

● 購買地點：上述三種等級的橄欖油都可以在超級市場購買得到。

西番蓮花油Passionflower oil　學名：Passiflora incarnata

這種植物油是萃取自異國風味的西番蓮花種子，主要用於美容保養用途（參照第26章內容）

紅花油Safflower oil　學名：Carthamus tinctorius

紅花這種植物，是屬於薊科植物。被認為產自於埃及和遠東地區。最高等級的紅花油是以熱壓榨方式萃取自它的種子；呈深金黃色調，並有微弱的果核香味。未經精製過的紅花油富含必須脂肪酸以及相當程度的維他命E。同時它也是天然的防曬用品，一般來說，它可以過濾掉高達20%的陽光射線。但是未經精製的紅花油特別容易氧化，因此必須存放在冰箱內。

●調製精油的百分比：它可以作為基底油，能夠100%使用。
●購買地點：精製過的紅花油在某些超級市場可以購買得到。至於未經精製過的紅花油可在健康食品店或向精油供應商洽詢才比較可能購得。你也可以在少數的零售通路買到有機紅花油。

芝麻油Sesame Oil　學名：Seamum indicum

最高級的芝麻油是將其細小種子經過熱壓榨法萃取製成。呈黃金色，略帶點苦味，但卻具有讓人喜歡的堅果香味。同時還有一種呈深褐色、香味強烈的芝麻油。但是這種香味濃郁的芝麻油完全不適用於芳香療法，除非你喜歡讓自己聞起來像爆炒過的中國菜一樣。而顏色較淡的芝麻油富含大量的維他命和礦物質。同時它也是天然的防曬劑，平均可以過濾掉高達25%的陽光輻射線。

●調製精油的百分比：可以用來作為基底油，能夠100%使用。
●購買地點：在大部分的超級市場（譯註：台灣的超市幾乎都是加熱過而氣味濃烈的芝麻油，不建議作為芳療用途）和健康食品店都可以買得到。

黃豆油/大豆油Soya　學名：Glycine soja

我們很難找到熱壓榨方式萃取的黃豆油。這種豆類的含油量極少，因此製造商喜歡用溶劑萃取方式，如此一來可以增加油量。如果你可以買到未經精製過的黃豆油，那麼它們含有相當可觀的維他命E和卵磷脂成分。

●調製精油的百分比：可以作為基底油，能夠100%使用。
●購買地點：精製過的黃豆油普遍可以在超級市場購買到；而未經精製的黃豆油則可以在極少數的健康食品店購得。
●注意：黃豆油對非常容易過敏的人而言，可能是一種過敏原。

葵花油Sunflower oil　學名：Helianthus annus

儘管市面上大多數的葵花油都是高度精製而成，但是我們也很容易買到熱壓榨方式萃取的葵花油，通常這種葵花油會標示為「葵花籽油」（Sunflower Seed）。這種呈金黃色並具有淡淡甜味和堅果氣味的植物油，質地細緻。而未精製過的葵花籽油富含相當比例的必須脂肪酸以及高單位維他命E。葵花籽油常用於美容保養用途（請參照第26章內容）。過去它曾經被內服使用，用來作為化痰劑以減輕像支氣管炎、喉頭炎、甚至是氣喘咳嗽等症狀。

● 調製複方精油的百分比：它可以作為基底油，能夠100%使用

● 購買地點：你可以很容易地在一般的超級市場買到精製過的葵花油；但是未經精製的葵花籽油比較可能在健康食品店買得到，有些地方也能買到有機的葵花籽油。

小麥胚芽油Wheatgerm oil　學名：Triticum vulgare

小麥胚芽油可分別以熱壓榨方式或溶劑方式自小麥的胚芽萃取。質地厚重、黏稠，呈橘褐色調；並有強烈難以掩蓋的泥土味，但是這種油富含維他命E。內服使用，據稱有助於改善濕疹、預防靜脈瘤、並能降低動脈之中的膽固醇。一般人相信，將小麥胚芽油拿來塗抹於肌膚，可深層滲透至肌膚底層，並進而修復因過度曝曬陽光而受損的肌膚。基於這個原因小麥胚芽油被廣泛應用於美容保養。

● 調製複方精油的百分比：小麥胚芽油本身因為太黏而不易使用，因此大部分的芳療師最多會將15%的小麥胚芽油和質地輕淡的其他基底油混合，例如杏仁油和葡萄籽油。小麥胚芽油被認為可以延長複方精油的商品壽命，這是因為它具有所謂的抗氧化特性。然而我個人卻質疑小麥胚芽油可以延長複方精油效用的程度。

● 購買地點：普遍可向健康食品店和精油供應商購買。

● 注意：小麥胚芽油對部分人而言，可能會引發過敏反應。尤其是那些對小麥過敏的人。

植物浸泡油（Infused Oil）

芳療師有時候也會使用植物浸泡油。這種方式是將新鮮的植物（例如薰衣草或金盞花）浸泡在高級的植物油中，例如杏仁油或純橄欖油中，這樣一來可以讓植物性基底油溶解出浸泡植物的精油成分。這種浸泡油不需稀釋即可用來當作按摩油使用；或者以50／50比例和其他植物油加以混合稀釋。這種稀釋過的按摩油最適合用來按摩小孩子以及肌膚敏感的人。當然也可以在浸泡油中添加幾滴精油，但請盡量維持在0.5％到1％的精油濃度（參照70頁簡單調製精油比例內容）。

有些浸泡油可向精油供應商或專門販售天然藥草的零售批發中心購買。但是自製浸泡油卻好玩多了；而且還能確保產品的品質。尤其是採集野生植物或在自家的庭院有機栽種的草本植物，品質更佳。

你幾乎可以使用任何一種芳香草本植物來浸泡，例如洋甘菊、薰衣草、香蜂草、薄荷或迷迭香等。所有這些浸泡油都可以作為肌膚外用目的，治療功效與各種精油之原有療效相同。兩種最有用的植物浸泡油是金盞花油（Pot Marigold，學名：Calendula officinalis）及聖約翰草油（St. John's wort，學名：Hypericum per-foratum）。金盞花油可用來緩和皮膚發炎和癢的症狀；而聖約翰草油可以用來擦拭皮膚以減緩纖維炎（Fibrositis，如落枕）和風濕痛等症狀（請參照以下浸泡油的介紹）。

自製浸泡油的方法

在陽光普照的大晴天，先讓植物上面所沾附的露水蒸發後，再採摘看起來最健康的花朵以及/或葉子。這是精油最佳狀態的時機（但是屬於夜香性的花朵例外，例如茉莉和忍冬花）。你需要採摘大約4oz（60g）的植物加入1品脫（600ml）的植物油中。在木製的砧板上，以滾輪和木槌將這些採摘下來的草本植物磨碎，用一個大玻璃罐裝盛這些植物到半滿的高度，然後再倒入準備好的植物油——最好是使用純（Virgin）橄欖油（以防止浸泡油腐壞）；請不要使用特級純橄欖油（Extra Virgin）。因為特級純橄欖油的強烈氣味可能會凌駕浸泡植物本身的味道。確保該玻璃罐的蓋子可以蓋得相當緊密。之後再好好地搖一搖。將封好的玻璃罐放在戶外陽光下（或者是太陽光照得到的窗戶邊）放置大約2～4星期（依照天氣狀況而定）。但是到了晚上請記得要拿進屋內。記住每次當你經過時，就用力地搖一搖玻璃罐。判斷植物浸泡油是否完成，完全要靠個人經驗，但是當顏色加深而香氣變濃時，就是很好的指標。當這種浸泡油一旦完成，將這些植物殘渣放在綿布或很細的尼龍篩

（如絲襪）上過濾。然後再將所有的油倒入瓶子內。如果植物油和這些浸泡出來的草本液呈分離狀態時（油會飄浮在上面）只要將上層浸泡油輕輕地倒入到另一個瓶子內即可。如能存放在陰涼的地方，這種自製的浸泡油可以保存大約一年的時間，而正巧是到下一次植物採收的季節。

注意

未經精製的橄欖油是少數能夠耐高溫的天然植物油之一。其他大部分的天然植物油例如葵花籽油、西番蓮花油或榛果油特別容易氧化，因此絕不能曝曬在烈日下。如果你想用較便宜的基底油來製作浸泡油，可選擇精製過的植物油例如葵花油或玉米油。

浸泡油介紹

這裏要介紹兩種草藥學家及芳療師經常使用的浸泡油。如果你無法依照我們所介紹的方式自行製作的話，你也可以向精油供應商以及專門販售草本藥材的批發零售商購買。胡蘿蔔油（Carrot Oil）是另一種相當普遍的浸泡油，主要是用來作為皮膚保養劑。很遺憾的是我們無法在家成功地自行自製，但是仍可以向精油供應商購買。

金盞花油Calendula/ Marigold　　學名：Calendula officinalis

金盞花隸屬於菊科（Daisy），源自南歐一種常見的園藝植物。

- 栽種方式：金盞草可以栽種於任何土壤中，但需要陽光照射到的地方。在暮春的季節，直接將種子播種在泥土上。或在早春的時候先播種在舖有普通肥料的玻璃培養皿內。等霜害季過了以後，再將秧苗移植到戶外。大片金黃色的金盞花開滿整個夏季。而培植金盞花的樂趣在於如果能夠經常採摘花朵，它就會開得更茂盛。雖然這種植物無法耐冬，通常它們會自行播種繁殖來迎接下一個春季。

- 浸泡部分：花朵

- 採收期：從初夏到暮夏的完全開花期時採摘最健康的花朵

- 萃取油療效：抗發炎、收斂、外傷藥（傷口癒合）以及抗真菌效果。

- 醫療用途：金盞花對舒緩疼痛、發炎以及發癢的問題皮膚具有很好的療效，這些肌膚問題包括燒傷（要等燒傷疼痛過了以後，可在燒傷治療後期使用）、濕疹、尿布疹、疼痛及皸裂的乳頭等問題。在分娩時也可以用這種浸泡油來按摩孕婦的會陰部位，可以柔軟會陰——所以可避免分娩時進行外陰切開手術。在皮膚保養方面，在做完一些粗重的工作之後，如果手部有一些小刀傷和擦傷時，可用金盞花油來按摩手部。同時還可用來改善破裂的微血管（亦稱為蜘蛛網狀微絲）以及靜脈瘤。

- 調製組合：為了增加金盞花油的抗發炎特性，請以50/50的比例混合聖約翰草油或者添加濃度0.5%的下列的任何一種精油（參照70頁「簡單調製精油比例」一篇）。例如羅馬洋甘菊、德國洋甘菊、薰衣草或西洋蓍草。為了提高其抗菌的特性，可以添加濃度0.5%到1%的沒藥或茶樹精油。為了提高其收斂效果，可以添加濃度0.5%～1%的天竺葵或絲柏精油。

聖約翰草油/金絲桃油Hypericum or St. John's Wort　學名：Hypericum perforatum

聖約翰草是一種常年生的草本植物。生長遍及全歐洲。不論是草地、灌木叢、森林的空地上都可看到它的蹤跡。這種黃色的小花從夏季中旬就開始開花。其卵形的葉片上面覆蓋著非常細小、紅色的油脂腺圓點。把它舉高在燈光下看的話，就像是佈滿許多針孔。因此才會將學名取為：Hypericum perforatum（高處的小針孔）。這些葉片上的氣孔，會分泌一種紅色的物質，稱之為金絲桃素。而這種金絲桃素被認為是植物的活性成分；而且這也正是使浸泡油出現紅寶石般色調的原因。

● 栽種方法：雖然聖約翰草通常採自野生植物，但是你也可以讓它生長在自己的花圃中。在秋天時節，蒐集這些包覆成膠囊狀的種子；將它們放在一個紙製的信封內，並將之存放在陰涼乾燥的地方，以便栽種時再取出。早春季節，將這些細小的黑色種子從它的外殼中搖出，再把它們栽種在舖有普通肥料的培養皿中，直到所有的霜害季節過了以後，再將之移植到有陽光的地方。這種植物在冬天會死去。但是在下一個春季來臨時，它們的根部又會重新發芽生長。

● 可用來浸泡的部位：花朵和葉片

● 採收期：仲夏時期採收頂端的花朵及葉片，最好在花朵完全開放的前一刻採摘

● 精油的效用：抗發炎、收斂、創傷藥以及抗風濕病。

● 醫療用途：這種精油可使傷口癒合、並治療曬傷、擦傷、痔瘡以及減緩坐骨神經痛、纖維炎（如落枕）以及風濕痛等疼痛。

● 調製組合：為了增加聖約翰草油本身的抗發炎特性，可以50/50的比例混合金盞花油來調製。為了增加其抗風濕以及減緩疼痛的特性，還可以添加濃度1%的下列精油，如尤加利、薰衣草、馬鬱蘭或迷迭香等（請參照70頁「簡單調製精油比例」一篇。

● 注意：肌膚敏感的人，過度使用聖約翰草油容易引起皮膚過敏，而且如果曝曬在陽光下，這種狀況會更加嚴重。

酊劑 Tinctures

將植物浸泡在酒精溶劑中，可以製成植物酊劑。在某些國家如果沒有醫師開具的證明書，是無法買到藥用酒精。但你仍可以在順勢療法的藥房或專賣天然藥材的零售批發商處購買到天然植物酊劑。

植物酊劑在芳香療法中並不常用到。但是它們卻是一些芳療師或美容師櫥櫃中不可或缺的無價寶物。它們可以摻入精油藥膏或稀釋在水中來治療許多日常的問題（參照第7章內容）。以下是一些特別常用的植物酊劑名單：金盞花（Calendula）、聖約翰草（Hypericum）、紫錐花（Echinacea）、小米草（Euphrasia）以及沒藥（Myrrh）。

{第六章}

調配複方精油

上一章我們已經學會了如何調製並使用複方精油的基本方法，在這一個階段你要練習的是學習如何調製治療用途的複方精油。如果你要鑽研天然香水的製作技術，在本書第27章我們會另外說明這些相關技巧的奧秘。

香氣的和諧性

芳療師很少只用單一的精油，而喜歡混合2、3種或更多精油來使用。除了可創造出各種不同的香氣；此外更能針對使用者的實際需求來量身訂作。事實上，經過仔細調配而成的複方精油其效果會比單一精油來得更好，這是因為不同精油的協同作用使然。也就是說把某些精油混合在一起時，它們能夠互相影響，並且提高彼此的效用。因此混合後的複方精油整體的效果會大於它們個別效果的總和。但是如果你非常喜歡該種精油的香味，而且它真能滿足你個人獨特的需求，也沒有任何理由禁止你使用單一精油。

縱使有些自己不喜歡的植物精油確實可以作為基本的殺菌劑使用，然

而為了兼顧心理方面的芳療效果，這種味道也必須是個人能夠接受的氣味。許多芳療師發現我們會本能的接近那些有益於自身肉體和心靈層面的精油（或複方精油）。同樣的，一些對自身無益的精油，我們也很可能會自主性地遠離它們。一些彼此相容，具有療癒功效的複方精油，若能再加上某些按摩「好手」的按摩技巧，就能讓我們產生快樂的情緒及印象，並引導我們進入一種幻夢或安寧的狀態。

但是如果遇到自己討厭的精油味道時怎麼辦？如果那種味道討厭到令我們的五腑六臟都同時作噁時，那就表示說這種精油無法療癒自身的心靈。即使它具備再多心靈療癒的功效也是枉然。事實上，英國Warwick大學曾進行一項研究顯示，如果我們打從心裏不喜歡某種氣味，就會阻礙它對我們中樞神經系統發生的作用。然而，倒不是一定需要喜好某種香味才能引發其特別神奇的療效，其實只要接受它的味道就可以了。當我們接受某種香氣時，我們就能更接收其獨特的作用（請參照252頁「心靈芳香療

法」)。

　　有趣的是，複方精油不僅對接受該精油配方的人具有療效，甚至在調配複方精油時，對調配的人而言也具有作用。就像一些藝術家的目標在於創作出被大眾視為「美麗」或「和諧」的作品；要調配出能夠提升心情的香氣，也需要自身對美的鑑賞能力，其實這是我們與生俱來的天性。然而由於每天專注在繁瑣的事務上，這種鑑賞能力逐漸被削減。另一個重點是：當我們為某人調配治療性複方精油時，也可以被視為正在進行某種醫療儀式，這可以讓我們將注意力從自身轉移到我們想要幫助的人身上。

　　就一個更明確的層次而言，藉由調和不同精油，這樣不僅能夠提升單方精油的香氣，而且還能控制精油對身心方面的效果。例如，檀香木的味道雖然會讓人覺得有點頹廢或昏沈，但可能你就是喜歡這種軟綿綿以及停滯不前的香氣。然而，一些具提神功效的精油對你可能會更有幫助，因為它能使你更清醒。如果是這樣，也不需要從此不敢使用檀香木精油，因而放棄個人對香氣喜好的基本規則。這時你可以試著將檀香木混入一點具有提神作用的芫荽和天竺葵；也許再加點會讓人心情感到輕鬆的薰衣草和佛手柑來調和，同時就能讓你享受檀香木的香氣並保持情緒昂揚。

　　再舉一個例子，當處於某種沮喪的情緒時，因而導致焦慮、失眠、肌肉疼痛等症狀（這是最常見的），此時你可以參照第15章的治療表列內容。而自己決定要使用哪些可同時具有鬆弛肌肉，以及心理鎮靜、抗憂鬱功效的複方精油，例如洋甘菊和薰衣草就具備這些特性。為了達到更振奮的效果，你可以再添加一點玫瑰或橙花；或者是快樂鼠尾草或苦橙葉。

芳療初學者的指導方針

　　雖然在第二部內容中，我們會針對身體的一些特定問題給予明確的配方建議，但是在調製複方精油時，大部分時候還是得依照自己的直覺來進行。儘管這種說法會讓一些初學者感到不知所措。因為一開始學習芳療的人，很希望能夠有明白清楚的說明引導。然而專業芳療師往往要透過自己的臨床經驗以及自身的直覺判斷，持續不斷地研發新的調配技巧。在這方面沒有一套刻板的規則可循，只有無數的可能性。基於這個理由，不會有兩個芳療師對同樣患有某種特定症狀的患者提供完全相同的配方，即使最後他們使用完全相同的精油，但還是可能在精油調配的比例上各有不同。這樣看來，芳療配方的確會產生多種精油排列組合的無限可能性。儘管如此，我還是提供一些調配的基本指導

原則,然而到後來你就能超越這些既定的規則,而發展出更具有特色的療癒處方。

一般而言,同一個「家族」類型的精油比較容易彼此協調而互相調配,但這也是相當保守的做法。精油的家族類型有:草本類(快樂鼠尾草、薰衣草、馬鬱蘭、迷迭香)、柑橘類(佛手柑、柑橘、檸檬、萊姆、橘)、花香類(玫瑰、伊蘭伊蘭、橙花)、辛香類(芫荽、薑、肉桂)、樹脂類(乳香、欖香脂、白松香)、木質類(檀香木、絲柏、雪松)。另外其他可相容的香氣是辛香類搭配柑橘類(如芫荽加上佛手柑)、樹脂類搭配花朵類和柑橘類(如乳香配上玫瑰和檸檬)、木質類搭配樹脂類也是很好的組合,例如乳香配上雪松就是其中的經典代表。

你也可以大膽嘗試將不同特性的精油混合在一起。例如辛辣的黑胡椒或薑配上玫瑰;以及將古老又神秘的乳香配上老少咸宜的薰衣草;或是將甜中帶苦的橙花配上有泥土味的岩蘭草或廣藿香;將伊蘭伊蘭的香甜味道配上檸檬的尖銳酸氣,或者任何你自己能創造的香氣組合。(參照第31章的精油各論,關於每種精油適合調和的精油部分)

氣味的濃度

有些精油具有相當強烈的氣味。除非你僅使用微量,否則這種味道會主導你所調配出複方精油的氣味。舉檸檬草(Lemongrass)刺鼻的氣味為例,這種精油被歸類為中高音階氣味的精油(參照第27章內容),這表示它是一種高度揮發的精油,會比其他氣味較清淡的精油揮發更快速。然而只要稍微將一點檸檬草精油加入一些中低音的低揮發度精油中,好比絲柏和檀香木,那麼檸檬草的強烈氣味就會蓋過另外兩種味道。但是如果這個調配好的複方精油不立即使用,即使它們的香氣在一開始時會被檸檬草蓋住,然而香味較持久的檀香木和絲柏最後反而會勝出。因此氣味強度較高的精油未必成為最後複方調油的主要氣味。通常,具有強烈氣味的精油,其香味持久性相當短暫。

如以正確的比例調製,由檸檬草、絲柏和檀香木調製而成的複方精油能夠產生相當協調的香氣,而且會聞不到任何單一的精油氣味。較穩定的精油味道能夠融入檸檬草的香氣中、而不是將它的香氣淹沒,而且也會減緩它的揮發速度。芳療師將這種完美混合調製的複方精油稱之為「增效複方精油」。我們暫且不考慮所謂的藝術美感因素,這種增效複方精油常被認為更具療效。事實上這種直覺性

認知有部分已經受到科學方面的證實。

通常要將氣味強烈和氣味較弱的精油調製混合時，很重要的是要取極少量氣味最強烈的精油，再將其他氣味較弱的精油一滴滴加入，直到你聞到自己想要的香味為止。例如在調製複方按摩油時，剛開始你可以將1滴的萬壽菊或白松香滴入25～30ml的基底油內（遠低於0.5％的稀釋量）；稍後可以再加入氣味較淡的精油，調配到精油濃度相當於1～2％為止（參照第70頁的簡單調製精油比例內容）。建議每次最好只添加1滴精油，邊調配邊搖動並且試聞看看。之後你會發現，例如3滴的薰衣草配上6滴的佛手柑，再加上一滴的萬壽菊或白松香，可以調配出相當協調的香味。如果你不同意的話，可依照個人香味的喜好，再調整精油的比例。

除了調配按摩油以外，使用氣味強烈的精油來調製其用途的複方油，例如泡澡用油、蒸汽吸入以及熱敷等用途，除非一開始就先將這些氣味強烈的精油稀釋在基底油中（有時並非恰當的方式），否則是不太可能掌握到其精準劑量的。單憑經驗來判斷，建議用量不要超過一滴，或許要先混合少數幾滴其他味道相容的精油。

透過練習直到自己的鼻子能夠熟悉不同精油的氣味為止。以下的精油氣味強度表是相當有價值的參考資料。

芳香族譜

- 超強氣味精油：康乃馨原精、白松香、銀合歡原精、橡樹苔原精、萬壽菊和纈草。
- 強烈氣味精油：歐白芷、羅勒、黑胡椒、豆蔻、羅馬洋甘菊、德國洋甘菊、肉桂*（樹皮和葉子*）、丁香*（莖部、花苞和葉子）、欖香脂、尤加利、茴香、乳香、薑、蛇麻草、茉莉原精、檸檬草、萊姆、香蜂草、沒藥、肉豆蔻、廣藿香、薄荷、奧圖玫瑰、帕圖玫瑰、茶樹、甜百里香、岩蘭草、西洋蓍草、伊蘭伊蘭。
- 高度氣味精油：白千層、快樂鼠尾草、芫荽、天竺葵、馬鬱蘭、香桃木、橙花、玫瑰草、迷迭香。
- 中度氣味精油：葡萄柚、杜松（子）、醒目薰衣草、真正薰衣草、穗花薰衣草、檸檬、柑橘、苦橙葉、松、玫瑰原精。
- 低度氣味精油：佛手柑、雪松、橘、檀香木。

標有"＊"記號者表示只適用於居家室內芳香用途，不適於人體直接應用。

選擇調配精油種類

　　為自己選擇複方調油的精油種類時，以自己喜歡的香味來判斷是相當容易的一種方法。但是為別人選擇合適的精油，過程會比較困難一點。尤其是遇到選擇性非常有限的情況之下。即便如此，我會以芳療師如何進行這種篩選工作來加以說明，相信對你會相當有幫助。

　　雖然每位芳療師會有自己的一套方法來決定使用何種精油，但是他們在一開始的診斷過程中，通常會先參考接受療程的人完整的病歷，並開始了解目前對方的心理和生理狀態。之後芳療師會交叉參考精油本身的療效，並依照他們本身的直覺和專業知識來輔助判斷，以選出一些可能的適用精油，通常這樣會選出3到6種精油。之後他們也會讓接受療程者試聞每一種精油，來決定其最喜歡的味道。如果使用一種以上的精油來進行治療，那麼芳療師會依據個人的專業調油技巧和直覺來調配測試用的複方精油（參照以下複方精油香味測試之內容）。如果對方滿意該複方精油的味道，那麼就會用這個複方精油來進行治療（接下來的療程中，再隨著對方精神和生理變化的情形來調整精油內容）。如果對方不滿意這個味道，通常好的芳療師會再嘗試調製出一兩種不同味道的調油讓客戶測試，直到調出客戶可以接受的氣味為止。雖然這種做法聽起來完全得靠運氣，不是猜中就是猜不中，或甚至過於「全憑客戶喜歡」。但依照我個人的經驗，這種方式相當有效。

複方精油的香味測試

　　下述的香味測試法是用來測試複方精油適用與否的好方法，也是較經濟的方式，特別有助於為他人調製複方精油時。如果進行測試的地點通風良好，而且也相當地溫暖、沒有廚房特有的氣味或其他的味道干擾，就越能得到對方清晰的回應。為了進行不同香氣的測試（如之前說明內容），當測試某種精油時，要緊的是，要在一小張吸油面紙或專製的聞香紙（可向精油供應商購買）上滴一滴測試精油。如果直接從精油瓶上試聞，那麼精油的香氣分子會因為無法與周遭的空氣完全接觸，因而妨礙香氣的正常擴散，反而會聞不出來。

　　另一個重點是，你必須限制自己一段時間內不得試聞超過3～4種複方調油，或者不超過6種的單一精油味道。因為我們的鼻子在試聞不同的精油味道之後會開始疲乏，因此辨別力也會變差。同時很重要的是要準備一本筆記本，以正確地記錄調製成功的精油比例及成分（同時也要紀錄調配失敗的配方）。如果搞到最後發現自己

香味測試

1. 這種測試方法最好只用來試聞單種精油而非複方精油。將一滴精油滴在一塊浸濕的棉球（乾燥的棉球會阻礙精油揮發）、聞香紙或一小張吸油面紙上。如果你要使用吸油面紙或聞香紙，記住要在樣張上寫上精油的名稱，或者記錄在筆記本上。在試聞以前，先將聞香紙搖晃一下，幫助精油揮發。這時如果不喜歡某種精油味道，你也只不過是浪費一丁點的精油而已。

2. 而測試複方按摩油有一項相當可信的方法，就是將這些要混合在一起的精油（最多5滴）滴在兩茶匙（10ml）的基底油中，先擦拭在手腕內側，由於複方調油會和你的皮膚產生微妙的化學作用，這時再試聞其香氣。如果可以接受這種香味，再大量調製相同的複方調油，並且可以將剛剛調好的測試用複方調油也一併調入。

3. 如果要試聞加入水中的複方精油（薰香用途），最多可將4滴精油，滴入2到3茶匙（10～15ml）的適溫熱水中，攪拌均勻再試聞。如果測試到不喜歡的香味（但不是絕對討厭的情況下），可以將試調的精油水溶液撒在地毯上，不要浪費而直接倒掉。因為精油並不會損害地毯，而且還有助於改善地毯的氣味。

請同時參照第27章進階試聞技巧內容。

無法再重新複製剛剛調配過的調油氣味時，我想你可能會搥胸頓足而懊悔不已。

協同作用的複方精油

在協力複方精油表中所列出的調油建議，是我個人所調製出的部分配方。這些配方只是方便讓你作為調油的參考而已。其實如果經過仔細的嘗試與研究，當中所列的每一種精油都有許多其他精油可以替代。而較簡易的方式是，我列舉了12種各具特色的精油，以及其所適合互相調和的一至兩種精油。這些建議組合所調配出來的複方精油具有身心療效的加強協同效果。為了能夠說明清楚，也因為限於篇幅，每種精油我們只強調其3到4種「主要功效」，然而精油多半都同時具有非常多種療效（請參照第31章的精油各論）。

另外一提的是，我所列舉的這些複方精油配方只顯示出其基本療效。事實上，芳療師很少調配出一種僅針對「肉體」療效的複方精油，實際上也不可能這麼做。凡是會影響肉體的精油，必定同時也能影響到精神層面，反之亦然。因此適用於個人的配方，如同瑪格麗特‧摩利夫人所倡導的觀念，必須要同時反應出全面性的療效，即身體、心理、靈魂三位一

體。此外,在芳香療法中也常見只針對「心理」層面療效的複方精油(通常是針對壓力),因為心理方面的問題幾乎被認定是所有疾病的起因。通常針對「心理」層面的複方精油可以滴在手帕中吸入;或加在洗澡水中;或是利用室內薰香;或者是用來作為芳香按摩。而針對「身體」層面的複方精油則適合用按摩的方式進行治療。儘管如此,一些疾病的治療往往更適合藉由蒸汽吸入或按敷方式來達到效果。(請參照第5章內容)

協力複方精油綜覽

佛手柑　Bergamot

● 主要功效:

　　抗憂鬱劑、創傷藥、退燒

● 調和指南:心理方面

　　為了提高佛手柑提神、抗憂鬱的特性,可以添加薰衣草和天竺葵。例如3份佛手柑加上2份薰衣草和1份天竺葵。為了要調製出更能讓人鎮靜的複方精油,可以加入快樂鼠尾草和岩蘭草,例如3份佛手柑加上1份快樂鼠尾草和1份岩蘭草。

● 調和指南:身體方面

　　為了加強傷口癒合及退燒的特性,可以添加薰衣草和尤加利,例如2份佛手柑加上1份薰衣草和1份尤加利。

雪松　Cedarwood

● 主要功效:

　　鎮靜神經、抗充血、有助於改善風濕痛和關節炎等症狀。

● 調和指南:心理方面

　　為了提高其對抗緊張壓力的功效,可以加入奧圖玫瑰和檀香木。例如3份雪松加上1份奧圖玫瑰和2份檀香木。

● 調和指南:身體方面

　　為了加強其抗充血的功效,可以添加欖香脂。例如3份雪松和1份欖香脂。

　　為了強化減少風濕痛和關節炎的疼痛,可以添加杜松子和薰衣草,例如2份雪松加上2份杜松子和1份薰衣草。

黑胡椒　Black Pepper

●主要功效：

刺激神經系統、可以引發情慾、促進血液循環；減少傷風和感冒的症狀。

●調和指南：心理方面

為了提高刺激提神的效果，可以混合佛手柑和葡萄柚。例如1份黑胡椒加上3份佛手柑以及2份葡萄柚。為了提高它提振情慾的特性，可以加入伊蘭伊蘭和檀香木。例如1份黑胡椒加上1份伊蘭伊蘭和兩份檀香木。

●調和指南：身體方面

為了加強它本身所具備刺激血液循環的作用，可以添加迷迭香和芫荽，例如1份黑胡椒加上2份的芫荽以及1份的迷迭香。

為了強化它保暖和抗充血的特性，可以添加薑，例如2份黑胡椒加上1份薑。

羅馬洋甘菊　Roman Chamomile

●主要功效：

鎮靜神經、抗發炎以及舒緩肌肉疼痛。

●調和指南：心理方面

為了提高鎮靜的效果，可以加入快樂鼠尾草和橙花。例如一份羅馬洋甘菊加上1份快樂鼠尾草和兩份橙花。

為了可以調製出成本更低的鎮靜用複方精油，可以加入薰衣草和苦橙葉。例如1份羅馬洋甘菊加上2份薰衣草和1份苦橙葉。

●調和指南：身體方面

為了加強它抗發炎的功效，可以添加薰衣草，例如1份羅馬洋甘菊加上2份薰衣草。

為了增加它放鬆肌肉的特性，可以添加薰衣草和馬鬱蘭，例如2份羅馬洋甘菊加上1份馬鬱蘭和2份薰衣草。

芫荽 Coriander

● 主要功效：

甦醒、刺激情慾、促進血液循環並抗風濕痛。

● 調和指南：心理方面

為了提高它甦醒的功效，可以加入佛手柑和迷迭香。例如兩份芫荽加上3份佛手柑和1份迷迭香。

為了強調其夠刺激情慾的功效，可以加入奧圖玫瑰和檀香木。例如3份芫荽加上1份奧圖玫瑰和2份檀香木。

● 調和指南：身體方面

為了強化刺激血液循環和減緩風濕痛的功效，可以添加馬鬱蘭和迷迭香，例如2份芫荽加上1份馬鬱蘭和1份迷迭香。

乳香 Frankincense

● 主要功效：

可以用來幫助冥想（讓呼吸更深沉）、抗發炎、創傷藥、減緩經痛

● 調和指南：心理方面

為了幫助我們在冥想時能讓精神更專注，可以加入杜松子和雪松。例如2份乳香加上1份杜松子和1份雪松。

● 調和指南：身體方面

為了增加它抗發炎以及傷口癒合的特性，可以添加薰衣草和天竺葵，例如1份乳香加上2份薰衣草和1份天竺葵。

為了強化減緩女性經痛的療效，可以添加快樂鼠尾草和絲柏，例如1份乳香加上2份絲柏和1份快樂鼠尾草。

天竺葵　Geranium

●主要功效：

抗憂鬱、恢復活力、抗發炎

●調和指南：心理方面

為了提高它提神和抗憂鬱的特性，可以加入佛手柑和薰衣草。例如1份天竺葵加上2份佛手柑和2份薰衣草。

為了強化協助處於長期性壓力期間而能夠恢復活力，可以加入快樂鼠尾草和橙花。例如1份天竺葵加上2份快樂鼠尾草和1份橙花。

●調和指南：身體方面

為了增加它抗發炎的特性，可以添加薰衣草，例如1份天竺葵加上2份薰衣草。

杜松子　Juniper Berry

●主要功效：

鎮靜神經、抗風濕痛、減緩經痛和經血不順、減輕傷風感冒的症狀。

●調和指南：心理方面

為了強化它降低神經緊張和焦慮的功效，可以加入佛手柑和檀香木。例如2份杜松子加上3份佛手柑和1份檀香木。

●調和指南：身體方面

為了強化它減緩經痛和順暢經血的作用，可以添加快樂鼠尾草和薰衣草，例如2份杜松子加上1份快樂鼠尾草和1份薰衣草。

為了提高它抗風濕痛的功效，可以添加迷迭香和絲柏，例如2份杜松子加上2份絲柏和1份迷迭香。

為了加強減輕傷風感冒的症狀，可以添加檸檬和松，例如2份杜松子加上2份檸檬和1份松。

檸檬草 Lemongrass

●主要功效：

抗憂鬱、舒緩肌肉疼痛、退燒

●調和指南：心理方面

處於長期性壓力期間，為了強化提振我們的情緒並恢復活力，可以加入橘和橙花。例如一份檸檬草加上四份橘和兩份橙花。

●調和指南：身體方面

為了增強它減少肌肉疼痛的功效，可以添加迷迭香和芫荽，例如1份檸檬草加上2份迷迭香和3份芫荽。

為了提高它退燒（尤其是針對傷風感冒的症狀）的功效，可以添加橘或甜橙和薑，例如1份檸檬草加上3份橘或甜橙和1份薑。

迷迭香 Rosemary

●主要功效：

刺激提振精神、抗風濕痛、促進血液循環以及殺菌

●調和指南：心理方面

為了提高我們意識清晰度的功效，可以加入薄荷和檸檬。例如3份迷迭香加上1份薄荷和3份檸檬。

●調和指南：身體方面

為了增強它抗風濕痛的功效，可以添加薰衣草和乳香，例如2份迷迭香加上1份薰衣草和1份乳香。

為了增加它的殺菌效果，可以添加天竺葵，例如1份迷迭香加上1份天竺葵。

奧圖玫瑰　Rose Otto

●主要功效：

抗憂鬱、降低神經性緊張、抗充血、調經

●調和指南：心理方面

為了提高它抗憂鬱以及抗壓的特性，可以加入佛手柑和橙花。例如1份奧圖玫瑰加上5份佛手柑和2份橙花。

●調和指南：身體方面

為了增加它抗充血的特性，可以添加薰衣草和乳香，例如1份奧圖玫瑰加上2份乳香和2份薰衣草。

為了強化調理經期效果，可以添加羅馬洋甘菊和快樂鼠尾草，例如1份奧圖玫瑰加上2份快樂鼠尾草和1份羅馬洋甘菊。

伊蘭伊蘭　Ylang Ylang

●主要功效：

刺激情慾、抗憂鬱、鎮靜神經、有助於脈搏心跳正常化

●調和指南：心理方面

為了提高它提振情慾的效果，可以添加廣藿香和檀香木。例如1份伊蘭伊蘭加上1份廣藿香和兩份檀香木。

為了強化它抗憂鬱以及減輕壓力的特性，可以添加佛手柑和快樂鼠尾草。例如1份伊蘭伊蘭加上2份快樂鼠尾草和3份佛手柑。

●調和指南：身體方面

為了能有效減緩急促呼吸以及心跳脈搏的跳動，可以添加薰衣草和橙花，例如2份伊蘭伊蘭加上2份橙花和1份薰衣草。

不合的香氣

　　有些精油調在一起之後，好像香味會出現互相對抗或是難以融合的現象。這種香氣不合的例子（至少我個人聞起來），有伊蘭伊蘭和茶樹、茴香和丁香、薄荷和茴香、肉桂葉和甜百里香、羅馬洋甘菊或德國洋甘菊和沒藥、薄荷和甜橙、廣藿香和德國洋甘菊等。你可以做個實驗，我們將上述這些彼此互相對抗的怨偶（或是你可以想像到的任何一種混合後會出現奇怪味道的組合）。我們試著調製其中一些不協調的組合，然後你可以自己判斷是不是果真如此。如果你真正能喜歡上述任何一種互不協調的精油組合，那麼你可以捨棄我個人為它們冠上不合的看法。的確某個人所持「好」與「不好」的看法，是一種相當主觀的意見，而別人也應以這種角度給予尊重。雖然對某些精油而言，這種香味不合的情況，可能會有生物化學面的理論解釋，但是我們不需要持有化學系的文憑，才能完美熟練地調製出複方精油。只要運用自己對香味的品味就已經足夠了。

香氣的個人表徵

　　不論你相不相信，絕不可能有兩個人能同時調製出完全相同的氣味。即使他們可能使用完全相同的精油、也從同一個精油瓶中取出完全等量的精油來調配。令人驚訝的是，精油經常能夠表現調製者部分的人格特質，這也就是他們個人的香氣表徵。再者當你在心情沮喪、生氣或哀傷時所調製出來的按摩油或芳療用複方精油，不論是依照多麼完美的配方調製而成，它的香氣聞起來就是怪怪的。它可能聞起來相當平淡、陰沈或是有點刺鼻。相反地，如果在調油時你的心情輕鬆而愉悅，那麼調出來的精油味道往往會比較充滿活力。

　　如果你不太能接受這種說法，不妨找三、四個朋友一起來調製相同配方的複方精油。這麼說吧，在裝入30ml相同基底油的玻璃瓶中加入5滴薰衣草、2滴天竺葵、2滴廣藿香。每個人必須在自己調好的複方精油瓶上標示自己的名字，然後握著自己的瓶子幾分鐘，這是為了讓精油和調製的主人產生心靈感應。一旦每個人完成這些步驟，再比較彼此的香味，我想你會對聞到的結果感到訝異。

第2部

Aromatherapeutics

芳香治療

植物精油被遺忘忽略了許多年後，現在又回來了。

許多研究學者和坊間輿論認為精油是醫療界的明星。

面對眾多濫用化學合成藥物所引起併發症的後果，

使得許多患者寧可選擇自然療法，也不願再接受其他的治療，

植物和植物精油在眾多療法當中已經位居最重要的地位。

～《芳香醫療的應用》～

尚瓦涅醫師

（1985 C.W. Daniel , Dr Jean Valnet）

{第七章}

進行居家芳療之前的準備工作

芳香療法能廣泛幫助改善肉體和心理層面的問題，但是要維持身體健康和精神安寧，必須先養成健康的生活習慣以及飲食習慣。全面療癒（Holistic Healing）的主張就是利用安全及天然的方式，來強化我們的體質及免疫系統。

如果可以的話，我們在許多治療配方表中所囊括的方法還有其他輔助性療法，例如健康食品、巴哈（Bach）花精療法以及草本療法等等。這些方式都可以用來輔助植物精油的療效。事實上鼓舞自己完全並積極地參與自我療癒的過程是很重要的事，而這也是全面療癒最基本的宗旨。任何我們在表列中建議的芳療配方，還可以配合書中第三部中所介紹的基本深呼吸動作、放鬆以及溫和的伸展運動等同時進行。

而健康食品是以每天的攝取量為準，只要你認為有需要，就可以持續服用。但是這些健康食品不能被用來取代正常、均衡的健康飲食的地位。

例如一顆維他命C片絕對不如一碗水果沙拉那麼容易被我們的消化系統所吸收，也不能營造精神上的滿足感。但是月見草油是其中的例外，這種健康的天然油（食用方式）被認為在生病或長期壓力的期間，能在短時間之內助於增強身體免疫系統的一種最好的治療方式。如果你覺得自己需要長期服用這種天然植物油，建議你最好請教營養師的意見，他們會針對你個人的需要，為你設計完整的營養補充計畫。孕婦在服用健康食品之前，務必請教專業醫生的意見。

而深入探討巴哈（Bach）花精療法已經超出本書的範圍。簡單來說，花精療法是採自無毒的野生花朵，這些花朵可以對人體產生良性的效用，不會讓人上癮，並且適用於所有年齡層的人。這些花朵可以改變我們負面的情緒，例如生氣、忌妒和害怕，讓這些負面的情緒變成積極樂觀和喜悅。這是非常適合與其他療法一起搭配使用的輔助療法。不論是正統醫

療、藥草治療或芳香療法皆適用。因為這是一種針對精神和心靈層面問題的治療法，因此不會干擾任何相關於身體治療法的效用，事實上它們還能提升其他療法的功效（譯註：巴哈花精療法是起源自20世紀初，一位英國細菌學家巴哈發現有38種花和草藥傳達出的信息，能和患者心靈感應，進而發展出一套特殊的心靈治療模式，書末附錄有部分相關花精療法的資訊）。

一般非專業人士最好不要口服精油。但是服用一些藥草來輔助外用精油治療，通常會有幫助。實際上，法國芳療師通常會使用草本植物、健康食品以及水療法來輔助植物精油的療效。

接下來會提到如何調製這些藥草的基本方法。即使在家使用簡單的植物浸泡油來進行治療，也會相當有助益。藥草醫生事實上會依照病人個別的需要開具協力效果的複合草藥配方。同樣地專業芳香療師也會針對患者身體和精神上的狀態調配出個人化的複方精油來使用。而相關調配出個人化的芳療複方精油的方法，請參照第6章內容。

重要

- 如果你有一些長期性的身心問題如濕疹、哮喘、關節炎、慢性焦慮症或沮喪等情況，在開始嘗試本書所推薦的任何一種居家療法前，最好先請教專業的合格醫生的意見並配合就醫治療。

- 利用正統的醫學檢驗方式來診斷你所擔心的一些健康狀況，其實非常有幫助。在診斷之後你可以選擇實施全面療癒的計畫。所謂全面療癒即是配合健康食療、芳香療法以及其他自然療法的一種全面性的養生方式。如果你願意，或許可以在經過合格認證的全面療癒治療師（譯註：據我所知，台灣有少數醫師及營養師目前正涉獵此一領域的治療）的指導下來進行。然而，部分狀況如慢性高血壓和心臟病，則自然療法必須配合正規醫生開具的處方一起使用，可將自然療法視為能夠平撫因壓力所衍生的負面情緒，提升個人快樂安適的一種輔助性療法。

藥草調製

　　雖然精油的口服處方通常是由專業的芳療醫師所開具的，但是如果沒有透過小心的指示服用，也有可能會危及我們的健康。但如果你能依照正確的步驟來準備並服用我們所建議的藥草劑量，那麼在自然療法配方表中所建議的藥草皆可以安全的服用。

　　乾燥草藥可向天然藥草（花草茶）供應商或在天然健康用品店購得。如果家裡有花園，你也可以自己種植許多具有烹調或醫藥用途的草本植物。其中最有用而且也最容易種植的草本植物有：薄荷、金盞花、馬鬱蘭、薰衣草、百里香、香蜂草、鼠尾草、迷迭香和羅馬洋甘菊等。

　　許多藥草還可以做成酊劑（酒精溶解的萃取液），但是製作完成的植物酊劑只能向少數專業的藥草供應商購買。

　　另外，除了利用家裏種植的草本植物或外面購買的天然藥草來自行製作草本療方之外，還有許多天然藥草作成口服片或膠囊的形式，它們可以在健康食品店或向藥草供應商購買。然而除了纈草比較適合以膠囊形式服用之外(一種嚐起來會有臭味的天然藥材)，我個人其實比較喜歡直接使用新鮮或乾燥的草本植物。通常我們在嗅覺和味覺上對草藥感覺的好壞也是草本療法有效與否的重要關鍵（譯註：這似乎與中藥訴求的「良藥苦口」有很大的不同）。同樣地食物對我們的嗅覺和味覺的刺激也很重要，因為這些感覺能夠刺激我們分泌胃酸消化。正如希臘名醫希波格拉底（Hippocrates）所說的名言：「讓食物成為你的藥，讓藥成為你的食物」。

草藥茶（熱浸泡萃取液） Infusion

　　將15g乾燥的草本植物放入一個溫過的磁器、琺瑯或耐熱玻璃的容器中，再倒入600ml的滾水，浸泡約10到15分鐘。如果使用剛採摘的新鮮藥草，通常需要相當於三倍乾燥藥草的份量才足夠。而茴香和芫荽的種子在浸泡前，必須先放在缽中用杵搗碎，讓其中的精油能夠從油脂細胞中釋放出來。

●飲用量：一般的飲用量是每天飲用3次，每次飲用一個紅酒杯大小的量。

煎煮萃取液　Decoction

對於堅硬的木科植物材料，例如根部或枝幹部分，就好像是根莖類的薑、肉桂棒等。可以15g乾燥植物或45g新鮮植物，將之剁成小塊，再放入琺瑯質的湯鍋或其他耐熱的容器內熬煮。千萬不要使用鋁製的容器，因為它們會滲出有毒物質，並與植物的化學成分起反應，而損害到植物本身的療效。倒入300ml的水，使之蓋過其內的植物，先煮開，之後再轉小火，蓋上蓋子讓它熬煮約10到15分鐘。

● 飲用量：一般的飲用量是每天飲用3次，每次飲用一個紅酒杯大小的量。

植物酊劑　Tincture

植物酊劑（以酒精萃取植物的有效成分）具有簡易及快速完成製品的優點

● 飲用量：一杯倒滿紅酒杯的水中添加10～15滴的植物酊劑飲用，一天3次。

宏觀身體系統

即使我們在第二部的其他章節會將人體再細分為各個不同的部分來探討，但是每個系統和我們整體的身心狀況息息相關。在接下來的章節中即將看到，當身體的某部分系統出現異常狀況時，不論神經系統、皮膚系統、呼吸系統、或其他任何部分，這種異常狀況反應全身系統的平衡出現不協調的問題。我們會在本書的第三部探討達到全面療癒的途徑。

{第八章}
皮膚

你可能會覺得不可置信，皮膚的工作量其實相當繁重，它日以繼夜地進行再生和修復的工作。除了擔任防護罩的功能：保護體內的血液和器官並隔開外界水分的侵入，它還具備許多重要的功能。皮膚能藉由排汗讓我們免於外界溫度過高的傷害；它還會分泌抗菌物質來防止微生物入侵。皮膚的確是我們身體免疫系統中最重要的一環。皮膚的蘭革罕細胞（Langerhans cells）會攔截細菌和其他外來抗原，再把這些入侵者送往體內的T細胞處（一種白血球），藉此產生適當的人體防禦反應。

雖然皮膚會保護人體免於流失過多的水分、鹽分以及有機物質，然而它同時也負責排泄的功能。基於這個原因，身體一些其他的排毒器官如腎臟、肺臟以及大腸等機能一旦失調，皮膚就會出現斑點、紅疹、脫皮、泛白、黑眼圈、水腫、或是不健康的蠟黃膚色等等。對芳療師尤其重要的是，皮膚就像是一條雙向道路，不僅可以排泄廢物而且還能吸收養分。

皮膚也分布許多神經末梢網絡，這些神經末梢的作用在於傳送各種感覺給大腦。例如冷、熱和疼痛等感覺。而表皮以下的血管則特別容易感應到我們的情緒變化，例如當我們肌餓、興奮或看到自己喜歡的人、血液就會開始急促地聚集到皮膚表層，導致我們的臉部和頸部的皮膚泛紅（這種現象在北歐人的白皮膚上尤其明顯）。相反地當我們感到害怕、恐懼時，肌膚的血管會產生收縮，因此我們才會覺得手腳冰冷。

另一項為人所熟知的事情是皮膚會製造維他命D，這是導因於陽光照射到肌膚上的一種防禦成分：麥角固醇（Ergosterol），而讓這種成分轉變為維他命D。但是請別將製造維他命當作是健康的藉口，去做過度曝曬陽光這種危險的事情。皮膚白的人，臉部和手部的皮膚特別容易吸收陽光中的紫外線，因此照射太陽不到20分鐘，就足夠供應人體一整天所需的維他命D。而皮膚黑的人則需要接收更多的陽光才足以產生足夠的維他命D。如果光線照射不足則必須靠含有這類營養成份的食物來補充，例如雞蛋、富含油脂的

魚、葵花籽油、奶油、全脂牛奶及優格等。

皮膚的大汗腺（Apocrine，又稱為頂漿腺）主要分布於腋窩和陰部。這種腺體會分泌出類似荷爾蒙的物質，我們稱為費洛蒙（Pheromones），而費洛蒙的氣味在人類的性吸引力方面有很重要的影響力。

皮膚同時也是一種呼吸器官，這種功能通常在醫學的教科書中常被忽略。事實上，在東方的醫療觀念中，把皮膚稱為人體的「第三肺」。幾年前某則駭人聽聞的報導指出，有個小男孩在慶祝嘉年華會時將全身漆上金箔，最後卻因為呼吸困難致死。從當時的照片看來很明顯地印證第三肺的這種理論。這樣我們就可以知道為什麼要選擇天然纖維的衣服了，因為這樣才能順利讓皮膚呼吸，至少是直接接觸到我們皮膚的那一件衣服（合成纖維會封住汗水而且還會阻礙空氣流通的順暢）。再者還要避免使用化學合成的體香劑和止汗劑（請參閱第344頁天然體香劑）。

皮膚異常的類型

很遺憾的是治療皮膚疾病的正規醫學方法，經常會忽略我們體內的根本病因，只專注在局部性的皮膚治療，而把皮膚症狀當成是一個完全獨立的問題來解決。這種治療方式只是暫時抑制症狀，反而之後更會加深症狀，並造成更為嚴重的併發症，而這種負面的治療現象廣被順勢療法的醫師所認知。基於這個原因，如果你要在家自行治療一些慢性的皮膚失調問題，例如乾癬以及異位性濕疹，就要相當謹慎。依照我個人的經驗，如果這些皮膚問題的主要原因尚未先加以處理（可能是食物過敏；也許是長期性的壓力所導致），使用精油治療可能還是比抑制性的藥物治療來得更為安全有效。

許多自然療法之所以失敗的主要原因，在於很少人會有長期配合食療以及規律的生活型態的心理準備。這些其實都是整體全面療癒(holistic therapy)重要的一環。之所以會有如此現象，大部分是因為社會的壓力所使然。事實上，許多人認為害怕「被社會所遺棄」的壓力會比健康的飲食和生活習慣所帶來的種種優點來得更為重要。在這種情況下，我倒是推薦你可以尋求順勢療法醫生的協助。許多順勢療法醫師（雖然並非全部）比較不那麼在意限制飲食的重要性，事實上順勢療法對於治療食物過敏的患者還特別有效。這種療法並非要求飲食中禁止食用某些食物，而是經由體質調整而讓病人能夠對引起過敏的食物產生更高的耐受性。

定期性的全身按摩可以用來輔助

順勢療法的功效。這種方式有助於減輕壓力並讓身心感到安適,因而讓身心儲備更多自癒的能力,創造出理想的健康狀態,但是有些順勢療法的醫生相信多數精油會破壞或削弱順勢療法的治療效果。事實上這種觀點並非是芳療先驅——瑪格麗特摩利夫人以及她先生(譯註:摩利醫師,是一位順勢療法醫師)的觀點。他們已經成功地結合這兩種治療方法,並相信芳香療法(配合食療)實際上可以提高

順勢療法的功效。

大多數順勢療法的醫生相信只有樟腦氣味的精油,例如樟樹(Camphor)、尤加利和薄荷等,才會與順勢療法的藥效相砥觸。不論事實真相如何,結合這兩種自然療法之前,建議你先請教順勢療法醫生的意見。最保守的情形下僅僅使用不添加精油的純植物油來按摩是不會干擾到順勢療法的療效。而經由按摩減低壓力,應該還會有助於整個療程。

植物精油的作用

用來治療皮膚相關問題的精油,其主要功效如下:

- 殺菌:所有精油都或多或少都具有殺菌功能。而其中較佳的精油包括尤加利、薰衣草和茶樹。
- 抗發炎:有助於改善皮膚紅疹以及外傷,例如洋甘菊、薰衣草、天竺葵都適用。
- 結痂(刺激健康皮膚細胞再生):有助於燒傷、外傷以及疤痕等,例如甘菊、薰衣草和橙花皆適用。
- 止汗:幫助改善汗水過多並能清潔傷口,例如佛手柑、絲柏以及檸檬草。
- 殺真菌:有助於治療皮膚上的真菌感染,如香港腳和金錢癬等,例如雪松、檸檬草和薄荷就有很好的療效
- 驅除昆蟲:可趕走一些如蚊子等昆蟲,適用精油有薰衣草、尤加利和天竺葵
- 殺蟲劑(預防並殺死寄生蟲):為了治療像頭蝨和疥瘡等皮膚問題,可使用尤加利、迷迭香和茶樹等精油。

治療表：各種肌膚問題

青春痘

症狀描述	可能原因	加劇因素	推薦用油
肌膚皮脂腺的發炎問題，會在臉、頸、胸、及背部產生黑頭粉刺、白頭粉刺及一顆一顆的膿皰	**荷爾蒙失去平衡**：與雄性素及睪固酮有關，即使女性也有少量的這種男性荷爾蒙。 **食物過敏所引起**：大多數會造成過敏性面皰的食物是小麥及牛奶，而碳水化合物的代謝受到阻礙也可能會有關連。	高脂肪及高糖分的飲食。含碘的鹽分，海水魚、帶殼海鮮、海草、咖啡中的酢醬草酸（Oxalic acid）。一些含溴及碘的藥品如咳嗽糖漿、鎮靜劑、感冒藥、蒸臉過度（一星期超過兩次）。油漆或工業污染、過度日曬、壓力及月經前症候群。	白千層、羅馬洋甘菊、德國洋甘菊、雪松、絲柏、乳香、蒜（參見營養協助）、天竺葵、杜松子、薰衣草、廣藿香、迷迭香、茶樹、岩蘭草。

使用方法	推薦藥草	營養協助	其他建議
熱敷法，適度蒸臉（參見323頁），泡澡、全身按摩（平衡神經系統）、精油調理水（參見335頁以及第26章的美容保養單元）	等比例牛蒡及蒲公英（Dandelion）根部的煎煮液，再加上蕁麻浸泡液，其他有療效的藥草還有甘菊、薄荷、鼠尾草。	兩顆500mg的月見草油，如果是因為經前症候群造成的青春痘，在月經前期（月經來臨前10天）每天增加到4顆月見草油（推薦由Efamol出廠的月見草油，許多藥房有賣*）。一顆大蒜膠囊、維他命C500mg、β胡蘿蔔素30mg、啤酒酵母6顆、螯合鋅或葡萄糖鋅15mg兩顆，覺得有需要時每天服用。	適度的日光浴（每天最多一小時），多運動、呼吸新鮮空氣、深呼吸、放鬆運動、如果覺得壓力大時，可採用巴哈花精療法，若是3個月後仍然無效時，尋求專業醫師的協助。

譯註：Efamol可參見附錄一的精油購買篇中的Vitatonic及healthBASKET網站

香港腳

症狀描述	可能原因	加劇因素	推薦用油
腳趾間的真菌感染，有時整隻足部都會被感染，皮膚會有皸裂及酸痛現象。	鞋子透氣性差、足部流汗過多。而嚴重的香港腳也發生在情緒低落的時期。	衛生習慣不良、溫暖潮濕的環境。	蒜、薰衣草、廣藿香、薄荷、松、萬壽菊、茶樹。
使用方法	**推薦藥草**	**營養協助**	**其他建議**
精油醋、精油藥膏（添加適當的精油於無香乳霜中，參見67頁說明）、直接擦拭薰衣草或茶樹精油、足部泡浴、爽足粉。	提升免疫系統：紫椎花（Echinacea）。	每天4顆大蒜膠囊直到症狀緩解。嚴重時，配合攝取綜合維他命及礦物質。	一有機會就將足部曝露於日光或新鮮空氣中，隨時保持足部乾淨，不要穿尼龍襪。

頭蝨

症狀描述	可能原因	加劇因素	推薦用油
由於頭蝨寄生於頭皮所導致的，有時頭蝨還會寄生到眉毛、睫毛、腋毛、及鬍鬚上，通常發生於小孩（尤其是女孩），頭蝨卵會緊緊黏附於毛髮上。	頭蝨會吸血，通常藉由梳子、安全帽，以及直接接觸毛髮傳染。	頭蝨齧咬會造成嚴重搔癢，特別是耳後及頸背，持續抓搔會造成肌膚被抓破以致造成感染。	尤加利、蒜（參見營養協助部分）、天竺葵、薰衣草、松樹、迷迭香、穗花薰衣草、甜百里香。
使用方法		**營養協助**	**其他建議**
頭髮及頭皮精油（參見337頁的指示）。		嚴重的頭蝨會令你感到難過與不潔。每天配合攝取綜合維他命、礦物質及維他命C 500mg兩顆，並可服用1-2顆的大蒜膠囊。	如果眼睫毛也有感染頭蝨，找專業皮膚科醫師解決，切勿將精油使用於眼睛內及眼睛周圍。

凍瘡

症狀描述	可能原因	加劇因素	推薦用油
一種肌膚的發炎狀況，感染的部位（手指、腳趾、耳朵、鼻子）產生水腫及搔癢，有時會造成腐爛。	冷風、血液循環不佳，身體缺乏矽和鈣質。	過度抓搔摩擦患處會導致肌膚破裂。	黑胡椒、羅馬洋甘菊、德國洋甘菊、蒜、薰衣草、檸檬、馬鬱蘭。

使用方法	推薦藥草	營養協助	其他建議
冷熱替換足（手）浴、精油藥膏。	蕁麻、木賊（Horsetail），富含矽。	每天配合攝取綜合維他命及礦物質。	為預防考量，充足的運動，持續做全身按摩來改善血液循環。針對破裂的凍瘡，將大蒜膠囊搓破，直接將內含的大蒜精油塗在破裂部位（如果你能忍受大蒜的氣味），否則直接擦上薰衣草精油也有效。

唇皰疹

症狀描述	可能原因	加劇因素	推薦用油
一碰觸就感到疼痛，發生於嘴唇及其周圍，由單純皰疹病毒所引起。	這種病毒平時潛伏在許多人身上，在感到壓力大時就會開始發作（包括經前症候群），或是由於感冒傷風等感染而造成的體質衰退，有些人發作的原因也有可能是被陽光照射到所導致。	營養不良及壓力。	羅馬洋甘菊、德國洋甘菊、真正香蜂草、沒藥、茶樹。

使用方法	推薦藥草	營養協助	其他建議
使用精油調理水，另外可選擇任何你喜歡的精油來全身按摩，可幫助降壓。	**內服：**紫椎花、西洋蓍草（Yarrow）、香蜂草、洋甘菊。 **外用：**聖約翰草及金盞花藥膏。	每天服用維他命B群及維他命C 500mg兩顆。	由於食物過敏也是引發原因之一，必要時可諮詢整體療癒的醫師，最好能夠同時進行過敏測試。

癤瘡/暗瘡

症狀描述

毛囊中感染的膿瘡，病灶處呈現青黑色、暗紅色，而且摸起來異常柔軟。

可能原因

情緒性的不協調、缺乏運動，另外也與青春痘和糖尿病有關。

加劇因素

擠壓會加重感染。

推薦用油

白千層、羅馬洋甘菊、德國洋甘菊、蒜、薰衣草、檸檬、沒藥、甜百里香、茶樹。

使用方法

熱敷法。精油藥膏、精油調理水。

推薦藥草

提升免疫系統：紫椎花藥草茶、外用高麗菜糊濕敷（參見第113頁）。

營養協助

綜合維他命及礦物質，每天4顆大蒜膠囊直到症狀緩解。

其他建議

採用巴哈花精療法來平衡情緒問題。

濕疹（皮膚炎）

症狀描述

搔癢、伴隨鱗狀裂縫的發炎反應，有時會有黏液性滲出。又可分為兩種：異位性（慢性）濕疹以及接觸性皮膚炎。

● 注意：使用精油及藥膏之前，一定要先做肌膚過敏性測試。

可能原因

異位性濕疹通常發生於家族遺傳，或同時家族病史有氣喘、乾草熱或偏頭痛的問題，食物過敏也是可能的原因之一，特別是乳酪類的食品。而接觸性皮膚炎通常是接觸到家用或工業用化學物質、化妝品、鎳金屬所引起的局部反應，而有異位性濕疹（皮膚炎）體質的人也同時容易有接觸性皮膚炎的機率。

加劇因素

壓力，有時皮膚因擦油或藥膏而提高溫度也會導致。洗完澡之後會導致搔癢。

推薦用油

金盞花浸泡油、雪松、羅馬洋甘菊、德國洋甘菊、天竺葵（針對滲出黏液性濕疹）、杜松子（針對滲出黏液性濕疹）、薰衣草、奧圖玫瑰。

使用方法

溫敷或冷敷，手浴和足浴（針對局部性皮膚炎）、泡澡、全身按摩（降低壓力），然而若全身性或是黏液滲出性濕疹則要避免，按摩在肌膚未發作的地方。精油醋、精油藥膏（先確定不會引起過敏）。

推薦藥草

紅三葉草（Red Clover）及蕁麻花草茶（比例各半），另外如甘菊、繁縷（Chickweed）等。

營養協助

月見草油500mg 6顆，維他命B群及維他命C 500mg兩顆，每天服用。

其他建議

如果有異位性皮膚炎的困擾，可參考巴哈花精療法。建議諮詢整體自然療癒的醫師，最好能夠同時進行過敏測試。

牛皮癬

症狀描述	可能原因	加劇因素	推薦用油
肌膚出現紅色突起的塊狀物，突起的頂端會有銀色鱗片，會感染到身體任何部位，包含頭皮部位。	通常發生於家族遺傳，目前被認為與肌膚的酵素異常有關，有時會合併關節炎產生。	壓力。	白千層、羅馬洋甘菊、德國洋甘菊、薰衣草。

使用方法	推薦藥草	營養協助	其他建議
熱敷、泡澡、精油藥膏，全身按摩（可降低壓力），針對頭皮的牛皮癬可用頭皮精油調理水（參見第117頁的配方）。	同比例的牛蒡、茜草（Cleavers）、洋菝契（Sarsaparilla）及黃酸模（Yellow Dock）煎煮液。	月見草油500mg6顆，每天服用（研究顯示60%的患者症狀因而得到緩解）。	陽光及海水浴可暫時緩解病痛，巴哈花精療法能改善壓力問題。如果使用精油3個月之後仍然沒有效果，建議諮詢整體自然療癒的醫師。

金錢癬（輪癬）

症狀描述	可能原因	加劇因素	推薦用油
肌膚出現紅色搔癢的突起疹塊，會發生在身體任何部位。	與香港腳很類似的真菌感染，可能是由寵物或接觸農場的動物所引起。	衛生習慣不良、合成衣料，流汗過多。	金盞花萃取油、尤加利、蒜（參見營養協助部分）、天竺葵、薰衣草、檸檬、沒藥、薄荷、萬壽菊。

使用方法	推薦藥草	營養協助	其他建議
溫敷或冷敷，泡澡、較強濃度比例的精油藥膏。	**提升免疫系統：**紫椎花。	每天服用大蒜膠囊直到症狀緩解。	時常將身體暴露於陽光或新鮮空氣中，床單及衣物一定要清洗乾淨，因為真菌容易附著於衣物上，若沒洗乾淨會造成二度感染。

疥瘡

症狀描述	可能原因	加劇因素	推薦用油
由疥蟲所感染的一種高度肌膚傳染病，由於疥蟲的挖掘活動會造成肌膚異常搔癢及水泡產生。	可能藉由農場的動物所感染，特別是綿羊，也與衛生不良有關。	抓癢。	佛手柑、蒜（參見營養協助部分）、薰衣草、檸檬草、薄荷、松、迷迭香、甜百里香。

使用方法		營養協助	其他建議
強效的精油藥膏（參見第117頁的配方），熱敷、泡澡。		大蒜膠囊6顆，每天服用直到問題解除。由於大蒜的氣味會藉由肌膚及呼吸所散發，因此能將疥蟲驅離。	床單與內衣褲必須煮過，或是用熱水洗衣將疥蟲燙死。

疣與雞眼

症狀描述	可能原因	加劇因素	推薦用油
肌膚長出的小硬塊，肛門及陰道疣具高度傳染性，而且會導致陰莖癌與子宮頸癌，喉頭上的疣也要注意，這三種疣都要尋求醫師的協助。而雞眼是一種會疼痛的內生性疣，通常長在腳底的球狀體上。	乳突狀瘤病毒會由肌膚的小傷口中進入，而疣也與家族性遺傳或是健康狀況不佳有關，最常發生於小孩及青年身上。	不要試圖將疣或雞眼自行割掉，這樣不但會流血、還會造成疤痕及傷口感染。	蒜（參見營養協助部分）、檸檬、甜百里香。

使用方法	推薦藥草	營養協助	其他建議
直接將1～2滴精油滴在一小片狗皮膏藥（原子膏）上，將它貼在長疣或雞眼處，盡量避開周圍的正常肌膚。每天貼一次，但晚上就得將狗皮膏藥撕下來讓肌膚喘息一下，持續約一個月就能夠讓疣或雞眼消失掉。	蒲公英，將新鮮的莖部擠出汁來，將它塗抹在疣／雞眼上，每天兩、三次。	若健康狀況不佳，每天配合攝取綜合維他命及礦物質，並服用兩顆大蒜膠囊。	一旦疣或雞眼被去除之後，擦上小麥胚芽油，因為小麥胚芽油含有高單位維他命E，能抑制疣／雞眼的形成，持續進行芳療按摩能提升免疫系統。

精油配方及調配步驟

治療香港腳的精油醋

　　用漏斗將蘋果醋倒入一個深色的玻璃瓶中，再滴入精油，搖一搖使精油均勻擴散。接著倒水進去之後再搖一次。每次使用前都要搖一搖，讓精油能夠均勻擴散。如果感染的部位面積很小可使用棉布或棉花球擦拭，每天使用3次。

- 蘋果醋4茶匙（20ml）（譯註：1茶匙=5ml，1湯匙=3茶匙=15ml）
- 蒸餾水或開水30ml
- 薰衣草10滴
- 茶樹6滴

治療香港腳的精油爽足粉

　　將滑石粉或玉米粉放入一個塑膠袋中，接著再加入精油，將袋子綁緊，並且讓精油滲透粉中至少24小時。第一次使用前要先充分搖晃。

- 不含香料的滑石粉或玉米粉2湯匙
- 薰衣草15滴
- 薄荷5滴

治療暗瘡的高麗菜糊

　　利用傳統的高麗菜糊來作熱敷包是很棒的替代精油熱敷方法（一般芳療熱敷法是將暗瘡膿頭引出）。將一片高麗菜葉放在兩片紗布之間，再用很燙的熨斗將高麗菜葉片燙個幾秒鐘，勿將紗布取開，直接整個放在患部治療。將紗布壓在患部停留5分鐘，重複2～3次。每一次要用新的高麗菜葉。之後再擦上精油醋（參見下面的配方）。

治療暗瘡的精油醋

調製方法如同我們治療香港腳的精油醋方式。以棉花棒沾取精油醋每天擦拭3次於暗瘡處。

- 蘋果醋4茶匙（20ml）
- 蒸餾水或開水30ml
- 羅馬洋甘菊4滴（或德國洋甘菊2滴）

唇皰疹精油調理水

真正香蜂草精油被德國芳療醫師們用來治療唇皰疹。然而這種精油價格相當昂貴，對很多人而言是無法使用。而下列配方是很好的替代品，價格也很實惠。

- 蘋果醋2茶匙（10ml）
- 蒸餾水或開水4茶匙（20ml）
- 沒藥酊劑4滴
- 茶樹3滴

調配方式請參照治療香港腳精油醋的方式。然而沒藥酊劑必須在尚未添加茶樹精油以前就先加到蘋果醋中。因為沒藥酊劑（可以向藥草供應商或一些專業精油商購買）會讓複方精油變得混濁，但是這並不會影響其療效。每天以棉花球沾取調理水擦拭患部數次。

附註：因為我從未用過真正香蜂草精油來治療過唇皰疹，因此我無法對德國芳療醫師常用的這種精油療效多做評論。

製作簡易唇皰疹藥膏

　　下列配方是常見的聖約翰草和金盞花藥膏的家庭自製版本（在大部分的健康用品店都買得到這兩種藥膏）。依照我個人的經驗，聖約翰草和金盞花這兩種綜合配方，對唇皰疹的症狀治療效果最好。它們比任何我曾經用過的精油更能快速地去除唇皰疹。

　　聖約翰草和金盞花酊劑可向藥草供應商購買。而無香基底乳霜或軟膏適合作為藥膏的基底，可以向大部分的精油供應商購得。

● 無香精乳霜或軟膏50g

● 聖約翰草酊劑1茶匙（5ml）

● 金盞花酊劑1茶匙（5ml）

將基底乳霜或軟膏倒入一個消毒過的玻璃罐中。之後再倒入酊劑，並以湯匙的握柄均勻攪拌。每天使用數次於唇皰疹處。如果存放在陰涼的地方，這種藥膏至少可以保存8個月。

治療頭蝨

　　將精油滴入一個深色的玻璃瓶內，再加入植物油，搖一搖使之混合均勻。將調和精油擦在濕的頭髮上（用在乾燥的頭髮上會很難把油洗乾淨），並按摩頭皮來讓精油能接觸到髮根。特別要按摩耳朵和頸背部位，因為這些地方都是頭蝨很容易繁殖的地方。按摩後請至少停留一個小時，之後再用洗髮精清洗乾淨。拿一把平整的細齒梳將頭蝨卵和幼蟲刷乾淨（細齒梳，你可以在一般的美容用品店購買到），重要的是3天之內要再進行兩次，才能確保完全清除這些頭蝨。

● 植物油（例如橄欖油、葵花油）75ml

● 尤加利25滴

● 薰衣草25滴

● 迷迭香25滴

治療濕疹的精油藥膏

　　乳霜和油膏是不能用來治療濕疹，但是這兩項產品可用來減輕發炎和發癢的情形。要改善這種症狀，必須進行整體療癒（請參照我們在濕疹治療表列中的建議）。

配方1

- 無香精乳霜或軟膏50g（可向大部分的大盤商購買，請參考本書附錄一所列的建議購買地點）
- 羅馬洋甘菊5滴或德國洋甘菊3滴

將基底乳霜或軟膏倒入一個完全乾淨的玻璃罐中。之後再倒入精油，並以湯匙柄攪拌均勻。再將罐蓋封緊。每天使用2～3次於患部。

配方2

- 要治療黏液滲出性濕疹，可以在無香精乳霜或軟膏中添加3滴天竺葵、2滴羅馬洋甘菊（或1滴德國洋甘菊）、1滴杜松子。

配方3

- 蜂蠟軟膏
- 黃色蜂蠟15g
- 杏仁油60ml
- 羅馬洋甘菊8滴或德國洋甘菊4滴

先把蜂蠟和杏仁油放在耐熱的盤子裡，再將盤子置於煮沸水的平底鍋上隔水加熱（水浴燉鍋法Bain-Marie）。將溶解的蜂蠟與杏仁油攪拌均勻，再移開熱源。在還未滴入精油攪拌以前，先讓它稍微冷卻一下。滴入精油攪拌均勻之後再倒入乾淨的玻璃罐中蓋緊。每天使用2～3次於患部。

金盞花萃取油可以替代杏仁油使用，若使用萃取油，要將精油的用量減少為4滴的羅馬洋甘菊或2滴的德國洋甘菊。

注意：有些濕疹患者對精油溫敷的治療方式反應最好。這是因為乳霜、軟膏和植物油會使皮膚過熱，因而加重病情。再者部分濕疹患者會對蜂蠟過敏，因此在使用前，要先進行局部肌膚測試。除了未經精製的黃色蜂蠟之外，你也可以使用精製過的白色蜂蠟替代。患者可能比較能夠忍受這種精製過的蜂蠟，但使用前仍然要先進行皮膚測試。這兩種蜂蠟都可以向藥草供應商購買。

治療牛皮癬藥膏

要治療這種皮膚症狀，必須進行整體療癒（請參照我們在皮膚問題治療表列中的建議），下列兩種配方的精油藥膏都有助於減緩發炎和發癢的症狀。

配方1
- 遵照調製治療濕疹的精油藥膏的配方1來調配。但改用6滴的薰衣草和3滴的羅馬洋甘菊。

配方2
- 遵照調配治療濕疹的精油藥膏所列舉的配方3來調配。但是改用12滴的薰衣草和4滴的羅馬洋甘菊。

治療頭皮牛皮癬的精油調理水

將蘋果醋用漏斗倒入一個深色的玻璃瓶中，再滴入精油，搖一搖使精油均勻擴散。接著再倒入水，再搖一次。將調好的精油調理水擦在頭皮上，一個星期擦數次。在每次使用前要搖一搖，讓精油能夠均勻擴散。

- 蘋果醋4茶匙（20ml）
- 蒸餾水或開水50ml
- 薰衣草15滴
- 尤加利5滴

治療金錢癬的精油藥膏

遵照調製治療濕疹精油藥膏的配方1來調配。但是改用7滴的薰衣草、6滴天竺葵和7滴的尤加利。

治療疥瘡的精油藥膏

遵照調製治療濕疹精油藥膏的配方1來調配。但是要調製出效果強烈的精油成分請改用5滴的薄荷、17滴薰衣草、12滴迷迭香。盡可能不要將這種精油藥膏擦在健康的皮膚上，以免刺激皮膚。

皮膚問題急救包

參考「肌膚急救建議」一表，有助於你選擇適合的治療用精油，來對付輕微的燒傷、刀傷、擦傷以及其他許多皮膚問題。但是嚴重的燒傷和外傷，仍需要緊急就醫治療。雖然芳療醫師也可以用精油來治療這些較嚴重的皮膚症狀，但是我們絕不建議一般民眾這麼做。然而要如何判斷燒傷和外傷已經嚴重到需要緊急就醫治療的程度呢？

●灼傷和燙傷

皮膚表面或第一級的灼傷可以在家自行治療，因為這類灼傷僅涉及皮膚的最表層。雖然有時候這種灼傷仍會使人感覺相當疼痛，但是不至威脅到我們的健康。通常灼傷的部分會變紅，有時還會出水，但是最後會痊癒不會留下永久性的疤痕。表皮的灼傷，可能是因為不小心握住滾燙的湯鍋；或是你被熱水或蒸氣燙到。通常只要以自來水沖洗，冷卻灼傷的皮膚，或是將灼傷的部位浸入裝有冷水（最好是冰水）的臉盆約5-10分鐘，之後再擦上純精油。（請參照肌膚急救建議表列內容）

至於大面積的灼傷或灼傷程度較深者，會列入下列兩級：第二級和第三級灼傷。第二級灼傷的特徵是起水泡、疼痛以及紅腫。這種灼傷也會出水。而第三級灼傷的特徵反而不會立刻感覺疼痛（因為神經末梢已經被燒壞了）；而肌膚已經完全灰化或炭化了。

第二級和第三級灼傷，通常是因為直接接觸到火焰、沸騰的液體或腐蝕性的化學物質、被電灼傷或過度曬傷所導致。記得千萬不可將第二、三級的灼傷患部浸泡在水中。在家自行治療僅能在患部使用乾淨和乾燥的無菌敷料（如果沒有消毒過的無菌敷料，那麼撕下一塊乾淨的棉布也可以），接著要緊急就醫治療。千萬不要將灼傷的水泡擠破；也不可以撕開灼傷的皮膚，因為這只會增加感染而已。

●外傷

大部分的刀傷和擦傷都可以在家自行治療，但是如果遇到下列任何一種狀況時，就必須緊急就醫治療。
●深度刺傷，特別是被不乾淨或生鏽的東西所刺傷時。這類型傷口感染的危險性相當大。
●如果傷口部位血流不止，這就表示已經切到動脈血管了。這類傷口會有生命危險，因此一定要立即就醫。用乾淨的棉布（例如撕下一塊床單）先將傷口蓋住，直接在傷口上壓緊至少15分鐘，幫助止血。如果受傷部位是手臂或腿部時，你也可以將受傷部位抬

高過心臟的高度，而且這個姿勢，可以降低血壓而減緩血流速度。

● 如果刀傷看起來相當地深，或是嚴重到皮開肉綻；或是為鋸齒狀的器物所造成的刀傷，例如玻璃碎片或切麵包的刀子。這類型的傷口則需要進行縫合的手術。

● 如果是大面積的擦傷（例如整條手臂或整條腿時），而且有其他東西卡在裏面時（例如碎石和小木屑等）。

● 被動物咬傷，尤其是傷口很深，會引起大面積的傷口或腫大的情況。

● 被昆蟲咬傷而出現過敏性反應者（過敏性休克），這種症狀包括嘔吐、發燒、不規律的心跳或呼吸困難等，這些症狀會導致昏迷或甚至死亡。如果你遇到這種高危險性的傷口，醫生會為你緊急皮下注射腎上腺素皮下注射。

● 毒蛇、魚類或蜘蛛咬傷時。如果需要耗時很久才有辦法就醫時，可以立即用精油來進行急救（請參照肌膚急救建議表列內容）。

● 凍瘡：千萬不可以摩擦患處皮膚，也不可以用油和油膏來塗抹患處。慢慢讓患處皮膚變暖和，就能自然地避免對皮膚組織造成二度傷害（也可吹吹患處皮膚，將手放在腋窩處暖手，或是把搓暖過的手放在凍傷的耳朵、鼻子和臉部的地方），如遇嚴重症狀時，請安排送醫治療。

● 準備急救包的其他天然附加療方

可準備一瓶巴哈花精療法中由5種花材調製而成的救急花精（Rescue Remedy，譯註：這是巴哈花精療法當中，唯一的一瓶口服複方花精。由聖星百合、鳳仙花、岩薔薇、櫻桃李、鐵線蓮5種花藥混合而成，據說可以讓人臨危不亂，穩定情緒）。因為其中摻有白蘭地酒這種天然防腐劑，因此可以無限期地保存。它可以用來控制各種緊急情況發生，例如一些所謂情緒性「休克」（請不要和醫學上定義的「休克」混為一談。因為醫學上定義的休克是指人體嚴重流失賴以維生的體液時引起的全身性反應），以及應付歇斯底里。儘管這種治療方式不能替代正統的醫藥治療，但是它能夠在病人等候就醫之前，減緩許多心理上的痛楚。因此能夠及早啟動患者自我身心的療癒過程，而不致延誤醫療的最佳時機。

通常救急花精的使用劑量是每隔15分鐘將4滴未經稀釋的花精直接滴在病人的舌頭上，一直到病人的痛苦減緩後才停止。或者可以將相同劑量的花精滴入一小杯開水中，然後再間歇性飲用。如果病人陷入意識不清的昏迷狀態，那麼就要以外用方式使用。不論是未經稀釋或稀釋過的花精皆然。可用來滴在病人的嘴唇、牙齦、太陽穴、頸背、耳朵後面或是手腕處。

在急救包中一定要有一瓶薰衣草精油，尤其是在外出旅行期間。薰衣草幾乎可以用來應付任何緊急狀況。然而不像巴哈花精療法的救急花精，它無法無限期地保存使用，所以平時不需要買太大量的精油，當我們用完時再去店裡購買。如果把精油放在我們的急救包內，長時間後它可能會失去療效，尤其是曾被打開過的情形下。

另外準備一點蘋果醋，這可治療被黃蜂叮螫時使用。用漏斗將少量的蘋果醋注入一個適合放入急救箱大小的深色玻璃瓶內。為了治療被螞蟻或蜜蜂刺咬，你還需要一瓶等量的蒸餾水，以及一些小蘇打。

肌膚急救建議表

動物咬傷

建議精油	使用方法	其他建議
尤加利、薰衣草、茶樹。	先用冷水沖洗傷口，接著直接將精油擦拭在患部，或是用冷敷方式，如有必要可蓋上敷料，並在紗布繃帶上滴上幾滴精油。	狂犬病可經由狗或其他動物的唾液所傳染，如果你有被動物咬傷的情況，不論傷口大小，最好能緊急就醫。

刀傷擦傷

建議精油	使用方法	其他建議
羅馬洋甘菊、德國洋甘菊、欖香脂、尤加利、乳香、白松香、薰衣草、檸檬、沒藥、松、茶樹、甜百里香、岩蘭草。	先用冷水沖洗傷處或是以沾濕的棉花棒清洗傷口，接著直接將薰衣草或茶樹精油擦拭在患部，或是擦上精油藥膏（參見第67頁），大面積的傷口可用精油冷敷方式治療，如有必要可用紗布繃帶固定。	如果有泥土灰塵黏附於傷口上，可用乾淨的鑷子將灰塵移除（記得先用純精油擦拭鑷子）。

灼傷燙傷

建議精油	使用方法	其他建議
尤加利、天竺葵、薰衣草、茶樹。	如果可以,先用冷水沖洗傷處10分鐘,或是浸泡於冷水中10分鐘,接著直接將精油擦拭在患部,大面積的灼傷可用精油冷敷方式治療。	初期絕對不要塗上軟膏及植物油,包含使用基礎油稀釋的植物精油。因為對於初期剛灼傷的肌膚來說,油脂(不同於純精油)反而會「油炸」處於發熱灼傷的肌膚,而造成肌膚感染加劇的機會。等過了初期,在灼傷肌膚癒合修護期間,這時使用稀釋的植物精油、小麥胚芽油或者像金盞花、聖約翰草油這一類的萃取油,就能防止灼傷永久性的疤痕產生。 嚴重的灼傷應該要緊急就醫

水母螫傷

建議精油	使用方法	其他建議
尤加利、天竺葵、薰衣草。	如果要將水母的毒刺移除,先在手上墊一塊布或衣物保護,用海水沖洗患部,再直接擦上純精油。	不要按摩或用清水沖洗患部,這樣更會造成一些螫傷細胞的釋放,絕大多數的水母刺是無害的,可是一旦被葡萄牙戰士(Portuguese Man-of-War,一種有毒水母)的螫刺到了可就要緊急就醫了。

蛇咬傷

建議精油	使用方法	其他建議
薰衣草。	擦上足量的純薰衣草精油,保持患部靜止不動,並低於心臟的位置,以防止心臟過快吸收毒液。	雖然有些人會將毒蛇作為寵物飼養,然而在英國唯一原生的毒蛇就是蝰蛇(adder)。用精油治療蛇咬只是在等待就醫時的一種緊急措施,很重要的是一定要確認咬傷的毒蛇種類,以便作為注射蛇毒血清的重要判斷。

驅除昆蟲

建議精油	使用方法	其他建議
尤加利、廣藿香、薰衣草、迷迭香、茶樹。	擦拭3%的稀釋精油於暴露在外的部位（手臂及腿），臉部則使用2%的稀釋精油擦拭（參見第70頁的簡單調製精油比例）。	參見第28章的「甜蜜的家」。

昆蟲咬傷

建議精油	使用方法	其他建議
白千層、羅馬洋甘菊、德國洋甘菊、尤加利、薰衣草、檸檬、茶樹。	直接將薰衣草或茶樹精油擦拭在患部，或是擦拭精油藥膏，如果有浮腫現象時，用薰衣草或甘菊精油冷敷。	針對黃蜂、蜜蜂或螞蟻咬傷，參見第123頁內容。

蜘蛛咬傷

建議精油	使用方法	其他建議
羅馬洋甘菊、德國洋甘菊、薰衣草、茶樹（參見其他建議部分）。	擦上足量的純薰衣草精油，並且/或是用甘菊或薰衣草精油冷敷。	雖然有些大型蜘蛛咬傷產生劇痛的例子。然而，英國境內並沒有毒蜘蛛。茶樹精油據説能中和澳洲真水狼蛛（funnel web spider，一種毒蜘蛛）的毒性，而薰衣草據説能中和有名的黑寡婦毒蜘蛛的毒性，然而用精油治療毒蜘蛛咬傷只是在等待就醫時的一種緊急應變措施。

曬傷

建議精油	使用方法	其他建議
羅馬洋甘菊、德國洋甘菊、尤加利、薰衣草、迷迭香、茶樹、天竺葵。	一天進行2～3次的涼水浴（最好是冰冷的水）。在洗澡水中加上8湯匙的蘋果醋及8滴植物精油。泡澡之後，將肌膚水分拍乾並擦上適當比例的稀釋精油（參見第70頁簡單調製精油比例）。針對較嚴重的曬傷部位，用一隻小的軟毛刷子沾上稀釋精油來塗抹會比較不像用手塗抹那麼疼痛。	絕對不要直接塗上乳霜、軟膏或植物油於嚴重曬傷部位，應等到泡過冷水浴降溫之後（也可以用海綿沾冷水輕輕擦拭曬傷部位來降溫）。另外記得要時常喝水以防止身體脫水，嚴重曬傷的肌膚會像龍蝦殼一樣紅，一旦有柔軟的水泡出現時，就要緊急就醫。

急救包內的急救處方和調製步驟

● 黃蜂叮螫

因為黃蜂的毒液呈鹼性，最有效的治療藥方是醋（最好是蘋果醋），因為它能夠中和毒液。視狀況可經常使用，直到疼痛和紅腫消除為止。要避免感染，可在每一茶匙的蘋果醋中添加一滴薰衣草精油或茶樹精油。

● 蜜蜂叮螫

蜜蜂是唯一會將它的武器——刺針插入我們皮膚上的昆蟲。在拔毒針時，請不要用手指硬拉，因為你可能會將其中的毒囊擠破，把剩餘的毒液注入身體。這時可用小鑷子拔除毒針，而且將鑷子盡可能靠近我們的皮膚（避開針上的毒囊）。將毒針抓緊後再拔除。

蜜蜂的毒液呈酸性，因此要消除它所造成的疼痛和紅腫必須使用小蘇打這種鹼性溶劑來加以中和。濃度大約一大匙（15ml）的水中加入一茶匙（5ml）的小蘇打粉。為了預防感染，可以在溶劑中添加一滴洋甘菊或薰衣草精油。而使用洋甘菊以及／或是薰衣草精油的冷敷方式也有助於減少疼痛和紅腫的情況。

● 螞蟻螫咬

螞蟻的毒液呈酸性。要中和其毒液，要使用小蘇打這種鹼性溶劑。在其中添加一滴洋甘菊或薰衣草精油可以預防感染。而使用洋甘菊以及／或是薰衣草精油的冷敷方式也有助於減少疼痛和紅腫的情況。

● 口腔和喉嚨被昆蟲叮咬

為了減輕腫大的症狀，拿一塊冰塊給患者吸含，或者用冷水嗽口。如果是被蜜蜂或螞蟻叮咬，那麼可使用調好的小蘇打水來漱口（將一茶匙小蘇打粉加入一杯水中調製），最重要的是：盡快送醫治療。

{第九章}
呼吸系統

我們和生存在這個地球上的所有生物共享大地之氣。當我們察覺到空氣的吸入和呼出時，我們就會開始知道生命本身的型態。如同潮汐起落、月亮盈虧、白天和夜晚的輪替、春秋周而復始等現象，都是生生不息地一直循環。我們的呼吸與樹木（通常被稱之為地球上的肺）的共合是顯而易見的事實。

當我們安靜地坐著時，大約一分鐘呼吸12到15次。而在劇烈運動的過程中，呼吸頻律則是平時的兩到三倍。大多數時候呼吸是受到人體延腦來自動控制的（延腦是連接大腦脊髓上的凸狀物質）。但我們也可以在某個程度上控制自己的呼吸。例如當我們在深呼吸或是在水中游泳的時候。

呼吸（Breathing）是藉由橫隔膜和肋間肌肉將空氣吸入和呼出肺部的一種動作。呼吸作用（Respiration）是指發生在細胞內的一種化學過程，藉此化學的轉換程序，食物才能經由氧化作用產生能量；並且將二氧化碳及其他組織廢物排除於體外。如果我們讓這些廢物囤積在體內，最後會造成細胞死亡。圍繞在肺泡上的微血管就會將這些廢物帶回肺部，當我們在呼氣時就會順便排出這些廢物；同樣地，當我們吸氣時就會吸入新鮮氧氣來替換。這種複雜的過程也稱為氣體交換。

這種吸入氧氣以及呼出有毒廢氣的過程，對維持生命相當重要。因此任何與呼吸相關的疾病都會影響到我們整個身體，甚至容易得到傳染病、提早老化、大腦和神經細胞功能退化等問題。依照許多健康專家的說法，心智上的變化通常和年齡有關，例如思想衰退和記憶力模糊，而這是細胞中氧氣太少的結果。可能是呼吸過淺或循環系統受阻之其中一種原因所導致；也許是這兩者因素同時影響的結果。

的確，將賴以維生的氧氣供應給我們的細胞是呼吸系統和循環系統的共同責任。而肺部、皮膚、腎臟和大腸共同扮演著排泄廢物的角色，如果任何一個系統發生問題，那麼我們的身體就會相對地增加其他排泄系統的負荷，才能維持平衡。

呼吸系統失調的類型

呼吸系統出現疾病會影響黏膜，這些黏膜組織分布於鼻孔、鼻竇、口腔、喉嚨、氣管以及肺部的內襯，而我們眼睛上的細微薄膜以及內耳中的內襯都覆有這種會產生黏液的薄膜。這些黏液的功能在於保護這些身體構造的脆弱表面，使它們保持潮濕並攔截空氣中灰塵的入侵。

當身體狀況良好時，我們很難查覺到這些呼吸道黏液，因為它們會經由呼吸道中纖毛的擺動而將這些黏液帶至胃部被消化掉。這些細小的纖毛生長自呼吸道邊緣的細胞，而且會前後擺動。當人體因為營養不良、情緒失調或抽菸等因素失去了天然抵抗力時，這時就很容易被空氣中的細菌和病毒所侵害。這時黏液就會變得更多且更黏稠，而使身體免受毒素所害。然而若是忽略了問題的起因，可能會導致黏液阻塞或慢性黏膜炎等問題，而自然療法的目標便是利用抗阻塞的草本植物和精油來改變黏液的濃稠度，因而讓纖毛能將黏液正常排除。

有趣的是，英國埃克塞特（Exeter）大學的學者指出，經科學研究證實古老的蒸汽吸入療法可以用來治療傷風感冒的症狀。因為這一類感冒病毒對蒸汽非常敏感，因此能夠利用蒸汽將它們消滅。依我個人的經驗，蒸汽吸入療法若能再配合帶有辣味的蜂蜜檸檬熱飲，在症狀一出現時就開始飲用，則治療效果尤其顯著。它們確實能夠防止這些病症惡化。

污染的空氣對我們的肺部是最大的挑戰。當我們曝露在污染嚴重的空氣中或抽菸時，我們的纖毛會停止擺動。而開始出現纖毛短暫性癱瘓。若是這種刺激長時間的持續下去，纖毛就會萎縮死亡，而永不再生。

請務必記住，或許我們體內大部分的器官可以忍受大量虐待，但唯獨我們的肺部會承受不了。對呼吸系統最好的防護措施——而且確實為了你整體的健康——就是呼吸新鮮的空氣、適當的運動以及良好正確的呼吸動作。一旦保持上述習慣，當呼吸系統出現問題時，精油、草本植物及其他溫和的治療方式才能更快速有效地運作。

呼吸系統

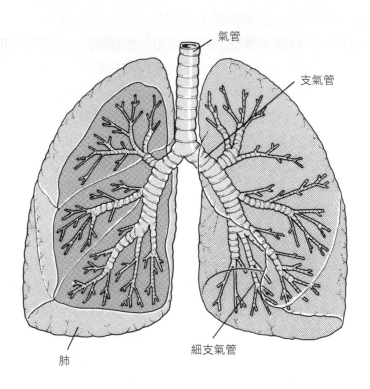

氣管

支氣管

細支氣管

肺

植物精油的作用

　　和天然草藥不同，植物精油對呼吸系統缺乏鎮痛的效果，而精油的作用在於舒緩受刺激和發炎的黏膜組織。然而，精油的確對許多一般性的呼吸疾病極有幫助。而對呼吸系統有益的植物精油其主要作用如下：

- 抗痙攣（放鬆支氣管的痙攣現象）：針對像哮喘或乾咳等症狀，可使用洋甘菊、絲柏、甜百里香等精油。
- 抗病毒：針對傷風感冒等症狀，可使用丁香、尤加利和茶樹等精油。
- 發汗劑或退燒劑（促進排汗，因此可以退燒）：有助於改善傷風感冒等發燒症狀，可使用黑胡椒、薑和百里香等精油。
- 化痰劑（促進黏液排除）：針對鼻黏膜發炎等問題，例如支氣管炎、鼻竇炎、咳嗽、傷風等症狀，可使用尤加利、薄荷和松等精油。

治療表：呼吸系統問題

關於各種不同精油處方比例的拿捏問題，你可以參照第6章。在這個表中除了呼吸道感染及鼻黏膜發炎的問題之外，也列出一些眼睛及耳朵的狀況供您參考。

氣喘

症狀描述	可能原因	加劇因素	推薦用油
發作時，感到呼吸困難並發出喘息聲，合併咳嗽，呼氣時尤其明顯，而且會有混亂不安感。	通常家族病史有氣喘、濕疹、有時偏頭痛也會造成。過敏也是引起氣喘的原因之一，例如樹木和花草的花粉，動物毛髮、霉菌、真菌、乳酪產品等過敏物質所造成。	恐懼、緊張、壓力和焦慮，抽菸等，同時應避免蒸汽吸入及洗蒸汽浴，這些都會加劇氣喘發作。	快樂鼠尾草、絲柏、尤加利、乳香、白松香、牛膝草、薰衣草、真正香蜂草、馬鬱蘭、沒藥、薄荷、松、奧圖玫瑰、迷迭香、茶樹、甜百里香。

使用方法	推薦藥草	營養協助	其他建議
泡澡、持續的按摩（特別是針對胸部、頸部及肩膀），擴香器、直接吸嗅（精油滴在手帕上）	款冬（Coltsfoot）、紫椎花、牛膝草、香蜂草、薄荷。	每天服用包含維他命B群的綜合維他命及礦物質，再加上500mg的維他命C， 1-2顆大蒜膠囊。	進行整體全面療癒是相當重要的，嚴重的氣喘最好要配合醫療處方用藥，呼吸運動（參見第230頁）、亞歷山大技術＊、巴哈花精療法、過敏性測試、諮詢專業的順勢療法醫師進行體質改善的治療。

*譯註：這是大約100年前由一位澳洲人Frederick Matthias Alexander所發明的一種自我訓練動作，能矯正不當的姿勢

急性支氣管炎

症狀描述	可能原因	加劇因素	推薦用油
一種支氣管的感染，並影響到肺部，會有肺部咳嗽、發燒、胸痛、肌肉痠痛、及胸部刺激，合併心情沮喪。	抽菸、攝取過多乳酪類製品及垃圾食品、不正確的呼吸方式、空氣污染、姿勢不當、壓力。有時是過敏引起，通常這是屬於感冒及流行性感冒所引起的併發症。	冷而濕的空氣。	歐白芷、白千層、雪松、絲柏、欖香脂、尤加利、乳香、白松香、牛膝草、薰衣草、檸檬、真正香蜂草、馬鬱蘭、沒藥、甜橙、薄荷、檀香木、迷迭香、茶樹、甜百里香。

使用方法	推薦藥草	營養協助	其他建議
蒸汽吸入、擴香器、泡澡、胸部及背部按摩（參見第133頁配方）	款冬、牛膝草、療肺草（Lungwort）、百里香。	500mg的維他命C 4顆、綜合維他命及礦物質，再加上2-4顆大蒜膠囊。當病情有改善時，再漸漸減少維他命C及大蒜膠囊的服用量。	多睡眠、蜂蜜檸檬熱飲。慢性支氣管炎會比急性還來得更為嚴重，通常會伴隨肺氣腫，這種情形下，建議諮詢專業醫師，同時尋找整體全面療癒專家，例如藥草學家及順勢療法醫師的協助。

鼻黏膜炎

症狀描述	可能原因	加劇因素	推薦用油
因黏液過多以致累積許多毒素物質，迫使身體必須強迫排出的一種現象。	感染，營養不良、壓力，有時是過敏所引起。	吃過多乳酪製品或是垃圾食物。	白千層、雪松、欖香脂、乳香、白松香、蒜、薑、茉莉、薰衣草、檸檬、馬鬱蘭、沒藥、甜橙、薄荷、松、檀香木、迷迭香、茶樹、甜百里香。

使用方法	推薦藥草	營養協助	其他建議
蒸汽吸入、擴香器、泡澡、規律的按摩（特別是胸部）	甘菊、接骨木花、薄荷、香蜂草。	500mg的維他命C兩顆、啤酒酵母錠6顆、綜合維他命及礦物質，再加上3～4顆大蒜膠囊，當病情有改善時，再漸漸減少大蒜膠囊至1顆。	辛辣蜂蜜檸檬熱飲（參見第136頁），建議慢性鼻黏膜炎諮詢整體全面療癒專家，最好能同時進行過敏性測試。

感冒

症狀描述	可能原因	加劇因素	推薦用油
一種由病毒所引起的上呼吸道感染（鼻子至喉嚨部位）	我們越來越懷疑感冒是由長期的壓力以及營養不良所導致。自然療法學者認為感冒是一種身體自我清理的作用，特別是在春天及秋天。	悶熱、有煙霧的環境，通常夜間症狀會加劇，一些容易產生黏液的食物如乳酪製品、麵包及馬鈴薯等。	黑胡椒、雪松、肉桂（樹皮及葉子）、丁香、尤加利、蒜、薑、薰衣草、檸檬、香蜂草、甜橙、薄荷、松、茶樹。

使用方法	推薦藥草	營養協助	其他建議
蒸汽吸入、直接吸嗅（精油滴在手帕上）、擴香器、泡澡、胸部及喉嚨按摩（參見第133頁配方） ● 注意：肉桂和丁香精油只建議以薰蒸方式使用（參見薰蒸方式）	甘菊、款冬、接骨木花、牛膝草、薄荷、西洋蓍草	在感冒季節來臨時做好預防工作，每天服用500mg的維他命C兩顆、綜合維他命及礦物質，再加上1～2顆大蒜膠囊。	辛辣蜂蜜檸檬熱飲。

咳嗽

症狀描述	可能原因	加劇因素	推薦用油
一種身體清理呼吸道的方式，意欲清除呼吸道中的黏液、細菌、灰塵、花粉或煙。	咳嗽通常伴隨其他感染，如一般感冒和流行性感冒，通常是由抽菸所引起，有時也會因過敏導致。	同感冒 及流行性感冒（第131頁）	歐白芷、黑胡椒、白千層、雪松、快樂鼠尾草、絲柏、尤加利、白松香、蒜、薑、牛膝草、香蜂草、馬鬱蘭、沒藥、松、奧圖玫瑰、檀香木、迷迭香、茶樹

使用方法	推薦藥草	營養協助	其他建議
精油漱口（加1～2滴精油於溫水中）、直接吸嗅（精油滴在手帕上）、擴香器、泡澡、胸部及喉嚨按摩。 ● 注意：大蒜有時會加重乾咳症狀	**乾咳：**款冬、藥蜀葵 **有痰的咳嗽：**牛膝草、百里香。	同感冒 及流行性感冒（第131頁）	辛辣蜂蜜檸檬熱飲。若持續咳嗽，諮詢專業醫師的意見，同時尋找整體全面療癒專家如藥草學家及順勢療法醫師的協助。

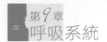
꧁ 耳朵痛 ꧂

症狀描述	可能原因	加劇因素	推薦用油
通常是一般感冒或流行性感冒的併發現象	如果與一般感冒或流行性感冒有關，是因為感染由喉嚨蔓延至耳朵的咽鼓管。有時，耳朵痛是因為中耳炎所造成。	冷、濕、多風的季節	羅馬洋甘菊、德國洋甘菊、薰衣草、薄荷、迷迭香。

使用方法	推薦藥草	營養協助	其他建議
將一只蛋杯量（約20ml）的橄欖油或甜杏仁油加熱，添加一滴植物精油調和，然後用試劑滴管吸少量調和精油滴幾滴於耳中，再用棉花球將耳朵封住。	同感冒（第129頁）、咳嗽（第129頁）及流行性感冒（第131頁）	同感冒（第129頁）、咳嗽（第129頁）及流行性感冒（第131頁）	持續或嚴重的耳朵痛應該尋求專業醫師協助，尤其當耳朵有膿汁或血液流出時。

꧁ 花粉熱 ꧂

症狀描述	可能原因	加劇因素	推薦用油
因季節對空氣中霉菌孢子及花粉所引起的一種過敏問題，症狀為過度的打噴嚏、癢、鼻塞或流鼻水，眼睛刺激充水及畏光，一些人還有發燒及類似氣喘的症狀，例如咳嗽或濃重的喘息聲。	同氣喘（第127頁）	暴露於過敏原中，例如樹木和花草的花粉。	羅馬洋甘菊、德國洋甘菊、尤加利、奧圖玫瑰。

使用方法	推薦藥草	營養協助	其他建議
泡澡、直接吸嗅（精油滴在手帕上）、胸部及背部按摩、擴香器、花粉熱精油藥膏（參見第135頁配方）	接骨木花、土木香、小米草（Eyebright，這也可以用來清洗過敏的眼睛）、白毛莨（Goldenseal）	同氣喘（第127頁）	深呼吸運動（參見第230頁）、亞歷山大技術＊及瑜珈（能矯正因不當姿勢而導致的呼吸不順）、巴哈花精療法、過敏性測試、如果症狀一直持續，諮詢藥草學家及順勢療法醫師所提供的體質改善建議。

*譯註：這是大約100年前由一位澳洲人Frederick Matthias Alexander所發明的一種自我訓練動作，
　　　　能矯正不當的姿勢

眼睛刺激或黏液分泌過多

症狀描述	可能原因	加劇因素	推薦用油
通常與上呼吸道感染有關（一般感冒及流行性感冒）。雖然，麥粒腫（針眼）與暗瘡很類似（參見第8章各種肌膚問題表）。然而可以用這裡所列的建議改善症狀。	同感冒（第129頁）、咳嗽（第129頁）及流行性感冒（看下面）	過熱、乾燥的環境，過亮的螢光燈刺激。	植物精油會造成眼睛刺痛，所以不建議使用於眼部，如果你能購買到真的天然花水，例如玫瑰花水或是矢車菊花水，可以拿它們來清洗眼睛。

使用方法	推薦藥草	營養協助	其他建議
天然花水：針對乾燥刺激的眼部，使用冷敷法，將化妝棉片浸於花水中濕敷，而針對麥粒腫或黏液型眼部問題，則用熱敷法，將花水置於琺瑯或不銹鋼鍋中微微加熱。（譯註：加熱不建議用微波爐，有人質疑微波會將水活性成分破壞）	**內服法**：紫椎花、小米草。 **外敷法**：針對乾燥刺激的眼部，用冷的藥草茶清洗眼部或用來冷敷，如小米草、金盞花或甘菊。而針對黏液型眼部問題，則用熱敷法，將上述的藥草茶溫熱過後浸洗眼部。	同感冒（第129頁）	結膜炎是一種較嚴重的眼部感染疾病，建議尋求專業醫師協助。不同的眼部感染症狀能藉由眼部專用的藥草萃取液來獲得紓解。然而，針對慢性的眼部問題，若感覺情況不見好轉，建議採用整體全面療癒的方式（包含營養建議）。儘管如此，對於容易乾燥刺激的眼部來說，本表所列的這些方法可歸類為整體全面療癒的治療方法之一，而且真的有幫助。

流行性感冒

症狀描述	可能原因	加劇因素	推薦用油
一種由病毒所引起的上呼吸道感染，造成發燒、頭痛、全身性疼痛及鼻塞現象。	長期的壓力、營養不良、熬夜、工作過度，而造成病毒有感染的機會。	濕冷的氣候，缺乏睡眠、過勞、通常夜晚症狀會更嚴重。	同感冒。

使用方法	推薦藥草	營養協助	其他建議
蒸汽吸入、直接吸嗅（精油滴在手帕上）、擴香器（參見第134頁配方）、泡澡、胸部及喉嚨按摩	同感冒（第129頁）	同感冒（第129頁）	辛辣蜂蜜檸檬熱飲

鼻竇炎

症狀描述	可能原因	加劇因素	推薦用油
一種由鼻竇感染所造成的鼻塞、眼周疼痛、頭痛、有時也會出現口臭。	壓力、食物過敏、空氣污染，會經由感冒或流行性感冒所誘發。	吃進過多會引起黏液的食品，像乳酪製品、小麥或添加過多人工色素及防腐劑的食品。過於悶熱的房間。	白千層、尤加利、蒜（參見下方營養協助部分）、薰衣草、檸檬、薄荷、松、茶樹。

使用方法	推薦藥草	營養協助	其他建議
蒸汽吸入、直接吸嗅（精油滴在手帕上）、擴香器、泡澡、臉部按摩，鼻竇炎精油藥膏（參見第135頁配方）。	接骨木花、尤加利葉、小米草（可同時用來冷敷或飲用）、薄荷。	急性鼻竇炎時，每天服用2-3顆大蒜膠囊，當病情改善時，再減少至1顆，平時每天攝取綜合維他命及礦物質、500mg的維他命C 3顆。	如果病情持續，建議諮詢整體全面療癒專家的建議，最好同時有人幫你做過敏性測試。

喉嚨感染

症狀描述	可能原因	加劇因素	推薦用油
喉嚨痛通常是感冒、流行性感冒及其他病毒感染的第一徵兆。喉頭炎則是感染到發聲的喉頭部位，因此會引起喉嚨沙啞、失聲，及嚴重的乾咳現象。	如同所有的呼吸道感染問題，壓力及營養不良會導致細菌及病毒入侵的機會。而喉頭炎通常是由於過度使用嗓子導致，例如演員、歌星及演講家。	冷而濕的空氣。	歐白芷、白千層、雪松、絲柏、欖香脂、尤加利、乳香、白松香、牛膝草、薰衣草、檸檬、真正香蜂草、馬鬱蘭、沒藥、甜橙、薄荷、檀香木、迷迭香、茶樹、甜百里香。

使用方法	推薦藥草	營養協助	其他建議
精油漱口（滴1-2滴精油於溫水中漱口）	紅鼠尾草或一般鼠尾草，製作藥草浸泡液（參見第38頁），再添加一茶匙（5ml）蘋果醋來漱口，每次使用前先將浸泡液再次加熱，可是不要將蘋果醋一同加熱，蘋果醋應該在使用前立刻添加。	同感冒、咳嗽及流行性感冒。	讓喉嚨多休息。

精油配方及調配步驟

下列精油處方可以塗抹在胸部和喉嚨的部位，針對一般呼吸道問題，能夠減少黏液阻塞。這些處方也可以用來泡澡，但是你必須跟著調整精油的使用劑量。

放鬆胸部按摩精油（睡前使用）

將精油滴入一個50ml容量的深色玻璃瓶中，再倒入基底油，搖一搖使之均勻混合。

- 杏仁油50ml
- 乳香5滴
- 薰衣草10滴
- 馬鬱蘭5滴

活化胸部按摩精油（日間使用）

- 杏仁油50ml
- 尤加利5滴
- 穗花薰衣草或迷迭香10滴
- 松5滴

調製方法同放鬆胸部按摩精油

精油膏（按摩胸部用）

這是另一種用來按摩胸部的版本。你可以將前述配方中等量的植物精油加入自己在精油專賣店所購買的無香精乳霜或軟膏中。將50g無香精乳霜或軟膏倒入一個乾淨的玻璃罐中，之後再加入前述兩種配方中的植物精油，並用湯匙握把加以攪拌均勻。如果買不到無香精乳霜或軟膏，試著向精油批發商購買適用的基底乳霜或油膏。

擴香劑

　　如果周遭正在流行傷風、感冒等傳染性疾病時，依照個人的喜好，可選擇下列任何一種複方精油來擴香。將精油滴入一個50ml容量的深色玻璃瓶中，倒滿水搖一搖。之後將少量調好的複方精油倒入像夜燈式的薰香器或是插電式擴香器的精油槽內。記住每次使用前要搖一搖使精油均勻擴散。

配方1
- 水50ml
- 尤加利5滴
- 薰衣草5滴
- 檸檬5滴

配方2
- 水50ml
- 丁香2滴
- 肉桂（樹皮或葉子）2滴
- 甜橙10滴

配方3
- 水50ml
- 絲柏5滴
- 松5滴
- 杜松子5滴

治療花粉熱的精油藥膏

　　你可能會很驚訝的發現調製這種精油膏的主要成分是凡士林。即使它是由石油衍生而成的一種非有機物質，但是凡士林卻只是作為精油的媒介霜(carrier)而已。因為它會使精油能透過揮發方式進入我們的鼻孔而不會皮膚吸收。凡士林同時也能攔截並吸附造成花粉熱的灰塵以及花粉粒。在鼻孔上擦上少量的精油膏，一天2～3次。

● 凡士林1點心匙（即2茶匙=10ml）
● 尤加利5 滴
● 松5滴
將凡士林放在一個小碗內，再放在一個裝有滾水的湯鍋上隔水加熱。凡士林溶化之後移開熱源，再滴入精油加以攪拌。趁熱將調好的精油膏倒入一個小玻璃罐內冷卻，並蓋緊罐蓋貼上標籤（註：標出所使用精油、比例及製造日期等）。或者，如果你的經濟能力許可，也可以用5滴的奧圖玫瑰加入10ml的凡士林中來製作這一款精油藥膏。

治療鼻竇炎的精油藥膏

● 凡士林1點心匙（即2茶匙=10ml）
● 尤加利8 滴
● 薄荷2滴
如同治療花粉熱精油藥膏法調製。

調製熱辣的蜂蜜檸檬飲品

這是一種相當棒的溫熱治療鼻塞療方。可以用來改善急性支氣管炎、鼻黏膜炎、傷風和感冒。如果在一開始出現傷風和感冒症狀（喉嚨痛、發冷顫和打噴嚏）時能立即飲用的話，就我所知這種熱辣的飲品可以阻斷病毒繼續蔓延。

- 礦泉水1品脫（500ml）
- 純丁香（藥草）1茶匙
- 敲碎的肉桂棒
- 研磨薑末1茶匙
- 蜂蜜（依各人喜好調味）
- 一顆檸檬的新鮮壓榨汁

將礦泉水倒入一個乾淨的鋼製或琺瑯製的湯鍋內。加入丁香和敲碎的肉桂棒後，再放在火上加熱，待水煮開後，關小火，蓋上鍋蓋慢慢熬煮約5分鐘，之後再將火關閉。加入薑末並

將湯鍋置於爐子上面，浸泡30分鐘。飲用前重新加熱到快沸騰之前關火。將煎煮好的飲品隔著濾茶器倒入一杯茶杯中（約200ml），之後將一點心匙（10ml）的檸檬汁摻入並加入蜂蜜。蜂蜜的用量隨個人的甜度喜好而定。每天喝2～3次，一次一杯，每次在飲用之前要先以小火加熱（請不要同時將檸檬汁或蜂蜜加熱，檸檬汁及蜂蜜應於其他材料加熱後、飲用前再另行添加）。

{第十章}
心臟和循環系統

從羅曼史小說的觀點來看，人類的心臟是喜怒無常而且相當脆弱易感。心跳會受情緒影響是個事實。當我們感到害怕或興奮的時候，心跳加快；當我們心情感到平靜時，心跳就會減緩。但如果要說心臟是脆弱的話，那肯定不是事實。事實上心臟的工作量大到令人不可思議。它負責不停地收縮抽送我們體內流動血液的工作。實際上人體內沒有任何肌肉像心臟那麼強壯，除了女性負責分娩的子宮外。

成人平均每天有6公升（10品脫）的血液在身體內流動。而血壓的力量，就是用來持續這種攸關我們生命的液體能夠從心臟流出來。而這種「生命之泉」——血液，是由神經訊息、荷爾蒙和其他物質的複合作用，藉由擴張或收縮肌肉發達的小血管（又稱為小動脈），來調節血液的流量，這種情形非常類似水龍頭控制水流量的道理。

一般來說，「血壓」定義為心臟的收縮壓。這是每次心跳時體內大動脈中所產生的最大壓力。而心臟的舒張壓，則代表每次心跳間動脈中所維持的恆定壓力。心臟收縮壓的標準正常數值（透過標有水銀毫升刻度的血壓計來測量）是120毫升；而舒張壓是80毫升。一般標示成120／80。其實，較低的這個數值（舒張壓）比較重要。當舒張壓升高時，就是我們身體渴望休息的訊號。如果沒有適當的休息，心臟就會開始衰竭。

許多身體健康的人在量血壓的時候，會發現血壓值與正常標準相比有些偏低或偏高。此外，在兩個不同時間點所測出來的血壓值也可能出現很大的變動。這是由於血壓會在一天當中的時間點而有所變動（早晨所測量的血壓最低），而且，血壓也會受不同程度的體力消耗或焦慮程度的影響。在西方社會，血壓很容易隨著年齡而增加。然而這並不代表是一種正常現象，研究顯示在非工業國家中，血壓會隨著年齡而增加的情況相當罕見。

其實血液是經由右邊心臟的收縮，透過肺動脈將血液輸送到肺部。在肺中血液開始吸收氧氣。之後再透過肺靜脈將血液送回左側心臟，而左

側心臟再收縮將富含氧氣的血液流經大動脈，傳送至整個動脈系統。此時血液就會將其中的氧氣經由動脈運送給身體內的各個細胞和器官，之後這些去氧的血液會透過靜脈再回流到心臟右側。

因為人體內每個細胞都需要持續性的血液來供應氧氣和營養素；並將細胞新陳代謝所製造的廢物透過血液排除，所以如果有血液供應不足的情況產生，我們整個人的活力就會跟著降低。然而心臟本身卻不會透過主要的血液循環來吸取重要的氧氣和營養素。它僅僅是依賴通過心臟的冠狀動脈的血液來維生，然而這也是心臟最為脆弱的部位。如果因為心臟血管疾病而使得冠狀動脈越變越狹窄，那麼透過它流往心臟的血液量就會因而減少。如此一來就會有更多的心臟肌肉受到缺血影響，而造成心臟功能減弱，連同心跳就會跟著減弱或者產生異常現象。事實上，冠狀動脈機能障礙是造成死亡的一項最大因素。

預防勝於治療

要治療心臟和血液循環的主要疾病，已經遠遠超出讀者居家自行治療的範疇。然而只要在醫師持續的監控下，你仍可自己進行許多措施來減輕症狀；甚至還能夠遏止病情惡化，如高血壓和心絞痛等症狀。這些自助式措施像是戒菸（或者本來就不曾抽菸）、適當的運動、充足的睡眠、正確的飲食、保持體重正常、並設法減輕生活上的壓力等等。

除了先天性疾病外，壓力會以各式各樣的偽裝面貌出現，它其實是許多疾病發生的主要原因，尤其是心血管的疾病。芳香療法能協同其他整體全面療癒的治療模式，而在預防醫療產生極大的成效。而芳香治療各種的治療途徑中，又以精油按摩最重要。透過它能減少壓力、讓人感到安適。然而血栓和靜脈炎可能是無法由按摩獲得益處的例外情形。這兩種疾病表示血管內部已有血塊出現，如果再加上按摩的動作，就會讓血塊移動甚而可能會對身體造成更嚴重的血流阻塞。儘管如此，輕柔地按摩臉部、頭部、手部及足部會對身體有所幫助，並有助身心放鬆。

循環系統

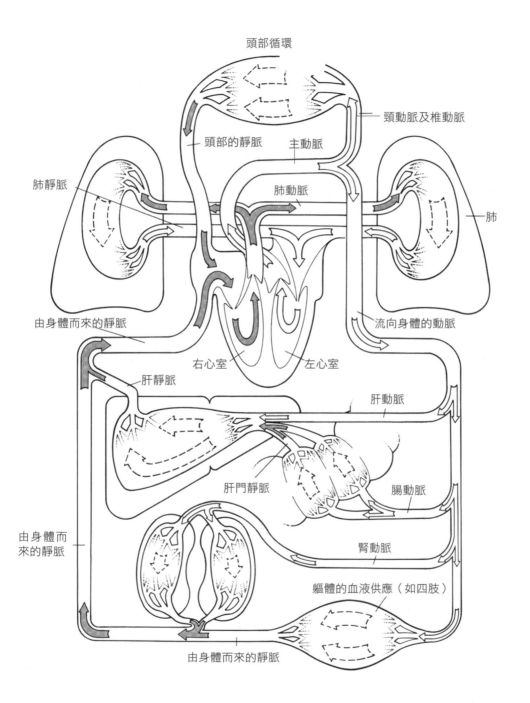

頭部循環

頸動脈及椎動脈

頭部的靜脈　主動脈

肺靜脈

肺動脈

肺

由身體而來的靜脈

流向身體的動脈

肝靜脈

右心室　左心室

肝動脈

肝門靜脈

腸動脈

由身體而
來的靜脈

腎動脈

軀體的血液供應（如四肢）

由身體而來的靜脈

植物精油的作用

當循環系統出現異常時，就連帶會有水腫（體液滯留）的問題。這個問題我們會在泌尿系統章節另行討論。但是定期的按摩（這是芳療很重要的實踐部分），不論使用哪種植物精油，皆有助於排除體內多餘水分和廢物毒素。

- 使血壓上升（刺激血液循環）：有助於改善血液循環不順暢以及低血壓的症狀。可使用黑胡椒、迷迭香以及甜百里香
- 使血壓降低（降低高血壓）：可使用薰衣草、馬鬱蘭和伊蘭伊蘭。
- 神經鎮定劑（強化神經系統）：要減少會導致心臟血管疾病的焦慮和壓力，可使用洋甘菊、薰衣草和橙花
- 調理劑和收斂劑（強化並調和整個系統）：尤其對於靜脈瘤以及痔瘡等疾病相當有幫助。可使用絲柏、天竺葵、檸檬

治療表：循環系統問題

關於各種不同精油處方比例的拿捏問題，你可以參照第6章的說明

高血壓

症狀描述	可能原因	加劇因素	推薦用油
雖然早期普遍並沒有明顯的症狀，但出現某些現象就要開始注意：早晨會有頭痛現象，突然變換姿勢會感到暈眩、心悸、呼吸短促，或視線模糊等等。	遺傳、長期的壓力、抽菸、肥胖、懶散的生活模式、懷孕、飲食習慣攝取高動物脂肪、高鹽分、化學添加劑過多、酒及咖啡因。	壓力。	快樂鼠尾草、薰衣草、檸檬、馬鬱蘭、真正香蜂草、伊蘭伊蘭。

使用方法	推薦藥草	營養協助	其他建議
泡澡、按摩、擴香器、個人精油香水。	牛膝草、萊姆花、纈草（味道很難喝，有膠囊及錠劑的形式可以選擇）、西洋蓍草。	每天服用綜合維他命及含鈣、鎂、鉀的多種礦物質，吃大量的大蒜於沙拉或烹調食物中。	進行整體全面療癒是相當重要的，包含深呼吸及放鬆的運動（參見第19章），固定做精油按摩，若持續有高血壓的問題應該尋求正統醫療協助。

低血壓

症狀描述	可能原因	加劇因素	推薦用油
當血壓降至一定程度，腦中的血液流動會明顯降低，症狀包含衰弱、筋疲力竭，頭昏眼花、步伐不穩、困惑及暈眩。	神經性衰竭、血液循環不良、貧血。	壓力、一下起床太急太猛。	黑胡椒、芫荽、絲柏、尤加利、白松香、天竺葵、薑、檸檬、檸檬草、橙花、肉豆蔻、松、奧圖玫瑰、迷迭香、甜百里香。

使用方法	推薦藥草	營養協助	其他建議
泡澡、活力型按摩。	人參（有膠囊及錠劑的選擇）。	每天服用綜合維他命及礦物質，吃大量的大蒜於沙拉或烹調食物中。	低血壓可能是身體健康產生重大問題的一種徵兆，建議一定要尋求醫師協助。

血液循環遲緩

症狀描述	可能原因	加劇因素	推薦用油
四肢冰冷、容易引起凍瘡及對涼冷氣候產生不適應性。	遺傳、年齡衰老、抽菸、低血壓、貧血。	懶散的生活模式。	佛手柑、黑胡椒、芫荽、絲柏、尤加利、蒜（參見營養協助部分）、白松香、天竺葵、薑、薰衣草、檸檬、檸檬草、馬鬱蘭、橙花、肉豆蔻、甜橙、松樹、奧圖玫瑰、迷迭香、甜百里香。

使用方法	推薦藥草	營養協助	其他建議
泡澡、手/足浴、按摩。	香蜂草、檸檬馬鞭草、薄荷。	每天服用綜合維他命及礦物質，吃大量的大蒜於沙拉或烹調食物中，或是每天服用1-2顆大蒜膠囊。	血液循環可藉由定期全身按摩來改善，其他改善方式如肌膚乾刷法（參見321頁）、新鮮空氣、運動、正確的呼吸及營養調理。

痔瘡

症狀描述	可能原因	加劇因素	推薦用油
直腸或肛門內襯部位出現腫脹或靜脈瘤，引起疼痛、癢、有時會出血。	遺傳、長期便秘（造成腸中的宿便脫水嚴重）、不當的舉重物姿勢，肥胖、懷孕。	低纖維素飲食、壓力、季節轉變（春秋兩季可能會更嚴重）	絲柏、尤加利、蒜（參見營養協助部分）、天竺葵、杜松子、沒藥。

使用方法	推薦藥草	營養協助	其他建議
冷熱坐浴、精油藥膏（參見第62及67頁）	**口服**：等量的白屈菜（Pilewort）及金盞花萃取飲用。 **外用**：金縷梅用紗布藥包包裹患部	吃大量的大蒜於沙拉或烹調食物中，或是每天服用1-2顆大蒜膠囊（亦可參考靜脈瘤部分）	當有出血現象時，應立即就醫，並配合進行全面療癒。

心悸

症狀描述	可能原因		推薦用油
平時就會感覺心臟猛烈敲打，而非出現在運動之後。	壓力、過敏、更年期、慢性高血壓、或是吸入或攝食尼古丁、咖啡因等，可能是嚴重心臟問題的一種徵候。		薰衣草、真正香蜂草、橙花、奧圖玫瑰、伊蘭伊蘭。

使用方法	推薦藥草	營養協助	其他建議
直接吸嗅（精油滴在手帕上）、固定進行全身按摩來作預防保養、擴香器、個人精油香水（參見第27章）	甘菊、香蜂草、橙花、纈草（Valerian，很難喝，但有膠囊及錠劑的形式）	每天服用綜合維他命及多種礦物質，記得要包含完整的維他命B群。此外，每天6顆啤酒酵母錠能幫助降低焦慮和緊張。	深呼吸及放鬆的運動（參見第19章），要平撫驚恐的打擊，可嘗試巴哈花精療法，特別是救急花精（參見第119頁），若懷疑為慢性有高血壓的問題，應該尋求醫療協助。

靜脈瘤

症狀描述	可能原因	加劇因素	推薦用油
靜脈在肌膚表面有打結、腫脹現象，會引起疼痛、不舒服，通常見於腿上，然而身體其他部位也有可能產生。	遺傳、長期的站或坐的姿勢，舉重物、運動不足、便秘、喝水不足、飲食不當、肥胖、懷孕。	在患部做深度組織的按摩。	絲柏、乳香、檸檬、奧圖玫瑰。

使用方法	推薦藥草	營養協助	其他建議
精油冷敷或溫敷、精油藥膏（參見下列配方）、另外可輕輕擦上由基礎油稀釋的植物精油。	口服：薄荷、馬鞭草、西洋蓍草。	每天服用綜合維他命及礦物質，再加上500mg維他命C及芸香素（Rutin，這是一種廣泛見於蕎麥及柑橘類水果中的一種生物類黃酮），維他命C及芸香素能夠強化微血管壁，改善浮腫現象，另外每天服用1顆大蒜膠囊（或是吃大量的大蒜於沙拉或烹調食物中）	注意飲食及保持適當運動習慣，例如游泳、散步、瑜珈等等，特別是倒立的姿勢。此外每天可平躺將腿抬高過頭部10分鐘。

精油配方及調配步驟

靜脈瘤／痔瘡精油藥膏

下列精油膏是將從精油專賣店所購買的無香乳霜或無香軟膏加以改造製成。適合使用的無香乳霜以及軟膏也可以向許多精油批發供應商購得。只要將無香乳霜或軟膏放在一個乾淨的玻璃罐內，再滴入精油，用湯匙的握把加以攪拌均勻即可。針對痔瘡，每天進行兩次冷熱坐浴（Sitz Bath）之後塗抹（參照第62頁），針對靜脈瘤，每天早晚兩次輕輕地按摩患處，或依情況調整次數。

- 無香精的乳霜或軟膏30g
- 絲柏5滴
- 乳香5滴
- 天竺葵5滴

血液循環遲緩的按摩精油

　　這裏有3種能改善血液循環的按摩油配方，同時也有助於改善低血壓。依照個人對香味喜好來選擇下列任何一種精油配方。這些複方精油也可以用來泡澡，但是請記住要隨著調整精油的用量（請參照第60頁內容）。

　　要調製複方按摩油，將精油滴入一個50ml大小的深色玻璃瓶內。之後再倒入基底油。搖一搖，讓精油能均勻擴散。在泡澡或沐浴後使用，或者你也可以說服某位按摩「好手」來為你進行芳香按摩。

配方1
- 杏仁油50ml
- 佛手柑10滴
- 天竺葵5滴
- 薰衣草5滴

配方2
- 特級純橄欖油50ml
- 薑2滴
- 芫荽12滴
- 奧圖玫瑰4滴

配方3
- 杏仁油50ml
- 絲柏10滴
- 迷迭香5滴
- 檸檬5滴（或1滴檸檬草）

針對高血壓的按摩精油

　　以下3種複方按摩油具有放鬆效果，因此能紓解高血壓的問題。你可以依照個人的香味喜好選擇下列任何一種精油配方，調製方法同前述的按摩油。

配方1

- 葵花子油50ml
- 快樂鼠尾草5滴
- 薰衣草5滴
- 佛手柑10滴

配方2

- 杏仁油50ml
- 檸檬5滴
- 苦橙葉5滴
- 伊蘭伊蘭8滴

配方3

- 杏仁油25ml
- 葵花子油25ml
- 馬鬱蘭5滴
- 羅馬洋甘菊5滴
- 薰衣草10滴

放鬆室內薰香

因為壓力會以各式各樣的偽裝而發展成心臟血管方面的疾病。因此當你的情緒在警告你時，可使用下列任何讓人放鬆的複方精油來進行薰香。先將精油滴入一個50ml大小的深色玻璃瓶內，然後加滿水搖一搖。將少量調好的複方精油水溶液倒入夜燈式薰香台或插電式擴香器的精油槽內。記住每次使用前要先搖一搖，讓精油能均勻擴散。

配方1
- 水50ml
- 橙花3滴
- 橘8滴
- 伊蘭伊蘭3滴

配方2
- 水50ml
- 乳香3滴
- 檸檬6滴
- 杜松子4滴

配方3
- 水50ml
- 羅馬洋甘菊3滴
- 奧圖玫瑰2滴
- 佛手柑10滴

配方4
- 水5 0ml
- 白松香1滴
- 薰衣草6滴
- 苦橙葉6滴

消化系統

以一般人的體型為例，從我們的嘴巴開始計算，一直到直腸為止，人類消化系統的長度竟然可以長達36英呎（約12公尺）。消化的目的是將不能溶解的食物分解成可溶解的小分子，而使其中重要的營養素能夠被血液所吸收。即使消化系統是一個綜合運作的單位，但是為了要清楚解說，我們會綜覽其中各個不同部位，這樣一來你會更清楚知道，發生什麼樣的狀況表示那個部分的消化系統已經出現問題，更重要的是，你將如何來處理這些問題。

口腔的消化作用

食物一進入口腔內，透過牙齒咀嚼以及唾液的分泌，就已經開始進入消化的過程。食物自此進入這個漫長的旅程，通過我們的喉嚨進入食道。為了防止食物過於迅速向下滑動到我們的胃部，引起消化不良，我們的會厭軟骨（Epiglottis）會加以控制，這是一塊像閥門裝置的肌肉，正好位於氣管的上方。會厭軟骨可防止食物流進氣管而導致哽噎；然而，如果食物不

經充分咀嚼而太快吞食也會造成哽噎。當我們慢慢地咀嚼食物，會厭這個閥門會不時將食道的通道開開關關，接著食道會以蠕動的方式讓食物得以慢慢進入胃部。

胃部的消化作用

胃部卡在下方肋骨線位置的腹腔之中。當食物到達胃部時，胃壁肌肉會收縮來將食物加以攪拌，而這時食物會與胃酸溶解混合成半液體的粥狀型態，胃酸主要由鹽酸所構成，是由胃部內層無數個腺體所分泌。而這時胃部連接至小腸的幽門會間歇性的開啟，並將粥狀的消化食物慢慢的傳送到小腸的第一個部分——十二指腸，十二指腸的長度約有一英呎。

小腸的消化作用

當粥狀食物被運送至十二指腸，這時膽囊和胰臟會分泌出鹼性的物質進入十二指腸。而胰腺一天大約分泌2品脫（約1100ml）的量，會流入十二指腸，用來中和酸性的粥狀食物。膽囊則用來儲存膽汁，膽汁由肝臟所分

泌，是一種呈綠色的鹼性物質，它可以將大型脂肪分子分解成較小的粒子。這樣的小型脂肪顆粒可被胰腺酵素加以分解。

食物，藉由消化道上的肌肉以海浪潮起潮落的收縮動作得以在整個消化系統內移動，這種收縮動作又稱為蠕動。當人體的消化系統正常運作時，大約一分鐘可進行10至15次的蠕動。藉由蠕動的作用，粥狀食物能夠一直被推送至迴腸。迴腸內部為數百萬個絨毛所覆蓋，這些絨毛就像迷你的手指狀突起。其作用是將這些粥狀食物中的營養成分運送到血管中。而未能消化的食物：主要是植物細胞壁上的纖維素、死亡的細菌及細胞，會透過括約肌而將它們送到結腸（大腸）內。

大腸（結腸以及直腸）的消化作用

我們的內臟消化處理一餐的食物，大約需要3~8小時。一旦到了結腸之後，水分會從未消化的食物當中抽取出來，而被輸送到血液中；最後留下半固體狀的廢物（即糞便），透過肛門將之排出體外。

肝臟所扮演的角色

肝臟是人體內部最大的器官（譯註：皮膚是人體最大的器官，而內部器官則以肝臟最大）。它具備500種以上重要的功能。不論如何，它都與人體所有的生理過程息息相關，例如肝臟能分泌膽汁、造血、產生熱量、提供肌肉燃燒所需的燃料（即肝醣）、負責處理食物中的脂肪，並製造維他命A。除此之外，肝臟也具有解毒作用，這種作用對我們的健康相當重要，如果將咖啡因或許多藥物注射至直接流經心臟的血管，那麼我們可能就會在幾分鐘之內死亡。然而，如果將它們注射到通往肝臟的血管，在6到10秒之間，就可以讓這一管「毒針」失去作用，而這只是讓血液流經肝臟所需的時間而已。

消化不良的類型

除了健康的飲食以及均衡的生活形態外，消化系統的功能及健康也和我們的情緒息息相關。好比說每個人在生活中的某些時刻，會因情緒的影響而使內臟產生反應，如生氣、害怕和焦慮等情緒，這可能會使腹部有短暫的緊繃，或是腹部太陽神經叢（胃窩處）有鼓動感覺。然而一旦長期性的壓力就會干擾消化系統的正常功能，包括食慾減退、便秘、胃灼熱感、一直到腹瀉和反胃等症狀；更甚者還會有消化道潰瘍或是大腸激躁症等。

如同皮膚一樣，胃部也會因為生

氣而充血、因驚嚇而變得毫無血色。當我們興奮時，胃的收縮動作變得相當有力。在心情鬱悶時沒有食慾、或者便秘，那是因為所有消化系統的蠕動全部停止的緣故，當然消化液也就停止分泌。假使我們忽略這種訊號而繼續吃吃喝喝的話，那麼我們吃進去的食物就會囤積起來，導致發脹和不舒服的感覺。

　　憂慮和焦慮也會分泌過多的胃酸。這類情緒反應還會導致胃酸回流到食道，造成胃灼熱的感覺。因此在遇到壓力時，最好能改變自己的飲食習慣，並透過精油按摩以及能放鬆的運動來減壓。少量多餐以及輕淡的食物能夠控制胃酸分泌，如果你未能查覺這種現象，可能會導致胃或十二指腸潰瘍等症狀。然而，即使胃酸已經開始啃噬你的胃黏膜而導致陣痛，好在這種陣痛可在初期發作時就能即時治癒。一旦你放鬆自己，胃部就會開始分泌黏液，讓腐蝕的胃壁傷口復元。因此，就如同我們在本書所提到其他各式各樣的問題，整體全面療癒是最重要的治療觀念（這種觀念考慮到患者的情緒狀態），請記住這個觀念！針對許多普遍與消化系統有關的問題，我們會在下列圖表中列出各種自然治療法的解決之道。

消化系統

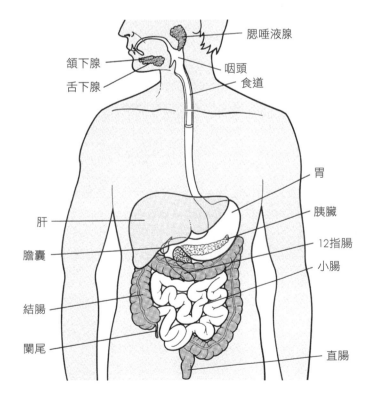

腮唾液腺
頜下腺
舌下腺
咽頭
食道
胃
胰臟
肝
12指腸
膽囊
小腸
結腸
闌尾
直腸

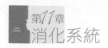
芳香療法的限制

　　很多藥草對消化系統都有幫助。然而，精油因為缺乏某些成分，例如含鎂鹽的制酸劑和鎮痛劑，所以它們對消化系統的效果就會降低。作為內服藥服用時，制酸劑透過味蕾和大腦反射的複合作用，來促進唾液和胃酸的分泌。而鎮痛劑則能緩和並保護受刺激和發炎的消化系統。而以精油進行外部治療，再配合藥草治療，是治療消化系統疾病的有效醫療工具。尤其是針對一些長期疾病：例如慢性便秘、神經性消化不良，以及對可能患有胃潰瘍的族群給予預防保養，其效果特別顯著。

　　有趣的一點是，我們注意到吸入某些精油可以幫助改善因為神經性緊張所引起的消化不良困擾。事實上精油分子透過吸入方式會比透過口服更快速到達血液之中。問題是究竟要吸入多少劑量？我個人的經驗是如果遇到急性狀況時，要倚賴口服的藥草治療，如胃灼熱或消化不良性的腹部絞痛；然後再輔以芳香療法（尤其是精油按摩）作為預防性的保養措施。

植物精油的作用

對消化系統產生效用的精油，其主要作用如下：

- 抗痙攣劑：針對消化道痙攣和疼痛可使用洋甘菊、茴香和薄荷精油。
- 促進食慾：大部分精油的香氣都可以用來刺激食慾；可使用包括佛手柑、薑和甜橙精油。
- 消除胃脹氣以及健胃藥：為了改善胃脹氣和反胃的情形，可使用豆蔻、茴香和薄荷精油。
- 利膽劑：為了刺激膽囊及促進膽汁的流動，可使用薰衣草和薄荷精油。
- 強肝劑：為了強化、調節和刺激肝臟的分泌功能，可使用檸檬、迷迭香和薄荷精油。

治療表：消化系統問題

關於各種不同精油處方比例的拿捏問題，你可以參照第6章的說明

便秘

症狀描述	可能原因	加劇因素	推薦用油
糞便在消化道中延遲排空，因此會變得又硬又乾，非常不容易排出肛門外。嚴重的情形通常會有拉肚子的誤導症狀(就是液狀夾雜著硬掉的糞便一起排出)，造成病情誤判。	缺乏膳食纖維（特別是新鮮蔬菜及水果）、不適當的飲水，長期久坐的生活型態、緊張壓力、沮喪、不養成固定排便習慣、毒素阻塞肝臟。	長期使用化學性瀉藥，因而影響了消化道的正常蠕動。	黑胡椒、茴香、蒜（參見營養協助部分）、檸檬草、橘、玫瑰草、奧圖玫瑰、迷迭香。

使用方法	推薦藥草	營養協助	其他建議
肌膚乾刷法（參見第321頁），之後進行腹部按摩（參見第284頁）。壓力大時，固定做精油泡澡及鬆弛性的精油按摩。	**亞麻子浸泡液（Flax seed或Linseed）**：300ml的沸水中加入2-3茶匙（10-15ml）的亞麻子浸泡10-15分鐘，每天早晚各飲用一杯。	每天服用1顆大蒜膠囊、一點心匙（10ml）的特級橄欖油（可當沙拉淋汁使用）	早餐之後馬上喝下2-3大杯的溫水，幫助身體沖掉毒素，並能促進胃腸蠕動，並應試圖調整飲食及生活型態。慢性便秘患者應諮詢專業醫師的意見，或許在整體全面療癒專家的引導下進行療癒。

口臭

症狀描述	可能原因	加劇因素	推薦用油
吃具有特殊味道的食物如蒜和洋蔥所造成，此外，口臭亦是身體產生疾病的第一徵兆。	口腔衛生習慣不良，牙週病、消化道疾病、呼吸道感染或鼻黏膜發炎，抽菸、酗酒。	參見可能原因部分。	佛手柑、豆蔻、茴香、薄荷、甜百里香。

使用方法	推薦藥草	營養協助	其他建議
精油漱口水（參見第158頁）	直接咀嚼丁香或是其他藥草葉片如薄荷、歐芹及綠薄荷。	最好避免服用健康食品，一直到症狀解除。	要先找出口臭的病因，慢性口臭建議諮詢專業醫師協助，也許在專業的整體全面療癒專家的引導下進行療癒。

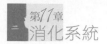

下痢（腹瀉）

症狀描述	可能原因	加劇因素	推薦用油
腹瀉過於頻繁，有時伴隨著胃部絞痛。	其實就腹瀉本身而言並非疾病，但是卻屬於一些身體問題的徵兆，例如壓力、細菌感染（度假型腹瀉）、腸病毒感染、藥物副作用、食物中毒、飲食突然或劇烈改變等等。	參見可能原因部分。	羅馬洋甘菊、德國洋甘菊、蒜（參見營養協助部分）、薑、馬鬱蘭、玫瑰草、檀香木、甜百里香。

使用方法	推薦藥草	營養協助	其他建議
在腹部使用精油熱敷。	視原因選擇，但通常薄荷及綠薄荷能夠鎮定消化系統；薑及肉桂的煎煮液能消滅多數的胃中病菌（記得加一點蜂蜜調味）	為預防度假型腹瀉（細菌感染），可在度假前一至兩星期每天服用1-2顆大蒜膠囊、並在度假期間持續服用。	喝大量的水或是適合的藥草茶來預防缺水，若是針對細菌性腹瀉（度假型腹瀉），則一定要將水煮開飲用，持續腹瀉應尋求專業醫師協助。

消化道潰瘍（包括胃潰瘍及十二指腸潰瘍）

症狀描述	可能原因		推薦用油
由於消化液分泌過多（胃蛋白酶及胃酸），造成胃部內層產生潰瘍（有時是食道或十二指腸潰瘍），在飲食之內的兩個小時之內感到腹部疼痛。	錯誤的飲食，抽菸、長期壓力。		選擇具有鬆弛效果的植物精油，例如羅馬洋甘菊、德國洋甘菊、薰衣草、馬鬱蘭、橙花、奧圖玫瑰、伊蘭伊蘭。

使用方法	推薦藥草	營養協助	其他建議
芳療的作用在於加強精神上的放鬆遠多於直接對潰瘍的治療。持續做全身按摩、精油泡澡、調製個人香水（參見第27章），擴香器。	榆樹皮（Slippery Elm，有錠劑可供選擇）	服用綜合維他命及礦物質。	諮詢專業醫師來做正確的診斷。採用少量多餐的清淡飲食，避免造成食用過多消化液分泌的食品，例如培根、蛋白、茶、咖啡、巧克力或酒。我們也建議諮詢整體全面療癒的營養師，並尋求降低壓力的方法（參見第19章）。

✿ 牙齦發炎 ✿

症狀描述	可能原因	加劇因素	推薦用油
當刷牙或吃較堅硬的食物時，牙齦會流血。	由於唾液中的酵素會使一種隱形的細菌（牙菌斑）鈣化結石，如果不處理，最終造成牙齒脫落。	口腔衛生習慣不良，飲食中含有較高比例的糖分及精製食物。	佛手柑、絲柏、茴香、檸檬、沒藥、茶樹、甜百里香。

使用方法	推薦藥草	營養協助	其他建議
精油漱口水（參見第158頁）	將百里香或鼠尾草浸泡液作為漱口水使用，一天使用2-3次。	每天服用綜合維他命及礦物質，其中包含綜合維他命B群以及維他命C 500mg的劑量。	如果不治療，牙齦發炎會導致更嚴重的牙齦疾病產生（齒槽膿溢）。記得要養成良好且規律的刷牙、用牙線清理牙縫的習慣；固定看牙醫（最好有同時兼顧全面療癒的牙醫師。

✿ 消化不良 ✿

症狀描述	可能原因	加劇因素	推薦用油
一般會引起胃灼熱、胃腸脹氣及腹部疼痛，亦會有反胃現象。	壓力、進食過快、吃太多食物、不當的食物組合如麵包配柳橙等。飲食不規律、食物過敏、一些消化不良的現象，特別是胃灼痛（Heartburn），通常在懷孕時及發生裂孔性疝氣的時候（譯註：裂孔性疝氣是指在腹腔的食道及部分的胃跑到胸腔並形成鈴狀，使得橫隔膜上的肌肉無法阻制胃內的物質回流至食道。）在一些情形中，持續性的消化不良可能是胃潰瘍或是膽結石等嚴重疾病的徵兆。	參見引起原因部分。	歐白芷、黑胡椒、豆蔻、茴香、羅馬洋甘菊、德國洋甘菊、快樂鼠尾草、芫荽、茴香、薑、檸檬草、馬鬱蘭、薄荷、綠薄荷。

使用方法	推薦藥草	營養協助	
順時針方向做溫和的腹部按摩，直接吸嗅薄荷（精油滴在手帕上）	香蜂草、薄荷、綠薄荷。	服用綜合維他命及礦物質，每天服用1-2顆大蒜膠囊。	

✎⊙ 大腸急躁症 ⊙✎

症狀描述	可能原因	加劇因素	推薦用油
症狀包含腹部絞痛、胃腸脹氣、時而便秘時而又腹瀉。	壓力、缺乏膳食纖維、食物過敏。	雖然膳食纖維是很好的治療方式,然而小麥麩則會引起反效果,除了它並不是一種完整的食物之外(與小麥的其他部分分離),它會刺激敏感性的消化道。	羅馬洋甘菊、德國洋甘菊、薰衣草、馬鬱蘭、薄荷、真正香蜂草、橙花、奧圖玫瑰。

使用方法	推薦藥草	營養協助	其他建議
精油熱敷於腹部(除了薄荷外皆可)。順時針的方向做溫和的腹部按摩,而為了減輕壓力之故,選擇一些具有鬆弛效果的精油泡澡及做全身按摩。	甘菊、香蜂草、馬鬱蘭、薄荷。	服用綜合維他命及礦物質,薄荷精油膠囊(在某些健康食品店有售,依照標示服用)。	尋求整體全面療癒的營養師、自然療癒師,以及藥草學家,最好能有人幫你進行食物過敏性測試。此外,亦可參考巴哈花精療法及減壓技巧(參見第19章)。

✎⊙ 口腔潰爛 ⊙✎

症狀描述	可能原因	加劇因素	推薦用油
口腔中臉頰內部、唇內部、牙齦及舌下有潰瘍。	不經意咬到自己的口腔內部;假牙的刺激;某些原因所引起的一般腐壞現象,例如壓力、飲食失調(尤其是缺乏維他命C),或是接受抗生素治療等。	參見可能原因部分。	絲柏、沒藥、茶樹。

使用方法	推薦藥草	營養協助	其他建議
精油漱口水(參見第158頁)	**浸泡液**:丹參(Red sage)拿來當成藥草漱口水使用,一天2-3次。	如果由壓力及抗生素所引起,每天服用綜合維他命及礦物質,其中包含綜合維他命B群。為了重建消化道中被抗生素所破壞的正常菌株,乳酸菌補充品(選擇由優格所培養),也是可以補充的。當然也可以直接飲用優格。另外,在患病期間,也推薦一天服用兩次500mg維他命C。	如有需要,尋求一些降壓的方法如定期做精油按摩,並考慮採用一些放鬆的技巧,而巴哈花精療法對於身心放鬆方面也很有幫助。

反胃（包含暈船暈機）

症狀描述	可能原因	加劇因素	推薦用油
一種想要嘔吐的感覺，由任何一種會影響胃腸消化功能的因素導致，例如壓力、便秘、不當飲食、暴飲暴食、輕微食物中毒、消化不良、懷孕或是在電腦螢幕工作過久的壓力所致。	**暈車暈船**：移動中的交通工具所引起，影響內耳的平衡。暈車是由於在移動的車內看書所引起，而也許只是心理上的作用，引起條件反射。當坐車時認為可能會暈車時，就很可能會造成暈車。	參見可能原因部分。	豆蔻、芫荽、茴香、薑、薰衣草、肉豆蔻、薄荷。

使用方法	推薦藥草		其他建議
直接吸嗅（精油滴在手帕上）	薄荷、綠薄荷、薑（有些暈車藥當中也有薑的成分）		不管造成反胃的原因為何，新鮮的空氣都有助於緩解。持續不明原因的反胃現象應該諮詢專業醫師意見，並由專業合格的整體全面療癒專家協助全面的治療改善。

口腔膿瘡

症狀描述	可能原因	加劇因素	推薦用油
由於蛀牙造成牙齦紅腫發炎（通常臉也會腫）的一種極度疼痛反應，感染會影響至全身。	不當飲食，健康狀況不佳，壓力及口腔衛生習慣不佳。	在感染部位咀嚼食物，通常對冷及熱的飲料會極度敏感。	甘菊、蒜（參考營養協助部分），薰衣草。

使用方法		營養協助	其他建議
在等待送醫之前的第一時機處理方式：精油漱口水（參見158頁配方）、精油熱敷。		為了在服用抗生素治療之後的一至兩個月後的協助治療，可每天服用兩顆大蒜膠囊、500mg維他命C兩顆，以及綜合維他命及礦物質，其中包含綜合維他命B群。	持續諮詢牙醫師，最好能選擇給予整體全面療癒建議的牙醫師來治療。

牙痛

症狀描述	可能原因	加劇因素	推薦用油
嚴重及持續的牙痛。	蛀牙。（參見155頁的口腔膿瘡）	參見155頁的口腔膿瘡。	丁香、薄荷。

使用方法		營養協助	其他建議
在等待送醫之前的第一時機處理方式：直接在蛀牙的牙齒上滴入1-2滴純精油，可視需要重複使用。		參見155頁的口腔膿瘡。	同155頁的口腔膿瘡。

注意：過度使用丁香精油止痛會導致牙齦受損，所以要注意僅僅在緊急狀況使用。

精油配方及調配步驟

●複方按摩油

　　下列配方中的前面兩種複方按摩油都可以在泡澡或淋浴之後用來按摩全身，在按摩時特別注意腹部和腹腔太陽神經叢的部位。這兩種按摩精油都可用來放鬆緊繃的消化系統。當然最好能夠說服一位按摩「好手」為你進行精油按摩來舒緩。

　　而後面兩種複方按摩油比較能夠提神，有助於改善遲緩和阻塞的消化系統。同樣地，在泡澡或淋浴過後馬上在皮膚上進行按摩（尤其是按摩整個腹部）；或者請一位按摩技術很好的朋友來為你進行精油按摩。針對這種情況，在使用按摩油的方式上，建議以稍微快速的按摩動作來幫助活躍整個消化系統。（在本書第三部會有精油按摩的操作技術）

　　以下的按摩油配方也可以當作泡澡精油使用，以強化精油按摩的效果。但是你必須調整精油的使用劑量（請參照第60頁內容）。

鬆弛按摩油

配方1
- 杏仁油30ml
- 羅馬洋甘菊2滴
- 薰衣草8滴
- 馬鬱蘭2滴

配方2
- 杏仁油30ml
- 苦橙葉4滴
- 快樂鼠尾草2滴
- 薰衣草4滴
- 天竺葵或奧圖玫瑰1滴

調製按摩油時，首先將精油滴入一個深色玻璃瓶內，再加入杏仁油，搖晃均勻即可。

甦醒按摩油

配方1
- 特級純橄欖油30ml
- 黑胡椒3滴
- 芫荽8滴
- 玫瑰草1滴

配方2
- 特級純橄欖油30ml
- 迷迭香3滴
- 橘5滴
- 薑1滴

調製方法同鬆弛按摩油。

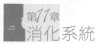

嗽口水

如能經常使用，則下列精油漱口水能夠幫助強化牙齦的健康。同時還可以用來治療口腔潰爛以及齒齦炎。沒藥酊劑（如同配方中所列）可以向藥草供應商購買。雖然這種酊劑會讓精油色澤變得混濁，但是並不會影響它的療效。

配方1

- 沒藥酊劑30ml
- 茶樹5滴
- 絲柏10滴
- 薄荷20滴

將精油滴入沒藥酊劑中，並搖晃均勻。這個複方精油在每次使用前要搖一搖。將6-8滴的調和精油滴到一杯裝滿溫水的小玻璃杯或茶杯當中。每天用來漱口2-3次，調好的複方精油如果存放在陰涼的地方，可以保存好幾個月。

而下列的配方在三餐之後拿來漱口，可使口氣香甜。花水可在一些精油專賣店購得，但是請務必強調你要購買的是天然植物萃取的花水（譯註：有些廠商亦稱為「純露」）而非人工摻造的假花水。如果購買不易，你也可以嘗試向一些精油批發供應商購買。

配方1

- 玫瑰或橙花水100ml
- 蒸餾水200ml
- 蘋果醋2茶匙（10ml）
- 豆蔻1滴
- 佛手柑FCF（不含光敏感物）8滴
- 芫荽3滴

將蘋果醋倒入一深色玻璃瓶內，之後再滴入精油搖晃均勻。將調好的液體用漏斗倒入瓶內。記住每次使用前，要將瓶子搖一搖，使精油能均勻擴散。這種混合液如果能存放在陰涼的地方可以保存兩個月。

{第十二章}

泌尿系統

腎臟是身體最主要的廢物排泄系統；而皮膚、肺和大腸則緊隨在後。然而，腎臟卻也相當辛苦地將身體的水分保存下來，許多流經腎臟的水分會重新被吸收，所以僅有相當少量的水分會被排泄出去。

除了維持人體內水分的平衡之外，腎臟還參與過濾與淨化血液的重責大任，而將血液中潛在的致命毒素與廢物去除乾淨。同時它還負責調節體內鹽分的平衡，將多餘的鉀鹽和氯化鈉排泄出去。而血液中只要含鹽量稍微過多或過少，就會有致命的危險。

腎臟另一項重要功能是維持血液中理想的酸鹼值。以一般健康的身體而言，鹼和酸的含量比例是4：1，也就是說80％的鹼性物質以及20％的酸性物質。事實上，血液中的酸鹼值平衡也會受到我們飲食習慣所影響。

腎臟所處理最大量的廢物為尿素。這是蛋白質消化後所剩餘的最終物質。當然腎臟也會製造尿液。每天大約製造2到3品脫（約1100ml～1650ml）的尿量。而尿這種負載廢物的液體，會持續蒐集到位於腎臟中央部位的小蓄尿池（即輸尿管）。而輸尿管的終端會延續到女性陰道及男性陰莖的開口，終將尿液排出。女性身上的輸尿管比較短，這就是為何女性尿道口比較容易遭受細菌感染，導致膀胱炎這類疾病產生的原因了。

泌尿系統失調的類型

如同身體其他系統，泌尿系統所引起的疾病也會影響全身系統的和諧性。正統醫療將尿液分析視為一相當重要的診斷步驟。因為從尿液的分析可以判斷出身體其他部位許多的問題。例如可藉由檢驗尿液中某些荷爾蒙加以確定是否懷孕；同時尿液的檢驗還能發現某些疾病，例如高含量的葡萄糖是糖尿病的象徵；而過高的尿酸濃度則表示有腎結石或痛風現象；尿液中出現膽汁則表示有黃疸症；如果尿液持續黃濁而有臭味時，可能是腎臟功能失調的徵兆，但是大量運動之後，尿液也容易變得混濁，這時要加以區分，才能判別腎臟是否真的出了問題。如果尿液含有大量的蛋白

質，可能表示有高血壓或是腎臟的過濾系統出現嚴重的機能障礙。而這是一種需要立即就醫的明顯危險訊號。而若有血尿或尿膿出現，則表示泌尿道或腎臟本身已有嚴重的感染或產生病變。

在健康的人體中，身體內部多餘的水分會利用血液循環來加以排除（也能透過淋巴循環，請參照第16章內容）。而水腫或腳踝腫脹是由於循環過程中有過多的水分滲出所引發。通常是因為靜脈排水功能不佳、心臟血管阻塞或是懷孕造成。還有關於臉部水腫的問題，這種常發生在眼睛、臉頰和鼻子周圍變形浮腫的現象，有可能是腎臟疾病的徵兆。這種浮腫現象如果碰到前一晚熬夜，在隔天早晨起床時就會特別明顯，這種情況需要找醫生診療。但如果是眼睛周圍或是身體輕微的水腫現象，則是女性在生理期之前相當普遍的現象之一。

必須強調的是，嚴重的腎臟和泌尿系統機能障礙已經超出居家自我治療的範疇，而且也超出了一般芳療師所受的訓練。但是預防勝於治療，在保持腎臟及泌尿道的健康方面，仍有許多事情是你可以掌握的，並可提前一步預防嚴重疾病的產生。

除了保持基本的健康飲食和正常的生活型態之外，腎臟其實也必須加以淨化，所以要充分喝水，最好選擇瓶裝礦泉水或天然泉水。事實上我們每天最好能飲用6到7品脫（約為3400ml～4000ml）的水。但所謂喝水不是以喝茶、咖啡或酒等飲料來補充，因為這些刺激性飲料對我們的排泄器官會造成很大的負擔。還有，千萬不要忽視你的膀胱需要加以釋放的強烈呼喊。如果憋尿過久，尿液極易產生化學變化，引起感染。此外膀胱憋尿會擠壓位於骨盆的所有器官，特別是位置較低的腸子以及生殖器官，有可能會導致脫腸或子宮脫垂的問題。

利尿的草本植物

一些植物中的某些成分可以促進排尿。然而時常需要服用化學性利尿劑的高血壓病人，由於化學性利尿劑會將體內的鉀元素給排掉。因此這類病人在服用利尿劑的同時，也必須服用鉀元素來補充。

蒲公英（Dandelion）的根部或葉片可說是最有效的草本利尿劑了。不像化學性利尿劑，蒲公英含有相當高比例的鉀元素及其他營養素。在維持血液中的電解值平衡方面具有協同性。然而居家自然療法還是要有一定的限制，對於一些輕微的症狀，例如因月經前症候群或是長時間處於機艙內的腿部浮腫現象，可以使用天然草本利尿劑來改善。但如果你患有嚴重

的循環系統疾病或是高血壓，絕對不可擅自減少或停止服用醫生所投與的利尿劑。這種情況下，藥草和精油按摩只被視為是正統醫療的輔助性療法。然而，一位優秀的醫生會持續追蹤治療的情況，而且依照患者實際改善的程度，而容許稍微減少化學藥物的投與量。

精油本身的限制

像茴香、杜松（子）等許多植物精油都會被稱為利尿劑。然而除非是採取口服方式，否則精油的利尿效果通常被加以忽視，因為它的功效很難透過皮膚吸收到全身的循環系統，因而無法有效地刺激腎臟來發揮作用。

然而按摩療法（不論是否使用精油）則是用來刺激血液循環和淋巴系統的一種很好的治療方式。藉由這種方式，就能協助排除體內多餘的水分（請參照第三部內容）。

泌尿系統感染的治療

精油對消滅泌尿系統中感染的微生物是相當有效的。法國芳療醫師會為病人投與精油口服（有時是栓劑）來治療這一類的感染。一般民眾當然千萬不可自行在家調配精油的口服劑，更不可以由非醫療認可的芳療師來開具處方。僅有極少數的情況例外。像膀胱炎就是唯一一種適用於藥草或精油來治療的泌尿系統疾病。由於這種疾病適用於本章所建議的醫療領域，因此相較於其他疾病，會用更多的篇幅來探討。

注意

如遇血尿或尿膿，務必緊急就醫。

⌒◯ 膀胱炎 ◯⌒

症狀描述

屬於膀胱部位發炎的現象。如果治療不當,可能會連帶損害至腎臟。膀胱炎的症狀包括小便時會灼痛感,以及在小便前、小便時、剛小便後鼠蹊部位疼痛等症狀,患者經常有想排尿的欲望,即使膀胱並無尿液囤積。

可能原因

- 許多情形容易導致膀胱炎,而唯有透過醫學檢驗及尿液的細菌培養等方式,才能確實查出病因。通常膀胱炎由細菌感染、吸入工業或油漆等化學揮發物或是外傷所造成;而壓力對抵抗力較弱的人也可能會引發膀胱炎,有時連食物過敏也是原因之一。
- 雖然膀胱炎多半發生於女性,但並不表示男性就能完全免疫。像曾經動過尿道手術或是前列腺肥大患者,都有可能會感染。
- 前列腺是儲存男性精液的部主要位,而尿道這個負責排除膀胱尿液的狹小管道,也會經過前列腺,因此若是前列腺出現發炎、感染或前列腺癌等疾病,就會造成前列腺腫大,導致尿液的流動受到阻礙,讓人苦不堪言。而腫大的前列腺會擠壓膀胱而將部分尿液回堵在膀胱,造成細菌感染。
- 在女性身上,位於膀胱後方的子宮所產生的壓力也會導致尿液沒有辦法排除乾淨,這種狀況有時可以透過整骨治療或脊椎指壓來加以矯正。有些女性在過於頻繁的性交之後會出現所謂「蜜月期」膀胱炎。預防這種狀況最好的措施就是在性交後立刻喝一杯水,盡速將膀胱內的尿液排除乾淨。

加劇因素

通常非正統的輔助療法師會使用藥草或精油的水溶液來沖洗陰道,但我並不鼓勵一般人採行,特別是在未諮詢過專業醫生之前就貿然執行。用藥物灌洗或使用大量清水灌洗最後都會破壞女性陰道的自然菌叢生態,使不良的微生物更加繁殖。

推薦用油

佛手柑、雪松、德國洋甘菊、羅馬洋甘菊、尤加利、乳香、杜松(子)、薰衣草、松樹、檀香木和茶樹。

使用方法

下背部精油熱敷、冷熱坐浴或一般的泡澡方式。此外,定期做精油按摩可作為膀胱炎的預防性治療(特別注意按摩背部下半段地方)

推薦藥草

洋甘菊、蒲公英、茴香、歐芹、西洋蓍草

其他建議

- 大量喝溫水來稀釋腎臟中的尿液。至少一天24小時喝7品脫(約4000ml)的水。蔓越莓汁(Cranberry)是很好的鹼性食品療方(有助於降低膀胱被感染尿液灼傷的情況)。當症狀出現時,每天喝3-4次,每次喝一個紅酒杯的量(約200ml)。如果膀胱發炎是因為壓力所引起,可嘗試巴哈花精療法,同時配合飲食和生活形態的調整。如果懷疑是因為食物過敏所引起,務必請教專業醫師,最好可以幫你進行過敏性測試。
- 如果天生的體質特別容易感染膀胱炎,最好請教順勢療法醫師的意見,這種療法有針對體質調整的藥方。

精油配方及調配步驟

　　下列的複方按摩精油，都可以作為預防膀胱炎的方法。而相同的精油配方也可以用來泡澡，然而精油的正確用量必須調整（參照第60頁內容）。對於疾病，重要的是能採取最適當的方式來改善整體的健康，否則對於既有疾病的控制，精油的療效相當有限，往往只能減輕部分症狀而已。

配方1
● 杏仁油50ml
● 乳香5滴
● 雪松8滴
● 杜松（子）5滴

將精油滴入一個深色的玻璃瓶內，再加入杏仁油，搖晃均勻。

配方3
● 杏仁油50ml
● 尤加利5滴
● 松5滴
● 薰衣草8滴

依照配方1的方式加以調製。

配方2
● 杏仁油50ml
● 羅馬洋甘菊5滴（或德國洋甘菊2滴）
● 佛手柑5滴
● 薰衣草10滴

依照配方1的方式加以調製。

配方4
● 杏仁油50ml
● 杜松（子）8滴
● 佛手柑6滴
● 檀香木6滴

依照配方1的方式加以調製。

{ 第十三章 }
肌肉和骨骼系統

骨骼構成形體，用來支撐並保護身體；而肌肉則關係到我們動作的伸展。當身體的關節和肌肉保持柔軟與靈活的狀態時，身體不知不覺中就會散發著活力，也比較能夠承受生活中所遇到的緊繃和壓力。長期性壓力之所以能削減我們的能量，是因為肌肉組織因壓力而出現僵硬，由於能量必須應付這些僵硬的肌肉以致逐漸被削減。這時，「按摩」或許是我們隨意可使用的一種最佳治療方式。按摩有助於釋放被肌肉所抑制住的能量，同時它也最容易被使用，幾乎每個人都可以立刻學會基礎的按摩方法（參照第三部內容）。

以下讓我們先檢視人體的肌肉和骨骼系統，目的是要對這兩種系統的運作方式，及其機能不正常時會出現哪些症狀，來做一番通盤了解。唯有藉由這樣的認知，你才能對本章所建議的各種症狀的治療方式，透徹了解。

骨骼

人體的骨骼系統是由206塊骨頭所構成。基本上骨骼可分為兩類：疏鬆骨與緻密骨。疏鬆骨又稱為海綿骨，這種骨骼質地輕且呈多孔狀；緻密骨則排列相當密集，因此非常堅韌。不同的骨頭藉由韌帶而能互相結合。而肌腱則能夠連接肌肉與骨骼，來讓身體進行各種動作。

除了構成人體的基本架構之外，骨骼也儲存身體相當重要的礦物質，包括鈣、磷及銅和鈷等某些微量元素。骨骼會將一些礦物質釋放到血液中，並將多餘的礦物質加以儲存，以供身體不時之需。某些骨骼如脛骨（譯註：小腿的主要骨骼），內含紅色的骨髓，骨髓可形成血液細胞，提供造血所需。

連接骨骼的關節有三種型態：纖維關節（又稱不動關節）、軟骨關節（又稱少動關節）及滑液關節（又稱可動關節）。舉例來說，滑液關節周圍的自由動作，如大腿髖關節及上臂肩關節的屈伸動作，是因為覆蓋在骨骼末端的軟骨及周圍的滑液等共同合作使然。

肌肉

　　肌肉是具有彈性的組織，它能夠啟動並維持身體的動作。肌肉又可分為三種類型：骨骼肌、平滑肌及心肌。骨骼肌又稱隨意肌，是一種能夠移動骨頭的肌肉。平滑肌又稱不隨意肌，存在於我們的消化系統、血管、子宮和其他部位；心肌僅存在於心臟，也屬於一種不隨意肌。隨意肌之所以如此命名，是因為它們可直接由我們的意識來加以控制。正統醫學對於不隨意肌的定義則是不受我們意識所控制的肌肉。例如我們無法藉由意志力來讓心跳加快或減慢。

　　然而，這並不是完全正確的說法。有記載證明某些印度或瑜珈修行者，他們被活埋一段相當長的時間而仍然能夠存活（譯註：藉此達到某些修行的目的）。這些修行者能夠減慢自己的心跳以及呼吸直到接近「冬眠」狀態為止。根據我們對人類肉體和精神複合層面的了解，其實我們的思想和情緒絕對能夠「控制」一些所謂非自主性的生理過程，儘管它是在不知不覺的狀態下完成。

　　所有的肌肉都是成雙或成組地相互運作。當有一組肌肉纖維收縮，就會有一組對應的肌肉纖維鬆弛。但不同的是，一般人認為肌肉大小是反應肌肉狀況良好與否的指標，這種觀念其實錯得離譜。事實上，肌肉組織的彈性才是判斷肌肉健康與否的真正指標。肌肉過大其實是慢性肌肉緊繃的一種訊號。

　　肌肉活動的最終產物是二氧化碳和乳酸。而肌肉周圍若是有良好的血液循環，就可以藉由血液輸送這些肌肉代謝的廢物，最後透過皮膚和肺臟等排泄器官來將這些廢物排除出去。但是在身體長期運動之後，肌肉主要的能量來源：ATP（腺嘌呤核苷三磷酸）和磷酸肌酸就會被耗盡，這時儲存在肝臟裏的肝醣就會被分解成葡萄糖（譯註：葡萄糖能夠產生能量），以供應肌肉不時的能量消耗。

人體骨骼圖

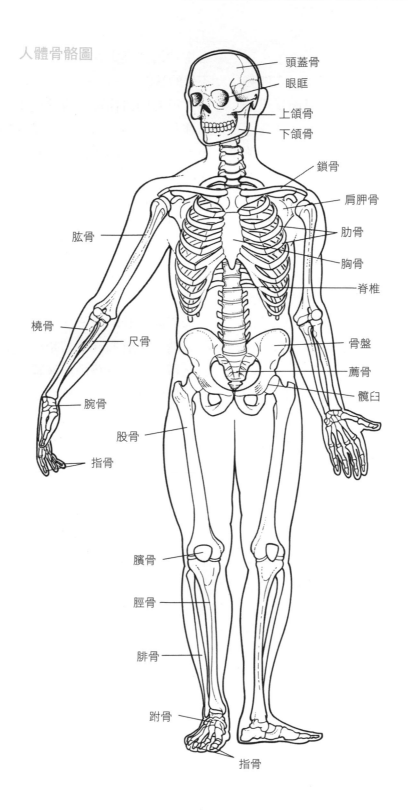

頭蓋骨
眼眶
上頜骨
下頜骨
鎖骨
肩胛骨
肱骨
肋骨
胸骨
脊椎
橈骨
尺骨
骨盤
薦骨
髖臼
腕骨
股骨
指骨
臏骨
脛骨
腓骨
跗骨
指骨

體表肌肉

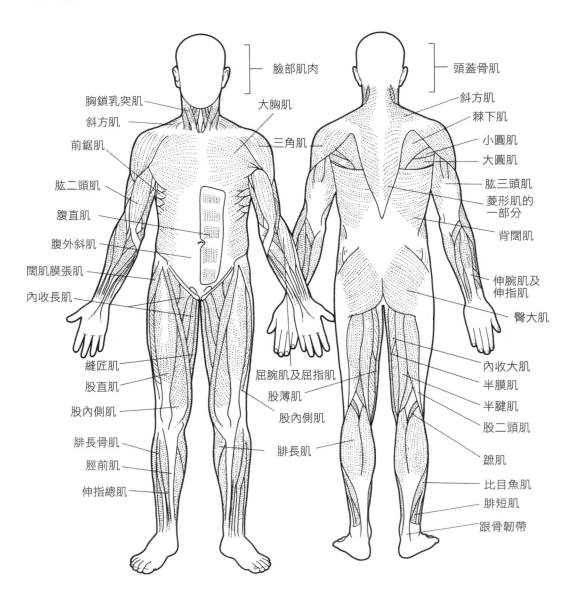

胸鎖乳突肌
斜方肌
前鋸肌
肱二頭肌
腹直肌
腹外斜肌
闊肌膜張肌
內收長肌
縫匠肌
股直肌
股內側肌
腓長骨肌
脛前肌
伸指總肌

臉部肌肉
大胸肌
三角肌

屈腕肌及屈指肌
股薄肌
股內側肌
腓長肌

頭蓋骨肌
斜方肌
棘下肌
小圓肌
大圓肌
肱三頭肌
菱形肌的
一部分
背闊肌
伸腕肌及
伸指肌
臀大肌
內收大肌
半膜肌
半腱肌
股二頭肌
蹠肌
比目魚肌
腓短肌
跟骨韌帶

肌肉和骨骼系統失調的類型

常聽到有人因為背痛而被迫暫停工作。這可能是由於姿勢不良、長時間坐著、不當舉起重物或是精神壓力所造成。

另一種常見的問題是椎間盤突出，椎間盤位於每對脊椎骨之間，是一種帶有彈性的果凍狀物質的軟骨盤狀物，其功能在於吸收外來的撞擊力量。因此當我們在進行任何動作時，椎間盤可以避免脊椎彼此的摩擦。然而，椎間盤相當脆弱，如果因為跌倒而產生的嚴重撞擊，就會使椎間盤的堅硬外殼斷裂，而使其中的膠狀物質流出，這些膠狀物質會擠壓到椎間神經而導致極大的疼痛。會產生疼痛則是因為受刺激的神經迫使周圍的肌肉出現痙攣，這是一種人體的自我保護機置，是為了避免再有任何動作而造成更嚴重的傷害。而椎間盤突出應該找骨科醫生或脊椎治療師來治療。在恢復期間也可定期進行精油按摩，這有助於改善病情。

芳香療法同時對於拉傷或扭傷等運動傷害有相當大的幫助（參閱第175頁肌肉和關節急救措施）。

幾乎每個人或多或少都曾遇過關於骨骼的問題，例如骨質疏鬆症或骨質脆弱的疾病。這種與年齡相關的疾病特徵是骨質含量逐漸減少，骨骼中鈣質和其他基本礦物質會流入血液中，最後排出體外，因此骨折的機率就會隨之增加。女性（尤其是歐洲或亞洲人）過了更年期以後，特別容易患有骨質疏鬆症，而這種骨骼失調的問題一般認定是雌性激素減少所致；然而，由於高齡男性同樣也有骨質疏鬆的問題，因此雌激素的缺乏並非是唯一的致病因素。

此外無論男女，遺傳對於骨質疏鬆症也扮演著相當重要的角色。但是我們仍有許多方式可以預防這類疾病產生。其實骨質一旦流失，不管做任何努力，都無法恢復到原有的狀態。所以平時必須透過調整飲食和生活型態來加以預防。研究顯示，定期從事一些重量訓練或是有氧運動，如散步、騎腳踏車和爬山等，都可以增加骨質量。但是這一類的運動需要持之以恆，每次至少20分鐘，每星期3到5次。

在所有肌肉與關節的疾病當中，其中以關節炎和風濕痛最常見。這兩種疾病也是目前醫學界最感困擾的部分。有別於正統醫學的束手無策，這兩種可能導致殘廢的疾病其實是有可能治癒的。據我所知，許多人藉由針灸、按摩、藥草、順勢療法、飲食療法等自然療法的方式，大大降低了這類疾病所引發的疼痛現象，並增加其患部的活動力。儘管如此，沒有一種方法能像「魔術子彈」般能立即正中

紅心，自然療法需要長時間的配合才能看到結果，這需要病人的耐心和決心。也因為這樣，相對願意繼續從事自然療法的人還是占少數。

自然療法主要的目標在於可為整個系統解毒，並平衡血液中的酸鹼值（關節炎以及風濕痛和血液的含酸量過高有關）。這類療法同時也訴求能夠減少壓力並增加適應性，這可以配合幾種不同的生活療程來達成。例如用礦鹽泡澡、精油按摩、精油熱敷、溫和的伸展運動、深呼吸、放鬆運動以及嚴謹的鹼性食物攝取。所謂鹼性食物攝取是指大量的新鮮水果、蔬菜、發芽的種子以及全穀類食物，並停止食用一切酸性食品，或者降低到只食用少量酸性物質的食物和飲料，例如豬肉、茶、咖啡和巧克力等等。

然而，沒有一種飲食習慣是適用於每一個人，你可能會發現一些所謂「很棒的食物」如蘋果或白葡萄等，它們反而會讓自己的病情更加惡化。因此最好是請教整體全面療癒營養師的意見，他們可以為你量身設計出個人適用的飲食規劃。

植物精油的作用

雖然植物精油並不能治療一些如骨質疏鬆症的骨骼疾病，但是它們還是可以用來減緩一些關於關節炎和風濕痛的症狀。能改善這些症狀的適用精油有：

- 抗發炎劑：除了能降低關節炎的疼痛和發炎狀況以外，它們也能用來減輕受傷部位的紅腫症狀，適用精油包括羅馬洋甘菊、德國洋甘菊、白松香和薰衣草。
- 抗風濕痛劑：許多精油都能用來預防並減輕風濕痛的症狀。適用的精油有歐白芷、芫荽和杜松（子）。
- 排毒淨化劑：這些精油有助於排除一些代謝廢物，適用的精油有杜松（子）、檸檬和奧圖玫瑰。
- 促進循環劑：藉由刺激組織周邊的血液循環來控制病情，這一類的精油可以增加患處的血液循環，因此可以減少充血和發炎的症狀。適用的精油有黑胡椒、薑和迷迭香。

治療表：肌肉和骨骼系統問題

關於各種不同精油處方比例的拿捏問題，你可以參照第6章的說明

風濕痛及關節炎

症狀描述	可能原因	加劇因素	推薦用油
有許多型態，包含黏液囊炎、痛風、坐骨神經痛、風濕性關節炎等等，所有型態都會有疼痛及行動不便的問題，同時也會有發炎及水腫（時有時無）、關節硬化、關節的潤滑液減少現象。	遺傳、怠惰的生活型態，長期性情緒壓抑，年齡增長、食物過敏、外傷、肌肉關節過度使用（尤其是運動員與舞者）。	濕冷的環境、壓力、肥胖。 ● 注意：不可在發炎及水腫的關節處進行按摩，由於這種發炎及水腫情形時好時壞，可以在未發作前進行按摩	白千層、雪松、甘菊、芫荽、絲柏、尤加利、薑、杜松子、薰衣草、檸檬、馬鬱蘭、迷迭香、甜百里香、岩蘭草。

使用方法	推薦藥草	營養協助	其他建議
精油按摩（參考注意部分）、精油按敷、泡澡（包含硫酸鎂鹽泡澡、第61頁），精油藥膏（參見第172頁配方）	口服：歐洲合歡子（Meadowsweet）、芹菜籽（Celery seed）、西洋蓍草，亦可服用以上同比例藥草的萃取液，或是爪鉤草（Devil's Claw、有錠劑可以服用） 外用：聖約翰草油塗抹於感染部位。	每天服用1茶匙鱈魚肝油（亦有魚肝油膠囊可以選擇，以避免其魚腥味），或是服用3顆500mg的月見草油。	如果病情在進行療程3個月之後仍然沒有起色，建議尋求全面療癒醫師的協助，最好能夠進行過敏性測試。此外，針對情緒上的壓抑問題，可嘗試巴哈花精療法，其他建議的輔助療法包括針灸、順勢療法、藥草療法等。

痛風

症狀描述	可能原因	加劇因素	推薦用油
關節發炎、腫脹所引起的一種極度疼痛的型態，特別是大足趾，常發生於中年男性。	過多組織廢物無法排除，而在肌膚、關節及腎臟處累積尿酸結晶，主要由飲食不當或者是藥物代謝不全所引起。	壓力。 ● 注意：不可在腫脹的關節處進行按摩，這樣會讓關節更加疼痛	歐白芷、芫荽、杜松子、松、迷迭香、甜百里香。

使用方法	推薦藥草		其他建議
足浴、泡澡、精油冷敷、精油藥膏。	芹菜籽、蕁麻、西洋蓍草。		如果屬非外傷原因的再發性黏液囊炎，則整體全面療癒的實施相當重要（參見關節炎及風濕痛）

黏液囊炎

症狀描述	可能原因	加劇因素	推薦用油
黏液囊（一種使肌肉和肌腱能順利運動的含黏液囊袋）的發炎的疼痛現象，通常產生於膝蓋（俗稱主婦膝）、手肘（又稱網球肘）、肩膀及臀部。	外傷、細菌感染、發炎性關節炎、痛風、風濕性關節炎、重複摩擦。	持續使用關節。	洋甘菊、薰衣草、薄荷。
		● 注意：不可在發炎及水腫的關節處進行按摩，這樣會引起更大的疼痛及組織傷害。	

使用方法			其他建議
精油冷敷、精油藥膏（參見第173頁配方）			如果屬非外傷原因的再發性黏液囊炎，則整體全面療癒的實施相當重要（參見關節炎及風濕痛）

肌肉酸痛

症狀描述	可能原因	加劇因素	推薦用油
如果是新近外傷或是纖維組織發炎所導致的肌肉酸痛，則疼痛會感覺明顯而刺激。舊的外傷或是慢性肌肉拉傷疼痛較不敏感，關節處可能會感覺比較僵硬。	肌肉過度伸展、姿勢不良、情緒性外傷，或是關節炎、風濕等併發症。	壓力。	黑胡椒、羅馬洋甘菊、德國洋甘菊、芫荽、絲柏、尤加利、薑、葡萄柚、薰衣草、檸檬、馬鬱蘭、松、迷迭香、甜百里香、岩蘭草。

使用方法	推薦藥草	營養協助	其他建議
精油放鬆按摩（參考加劇因素）、精油按敷、泡澡。	如果是由於壓力所造成的肌肉酸痛，可使用甘菊、香蜂草、萊姆花、纈草（亦有錠劑可以選擇）	如果是風濕及關節炎所造成，參考前面相關內容的營養協助部分。	最好的治療方式是使用精油按摩，其他有用的方法包括巴哈花精療法（針對壓力），亞歷山大技術＊（矯正姿勢）、瑜珈等。

＊譯註：這是大約100年前由一位澳洲人Frederick Matthias Alexander所發明的一種自我訓練動作，能矯正不當的姿勢

⟡ 坐骨神經痛 ⟡

症狀描述	可能原因	加劇因素	推薦用油
一種強烈疼痛感的神經痛疾病,疼痛範圍會沿著坐骨神經從臀部一直延伸到足部。	由外傷造成椎間盤突出,壓迫到脊椎神經、並對周圍的肌肉引起抽搐反應,此外,舉重物的姿勢不當,脊椎錯位,便秘、分娩、因關節炎而造成骨骼與韌帶間的異位,都會造成坐骨神經痛。	咳嗽、彎腰、軀幹伸張、從坐姿變為站姿,起床等。	羅馬洋甘菊、德國洋甘菊、芫荽、尤加利、天竺葵、薰衣草、馬鬱蘭、薄荷、松、迷迭香。

使用方法	推薦藥草		其他建議
精油按摩(特別是下背部、臀部、大腿及腿部)、精油泡澡。	**外用**:聖約翰草油按摩。		如果精油按摩沒有幫助,諮詢骨科醫師或是脊椎按摩師,或者嘗試亞歷山大技術*來矯正不當姿勢。如果是因慢性便秘或關節炎導致,尋求減壓的方法,並調整飲食及生活型態。

＊譯註: 這是大約100年前由一位澳洲人Frederick Matthias Alexander所發明的一種自我訓練動作,
　　　　能矯正不當的姿勢

精油配方及調配步驟

風濕痛和關節炎的精油藥膏

下列精油藥膏的配方可以用來減輕關節炎、風濕痛和纖維組織炎等不適症狀。同時也可以用於患有痛風的關節上,但是使用時動作要相當輕柔,才不會造成更大的疼痛。如果你買不到無香精基底乳霜或軟膏時,可以試著找精油批發供應商購買。(參見附錄一)

●無香精基底乳霜或軟膏50g ●馬鬱蘭10滴 ●迷迭香10滴 ●杜松(子)5滴	將基底乳霜或軟膏裝入小玻璃罐內,再滴入精油,然後用湯匙柄加以攪拌即可。每天使用2～3次。

治療黏液囊炎的精油藥膏

　　下列精油藥膏最好在進行精油熱敷（參照第64頁內容）後立即使用。每天在感染的關節部位塗抹2～3次，請不要擦得太用力，因為這會讓你更不舒服。

- 無香精基底乳霜或軟膏50g
- 薰衣草20滴
- 薄荷5滴

調製方法同前一個配方。

風濕痛和關節炎的按摩精油

　　下列複方按摩精油，有助於改善關節炎、風濕痛和纖維組織炎等症狀。相同的精油配方也可以用來泡澡，但是需要調整精油的劑量（參照60頁內容）。建議泡澡或淋浴之後才使用按摩精油，可幫助皮膚吸收精油粒子。最好能夠讓別人幫你執行精油按摩。

配方1

- 葵花籽油25ml
- 特級冷壓純橄欖油25ml
- 羅馬洋甘菊5滴（或德國洋甘菊2滴）
- 薰衣草10滴
- 檸檬5滴

將精油滴入一個深色的玻璃瓶內，再倒入植物油加以搖晃均勻。

配方2

- 金絲桃油（聖約翰草油）30ml
- 特級冷壓純橄欖油20ml
- 杜松（子）6滴
- 芫荽6滴

依照配方1的方式加以調製

肌肉疼痛按摩精油

　　下列香氣強烈的按摩精油最好是在洗過熱水澡後才使用。而且不論用哪種複方精油來按摩，請別人幫你做的效果都會更好。如果香氣過於強烈時，稍微用多一點橄欖油加以稀釋。

● 特級冷壓純橄欖油50ml
● 黑胡椒10滴
● 芫荽12滴
● 葡萄柚6滴

● 薑2滴

將精油滴入一個深色玻璃瓶中，再加入植物油，搖晃均勻。

坐骨神經痛按摩精油

　　下列按摩精油有助於減輕坐骨神經痛和其他不適的疼痛症狀。在泡澡或淋浴後使用。如果你能請別人為你做精油按摩，效果會更棒。

配方1
● 金絲桃油（聖約翰草油）30ml
● 特級純橄欖油20ml
● 天竺葵5滴
● 薄荷3滴
● 薰衣草10滴

將精油滴入一個深色玻璃瓶內，再倒入植物油，並搖晃均勻。

配方2
● 特級冷壓純橄欖油50ml
● 松5滴
● 迷迭香12滴

將精油滴入一個深色玻璃瓶內，再倒入橄欖油，並且搖晃均勻。

肌肉和關節受傷的急救包

有時候會稱為運動傷害，但是當在郊區散步、爬樓梯、做家事或整理花園時，也可能會發生像拉傷、扭傷、肌肉抽筋和膝蓋受傷等症狀。在肌肉和關節的急救建議中有針對這類緊急狀況的處理說明。

以下表列內容並未包括嚴重需要立即就醫診治的症狀，例如由意外而導致的骨折或骨頭斷裂等，這類緊急狀況需要立即就醫。

肌肉和關節的急救建議

抽筋

參見第301頁：運動傷害的按摩技巧

扭傷

問題說明	症狀描述	推薦用油
關節附近的韌帶或是組織突然被猛烈扭轉或撕裂，例如足踝或是手腕的扭傷。	關節周圍會出現疼痛及柔軟的組織，通常會伴隨腫脹和瘀青。	羅馬洋甘菊、德國洋甘菊、絲柏、尤加利、天竺葵、薰衣草、馬鬱蘭、松、迷迭香、岩蘭草。

使用方法	其他建議	
冷敷或冰敷，精油按摩患部的上方或下方（勿直接按摩在患部）以增加體液引流，精油藥膏（參見第172頁）	保持患處休息不動，將傷處的肢體抬高，以免過多體液淤積（可用枕頭或軟墊支撐肢體）。	

拉傷

問題說明

肌肉過度伸展、被外力所拉扯、或是突然的猛烈動作所造成。例如背痛是由於舉起重物所導致。

症狀描述

猛烈的疼痛伴隨著僵硬或痙攣現象，受傷的部位可能也會產生腫脹反應。

推薦用油

羅馬洋甘菊、德國洋甘菊、絲柏、尤加利、天竺葵、薰衣草、馬鬱蘭、松、迷迭香、岩蘭草。

使用方法

冷敷或冰敷（第64頁），一旦浮腫改善，改採精油熱水泡澡（最多可用8滴純精油及9茶匙（45ml）海鹽，接著進行精油按摩（參見第301頁：運動傷害的按摩技巧），此外，精油藥膏也能幫助治療。

其他建議

保持患部的休息是治療的關鍵，如果手臂或腿部拉傷，記得時常將傷肢抬高至心臟以上的位置，以免過多體液淤積，並可用枕頭或軟墊來支撐傷肢。

膝蓋裂傷

問題說明

通常傷害到膝蓋軟骨，也許是運動的意外傷害所造成，例如錯踢踩空的姿勢、走路不慎失足、或是做體操扭轉身體時重心集中於一隻腳上。

症狀描述

膝蓋周圍疼痛，比較常發生於內側，不容易將膝蓋打直，關節處可能會有體液淤積而造成腫脹。

推薦用油

羅馬洋甘菊、德國洋甘菊、絲柏、尤加利、天竺葵、薰衣草、馬鬱蘭、松、迷迭香、岩蘭草。

使用方法

冰敷，以按摩油按摩患部的上方或下方（勿直接按摩在腫脹處）以增加體液引流（參見第301頁：運動傷害的按摩技巧）

注意：不可硬將彎曲的膝蓋打
　　　直。

其他建議

冰敷時，用繃帶將膝蓋固定住。但不可纏太緊以避免造成不適或是血液循環受阻，盡量將膝蓋抬高以避免體液淤積。

{第十四章}
內分泌系統

傳統定義的內分泌系統是指藉由分泌荷爾蒙至血液當中輸送，來協調人體內的各項機能，並與神經系統共同負責身體的各項諧調性工作。荷爾蒙據稱會隨著血液循環而朝向目標細胞移動，而神經系統只是傳遞電子訊息，讓不同的神經細胞彼此連結。

目前看來，之前內分泌和神經系統的功能分野被認為過於單純，越來越多的證據顯示內分泌系統、神經系統和免疫系統在許多層面上是彼此相互作用的。例如胰島素一度被認為是一種典型的荷爾蒙，它卻被發現也出現在大腦內的神經細胞中；而一些由大腦所產生的化學物質如移轉素（Transferon）和膽囊收縮素（CCK）目前據知也可以由胃部分泌。同樣地，在皮膚上可發現一些神經化學物質的接收器；然而，免疫系統中的單核球（Monocytes）上也可發現這些接收器。再者，內分泌學家也發現在人體內進行的各種化學作用其實直接關連到身體的活動量，以及我們的思想和情感。

如此說來，雖然就傳統定義來探討內分泌系統未能盡其全貌，但是本章還是要就傳統定義來分別探討，才能對主要的內分泌系統有基本的認知。

腦下垂體和下視丘

腦下垂體是利用一種稱為垂體幹的構造連接至大腦下方，它本身是一個豆子般大小的球體，雖然體積非常小，但是對運作整個身體內分泌的功能方面卻扮演著主要的角色。雖然腦下垂體曾一度被比喻成調節內分泌的主要腺體或是指揮家的封號，但是目前已知腦下垂體是由下視丘的命令所指揮。下視丘是腦的一個部分，而腦下垂體則附著在下視丘上，下視丘則受到神經系統和血液中的各種不同濃度物質等複合因素所影響。

腦下垂體分為兩部分：後葉和前葉。後葉是儲存下視丘所分泌的兩種重要荷爾蒙的區域，這兩種荷爾蒙分別是催產素（oxytocin）及抗利尿激素（Anti-diuretic Hormones簡稱ADH）。抗利尿激素又稱作血管加壓素（Vasopressin），可使血壓上升，是一種

抗利尿的荷爾蒙。催產素則會刺激子宮收縮，促進分娩，並且有助於乳汁分泌；而抗利尿激素作用於腎臟有助於身體水分的保持。尺寸較大的腦下垂體前葉，會分泌大約10種荷爾蒙（目前仍未能確定其真正分泌的荷爾蒙數量），可以引導體內其他部位的內分泌腺體運作。例如甲狀腺荷爾蒙促進激素（TSH）會增加甲狀腺素分泌（請參照甲狀腺內容說明），而腎上腺皮質促進激素（adreno-corticotrophic/ACTH）有助於腎上腺分泌副腎皮質荷爾蒙（Cortisone可體松）。

腦下垂體前葉分泌量最多的荷爾蒙是生長激素（GH），它是促進骨骼、軟骨以及許多其他組織生長的重要物質。幼兒時期如缺乏生長激素（GH），會導致侏儒症；如果生長激素分泌過量，可能是因為腦下垂體產生腫瘤，就會導致巨人症。即使在成年時期，生長激素仍然扮演著舉足輕重的角色。根據推測，生長激素在骨骼斷裂時仍可以加速新的骨骼組織發育。

松果體

連接在大腦底部的構造稱為松果體（之所以如此稱呼是因為它長得很像松果的形狀）。即使多年來我們已知許多關於松果體的解剖學證據，但是有關其生理學的作用卻依舊模糊。然而不同於過去，並沒有任何證據顯示

松果體會隨著年齡的增長而逐漸萎縮。在青春期開始圍繞在松果體內常見的腦砂（brain sand），它是松果體細胞分泌物經鈣化而成的同心圓結構，過去被認為是這個腺體功能減低的一種現象。然而最近研究報告顯示腦砂的出現實際上是松果體分泌作用增加的一種情形。

松果體會分泌的唯一激素是褪黑激素（melatonin），這是一種在黑暗中所製造的感光物質。褪黑激素被認為會影響睡眠、情緒和生殖系統的週期。一般來說這種荷爾蒙的分泌量會在夜晚增加，而在早晨降低。最近這幾年的研究發現，褪黑激素同時也和情緒沮喪等相關心理疾病有關。例如因季節性影響的情緒失調症狀（seasonal affective disorder簡稱SAD），如遇到這類疾病時，褪黑激素會比平常分泌的時間更晚，而影響睡眠品質，導致「宿睡後遺症」(Sleep hangover)。症狀包括平時容易昏睡、易怒、缺乏活力和自尊心、心情陰晴不定和暴飲暴食；而最恰當的形容詞應該是「嗜睡中毒」（有些患者可以一口氣睡上15個小時之久）。通常患者在秋天時會開始出現憂鬱現象，持續到冬季。只有在春天出現第一道曙光時，這種負面情緒才會神奇般地甦醒起來。

要治療SAD這種心理疾病可採用全光譜的光線療法。患者每天早晨起

床的第一件事就是站在特殊設計的燈箱前接受光線照射，這種方式能夠讓患者的身體甦醒過來，開始一天的工作。根據研究結果顯示，這種治療的效果好的讓人驚訝，大約會有85%治療成功的機率。一些較輕微的患者（對經常在室內工作的人來說相當普遍），可以安裝一種仿造天然日光的全光譜燈泡來治療。這種燈泡在許多電器行就可以買得到。而設計較精良的燈箱（針對較嚴重的SAD患者）在英國可以用郵購方式購買。

腎上腺

腎上腺位於腎臟的上方，由皮質和內部髓質所構成，即使它比手指頭大不了多少，但是它卻能分泌超過50種荷爾蒙或類似荷爾蒙的物質。其中大部分是維持生命所必須的基礎荷爾蒙，而最為大家所熟知的就是腎上腺素。

當情緒處於強烈狀態時，例如震怒、驚懼或是處在一定期限內必須完成工作的壓力中，腎上腺髓質會分泌腎上腺素，這是一種「戰鬥或逃亡」反應的荷爾蒙，它讓我們有足夠的能量來應付突出其來的挑戰。一旦腎上腺素分泌至血液中，肺會立即釋放它原先儲存的葡萄糖到血液中，以供應立即可利用的能量，同時血壓和心跳的速率會增加，這使得氧氣的吸入量提高，而消化系統則停止運作，原處於消化系統中的血液會流到肌肉中，因而讓肌肉的能量蓄積到最強，以預備突發的行動。

由腎上腺皮質所分泌的荷爾蒙可分為三大類：第一大類屬於副腎皮質荷爾蒙（Cortisone可體松），這一類荷爾蒙的作用涉及相當廣泛的生理過程。包括脂肪、碳水化合物和蛋白質等物質的新陳代謝作用。而第二大類荷爾蒙是用來刺激維持人體內的水分和電解質的平衡。第三類為性荷爾蒙，又可分為男性荷爾蒙和女性荷爾蒙兩種。雖然性荷爾蒙分泌的量不多，但是可以補充生殖系統性腺的荷爾蒙分泌量。

睪固酮（testosterone）通常被認為是專屬於男性的荷爾蒙；而動情激素（Oestrogen）則是專屬於女性的荷爾蒙。然而這些性荷爾蒙並非男性或女性的性別所專屬。女性也會分泌睪固酮，雖然和男性比較起來，分泌量相當少。同樣地，男性也會製造出少量的動情激素，它被認為有助於細胞成長和發育。有趣的是，與睪固酮化學結構相似的一種物質：雄性酯酮（androstenone，這是一種費洛蒙），是一種能同時激發兩性性慾的天然燃料（有關費洛蒙的詳細說明請參照第349頁內容）。

甲狀腺

甲狀腺位於頸部部位，橫跨在喉嚨氣管的兩側，甲狀腺能分泌甲狀腺素來控制人體內的新陳代謝率。幼童時期如果缺乏這類荷爾蒙，就會導致呆小症，而呆小症的患者會出現兩種明顯的臨床症狀：侏儒和心智發展遲緩。

成年人如果發生甲狀腺機能衰退的情況，會導致甲狀腺素分泌不足，而發生甲狀腺腫、行動遲緩、無精打采以及畏寒的症狀。因為碘是構成甲狀腺素的重要元素，所以通常甲狀腺素分泌不足的原因是飲食中缺碘之故。相反地，如果甲狀腺分泌過多（有時是因為長期的壓力和焦慮所造成），會讓患者出現暴飲暴食的現象。即使如此，這類患者的體型還是相當瘦，因為患者體內熱量的消耗速度非常大，如果持續維持這種狀況而不就醫，心臟就會因跳動過於激烈而終將導致衰竭死亡。

甲狀腺機能障礙（包括甲狀腺分泌過剩或分泌不足）的患者，可能會出現甲狀腺增大的情形而導致「大脖子」現象，就是甲狀腺腫。英國將甲狀腺腫大通稱為「德貝郡頸」(Derbyshire)，這個名稱的由來純粹因為德貝郡當地所出產的農作物缺乏碘所致。而由於食鹽中添加碘，才漸漸讓這個疾病消失。其他碘的來源還包括魚類、食用海藻（特別是墨角藻Bladderwrack）以及近海種植的蔬菜。相反的，若是因為甲狀腺過度分泌所引發的甲狀腺腫大，可能會因為食用含碘過多的食物而更趨嚴重。治療這種疾病通常需要服用醫生開具抗甲狀腺藥物，或是以外科手術方式將部分甲狀腺切除。

胰腺

胰腺是位於腹腔凹處的一個腺體，位於胃部後方及十二指腸和脾臟之間的位置。它有兩個主要功能：一則製造消化食物所需的酵素，另一則是擔任內分泌腺體的角色。胰腺會分泌控制許多人體新陳代謝的胰島素（Insulin）和升糖激素（Glucagon），這兩種荷爾蒙特別針對醣類（碳水化合物）的新陳代謝。胰島素能協助肌肉和其他組織來獲得糖分，以提供細胞來製造能量提供身體活動所需，嚴重缺乏時會導致糖尿病。糖尿病人其血糖不僅不能提供身體活動所需，而且會有不正常增加的現象，直到萃取自動物的替代性胰島素出現之後，才讓許多人能夠避免因糖尿病而死亡，自從1920年代發現胰島素治療方法之後，據估計已經挽救了超過3000萬人的生命。

由於糖尿病多數發生於成年人身上，所以改變飲食習慣，保持攝取低

糖含量的食物通常就能夠控制糖尿病的發生。儘管如此，卻有越來越多的營養學家認為攝取高含量的複合性碳水化合物，例如全麥麵包、糙米、核果和植物種子等，會比起一般低碳水化合物的攝取方式，對糖尿病病患更有助益。

人體主要內分泌腺（性腺以女性為主）

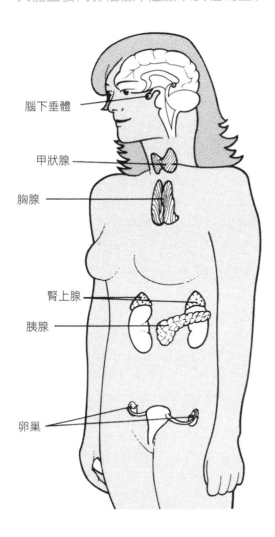

腦下垂體

甲狀腺

胸腺

腎上腺

胰腺

卵巢

胸腺

胸腺位於胸骨的下方，負責分泌胸腺素（Thymosin），這種新近才發現的荷爾蒙被認為和內分泌系統的健全功能有關，甚至也和防止人體老化有關。然而胸腺最為人所熟知的功能是協助免疫系統的健全發展（參照第16章內容）。

芳香療法的功能

嚴重荷爾蒙失調的治療和控制，好比青年時期早發性的糖尿病以及甲狀腺功能失調等問題，都已經超出了居家治療的範疇，而且也超乎一般芳療師的能力所及。因此如果有較嚴重的內分泌問題，必須就醫治療，芳香治療在此被視為一種輔助療法，主要是用來協助釋放壓力。

而由於長期性的壓力及情緒的不諧調，可能會導致內分泌系統的異常，而且也會影響到其他身體系統的運作，而對抗壓力的部分就是芳香療法能夠作用之處（尤其是精油按摩）。這是一種奇妙的預防性療法，藉由壓力的釋放來維護各種內分泌腺體的健康，使其能正常運作。

如果你對精油與內分泌的關係感到很有興趣，一些已知會影響特定荷爾蒙分泌的植物精油則表列在後。這些植物精油（大蒜除外）都能用於下列任何一種建議的治療方式：

● 精油按摩
● 精油沐浴
● 提振情緒的室內薰香
● 調製個人香水

　　關於各種不同精油處方比例的拿捏問題，你可以參照第6章說明。而有關香水調製的技巧可以參照第27章內容。

　　許多植物精油對女性的生殖系統特別能夠產生作用，例如洋甘菊、快樂鼠尾草和玫瑰等（參照第17章內容），而許多植物精油如伊蘭伊蘭、檀香等則是以提振性欲而享有盛名；然而，少數精油如樟樹和馬鬱蘭據說反而會讓人感到「性」趣缺缺。

精油的配方

　　因為治療內分泌功能失調的問題，已超出自我治療的範圍，因此我建議使用能夠改善神經系統的精油配方（參照第193頁內容），可以降低因壓力對我們身心所造成的不良影響，而有間接的幫助。

植物精油的作用

會對內分泌系統產生作用的植物精油列出如下：

● 刺激腎上腺分泌：針對壓力有關的疲勞，可使用羅勒、天竺葵、迷迭香和松精油
● 抗糖尿病或降血糖作用的精油：為了幫助平衡血糖指數，可使用天竺葵、杜松子*
● 平衡甲狀腺分泌：為了平衡過多的甲狀腺素分泌，法國的瓦涅醫師推薦大蒜精油（通常製成口服膠囊），然而取自大蒜和洋蔥的汁液和球莖可能會更加有效地改善這類特定疾病的失調情形。
● 含有類雌激素的物質：一些植物含有植物雌激素，並且被證實有助於改善更年期的各種症狀。這類精油如茴香、蛇麻草、鼠尾草等。這類植物精油可能都含有相同的物質（參照第二章內容）。
● 含有植物性類固醇：這種在乳香和沒藥等植物精油所發現的物質，它的結構據說類似於男性和女性荷爾蒙，然而這些精油是否真能影響人體內的荷爾蒙分泌，至今仍未證實。

標有「*」記號者可能要內服才能產生療效──但口服精油對於自我治療而言有潛在的危險性。

{第十五章}
神經系統

神經系統能夠具體呈現出人體心智和肉體的種種反應；各種的思維、情感和行為其實都是透過神經系統所衍生的各種生物化學變化來加以反應。

1970年代當時的重大突破，就是發現了一種微小化學物質的新種類，此類成分被稱作「神經傳導物質」（neurotransmitter）及「神經肽」（neuropeptides）。這些化學物質的發現被認為是一項革命性的發展，因為它們證實了神經系統並不像過去的理論，認為它是藉由像電報一般的電力來運作。事實上神經脈衝本質上是屬於一種化學作用。正如身兼正統醫生和印度健康療法（即「阿輸吠陀」Ayurveda）大師狄帕·丘普拉博士（Dr. Deepak Chopra），對神經系統有如下看法：

> 「神經傳導物質」讓人類的心靈和物質之間的互動較以往更為活絡順暢……，它同時還跨越了精神和肉體之間的藩籬。當人類開始思考「自己到底是什麼」的時候，就已經在開始面對這最深奧難解的問題了。

丘普拉博士的這項結論，簡單的說就是一般人們認為「思想」這種感覺摸不著、聞不到的「非物質」，事實上就代表一些神經「化學物質」的出現。丘普拉博士提到「思想」就是頭腦中的一種「化學作用」。然而操縱「思想」的東西又來自何處？這可能是科學家和哲學家備感困惑而永遠無法找到滿意答案的問題。

儘管上述問題如謎一般難解，我們仍將持續綜覽神經系統和大腦，並思索芳香療法如何在心靈和肉體方面扮演療癒者的重要角色。

神經系統的構造

中樞神經系統（簡稱CNS）是由腦和脊髓所構成，包含數十億的神經元（即神經細胞）所組成的周邊系統就連結在其上。整體而言，神經系統與其所接收的無數的電子化學（Electro-chemical）訊息傳導有關，即使短短的每秒鐘之內，許許多多的訊息傳導都會從感覺神經，透過中樞神經傳導到身體的肌肉。神經系統能夠負責控制人體的各種移動和與反射動

作（中樞神經系統），並能維持身體內部的功能運作（自律神經系統）。

人腦是一個像果凍般的柔軟組織，重量約達3磅，看起來就像是一顆巨大的核桃。世界上沒有任何一台電腦能夠複製人類大腦內所掌管的無數功能（相信未來也不可能會出現）。人類的大腦包含驚人的上百億個神經元以及約80億的神經膠細胞（glial cells）。而腦部正是主宰我們精神能力、行為、思維、感情和感覺，也就是主宰每件事情的中樞。即使當我們熟睡時，頭腦中的神經元仍持續處理來自我們心理和生理過程中所傳遞出來的成千上萬個刺激。

到底神經元本身又是什麼呢？每個神經元其實是由一個細胞體組成，而細胞體上會產生無數的分枝突起，這些突起稱為「軸突」（Axons）和「樹突」（Dendrites）。軸突負責將刺激由細胞體傳導出去；而樹突則負責接收神經元附近的訊號並將這些訊號傳回細胞本體。事實上神經元之間是互不接觸的，因為在神經細胞之間有所謂的神經突觸（Synapses），彼此會有微小的間隙。然而當傳遞來的刺激到達一個神經細胞的突觸時，這時神經的末端就會產生一種神經傳導的化學物質（Neuro-transmitter）。這種神經傳導物質會越過神經細胞之間的微小間隙，快速擴散並在另一端的神經細胞內激發出另一個新的刺激脈衝。

許多人的認知是，絕大多數類型的神經細胞無法自我複製（例外的情形是在第21章所要探討的嗅覺神經細胞），而皮膚、肝臟組織、血球和骨骼組織在受損或流失之後可以被重新複製；但是神經細胞則是一去永不復返，然而究竟是什麼因素導致神經細胞死亡？又是否有任何防範措施？

精神勝於物質

人類大腦的重量已知會隨著年齡增長而逐漸變輕，部分原因是因為流失蛋白質和脂肪，少部分影響是因為水分流失。但是自35歲左右，我們每天大約會失去10萬個腦細胞，一開始幾乎感覺不到這種跡象，但隨著時間流逝，一直到了60歲（或者更早），我們可能開始意識到自己的注意力越來越差，而且對記憶姓名、日期和電話號碼等事情感到相當吃力。

然而最近研究則建議，許多過去被認為是因為老化必然會發生的精神和情感上的改變，例如老態龍鍾和沮喪等現象，以及許多人相信的「你無法教會一條老狗玩新把戲」這種老頑固的說法，或許這些改變不完全因為年老所造成，然而部分是因為預期自己就要變老的負面心態所引發。換句話說，我們會變成自己心理所認定的那種人。

再者，越來越多的證據顯示，關於神經元無法重新複製的理論可能是錯誤的。有時精神和肉體的力量真的會令人感到不可思議。在我寫作的當時，聽到最具代表性的例子就是出生

神經系統

中樞
神經系統

邊緣神經系統和自律神經系統

於奧地利，年紀50多歲的大衛‧佛迪格先生（David Verdegaal），他居住在英國的林肯郡，8年前他曾因冠狀動脈堵塞而造成心臟停止跳動30分鐘。一般認為人類腦部可以容許缺氧底限是5分鐘，超過這個時間就會造成無法復原的永久性傷害。而當時為他治療的一位神經科醫師表示：「他的腦部受損相當嚴重，我們稱之為Pallic症候群，也就是他整個腦皮質完全受損」。當時以他的狀況而言，其生存機率被認為是「零」。

然而佛迪格先生卻締造了一項起死回生的驚人記錄，即便在他回復生命後，一開始他又瞎又癱瘓。但是在8年間，起先是他的視力，接著是他的四肢，逐漸的藉由他超人般的意志力而有所回應。而為了慈善募款活動，他跑完了整整兩場和一次半場馬拉松賽跑的經驗。雖然因為他的眼睛和大腦之間的連繫有問題，使得他無法正常的閱讀和寫信，但是目前他仍然可以利用文書處理器的鍵盤來寫作。

無論什麼原因讓佛迪格先生起死回生（他自己相信是某種超自然的神奇力量所致），但的確是因為他的求生意志，改造了醫學界的歷史。(譯註：劉海若也是另一個「意志戰勝肉體」的例子)

神經失調的自助措施

如同上一章所提出，經常性壓力會引發嚴重的健康問題，雖然這些問題經常會以慢性肌肉緊繃和疲倦等症狀呈現，但生活無論如何忙碌得令人發狂（或者單調無趣至極點），你還是可以利用許多措施來防止內心不斷積蓄的壓力。或許你可以使用巴哈花精療法來協助芳香療法的療效；也許你可以作個深呼吸，或有意識的放鬆自己，或是選擇瑜珈；又或者你可以選擇一些能令你放鬆心情的音樂，或是選擇令人振奮的運動。這些都可能是你要的答案。非常值得一提的是，無論你決定採取哪種活動來放鬆，請確實讓自己樂在其中。和一般認定恰好相反，整體全面療癒(holistic healing)是傾向於追求愉悅與樂趣的。

芳香療法的功能

芳香療法（尤其是指精油按摩）是現存針對神經系統疾病的最佳治療法，不論是緊張性頭痛、失眠、精神不濟、焦慮和壓力，或是輕微沮喪等等。你只需依照個人實際的需求，選擇能夠「放鬆」或「提振」的植物精油來解決問題。重要的是要確認你所選擇的植物精油（或複方精油）是你所喜愛的（請參照第6章內容），如果使用自己不喜歡的香氣，就不會產生療效。

一定要有的觀念是，如果有嚴重神經性疾病，例如多發性硬化症（Multiple Sclerosis譯註：這是一種腦、脊髓發生自體免疫病變的疾病。特別是包圍神經纖維軸突稱為髓鞘的部分受到侵襲，所以此病也稱作脫髓鞘疾病。患者可能出現視力受損、肢體無力、平衡失調、行動不便、麻木、感覺異常、口齒不清、暈眩、大小便機能失調、甚至思考困難等症狀），應該馬上就醫並配合醫師治療，最好是能接受芳香療法作輔助治療的醫師。同樣地，如果你患有嚴重的心理方面問題，例如嚴重的沮喪和焦慮，卻找不出明顯的原因（也就是說無法精確地找出明顯導因的心靈受創事件，例如離婚、死別和財務困難等），則尋求專家的協助和指導是相當重要的。最理想的是能找到一位合格的心理醫師或諮詢師，並且他能接受芳香療法和整體全面療癒的治療觀念。

下表所列為適用於改善神經系統相關疾病的植物精油。

植物精油的作用

用來改善神經系統相關疾病的植物精油及其主要作用如下：

● 刺激腎上腺分泌：用來改善與壓力有關的疲勞問題。例如：羅勒、天竺葵和迷迭香
● 鎮靜作用：用來鎮靜紛亂的神經系統問題。例如：快樂鼠尾草、薰衣草、馬鬱蘭、
  檀香木和岩蘭草。
● 催眠作用：具有催眠效果的特殊療效。例如德國洋甘菊、羅馬洋甘菊、蛇麻草、橙花。
● 提振作用：有助於恢復因為疾病或神經衰弱而損耗的精力。例如：黑胡椒、芫荽、
  薄荷、迷迭香。
● 平衡作用：能針對個人狀態來調整，同時具有提振或放鬆的效用。例如：佛手柑、
  廣藿香。
● 敏銳作用：能強化或調理神經系統，使神經更敏銳，例如：快樂鼠尾草、杜松
  （子）、薰衣草、檸檬草、廣藿香。
● 抗憂鬱：用來提升積極情緒。例如：佛手柑、天竺葵、檸檬、甜橙、迷迭香和伊蘭
  伊蘭。

治療表：焦慮和與壓力相關問題

關於各種不同精油處方比例的拿捏問題，你可以參照第6章的說明

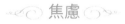 焦慮

症狀描述	可能原因	加劇因素	推薦用油
一種神經的掛念或苦惱狀態，患者對一些非特定的迫切性威脅，會感到無力的畏懼，嚴重時會對未知的驚恐感到苦惱。焦慮通常是針對壓力事件的一種反應，可是也會在沒有任何刺激的狀況之下產生。	慢性焦慮（通常伴隨沮喪與失眠）需求助專業醫師治療，特別是無法列舉引起的原因時。焦慮可能與食物過敏有關，另外過度飲用咖啡因，或是一些藥物的副作用都有可能。	缺乏睡眠、各種原因皆有可能。	佛手柑、洋甘菊、快樂鼠尾草、乳香、杜松子、薰衣草、真正香蜂草、橙花、奧圖玫瑰、伊蘭伊蘭。

使用方法	推薦藥草	營養協助	其他建議
泡澡、按摩、擴香器、調製個人香水。	甘菊、香蜂草、萊姆花、橙花、纈草（亦有錠劑可供選擇）	如果是食物過敏使然，諮詢專業醫師的協助，其他則參考與「壓力」問題相同的營養協助建議。	尋求減壓的方式，專業的精油按摩具有相當好的改善效果。此外可參考巴哈花精療法，你也可以考慮尋求專業心理輔導師的協助，或參加相關支援團體的協助。

∽ 沮喪 ∼

症狀描述	可能原因	加劇因素	推薦用油
由過度憂鬱、昏睡所造成，患者無法集中注意力、並有不能適應的感受。規律的睡眠常被破壞，患者通常不是睡眠過多就是過少。但如果是處於一段時間的危機、情緒動亂、或過多壓力與緊張，此時沮喪則被視為是正常反應。	慢性沮喪通常是身體或精神疾病的一種症狀，除此之外，其他原因的沮喪則治療方式與焦慮相同。	缺乏睡眠或是睡眠過度或是任何會引發沮喪的原因。	**特別推薦**：法國甜羅勒、柑橘類精油、快樂鼠尾草、薰衣草、橙花、檀香、岩蘭草、伊蘭伊蘭。 **其他可能亦有幫助的精油是**：黑胡椒、芫荽、乳香、杜松子、檸檬草、松、奧圖玫瑰、迷迭香。

使用方法	推薦藥草	營養協助	其他建議
泡澡、按摩、擴香器、調製個人香水。	香蜂草、萊姆花、人參（亦有錠劑可供選擇）、迷迭香、檸檬馬鞭草	視原因調整，通常可以每天服用綜合維他命及礦物質，記得要包含完整的維他命B群。	慢性沮喪需求助專業醫師，通常你的家庭醫師會幫你推薦適合的心理醫師或是輔導師。輕微或是反應性的沮喪可藉由芳香療法來改善（專業的精油按摩具有相當好的改善效果），此外亦可參考巴哈花精療法。

∽ 頭痛 ∼

症狀描述	可能原因	加劇因素	推薦用油
非常常見的病症，導致原因不勝可數。	神經緊張、低血糖、高血壓、食物過敏、缺乏睡眠、頭部底部的肌肉痙攣、脊椎側彎、便秘、吸入毒性煙霧、眼睛疲勞等。	參見「引起原因」部分。	德國洋甘菊、羅馬洋甘菊、快樂鼠尾草、尤加利、薰衣草、檸檬草、馬鬱蘭、薄荷、奧圖玫瑰、迷迭香。

使用方法	推薦藥草	營養協助	其他建議
冰敷、按摩（特別是頭、頸及肩部按摩）、直接吸嗅（將數滴精油滴於手帕上吸嗅，或是一滴精油滴於掌心搓熱再吸嗅）、頭痛精油藥膏（參見第195頁配方）	甘菊、馬鬱蘭、薄荷、迷迭香、黃芩（Skullcap）	視原因調整。	試著尋求減壓的方式，持續性的頭痛一定要尋求專業醫師協助。

失眠

症狀描述

這種挫折感會讓你耗盡心神、暴躁、頭腦不清。

可能原因

焦慮或興奮、擔憂、工作過度（特別是勞心的工作）、缺乏運動與新鮮空氣，吃宵夜、咖啡因、神經緊張、營養不良、沮喪。

加劇因素

睡眠的環境太熱或太冷。

推薦用油

德國洋甘菊、羅馬洋甘菊、蛇麻草、薰衣草、橘、馬鬱蘭、真正香蜂草、橙花、苦橙葉、奧圖玫瑰、檀香木、岩蘭草、伊蘭伊蘭。

使用方法

泡澡、按摩（特別是背部按摩）、擴香器、可滴數滴精油於枕頭上（或滴於手帕上，然後放置於枕邊）

推薦藥草

甘菊、蛇麻草、萊姆花、橙花、西番蓮、纈草（亦有錠劑可供選擇）

營養協助

視原因調整，諮詢專業營養師建議。

其他建議

尋求減壓的方式，經常性的失眠，特別是因為慢性疲勞，必須求助於專業醫師。通常，與服用安眠藥的方法相較，失眠可藉由一些整體全面療癒方式來改善（精油按摩就具有相當好的改善效果）。

飛行時差

症狀描述

症狀包含疲倦、失眠、足部腫脹、月經失調、感覺不適。

可能原因

身體生理時鐘的失衡現象。搭飛機(狹窄的機艙與乾燥的環境)會使其現象更為嚴重。對許多人來說，高度也是一個因素，有時會造成頭痛與噁心。

加劇因素

酒精會造成身體脫水，應喝充分的水來代替喝酒。

推薦用油

鎮靜：羅馬洋甘菊、絲柏、天竺葵（建議最低使用濃度）、杜松子、薰衣草、橙花、苦橙葉。
提振：佛手柑、尤加利、天竺葵（建議最高使用濃度）、葡萄柚、檸檬、薄荷、迷迭香。

使用方法

精油泡澡、硫酸鎂鹽(瀉鹽)泡澡、直接吸嗅（將數滴精油滴於手帕上吸嗅），按摩（針對腫脹的足踝，以向心的方式按摩足踝的上下部位）

推薦藥草

助眠：洋甘菊、橙花、西番蓮、纈草（亦有錠劑可供選擇）
甦醒：茴香、薄荷、迷迭香、鼠尾草。

營養協助

降低短期間壓力：500mg維他命C 2顆，可以每天服用綜合維他命及礦物質，記得要包含完整的維他命B群。

其他建議

在飛機艙中，用手提袋或是手提箱墊著，將腿部提高，以防止足部腫脹。

∽ 精神衰弱 ∾

症狀描述	可能原因	加劇因素	推薦用油
通常發生在要考試的學生或年輕人身上，對於操心的父母或是上班族也會發生。	過度勞心的工作、壓力、疲倦。	持續工作而沒有休息、單調無聊的工作。	**特別推薦（清醒頭腦專用）**：羅勒、尤加利、薄荷、松、迷迭香。 **一般情況**：歐白芷、芫荽、絲柏、欖香脂、葡萄柚、天竺葵、薰衣草、檸檬、玫瑰草、松樹、奧圖玫瑰。

使用方法	推薦藥草		其他建議
特別推薦（清醒頭腦專用）：擴香器、直接吸嗅（將數滴精油滴於手帕上吸嗅） **一般狀況**：按摩（特別是頭、臉、頸和肩部）、泡澡。	薄荷、玫瑰花、迷迭香。		深呼吸運動（參考第230頁），最好是在窗邊或有新鮮空氣處進行。

∽ 偏頭痛 ∾

症狀描述	可能原因	加劇因素	推薦用油
發生於腦部血管收縮之後膨脹所引起的一種麻痺疼痛。可能會伴隨視覺改變（眼前突然有白點）、反胃、麻痺、一種被針扎到或想嘔吐的感覺，通常被認為是神經痛的一種。	可能會由一種或多種因素所導致。例如：壓力、脊椎側彎、頭部肌肉痙攣、沮喪、休克、荷爾蒙失調（更年期、荷爾蒙藥物）、食物過敏、溫度過高或過低、人格特質（如：焦慮性格、苦幹實幹、不安、或完美主義者）、遺傳。	可能是含有酪胺（Tyramine）的食物：巧克力、柑橘類水果、醃肉、鯡魚、起司、咖啡因、酒精、酵母、洋蔥、花生醬、豬肉、醋、優格等。	歐白芷、德國洋甘菊、羅馬洋甘菊、芫荽、快樂鼠尾草、薰衣草、馬鬱蘭、真正香蜂草、薄荷。

使用方法	推薦藥草		其他建議
預防性治療：定期做精油按摩，特別是頭、頸和肩部（參見第273頁） **發作時治療**：熱敷或冰敷（端視哪一種方式比較能減輕疼痛而定）	小白菊、西番蓮、纈草（亦有錠劑可供選擇）		尋求減壓的方式，如果不能找出偏頭痛的原因，又或者在使用這些建議方式數個月仍無起色，就必須求助專業醫師治療。其他有幫助的方式包括血液過敏性測試，巴哈花精療法、骨科醫師或脊椎按摩師（矯正脊椎側彎）、順勢療法醫師。

多發性硬化症

症狀描述	可能原因	加劇因素	推薦用油
一種發生於中樞神經系統（腦脊髓神經）的疾病，其中包圍神經纖維的髓鞘部分受到傷害，症狀依個人情況而有很大的不同，從四肢無力、麻木到耳鳴現象、有些人還會出現類似肢體麻痺及大小便失禁的情形。	未知（譯註：可能原因一般推論為自體免疫系統不正常所引起，免疫系統的Th1幫助型淋巴球細胞，錯把髓鞘當成外來物質而加以破壞，以至具傷害性的硬化質取代髓脂，神經訊息無法傳出，引發症狀。許多因素都會引發多發性硬化症，例如壓力、遺傳、環境因子、細菌、病毒等，但真正致病的機制至今未明。）	症狀再發並恢復的時間拉長，顯然並沒有任何原因。	一般來說，根據個人的喜好來選擇精油（提升心靈），或者，你也可以試著用聖約翰草油加上迷迭香精油。

使用方法		營養協助	其他建議
微溫水浴、按摩（特別是背部、臀部及腿部）		目前月見草油可說是最受歡迎的補充食品，每天服用430mg 6顆，許多患者覺得服用之後會有難以置信的變化。	沒有所謂「治療」多發性硬化症的方法，然而也許能藉由芳香療法滋養心靈，並平撫沮喪與疲憊（低發病期的常見症狀）。此外，建議諮詢整體全面療癒的營養師的意見，許多患者發現飲食控制能夠有助於他們的病情。（譯註：瑜珈可能是多發性硬化症最佳輔助運動，可紓解精神壓力並減輕肉體疼痛）

長期處於電腦螢幕的視覺及坐姿壓力（VDU Stress）

症狀描述	可能原因	加劇因素	推薦用油
許多症狀會出現，包括頭痛、眼睛疲勞、暴躁、失眠、噁心、肌肉酸痛、還有時常會感到不舒服。	電腦螢幕的輻射及每天長時間注視電腦。	在電腦螢幕前工作超過2小時以上而沒有休息。如果不喜歡自己的工作，症狀會更加嚴重。	同飛行時差部分（第189頁）

使用方法	推薦藥草	營養協助	其他建議
泡澡、按摩、擴香器、調製個人香水（參見第27章）	參見192頁「壓力」問題的推薦藥草部分。	參見192頁「壓力」問題的營養協助部分。	持續休息、最好能呼吸新鮮空氣，做一些肢體伸展的運動。

神經痛

症狀描述	可能原因	加劇因素	推薦用油
沿著神經的方向疼痛，有可能是嚴重的疼痛或是刺痛、或者是隱約的疼痛感。	神經被刺激或是被壓迫到（譯註：如脊椎側彎），或者是患部神經發炎或感染，臉部的神經痛通常是由寒風吹拂所引起。	壓力。	德國洋甘菊、羅馬洋甘菊、芫荽、尤加利、天竺葵、蛇麻草、薰衣草、馬鬱蘭、肉豆蔻、薄荷、松樹、迷迭香。

使用方法	推薦藥草	營養協助	其他建議
泡澡、按摩。	**口服**：蛇麻草、西番蓮、纈草（亦有錠劑可供選擇） **外用**：聖約翰草油	每天服用綜合維他命及礦物質，記得要包含完整的維他命B群。	尋求減壓的方式，如果症狀持續，諮詢骨科醫師或脊椎按摩師的協助，他們會幫你矯正脊椎側彎的問題。

壓力

症狀描述	可能原因	加劇因素	推薦用油
發生於身心平衡被破壞時，通常是疾病、外傷、感情因素、或是個人肉體及心理方面的需求過大所致。持續性的壓力會削弱人體的免疫系統，而引發各種疾病產生，症狀從各種疼痛、心悸、一直到胃潰瘍都有可能發生。	身體對潛在壓力的典型反應就是會「戰鬥或逃亡（fight or flight）」。這種反應是由腎上腺素的分泌所造成；這種荷爾蒙能讓人有進行反抗（戰鬥）或躲避（逃亡）的各種攻勢。然而在現代生活中，幾乎很少情況可用這種方式來對付壓力。因此，在沒有正當方式來釋放這種由腎上腺素所累積的身心反應下，就容易引發各種壓力問題。	壓力狀態持續越久，尤其是禁錮的情緒找不到出口釋放，傷害就會越來越嚴重。	幾乎任何一種精油都具有效果，但特別是：柑橘類精油、雪松、德國洋甘菊、羅馬洋甘菊、快樂鼠尾草、絲柏、乳香、天竺葵、薰衣草、杜松、馬鬱蘭、廣藿香、薄荷、松樹、奧圖玫瑰、迷迭香、檀香、伊蘭伊蘭。

使用方法	推薦藥草	營養協助	其他建議
泡澡、按摩、擴香器、調製個人香水。	如同「焦慮」問題部分，然而，西伯利亞人參也會有幫助（有錠劑可供選擇）。	**急性階段**：每天服用綜合維他命及礦物質，記得要包含完整的維他命B群，維他命C每天要攝取多達1g（1000mg）的量，如果漸漸症狀改善，則慢慢減少服用量。	用力搥打墊子來發洩一下！其他釋放壓力的方法參見第236頁。

精油配方及調配步驟

以下所列的按摩精油配方最好是在泡澡或淋浴後使用，讓皮膚更容易吸收。如果有朋友或伴侶在旁為你按摩，效果會更好。相同的精油配方也可以用來泡澡或薰香，但是你必須依照不同的使用方式來調整精油的用量（請參照第60及66頁內容）。

舒緩焦慮和壓力

配方1
● 清爽型基底油50ml，如：杏仁油或葵花籽油
● 佛手柑8滴
● 快樂鼠尾草3滴
● 橙花3滴
● 乳香5滴

將精油滴入一個深色的玻璃瓶內，再倒入基底油，搖晃均勻讓精油能均勻擴散。

配方2
● 清爽型基底油50ml（如杏仁油或葵花籽油）
● 杜松（子）6滴
● 奧圖玫瑰3滴
● 雪松5滴
● 檀香木5滴

如配方1的調製方式。

改善輕微沮喪

配方1
● 清爽型基底油50ml（如杏仁油或葵花籽油）
● 佛手柑9滴
● 苦橙葉5滴
● 快樂鼠尾草3滴
● 岩蘭草3滴

將精油滴入一個深色的玻璃瓶內，再倒入基底油，搖晃均勻使精油能夠均勻擴散。

配方2
● 清爽型基底油50ml，如：杏仁油或葵花籽油
● 檸檬4滴
● 芫荽8滴
● 橙花4滴
● 伊蘭伊蘭3滴

如配方1的調製方式。

幫助調整飛行時差和長期處於電腦螢幕的視覺及坐姿壓力（VDU stress）

針對飛行時差：當飛抵目的地時，盡快用硫酸鎂鹽（瀉鹽）來泡澡（參照第61頁），接著進行全身按摩之前，至少要有15分鐘的時間來先讓汗水排出（或者時間允許的話可以更久一點），再使用下列建議的按摩精油。第一種配方是讓你夜晚鎮靜時使用，而另一種配方則是在白天使用，具有甦醒和提神的效果。同樣地，這種治療方法也可用來對抗長期處於電腦螢幕的視覺及坐姿壓力（又稱VDU壓力）。

配方1（鎮靜）
- 杏仁油50ml
- 絲柏4滴
- 苦橙葉5滴
- 薰衣草10滴

將精油滴入一個深色的玻璃瓶內，再倒入杏仁油，搖晃均勻讓精油能夠均勻擴散。

配方2（活力甦醒）
- 杏仁油50ml
- 薄荷4滴
- 天竺葵4滴
- 迷迭香10滴

如配方1的調製方式。

舒緩神經痛

配方1
- 特級冷壓純橄欖油25ml
- 聖約翰草油25ml
- 天竺葵6滴
- 芫荽8滴
- 肉豆蔻1滴

將精油滴入一個深色的玻璃瓶內，再倒入基底油，搖晃均勻使精油能夠均勻擴散。

配方2
- 金盞草油25ml
- 聖約翰草油25ml
- 薄荷4滴
- 尤加利4滴
- 松4滴

如配方1的調製方式。

頭痛精油藥膏

將少量的精油藥膏擦在太陽穴和後頸部位。如果你找不到無香精的基底乳霜，可嘗試向精油批發供應商購買。（參考附錄一的購買資訊）

- 無香精基底乳霜30g
- 薄荷2滴
- 薰衣草5滴
- 尤加利5滴

將無香精乳霜放入乾淨的玻璃罐內，滴入上述精油再以湯匙握把加以攪拌均勻。

精神衰弱患者使用的複方薰香精油

讓精油揮發擴散在工作的空間中。如果有困難的話（也就是說你得和排斥精油的人共同使用一個空間），你可以將幾滴精油滴在手帕上，一天中每隔一段時間拿起來吸嗅。然而若是這種情況就必須調整精油的滴數，大約是下列建議精油配方的一半，例如將絲柏和松精油各兩滴、並滴上4滴的迷迭香。

配方1
- 清水100ml
- 絲柏5滴
- 松5滴
- 迷迭香10滴

將清水倒入一個深色的玻璃瓶中，滴入精油並搖晃均勻。在擴香器的精油槽內滴上幾滴上述的調和精油水溶液。記住每次使用前要將瓶子搖一搖。

配方2
- 清水100ml
- 葡萄柚5滴
- 芫荽5滴
- 松10滴

如配方1的調製方式。

{第十六章}
免疫系統

免疫系統能夠讓我們在面對體內和體外成群入侵者攻擊時生存。它是人體的防衛系統，在它的防護堡壘當中，備有各種令人驚奇的精良武器，而能夠抵抗各種不同的潛在致病原來防止身體產生疾病，包括病毒、細菌、塵蟎、花粉、外來移植的組織、外來血液、不當消化食物所產生的蛋白質，幾乎囊括一切。其中最狡猾的莫過於那些源自我們自己身體內部的病原。根據《最大免疫力》(*Maximum Immunity*)一書的作者麥克‧魏納博士（Dr. Michael A. Weiner）（Gateway出版社，1986年）提到癌細胞很可能是由體內自然產生的。但是大部分的人，在這些癌細胞尚未成熟到身體無法控制之前，就可被免疫系統偵察並消滅。

我們的免疫系統到底如何對付這些敵人？為何有時候又會發生紕漏？為了回答這些問題，我們必須先來看看目前醫學最熱烈討論的免疫系統。然後再來探討芳香療法在協助免疫力方面能扮演什麼角色。

胸腺和其他淋巴器官

人體內部的防禦能力是由脾臟、淋巴結、骨髓、扁桃腺、腺樣體（譯註：腺樣體，或稱鼻咽增殖體(adenoid)，是一個位於鼻腔正後方，口咽上方的一塊半球形的淋巴軟組織，若是它發炎腫大，除阻塞鼻腔通氣外，還會造成鼻涕倒流，使鼻竇炎與中耳炎持續不癒），同時也可能由盲腸以及小腸等部分來加以支援。但免疫功能主要還是以胸腺為主。過去大家普遍忽略它的重要性，直到最近，才加以重視。過去胸腺被認為僅與孩童時期的成長和免疫系統發育有關，爾後對人體而言只不過是一個多餘的器官，但是現在這個頗具神秘面紗的器官總算得以展露頭角，而在醫學研究的聚光燈下大放異彩，甚至被號稱為「免疫系統之王」。

胸腺位於胸骨下方深處，是一略帶灰粉紅色水滴狀的組織。在兒童時期，胸腺會成長到最大的尺寸，實際大小則與體重有關，當成人階段，胸腺會漸漸萎縮，也是因為如此，才有所謂「胸腺無用」的理論出現。然而

實際上在成人時期胸腺仍持續運作，製造胸腺荷爾蒙，這種荷爾蒙與內分泌系統的狀態以及許多大腦內的化學物質有關，它同時關係到我們老化的速度。

在免疫系統中，胸腺荷爾蒙所扮演的角色是協助製造T細胞（一種胸腺的衍生細胞），而T細胞會和一種稱為B細胞（由骨髓所製造）的免疫細胞協調運作，共同消滅入侵的微生物及細菌。這兩種免疫細胞被統稱為淋巴球（Lymphocytes），它們是身經百戰的戰士，能立即辨識體內潛伏的敵人，不論是流行性感冒病毒、致膿的葡萄球菌、甚至一個穿入指頭的小刺都無所遁形。它們會製造不同的抗體來對抗不同的入侵者，有些抗體會專門用來對抗流行性腮腺炎，有些則會對抗對抗百日咳……以此類推。事實上人體可以製造上百萬種的抗體來對抗疾病。

另外，還有一類白血球被統稱為吞噬細胞，當外來入侵者進入皮膚或黏膜中，或是能逃過血液中的抗菌物質關卡（最常見的是嚴重外傷的情形），此時T細胞就會呼叫一種特殊的吞噬細胞，稱為巨噬細胞（就是「大胃王」）來消滅細菌和惡性腫瘤。就像變形蟲一般，巨噬細胞會將細菌殘骸包圍起來並把它消化掉。

T細胞淋巴球也會製造一群類似於荷爾蒙的物質：淋巴激素（Lymphokines），這種物質被認為是免疫系統的天然藥物。例如對抗癌症的藥物「干擾素」即為最著名的一種淋巴激素，其他像SIRS和2號間白素（IL-2）等則亦屬於一種淋巴激素。

淋巴排水系統（淋巴引流）

免疫系統同時負責排放系統中所產生的多餘液體和廢物，因此在全身構築廣大的導管網絡（類似於血管），來負責輸送淋巴液，而這個導管網絡又稱為淋巴系統。淋巴本身是由浸泡在體內的所有體液所形成，其中含有無法進出血管的大分子物質，淋巴還負責輸送淋巴球及其他免疫相關物質。

不像由心臟壓縮所控制的循環系統，淋巴系統並沒有像心臟泵浦般的唧筒，而是透過每天的肢體動作使得肌肉不斷的收縮、放鬆，再加上地心引力，來使得淋巴液流動，而最後淋巴會透過皮膚、肺臟、腎臟和結腸等排泄器官來清除體內廢物。

淋巴系統每隔一段距離就被一群稱為淋巴結的腺體所阻斷。而淋巴結在免疫系統中的功能，就是能夠製造淋巴球和抗體。當淋巴結受到刺激而開始運作，例如遭受感染時，淋巴結就會出現腫脹和疼痛。這種腫脹情形甚至在還未遭受感染之前，就已經很

明顯了（當脖子上的喉嚨受到感染時，淋巴結腫脹的情形最為普遍）。

　　除了脖子以外，在腋窩、鼠蹊部位和人體軀幹中心部位，也有主要的淋巴結群組，而次要集中淋巴結的位置則是在手肘和膝蓋部分。

　　有趣的是，關節炎、蜂窩（橘皮）組織、高血壓、甚至沮喪等症狀都被歸咎於淋巴系統的排放不良所導致。而由於運動能夠維持淋巴系統的健康，所以保持適當的運動是相當重要的。如果無法運動，像是被迫坐在輪椅的傷患、老年人或者是久坐性質的工作者，那麼定期作按摩、進行皮膚乾刷等，對淋巴引流都有極大的幫助（參照第三部按摩方法及第26章皮膚乾刷法技巧）。

免疫系統喪失功能

　　既然有這個神奇的免疫系統保護，你可能很納悶為何人還是會生病呢？部分原因可解釋為，當外來入侵者入侵身體一直到免疫系統開始消滅人侵者而有所反應時，這中間會有一段時間差。就在這個時間差的過渡期間，一些引發疾病的有機生物如病毒或病菌，就可以在人體內大大肆虐：殺死體內的細胞、製造毒素、吞食養分並耗盡體力。即使免疫系統可以開始掌握這些入侵的有機體；然而，傷痕累累的身體仍需要經過一段時間才

淋巴系統

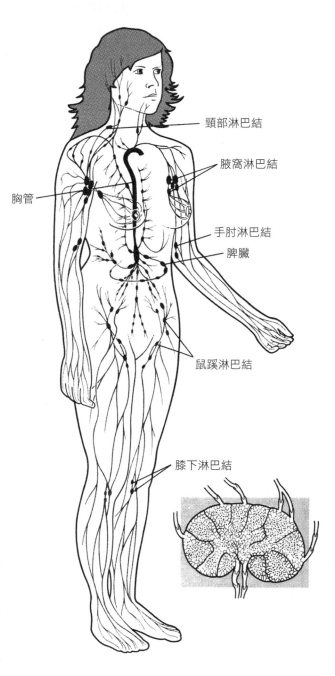

頸部淋巴結

腋窩淋巴結

胸管

手肘淋巴結

脾臟

鼠蹊淋巴結

膝下淋巴結

能自行修復。

入侵者攻擊的嚴重程度和持續期間的長短，端視許多互為因果的因素而定。這些因素包括我們的先天體質（有人天生就比別人健康）、年齡（年老時，免疫系統功能也會開始減弱）、以及我們營養攝取的好壞而定，而個人的衛生習慣也是重要的原因之一。免疫力也會受到精神和情緒狀態所影響。

然而，有時候淋巴球對入侵者也會反應過度，反應太激烈還會出現一連串令人頭痛的現象。例如身體對花粉過度反應時，就會出現花粉熱的過敏症狀。事實上所有的過敏都是源於免疫系統的過度反應。只是為什麼身體會有這樣的反應，即使情緒不穩、不當飲食和生活型態有可能是助長過敏的因素，但真正的原因，至今仍是個謎。

免疫機能障礙（通常是免疫力反應遲鈍）所導致的最嚴重疾病，通常被歸類為自體免疫疾病：例如風濕性關節炎、紅斑狼瘡、多發性硬化症（參見第15章）及愛滋病等。在這些案例中，B細胞和T細胞會出現異常，以致它們分辨不出敵我，而開始攻擊自己體內的健康組織。

其實有相當多說明這種現象的各式理論，但是由於這些理論過於繁複，以致不便在這裡加以探討。這麼說吧！雖然這類疾病可能和基因遺傳有關，但其他研究所指出的可能原因還包括各式的環境污染（例如有毒的化學物質、幅射、噪音、電磁波等）、過度使用抗生素、接種疫苗（這是備受醫學研究人員所關注的敏感性議題）、營養不良、壓力及其他心理因素。

精神力量勝過免疫力

之前有一段相當長的時間，科學家將免疫系統視為是一個自給自足的單位，能對抗原的刺激而產生自動反應。神經系統和內分泌系統則被認為是不同的實體，在免疫系統混亂失調時，這兩個系統將不會有任何作用。

然而，最近這幾年有一種新的認知，這種強烈的認知是以精神神經免疫學（Psychoneuroimmunology）這個領域為基礎，調和古代療法、神秘主義和哲學家的信仰，而將疾病定義為「持續對肉體及心靈平衡的各種破壞」。而這種平衡必須藉由神經系統、內分泌系統和免疫系統互相協助來加以維繫。

根據美國精神神經免疫學者，魏納博士（Dr. Michael A. Weiner）的說法：

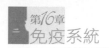
> 目前很明顯的是,我們的態度、信仰和情感能夠影響身體的免疫功能;而且免疫系統甚至可以被調節控制——利用「心靈手段」來促使它有所回應。

　　他所提及的「心靈手段」包括放鬆和深度呼吸等運動。在第三部我們將會闡述這些方法以及其他讓心靈和肉體和諧一致的技巧。

芳香療法的功能

　　幾乎每種用於芳療的植物精油都有助於免疫系統,包括利用間接性的心理治療來提高免疫力。但唯一例外的情形是精油會對一些人造成過敏的情況。

　　除了心理治療的作用之外(不同個體的心理療效無法準確預知),植物精油對身體免疫系統的作用列於下表。而植物精油針對各種疾病的治療,例如感冒、流行性感冒、壓力、沮喪等問題則散見於本書第二部的各章治療表內容中。

　　按摩對身心的助益及其提振免疫系統的功效,可說是多不勝數。不妨試著將按摩納入你的生活之中,相信並非每個人都能有經濟能力負擔專業芳療按摩師的服務,但是你可以試著找一群同好或固定的對象,互相定期來做按摩。而關於如何熟練操作、又能敏銳細心的為對方進行按摩的相關內容,我們會在第三部中加以探討。

植物精油的作用

植物精油對免疫系統的主要作用如下:

● 抗生素和殺菌劑:要對抗細菌感染,可使用薰衣草、檸檬草、迷迭香和茶樹

● 抗病毒:為了預防並減少病毒感染的惡化情形,如咳嗽、傷風、流行性感冒等,可使用大蒜、尤加利、馬鬱蘭和茶樹

● 增強細胞防禦力:為了增加白血球防禦能力,可使用乳香、薰衣草、迷迭香

● 淨化或解毒劑:有助於對抗血液和器官中的雜質與毒素,可使用歐白芷、茴香、杜松(子)和奧圖玫瑰

● 殺真菌劑:為了對抗真菌感染如念珠菌(candida),可使用薰衣草、沒藥、茶樹

● 驅蟲劑:為了消滅跳蚤和虱子,可使用尤加利、薰衣草、迷迭香和茶樹

● 驅蠕蟲劑*:為了驅除腸內的蛔蟲,可使用佛手柑、薰衣草、檸檬、薄荷和百里香

● 癒合創傷:要加速傷口癒合,可使用乳香、薰衣草、馬鬱蘭和迷迭香

*為了能夠達到這項驅蟲功能,必須以口服精油的方式來治療,然而我並不建議你未經專業人員指導就自行在家服用精油(以免服用過量精油中毒)

{第十七章}
女性生殖系統

芳香療法似乎特別有助於減輕女性生理周期的問題。但是男性也並非完全被我們摒除在外,對於男性因情緒所導致的性無能或力不從心的表現,芳香療法也具有不可言喻的幫助(參照第25章)。

不同於前面幾章:先對不同器官和系統作生理學探討的敘述模式,這一章我們會專注於女性不同生命階段的自然照護方法。

有關治療「女性問題」的一些叮嚀

雖然本章的治療表概述了許多普通疾病的治療方法,但有些問題仍需我們先仔細的抽絲剝繭一番,如月經前症候群(簡稱PMS)以及更年期。再者,針對精神性厭食症以及暴食症這兩種疾病,雖然男性偶爾也會發生,但是目前年輕女性一直是這兩種精神性疾病的最大受害者。然而,這類疾病的治療方法並沒有在本章的治療表中列出,因為只建議用精油來增加食慾或抑制食慾其實是過度單純幼稚的做法,這兩種疾病由於相當複雜,需要由專業的心理醫師來協助治療。

月經前症候群(PMS)

PMS可能會在月經前兩天到前兩星期之間的任何時間內開始發生。會出現的生理症狀可能會有排尿不順、體重增加、便秘、胸部脹痛、頭痛、反胃、皮膚疹以及神經緊張等。除了上述這些症狀外,其實PMS還可能會出現其他心理方面的問題,例如:昏睡、沮喪、自卑、嗜吃、憂鬱以及易怒等等。感謝上帝的是,若有人同時出現其中幾種症狀,就是一種罕見的反常現象了。儘管如此,女性其實都經歷過某些程度的經前變化,即使有些症狀輕微的根本不需加以治療。

有趣的是,有些女性在月經前期,反而會發現創造力提高及靈感增多,同時也有一些女性在這段期間內反而感覺精力豐沛,這種精力讓她們能獨當一面承擔平時需要好幾個人力才能夠執行的計畫。但是精力泉湧之後,她們會有全然耗盡的感覺。

究竟是什麼原因引發PMS?雖然

某些流行的來源指出PMS完全是一種心理因素、是一種「排斥女性生理過程」的心態，然而這種觀點卻有點過度的單純。而另一方面，僅僅以荷爾蒙的變化情形來說明其導致因素卻也同樣過於偏頗。甚至還有更糟的說法，一些激進的女性主義者否認PMS的存在事實，相信「這些全是心理因素所造成」，她們也認為這種PMS的心理障礙會阻礙女性爭取自由和兩性平等的機會。但是對於那些的確為PMS所苦的女性朋友而言，PMS的確是有夠真實的經歷。

一些先進的學者則支持多重理論的模式。這種模式讓不同的因素得以交互影響，從生理、心理、社會和文化面向探討。

我自己則認為有某種程度的PMS（我提的PMS並非包含一些自殺或謀殺的傾向），其實是因為沒懷孕而出現的一種非自然的生理狀態，這是一種生殖系統非常合理的反應。可別被我這種理論嚇到，我並不是要暗示女性該屈服於生物學理論，為了避免PMS而要持續懷孕生小孩，而是說PMS至少有部分原因是源自保持生物繁衍的生理因素。有趣的是，一些原始種族部落的婦女們鮮少經歷所謂PMS的症狀，因為她們在能夠生育的那些年，就一直處於懷孕或哺乳的狀態（哺乳可以延緩月經來潮達3年之久）。所以

在這種情況之下，女性特質對她們來說幾乎都是正面而健康的。另一方面，「月經」在許多由族長統治的原始部落中其實是一項禁忌，也因為她們不斷地懷孕和哺乳，所以這些婦女同胞不會面臨月經來潮的這種困境。這種負面的生理期印象，是無法與「好自在的出血」同時產生聯想的。

然而，似乎因為體內一些化學物質的微妙變化引發的體液滯留，才是PMS真正的罪魁禍首（雖然有些婦女幾乎也感覺不到）。此外，PMS也會因為壓力和飲食不當而更加嚴重，而許多女性也已經發現，PMS可以藉由壓力面及飲食面來著手，而能達到相當程度的治療效果。

更年期和更年期後

更年期的停經象徵女性生育的歲月宣告終止，一般會出現在40～55歲之間（以47到50歲之間最常見）。其症狀包括熱潮紅、夜間盜汗（因荷爾蒙突然分泌到血液中所引起）、情緒不穩、體重增加、心悸、陰道乾澀、頭痛以及許多小問題。當然由於這些問題的影響，還可能會導致易怒、不容易專注和失眠等症狀。必須強調的是只有極少數的婦女會遇到上述更年期的每一項症狀。事實上，要順利地度過這段時期，只需經歷輕微的不適，甚至完全沒有異狀產生，這並非很難

的一件事。如果此刻她能感受到家人和朋友的愛並生活充實，這都有助於更年期的安全度過。

許多婦女在更年期持續享受性生活之際，也有些人卻發現到重獲獨身的自由。所謂獨身是指她們對於性愛已不再有充分的需求與熱情。一開始時，也許會導致另一半的不愉快，但是如果雙方的關係是建立在真愛及親情的基礎上，相信妳的另一半會跟著調整自己來適應這種新的情況，甚至使你們的關係發展得更深，這種說法可能唯有自己親身經歷才會有深刻的體認。

可惜這並非現在普遍能被接受的觀點，事實上時下坊間所流行的健康和心理書籍總是提供一些讓妳更有吸引力或魅力的方法，或者建議妳尋求性功能障礙的心理醫師協助，如果這都不成，總還有KY（譯註：一種性愛潤滑液）可以幫助妳快樂。

而且由美國好萊塢以及一些暢銷女性雜誌所領導的觀念，讓二十世紀文明沈迷在追求永恆青春美貌的夢幻中。

儘管這些心理學家和論述健康的作者嘗試為更年期（或者通稱為「老化」）找出一些正面的想法。例如，不在乎對老化的罪惡感等等，但許多時候當我們讀到「戰勝老化」的字眼時，就意味著讓我們的外表和行為像

年輕時候一樣，而這種說法是以某種年齡層的身體外觀和行為模式本來就優於另一個年齡層的觀點出發，而使我們的價值觀會膚淺的認定「年輕」就是成功的一切。

聽起來像是老掉牙，但大家都知道真正的美麗是由我們內心的真正本質所散發出來。皮膚、身材或頭髮，或許可以相當誘人，但我們卻無法在這些特徵找到真正的美麗。美麗其實是一種可以持久的感覺，有時候某位充滿活力的人一出現，也許她有「恐龍」般的外觀，但她卻能讓別人感受到有如天使般的美麗。

文化影響

越來越多的證據顯示不同文化對「老化」的觀點會影響女性在更年期的生理及心理感受。墨西哥馬雅村落的婦女事實上還相當期待更年期的來臨，因為更年期能夠將她們從分娩的桎梏中釋放出來，重獲自由。她們從未有神經焦慮和熱潮紅等更年期症狀，同樣在希臘阿維亞島（Evia）的婦女對更年期也幾乎不存在負面的看法，她們只有少數人會遇到所謂更年期的症狀。這種情形是否至少部分原因可歸於一項事實：那就是這些文化並沒有將年輕給理想化？！

人類學家馬格麗特·梅得(Margaret Mead)和裘蒂·布朗(Judith

K. Brown)觀察世界上由長老統治的原始文化，發現一項不變的事實，就是更年期對女性而言是進入年長特權和邁向另一個更高階級的門檻。女人在這個時期被「加冕」為智者、接生婆、醫師、及啟蒙師。相反地西方世界卻將更年期視為是一種結束，因此許多女性會因更年期而經歷一場哀悼時期的事實，一點也不令人訝異。

但如果就此認為所有更年期的症狀都是源自我們對它抱持負面態度所使然，也不完全正確。誠如我們已經探討過PMS的問題，身體和心理其實是互相影響的，所以由於更年期荷爾蒙的改變，必然會在生理及心理上引發某種程度的不適，而在尚未適應以前，這種不適的感覺至少會持續一年左右，而唯有當這些症狀變得非常激烈時（其實這不常發生），才需要考慮是否採取必要的措施來控制更年期。

HRT荷爾蒙補充療法

儘管將HRT完全排除在外是錯誤的，但是相較於HRT的擁護者，卻只有少數婦女讓我們相信這需要利用藥物治療來控制體內的荷爾蒙變化。雖然許多醫師和藥商持續宣傳HRT的優點。但根據英國國家民意調查中心最近所做的一項報告顯示，有半數使用HRT的婦女，在6個月之內就開始停止服用。因此這些「讓你快樂」的荷爾蒙藥丸

並未如當初預期。過去針對停經之後婦女的HRT通常僅只是服用動情激素而已，而研究發現這種藥物會提高罹患子宮內膜癌20倍之多的危險性。為了對付這種問題，對於尚未割除子宮的婦女會另外再服用合成的黃體素，這種藥物是仿造女性體內的黃體荷爾蒙的一種替代品。

HRT或許真能對骨質疏鬆症具有一些預防效果（這是HRT的最大訴求之一），但是我們又得付上什麼樣的代價？在仔細讀過一本名為《醫生沒告訴你的事》（*What Doctor Don't Tell You*）書中關於HRT的科學報告和研究數據，這些由一群研究學者所提出的結論真的會讓人嚇一跳！在這本書中所陳述的研究結論，因為實在太多，所以我無法全部在本書中披露，但下列是一些特別令人玩味的發現：

● 儘管主張使用HRT的動情激素和黃體素的組合有助於預防乳癌和心臟血管疾病，然而事實卻正好相反。（The Lancet 1991; 338: 274-7）

● 幾乎至今所有關於HRT的研究顯示，HRT有明顯致癌的危險（乳癌和子宮頸癌）。而目前尚存的唯一爭議是它到底有多危險？瑞典一份針對使用動情激素和黃體素合成藥物的23,000名婦女研究報告顯示，連續服用6年HRT藥物的婦女其致癌機率高達普通人的4倍（New England Journal of

Medicine,3 August 1989）

● HRT雖然具有保存大量骨髓的功效，但必須服用長達7年以上才有效，這遠比多數婦女願意持續服用的時間來得長。一旦停止服用，人體骨骼內的礦物質密度反而會急劇下降；而熱潮紅和夜晚盜汗等更年期症狀也會更為劇烈。（New England Journal of Medicine, 14 October 1993)

● Amarant Trust（英國一個支持HRT的宣傳機構）在其文宣內容主張HRT可以讓你在年老時不再遭受「嚴重健忘症」的痛苦。「相當多的機構有許多因為年老導致喪失思考能力（阿茲海默症Alzheimer）的婦女，而患有這種疾病的女性通常多於男性」。很唬人的宣傳策略，不是嗎？這個主張事實上備受美國醫學研究學者爭議。（Journal of the American Medicine Association, 10 April 1991)

● 動情激素植入（皮下植入片）會增強身體對此藥物的耐受性。換句話說，這種藥物會使人上癮。然而如果我們相信提倡HRT的重要人物，也是英國的倫敦君主學院附屬醫院的婦科醫師：約翰·史塔(John Studd)的說法，他認為如果女性有精神方面的問題而會對動情激素更加倚賴，因此需要使用更多的劑量。這真是一個讓病人當代罪羔羊的說詞！

當然，上述內容也總是有人提出相反的看法。對許多婦女而言，HRT的確可說是一種萬靈丹，能將她們從絕望的深淵中解救出來。然而這些女性當中是否僅有極少數人才會碰到罕見的嚴重症狀？那麼在這種情況下，對那些原本能安全度過這場更年期風暴的婦女，HRT是否太被濫用？由於專家們尚無法對HRT的安全性取得一致的意見，考慮到HRT其負面效益，我個人對此療法則持保守的立場，而我比較提倡使用自然療法如天然食療、運動療法（適當的步行有助於發展強健骨骼）、植物療法（特別是植物雌激素）、再加上芳香療法為妳把關，一旦試過所有的自然療法，仍無法控制這些令妳痛苦的症狀時，那麼HRT才可作為最後的手段。

最後一項關於HRT的爭論，就是有許多人在乎某些HRT的荷爾蒙藥物要萃取自馬尿。除了沒有充足的水分供應之外，這些可憐的動物被飼養在非常可怕狹窄的環境裏而遭遇不幸。所以如果妳真的需要持續使用HRT，可能妳會比較喜歡使用完全人造合成的配方。

飲食失調

這是現代最致命的疾病之一，尤其是年輕女孩特別容易產生的精神性飲食疾病：厭食症及嗜食症（指一種在腹瀉和嘔吐之後的狂吃現象）。根據

精神病醫師聯會的皇家醫學院指出，在英國，每100個在學女生之中，可能就有一人患有厭食症；而介於15到45歲之間的女性，每100人之中就有兩個嗜食症患者。而模特兒、舞者與其他與媒體相關的行業當中，患有厭食症或嗜食症的比例則特別高。

不管什麼潛在原因或是理論的根據，其實精神性厭食症或嗜食症患者最大的壓力肯定是來自於現代社會迷戀纖瘦、有肌肉、幾乎是雌雄難辨的體格所致。然而，真正擁有這種身材的女性其實少之又少，這可能要花費大量時間沉溺於健身房才有辦法達成。事實上，我認為那些鼓吹女性「理想形體」的人其實都有病。就珍芳達（譯註：美國知名健美女星，80年代曾拍過有氧體操錄影帶）來說，她多年曾為嗜食症所苦，而現代女性美的代表人物是已逝的黛安娜王妃，也曾經歷因忍受節食而導致狂吃狂吐的週期。

情形更糟的是，在青春期之前的節食風潮正逐漸增長。在社會的競爭壓力之下，連6、7歲的小女孩可能都要開始被母親教導做為「女人」所做的一些犧牲，而「飢餓」往往被認為是邁向成熟女性的必要條件。

儘管專業芳療師的精油按摩有助於改善早期的飲食失調症狀，但是病情一旦嚴重，就必須尋求專業醫師治療。再者真正患有厭食症的女性未必會尋求芳療師的治療。因為對患者來說，這種必須碰觸身體的療法，會讓她們感到厭惡。事實上按摩療法對後期的這類疾病反而會引起疼痛。之所以清楚說明這樣的問題，是希望那些被這類病魔所苦的人，可以看清事實的真相，而如果能早期自我發現，或是關心到自己身邊的人，有任何相關飲食失調疾病的初期徵兆，那麼在事情尚未失控之前，還能夠有挽回的餘地。

懷孕期間和分娩期間的芳香療法

除了偶爾使用精油，我並不鼓勵孕婦以及授乳婦女未經督導，就每天自行在皮膚上使用植物精油。較安全的選擇是使用純植物油輕輕地按摩肌膚，但是在執行之前，請先徵詢醫生或助產士同意。

在使用植物油進行按摩時，倒是可以將某些植物精油用水稀釋成低濃度，以薰香的方式來提高妳對芳香療法的體驗。可使用的精油有佛手柑、德國洋甘菊、羅馬洋甘菊、薰衣草、橘、橙花、檀香木、奧圖玫瑰和伊蘭伊蘭等，依照個人對香味的喜好及身心的實際需求來選擇。

植物精油對分娩也會有很大的幫助。在英國有越來越多的婦產科醫

院，會在分娩過程中提供植物精油來安撫產婦和嬰兒。例如將一滴或兩滴的乳香及玫瑰，滴在手掌上吸嗅，能成功地緩和孕婦過度排氣的問題；而將快樂鼠尾草以腹部熱敷的方式，則有助分娩後順利排出胎盤。

而關於更多身為人母的一些芳療和按摩技巧，包括如何為嬰兒進行按摩，請參照本書的第四部。

產後憂鬱

產後的婦女，由於黃體激素和其他荷爾蒙急劇下降，因而會經歷幾天容易流淚和產後鬱悶。但這種現象一般約在一星期左右即可恢復正常，之後因分娩所導致的震撼就會漸漸減緩。

不幸的是，也有部分婦女可能會因此發展成嚴重的產後憂鬱症，會持續幾星期甚或數月（也有可能是因為流產或嬰兒夭折所導致）。雖然這種問題主要與分娩所導致的荷爾蒙不平衡有關，但這種現象也牽涉到過度緊張（特別是睡眠不足）、健康不佳、生活型態轉變、社會地位轉變、在分娩後與嬰兒立即分開、預料外的剖腹生產、生產時過度施予鎮靜劑，以及其他許多彼此相關的因素。誠如我們所知的是，心理不諧調的因素會連帶影響到荷爾蒙的分泌，以及身體其他的生理變化。

無論是哪些因素所導致，除了芳香療法（以專業的精油按摩為最佳方式）之外，應尋求助產士、專家或是醫生的意見和支持，或者是家人朋友的支持和協助，特別是向已有育兒經驗的女性朋友請教，因為這能讓自己和其她有相同狀況的人有相同的情感互動，而非只是獨自一人面對。

植物精油的作用

芳香療法除了具有間接心理治療和減輕壓力的功效之外，有關植物精油對女性生殖系統直接的作用則列舉如下頁。許多生藥學家（研究植物歷史、生理特質以及其化學成分的學者）和藥理學家（研究影響人類生理過程的物質效果的學者）同時證實許多植物，如蛇麻草、茴香和快樂鼠尾草皆含有類似雌激素的成分，這些植物具有調節生理週期及改善熱潮紅和情緒不穩定等更年期的症狀。

然而，這些植物所萃取出的精油成分是否還含有相同的植物雌激素？截至目前仍無法由科學證實。而且據我所知，這個問題並沒有正式的研究報告。儘管如此，由芳療師和一些患者的臨床證據顯示，這些植物所萃取出的植物精油的確具有「影響荷爾蒙」的功效。

植物精油的作用

與女性生殖系統密切相關的精油主要功效如下：

- 抗痙攣劑：可防止並減緩經痛和生產時的疼痛，可使用德國洋甘菊、羅馬洋甘菊、快樂鼠尾草、薰衣草、馬鬱蘭和奧圖玫瑰。
- 調經劑：可用來刺激排經量，並讓月經量正常，可使用洋甘菊、快樂鼠尾草、薰衣草和奧圖玫瑰。
- 催乳劑：為了刺激母乳的分泌量，可使用茴香和檸檬草。
- 調整荷爾蒙：為了改善與女性生殖系統相關的種種問題，可使用絲柏、乳香、天竺葵、蛇麻草和奧圖玫瑰。
- 抑乳劑：為能減少母乳的產量，可使用薄荷和鼠尾草＊。
- 滋補子宮：為了調節女性生殖系統，並改善月經過多。可使用乳香、真正香蜂草和奧圖玫瑰。
- 加註：許多精油還能夠引起性慾（請參照第27章）

＊ 由於鼠尾草精油功效很強，因此不建議在家自行使用。

治療表：女性生理問題

關於各種不同精油處方比例的拿捏問題，你可以參照第6章的說明

閉經（月經過少或不規律）

症狀描述	可能原因	加劇因素	推薦用油
不同於懷孕的停經狀態，這種問題可能會有月經過少或不規律的情形產生，同時可能會導致不孕。	長期的壓力；情緒過於興奮或衝動，肥胖、厭食症、運動過量；有時是因為健康失調所引發的症狀。	依引起原因而不同，不過營養不良或心理問題通常是主要原因。	快樂鼠尾草、甜茴香、蛇麻草、杜松子、馬鬱蘭、沒藥、奧圖玫瑰。
使用方法	推薦藥草	營養協助	其他建議
泡澡、按摩（特別是下背部及腹部）、熱敷（針對經血不足）、其他輔助療法包括：擴香器、直接吸嗅（將數滴精油滴於手帕上吸嗅）	金盞花、歐芹、貞節樹（Chaste Tree亦有錠劑可以選擇，學名為Vitex agnus castus）	視引起原因調整。	注意飲食及生活型態，如果數月之後症狀仍未見起色，特別是針對想懷孕而未能達成的女性，應進行仔細的醫學檢驗。

經痛

症狀描述	可能原因	加劇因素	推薦用油
有些女性,在經期由子宮收縮所導致的腹部絞痛嚴重到會影響正常作息及行為。	遺傳、缺乏運動、子宮內避孕器、血中鈣質過低(在經期中或經期之前)、有時嚴重經痛有可能是一些婦女病如子宮內膜異位的併發症。	營養不良、壓力。	羅馬洋甘菊、德國洋甘菊、快樂鼠尾草、絲柏、乳香、蛇麻草、杜松子、薰衣草、馬鬱蘭、真正香蜂草、奧圖玫瑰、迷迭香。

使用方法	推薦藥草	營養協助	其他建議
泡澡、溫熱坐浴、腹部熱敷、按摩(輕輕的在腹部向下輕撫)、並可定期做全身性的按摩當作是預防療法。	鐵夾皮煎煮汁液(Cramp Bark)、甘菊、金盞花、貞節樹(Chaste Tree亦有錠劑可以選擇,學名為Vitex agnus castus)	如果是因為低血鈣所引起,則特別對此設計的維他命和礦物質會有幫助,經前營養組合能在許多藥局和健康專賣店購得。	注意飲食及生活型態,嚴重的經痛必須求助專業醫師協助,之後最好再經由整體全面治療師的建議來持續治療。

乳房腫脹

症狀描述		加劇因素	推薦用油
乳汁分泌過多,通常發生在授乳的前幾天,由於乳汁的分泌尚未正常化,就會導致胸部熱、腫、硬、凹凸不平及疼痛感。		不進行哺乳,如果乳房過於腫脹與堅硬,小嬰兒不能正確吸住乳頭,因此阻礙了乳汁的排出,可以藉由手工的操作方式將部分乳汁擠出(通常助產護士會教妳如何做)	天竺葵、薄荷。

使用方法			其他建議
冷敷。			在哺乳之後輕柔的胸部按摩(第304頁)能預防乳腺發炎(乳腺阻塞感染所造成的發炎疼痛現象)

更年期症候群

症狀描述	可能原因	加劇因素	推薦用油
包括熱潮紅及夜間盜汗。	動情激素及黃體素劇烈減少所致。	營養不良、壓力、一些心理及社會觀念所造成。	**針對熱潮紅及夜間盜汗：**快樂鼠尾草、絲柏。 **一般問題（身心複雜問題的平衡與支持）：**佛手柑、羅馬洋甘菊、快樂鼠尾草、茴香、乳香、天竺葵、蛇麻草、薰衣草、真正香蜂草、奧圖玫瑰、橙花、檀香、伊蘭伊蘭。

使用方法	推薦藥草	營養協助	其他建議
針對熱潮紅及夜間盜汗：泡澡、按摩、直接吸嗅（將數滴精油滴於手帕上吸嗅） **一般身心問題：**泡澡、按摩、擴香器、調製個人香水。	**針對熱潮紅及夜間盜汗：**鼠尾草 **HRT(荷爾蒙補充療法)的替代選擇：**補充植物雌激素（植物藥草營養補充品-含有植物萃取的雌激素-許多健康用品專賣店有售）	綜合維他命及礦物質，一些特別對此設計的維他命和礦物質在許多藥局和健康專賣店可以買到。	注意飲食及生活型態，尋求一些減壓的方法（參見第19章），如果在自我治療一或兩個月之後症狀依然很嚴重，必須求助於專業醫師協助，其他輔助療法有：巴哈花精療法（針對情緒不穩定）、藥草療法、順勢療法。

經血過多

症狀描述	可能原因	加劇因素	推薦用油
雖然這種症狀可藉由藥草及精油改善，然而它可能是嚴重婦女疾病的徵兆。	許多的可能因素，包含子宮內膜異位炎、子宮肌瘤等。	舉重物，有時僅僅只是稍微激烈的活動就會發作。	羅馬洋甘菊、德國洋甘菊、絲柏、奧圖玫瑰。

使用方法	推薦藥草	營養協助	其他建議
泡澡、按摩（輕柔按摩下背部及腹部）、直接吸嗅（將數滴精油滴於手帕上吸嗅來輔助直接在肌膚使用的效果）	老鸛草茶（Cranesbill）、煎煮根部汁液）、絲柏（煎煮磨碎的毬果汁液）	**短期的紓解：**500mg維他命C 4顆再加上生物類黃酮素（由柑橘類水果萃取出來）	如果連續歷經好幾個經期的經血過多問題，必須求助於專業醫師協助，之後最好再經由整體全面療癒專家的建議來持續治療。

催乳

症狀描述		加劇因素	推薦用油
許多方法都可促進乳汁的分泌。		水分攝取過少、疲勞、飲食不當、抽菸、壓力。此外，應避免攝取過多咖啡因（會刺激胎兒）、避免酒精（會斷絕乳汁分泌）	茴香、檸檬草。

使用方法	推薦藥草	營養協助	其他建議
熱敷、按摩（參見第304頁胸部按摩）	**煎煮汁液**：茴香子、藏茴香（又稱葛縷子）、葫蘆巴子（fenugreek seeds） **浸泡液**：山羊豆（Goat's rue）、馬鞭草。	尋求整體全面療癒營養師的建議。	尋求一些減壓的方法（參見第19章），改善飲食型態，喝大量的瓶裝礦泉水、一旦產後應盡速餵乳以促進乳汁的分泌，餵乳汁前應先將可能擦過精油的乳房肌膚部位洗淨，而亦可諮詢專業助產士的意見。

抑乳

症狀描述		加劇因素	推薦用油
如果為了某些原因必須停止乳汁分泌，有一些方法可以不用仰賴藥物。		持續餵乳會讓乳汁分泌增加。	薄荷。

使用方法	推薦藥草		其他建議
冷敷、按摩油（一天使用兩至三次，可是不要真的按摩於乳房上頭，因為這樣反而更會促進乳汁分泌）	**浸泡液**：紅色鼠尾草或一般園藝鼠尾草、一天飲用3次直到乳汁不再分泌為止。		減少水分攝取、但最好諮詢專業助產士的意見。

⤳ 會陰切開（產後癒合）⤳

症狀描述	可能原因	加劇因素	推薦用油
不管有沒有縫合，在生產過程切開會陰多少會造成不適現象，亦有可能產生腫脹及淤青反應。	女陰切開術（為了順利生產的一種小外科手術，特別是使用產鉗時），有時也可能是由自然生產時所造成的會陰裂開。	便秘、坐姿壓迫到疼痛部位。	茶樹、薰衣草。

使用方法			其他建議
冷熱交替坐浴、泡澡（可添加6茶匙（30ml）的海鹽於一整浴缸的水中泡澡來幫助傷口癒合）			在懷孕的最後幾個月當中用特級冷壓純橄欖油按摩會陰部位可以預防生產時的會陰裂傷，在產前及產後進行骨盆腔的地板運動（參見第303頁）

⤳ PMS（經前症候群）⤳

		加劇因素	推薦用油
可能會在經期來臨前的兩天至兩星期前的任何時刻發生，症狀包括體液滯留、乳房腫脹、頭痛、噁心、焦慮、沮喪、暴躁、睡眠障礙、嗜食，以及其他問題。		睡眠不足、壓力、工作過量、頹散的生活型態、飲食不當。	羅馬洋甘菊、德國洋甘菊、柑橘類精油、快樂鼠尾草、絲柏、天竺葵、蛇麻草（但如果沮喪時不可使用）、乳香、杜松、薰衣草、馬鬱蘭、橙花、奧圖玫瑰、檀香木、岩蘭草、伊蘭伊蘭。

使用方法	推薦藥草	營養協助	其他建議
泡澡、按摩（最好是全身按摩，不然加強於頭、頸、肩部或只做背部按摩），擴香器、直接吸嗅（將數滴精油滴於手帕上吸嗅）、調製個人香水。	**利尿劑**：蒲公英（根部煎煮汁液）、歐芹。 **荷爾蒙平衡**：貞節樹（亦有錠劑可以選擇，學名為Vitex agnus castus）	如果要替代貞節樹的配方，試著服用此一特別針對PMS的營養配方：月見草油（及多種維他命、礦物質，英國Efamol*公司生產）在許多藥局和健康專賣店可以購得。	尋求一些減壓及改善飲食的方法，專業芳療按摩能平衡神經系統、因此可減輕PMS的症狀。

＊譯註：Efamol可參考附錄一精油購買的Vitatonic及healthBASKET網站介紹

乳頭疼痛或龜裂

症狀描述		加劇因素	推薦用油
通常發生於哺乳的前幾星期、乳頭還未因吸吮的動作而變硬時所造成。		讓嬰兒持續吸吮疼痛的乳頭,然而有此症狀也不需要放棄哺乳,參見其他建議部分。	羅馬洋甘菊、德國洋甘菊、奧圖玫瑰。

使用方法	推薦藥草	營養協助	其他建議
按摩精油、精油藥膏。	金盞花藥膏(一些健康專賣店與精油批發商處可購得)	綜合維他命及礦物質。	為了讓疼痛的乳頭能夠有時間癒合,在哺乳時可將奶瓶上的橡膠乳頭套在乳頭上餵食嬰兒,可藉由橡膠乳頭而將乳汁吸吮出來,而不會傷害到妳的乳頭。在一些大藥房可買到專用的乳頭保護套。

白色念珠菌感染

症狀描述	可能原因	加劇因素	推薦用油
陰道黏膜的真菌感染,症狀為陰道濃濁而白色的分泌物,伴隨著劇烈搔癢。	**抗生素**:會破壞有益的菌株而助長念珠菌的增殖。此外,口服避孕藥、高糖、高發酵食物、被男性因性交而感染(有時男性可攜帶念珠菌而不產生任何症狀)都是引發原因。	穿著合成纖維衣料(如尼龍絲襪、萊卡內衣)及緊身牛仔褲,這些衣物會為念珠菌創造適合生長的潮濕、溫暖而不通風的環境。此外,一些香料過於刺激的肥皂或沐浴產品亦會加劇念珠菌的感染。	薰衣草、蒜(參見營養協助部分)、茶樹。

使用方法	推薦藥草	營養協助	其他建議
泡澡、冷熱坐浴。	**口服**:蕁麻、黑莓葉。	每天服用1~2顆大蒜膠囊(大蒜有抗真菌的效果),並服用乳酸菌錠劑或者每天吃300ml的活菌優格。	避免甜食、發酵食品及酒精攝取,應採均衡的全營養食物攝取方式,如果症狀持續數個月,應尋求整體全面療癒營養師的建議協助。

精油配方及調配步驟

下列按摩油的精油配方，相同地也可以使用於泡澡或作為提升情緒的室內薰香（請參照第28章），為達最佳療效，建議在泡澡或淋浴之後立即進行精油按摩。

改善PMS（經前症候群）的按摩精油

配方1

● 杏仁油50ml
● 佛手柑10滴
● 橙花5滴
● 伊蘭伊蘭4滴

將杏仁油倒入一個深色的玻璃瓶中，滴入精油，搖一搖使精油均勻擴散即可使用。

配方2

● 杏仁油50ml
● 薰衣草4滴
● 天竺葵4滴
● 快樂鼠尾草4滴
● 檀香木8滴

如配方1的調製方式。

配方3

● 杏仁油50ml
● 佛手柑10滴
● 杜松（子）6滴
● 岩蘭草4滴

如配方1的調製方式。

生理期平衡按摩油

下列配方對於大部分的月經問題可說是萬靈丹，包括改善月經前後出現的痘痘、經血過多以及經痛等症狀。

● 杏仁油50ml
● 乳香12滴
● 奧圖玫瑰5滴

將杏仁油倒入一個深色的玻璃瓶中，滴入精油，搖一搖使精油均勻擴散即可使用。

改善更年期症狀的按摩精油

配方1（改善熱潮紅和夜晚盜汗）

- 杏仁油50ml
- 絲柏6滴
- 快樂鼠尾草10滴

將杏仁油倒入一個深色的玻璃瓶中，滴入精油，搖一搖使精油均勻擴散即可使用。

配方2（支持和平衡情緒）

- 杏仁油50ml
- 羅馬洋甘菊5滴
- 快樂鼠尾草8滴
- 奧圖玫瑰5滴

如配方1的調製方式。

精油藥膏

下列的精油藥膏有助於改善乳頭脹痛和皸裂等問題。建議以金盞花浸泡油作為基底油。這種萃取自法國金盞花的植物萃取油，可以向一些草藥批發供應商購買（參照79頁浸泡油的介紹）。如果在購買方面有困難，也可以使用特級純橄欖油來代替。蜂蠟也可以向一些化工原料行或直接向養蜂業者購買。如果覺得玫瑰的價格太貴，也可用3滴較便宜的羅馬洋甘菊來代替。

- 研磨過的蜂蠟2 尖茶匙
- 金盞花浸泡油（或是特級冷壓純橄欖油）25ml
- 奧圖玫瑰（或是羅馬洋甘菊）3滴

將蜂蠟和油放在耐熱的碗中，再放於沸水中隔水加熱。均勻攪拌直到蜂蠟融化為止。之後取出，先冷卻一下，再滴入玫瑰精油均勻攪拌，趁著尚未凝固時將油膏倒入一乾淨的玻璃罐中蓋緊瓶蓋即可。記得保存於陰涼的地方，並於兩個月之內用完。

{ 第十八章 }

嬰兒與兒童的芳香療法

　　即使有許多芳療師鼓勵5歲以下的兒童可以使用精油，但是未經督導而在家自行對小朋友使用精油，有潛在的危險性（請參照第4章植物精油的安全性）。一般來說，在家用薰香方式給小朋友選擇他所喜歡的香氣是可行的，小朋友感冒時，也可以在手帕上滴幾滴改善鼻塞的植物精油讓他來吸嗅。但是將精油透過皮膚吸收則要小心，嬰兒和小朋友的皮膚非常敏感、也特別容易吸收任何接觸肌膚的物質。所以除了讓小朋友聞起來香香的目的之外，不建議在肌膚上經常使用精油，或將精油滴入洗澡水中泡澡。

　　針對年紀較大的兒童，其實很難依照其年齡建議標準的精油使用量，每個小孩子都是個別狀況，因此沒有必要推斷所謂的平均用量比率。例如，一個10歲兒童可能相當於一個小大人的身材，可以接受標準用量的精油，但另一個同年齡的小孩可能非常矮小，所以對所謂標準的平均精油劑量，會比較容易敏感，而芳療師的經驗多半是透過口耳相傳，一般主張5到10歲之間的兒童。其精油使用比例為標準建議劑量的一半（請參照第70頁的簡單調製精油比例）。

　　某些芳療師建議可對新生嬰兒使用精油，就是在50ml的杏仁油中滴入一滴羅馬洋甘菊或薰衣草精油來按摩、或將一滴上述精油稀釋在一湯匙（15ml）的全脂牛奶中（甚至母乳），再添加於洗澡水中泡澡。有些人則像我一樣，比較喜歡將少量具有舒緩和安撫作用的精油滴在擴香燈上薰香，而插電型擴香器勝於選用蠟蠋式薰香燈，因為放在小孩子的臥室會比較安全。

　　針對6個月以下的小嬰兒，我會建議添加一或兩滴的橙花、羅馬洋甘菊、奧圖玫瑰、或是薰衣草精油，滴在擴香台上薰香。一旦年紀超過6個月，如果喜歡的話可以再多加一滴精油。小嬰兒的嗅覺特別敏銳，空氣中如果散發過多的精油，即使像羅馬洋甘菊這種具有放鬆效果的精油，當數量過多時，反而會讓他變得焦燥不安和容易生氣，而不是快樂和滿足。

　　為預防尿布疹，每次幫小嬰兒換尿布時，在小屁股擦上厚厚一層含有

鋅和蓖麻油配方的嬰兒屁屁霜，這是一種最佳的預防尿布疹的傳統產品，可以輕易的在市面上買到。但如果你的小嬰兒已經有尿布疹產生時，可以使用一種含有金盞花和聖約翰草油的藥膏（在英國可見一種標有Hypercal的治療藥膏，譯註：可參考附錄一精油購買的Vitatonic網站），在許多藥房和健康用品店可以買得到，這種溫和的萬用治療用藥膏對大部分皮膚的發炎疼痛具有極佳療效。

而不論是否使用精油，單單按摩就是一種讓嬰兒和幼童感到快樂和滿足的最佳療法。依照我個人的經驗，按摩即使對過動兒也有相當的助益，如果再配合不含人工色素和化學添加物的天然食療，效果會更佳。而且按摩對按摩者和被按摩的人都是一種很享受的經驗。按摩對身體也有相當多的好處，包括幫助青少年發育的更好、讓人熟睡、幫助消化、並能減少嬰兒腹痛的症狀（參照第24章內容）。

兒童時期的疾病治療

對於是否要進行一些疾病的預防注射（特別是容易過敏的兒童），如腮腺炎和麻疹等疾病，各地有不同的看法，但要在此爭論贊成或反對接種疫苗，卻已超出本書的範圍。如果飲食、衛生和社會條件都很充分的情形下，那麼兒童時期的疾病大部分都能加以控制而不至於嚴重到什麼危險的程度。生命中既存的事實就是年輕時期身體容易受到周遭的細菌和病毒的影響，而這也正是我們身體增加免疫能力的一種自然方式。通常唯有小朋友本身的健康狀況不佳，才容易受到感染而發作疾病。雖然有些小朋友天生就比別人健康，但是父母親仍有許多方式可以為自己的小朋友來建立一個強健的免疫系統。這些方法包括攝取良好的全營養食品、呼吸新鮮空氣和充分的運動、適當的居住環境、以及最重要的——愛，以上方法可以參照第19章裡的敘述。令人感到難過的是，目前世界上仍有許多兒童（甚至包括生活在被稱為富裕西方世界裡的兒童）都無法享有這些最基本的需求，因此維持健康和幸福就理所當然的變得岌岌可危。

針對兒童，大部分疾病的治療方法主要是以食療配合外用的芳香療法，其中包括在傳染病流行期間利用精油薰蒸方式來避免細菌的擴散。

如果兒童食慾減低，但身體情況還好，這時採取24小時半禁食法是最佳的治療方式。在禁食期間，必須飲用大量清水（瓶裝的礦泉水是較好的選擇），直到食慾漸漸恢復。當食慾漸漸恢復時，可開始吃新鮮的水果或喝新鮮果汁（以葡萄汁為最佳），將果汁以一半的比例稀釋在礦泉水中，逐漸

恢復到攝取全營養的食物為止。

　　5歲以上的小朋友就可以技巧性的使用精油來改善許多一般性的問題，從咳嗽、感冒、耳朵痛，一直到水痘等疾病都可以使用芳療的配方來改善。這些芳療的精油配方可以用來泡澡、吸嗅、熱敷、調製按摩油、或精油藥膏等等，但是注意精油用量大約是成人用量的一半。

　　以下治療表所列舉的疾病，通常被視為是一種「兒童疾病」，雖然大人也可能會感染這些疾病--特別是兒童時期未曾感染過者。對於兒童也容易感染的其他一般性疾病，如傷風、咳嗽和流行性感冒等，你可以在本書的其他章節找到相關的內容。而有關如何調製我們所建議的各種不同用途的精油調配方法，請同時參照第5章內容。

> **重要**
>
> 如果小朋友在5歲以下，或者患有嚴重的慢性疾病時，通常我會建議父母諮詢專業順勢療法醫師的意見。

治療表：針對5歲以上小朋友的芳香療法
關於各種不同精油處方比例的拿捏問題，你可以參照第6章的說明

～◇ 水痘 ◇～

症狀描述	可能原因	加劇因素	推薦用油
一開始會有輕微的發燒現象，胸部及背部會有水泡出現，接著全身都會長出水泡，並引起劇烈搔癢，通常成人的水痘會非常嚴重。	水痘帶狀皰疹病毒。	抓搔會導致肌膚細菌的感染，之後會引起疤痕。	羅馬洋甘菊、德國洋甘菊、尤加利、薰衣草。
使用方法			**其他建議**
減輕搔癢：添加洋甘菊精油的溫水浴，精油調理液（參見第220頁配方） **預防傳染**：擴香器。			在發燒期間（通常是發病的第一天），讓小朋友保持在床上睡覺，不要吹風，而之後就不用刻意在床上休息。

德國麻疹

症狀描述	可能原因	加劇因素	推薦用油
屬於更輕微的一種麻疹，會有感冒發燒的症狀，身體會感覺輕微疼痛，脖子並有淋巴結腫脹，在發病的第1天或第2天開始冒疹子，會持續大約3天左右。	德國麻疹病毒。		同麻疹。

使用方法	推薦藥草	營養協助	其他建議
同麻疹。	同麻疹。	同麻疹。	如果是懷孕婦女，之前並未有德國麻疹的病例，而且處於被感染的機率，一定要做德國麻疹的產前檢查。德國麻疹對未出生嬰兒具有危險性，而注射 γ 球蛋白有可能預防胎兒感染，此外，順勢療法中亦有一種由德國麻疹病毒所製成的藥物稱為 nosode，對德國麻疹亦有幫助。

麻疹

症狀描述	可能原因	加劇因素	推薦用油
一開始會有食慾不振及頭痛反應，之後會有發燒感冒、喉嚨痛及乾咳症狀；眼球發紅並且對光敏感，之後幾天會漸漸發出疹子，漸漸蔓延至全身。	麻疹病毒。	強光。	羅馬洋甘菊、德國洋甘菊、尤加利、百里香（只適用於擴香）

使用方法	推薦藥草	營養協助	其他建議
泡澡、擴香器（預防病毒擴散），精油調理液（參見第221頁配方）	蒜（參見營養協助部分）、香蜂草、薄荷。	**12歲以上兒童：**每天一顆大蒜膠囊，持續一星期或兩星期，直到病情漸漸解除。	將小朋友安置於避免光線的房間中睡覺，通風要保持良好。同時諮詢醫師的意見。

腮腺炎（豬頭皮）

症狀描述		加劇因素	推薦用油
通常是屬於一種輕微的兒童疾病，成人感染則會非常嚴重，會導致男性不孕症，症狀包含臉部一側或兩側的唾液腺腫脹，男性發病時陰囊亦會有腫脹情形。		咀嚼時會有疼痛感。	羅馬洋甘菊、德國洋甘菊、薰衣草、檸檬。

使用方法	推薦藥草		其他建議
用薰衣草或洋甘菊精油熱敷於腫脹的臉頰，對於較大的小孩，可使用含檸檬精油的漱口水（參見221頁的配方）	歐白芷精油藥膏（德國天然保養品牌Weleda有售）		多休息，如果咀嚼會有疼痛，可食用流質食物，如果汁、蔬菜汁或是礦泉水。

精油配方及調配步驟

水痘的精油調理液

先用甘菊精油來泡澡，可以減輕發癢的情況（參照本章的治療表內容），然後將調製好的精油調理液用海綿沾取來擦在肌膚上。如果頭皮也受到感染，將大約6滴薰衣草滴入一個盛有溫水的大臉盆內，用水瓢汲取，將含有精油的溫水仔細的倒在小朋友的頭髮上，注意不可滴到眼睛。

- 蒸餾水100ml
- 金縷梅萃取液50ml
- 羅馬洋甘菊4滴或德國洋甘菊2滴
- 薰衣草4滴
- 尤加利4滴

把水和金縷梅萃取液倒入一深色的玻璃瓶中，再滴入植物精油，每次使用前搖一搖，並用溫水稀釋一倍之後使用。

改善麻疹的精油調理液

經常以海綿來將下列調製好的精油調理液擦拭身體。

- 蒸餾水100 ml
- 金縷梅萃取液50ml
- 尤加利8滴
- 薰衣草8滴

同前述配方調製,每次使用前搖一搖,並用溫水稀釋一倍之後使用。

改善腮腺炎的精油嗽口水

對年紀較大的小孩而言,我們可以信任他們不會把調製好的精油嗽口水給吞下去。依照下列配方調製而成的精油嗽口水能加速擊退感染。每天使用2〜3次。

- 蒸餾水100ml
- 檸檬10滴
- 羅馬洋甘菊3滴

將這些材料加入一深色的玻璃瓶中,每次使用前搖一搖;將2〜3茶匙(10〜15ml)的精油漱口水倒入一茶杯的溫水中漱口。

精油擴香

下列配方可調製成居家擴香精油,在流行病傳染期間可預防感染。

- 清水100ml
- 甜百里香4滴
- 尤加利4滴
- 薰衣草4滴

將水倒入深色玻璃瓶中,再滴入上述精油,搖晃均勻,再將調製好的精油水溶液,倒入少許在擴香器上。記住每次使用前搖一搖,讓精油能充分擴散於水中。

第 3 部

Body, Mind and Soul

身心靈

任何一種疾病和問題，如果不進行全面性的治療，是無法完全治癒。

當我們要治療身體的問題，更不能忽視靈魂的重要性。

因此如果你在頭腦和身體都沒有問題，你就要先開始治療心靈。

而心靈才是最重要的事……目前對於人體治療普遍的一項錯誤，

就是醫生會忽略靈魂的重要性。

～摘自柏拉圖的年誌～

Plato, Chronicles

{第十九章}
全面撫癒

「全面性」(Holistic)這個字眼已經在本書中出現了許多次，但是到目前為止我們僅約略觸及它的皮毛而已。「全面性」本身在希臘字根的含意是指「整體」或者「多次元」（令人想起立體照相）。雖然這個字眼是在1970年代末期才被提出，然而「全面性」的觀念卻可以追溯到古埃及和希臘文明，當然東方哲人和醫師也不會忽略整體性內涵的意義，甚至這種見解還廣泛地影響了東方的醫療系統，例如中國的針灸以及印度阿輸吠陀（Ayurvedic）的醫療理念，他們將這個傳統的優點承傳了數千年，從未中斷過。

西方世界對這種古老智慧的重視才剛要甦醒。對這些過去被誤認為「原始」和「迷信」的一種極具奧妙哲理的傳統療癒觀念，到現在我們才突然開始產生大量的興趣。由於近代對於精神神經免疫學或者是對於身心之間的相互關係研究的結果，才有越來越多的證據顯示，過去我們是多麼的低估古老智慧的價值。

在所有全面性療癒的學校機構，它們的目標是要同時養護人類身心，其中還包括無形而不固定的領域，我們可稱為「靈魂」的部分。靈魂這方面是很難定義，但是卻和我們對人生的目的和意義的感受息息相關。如果失去了生存的目的，我們就會變得沮喪、冷漠；生活也會變得淒涼而無意義。而即使我們並未依循所謂潛意識的靈魂來引導，事實上我們仍透過其他方式來了解我們生存的目的。例如透過音樂或其他藝術形式來理解，不管多麼卑微或簡單，或是透過工作、家庭、人際關係、對動物或大自然的關愛，抑或選擇更積極的方式：透過努力實現人道主義者的理想等來追尋。

以作為「全面性」這個理想而實踐於生活的景象，就是以一種憐憫、直覺和養護等特質的表現，而將人類視為整體的意識給提升出來。在這個過程中，我們會再一次的尊重這個地球，如同古代療癒者和神秘主義者一般。並且領悟到自己是和地球在生命舞動的過程中一起前進。儘管如此，在醫療行為中加入對個體的細膩感知，並非意謂著我們必須全然放棄人

類努力至今的科學技術和通用知識，而縱身躍入地球奧秘中蘊藏的原始物性。而是藉由整合正統醫學的精髓，加上更溫和且人性化的方式。若是缺乏人類直覺和感情的平衡，高科技和一板一眼的邏輯治療只是一種缺乏人性的做法。

即使遇到病況已經嚴重到在生理層次的醫療上無法抱持任何希望的病人，我們仍然可以對他們施予靈魂方面的療癒，這就是所謂安寧療護的主要目標。這些人的工作是讓絕症患者能在得知生命不再具有目的和意義時，仍能夠平靜安詳地死去。死時能夠平靜安詳沒有恐懼就是醫療想達成的最終體驗。

納入生活體驗

本章將致力敘述一些自己可以開發的不同層面，來創造自己的最佳狀態。為了這樣做，我們會提高精油作用的層次性，事實上，我們可以運用精油來啟動其他醫療方法的功效。

食物

睡鼠開始說故事：
「從前從前有三個年紀幼小的姐妹，…『她們住在一個井底下』。
愛麗絲問：那『她們要靠什麼過活的呢？』。
睡鼠回答說：『她們是靠吃糖生存的』
『但是，你曉得的啊！她們根本不可能靠吃糖就能活嘛！』
愛麗絲輕輕這樣說著：『她們一定會生病！』
睡鼠說：「所以說囉！她們就和妳說得一樣，病得非常地嚴重。」

摘自路易絲・凱若（Lewis Carroll）的愛麗絲夢遊奇境

有關何謂「良好均衡飲食」的內容爭論相當多。在前一分鐘我們可能還被警告避免食用所有動物性脂肪，因為它對心臟有害；所以就會選擇葵花油或大豆油這一類含多元不飽和脂肪酸的食用油及人造奶油來烹調食物。但下一刻，我們可能就會被提醒注意這類威脅健康的殺手：許多高度加工精製的植物油、低脂奶油及其他人造奶油，它們會囤積在人體中形成膽固醇，引發心臟方面的疾病。因此現在營養師鼓勵大家回頭食用少量的動物性脂肪會比人造奶油健康，並且應該食用適量未經精製過的植物油，例如特級冷壓純橄欖油和葵花籽油。不像加工過的動物性脂肪和高度精製的烹飪用油一般，冷壓榨取或未經加工的植物油，過去幾千年以來一直是人們日常生活中的食用油，它們與人類的消化系統較能相互作用，同時它們還包含最佳比例的必須脂肪酸和其他營養素。

同樣地，過去我們也一直被告知應避免食用各種糖，不管是蜂蜜、未經提煉的黑砂糖或精製的白砂糖等。然而最近的研究報告指出，食用少量未經精製的黑砂糖對人體卻相當有益。再者，黑砂糖（並非添加人工色素的假黑砂糖）絕非牙齒和牙床的頭號敵人，據說它反而能夠預防蛀牙，而這個觀點最早在1950年代被一些健康食品的先驅者所提出。

之後又出現吃素是否更健康的問題，或甚至成為全素主義者（譯註：不僅吃的東西，任何可能使用到身上的東西都要求是非動物性的），又或者是大自然長壽飲食法（譯註：即生機飲食療法，主張回歸天然飲食，以全穀類、豆類、新鮮蔬果、海藻類等為主，日常飲食應以當地產物為佳，並配合季節，選擇各類溫和食物。至於屬性極端的食物，最好減少或避免攝取），還是海氏飲食法？（Hay diet，譯註：這是1930年代由William Hay博士所創的飲食法，基本上也是以配合食用天然食物的一種飲食療法。）奉行海氏飲食法的人強調許多疾病是由「混食互相對抗」所引起的。好比說他們認為蛋白質和澱粉類的食物千萬不要混食。例如麵包加上起司，因為蛋白質需要胃酸來消化，而澱粉質則要仰賴鹼性分泌物。當蛋白質和澱粉同時食用時，依照上述理論這兩種物質都無法消化完全。但是也有其他健康大師駁斥這種理論。

面對這些圍繞著健康議題而互相矛盾的飲食方式，我個人的看法則是，並沒有一種適用於所有人的理想飲食法。我們每個人都有不同的生理需求和生活哲學。無論我們對飲食的看法如何，目前唯一清楚的原則就是應該盡可能避免食用摻有人工添加物

以及現代農作物所殘留的農藥毒素。然而，身為現代人要做到這個地步，實在不是一件容易的事。

相對來說，要購買有機種植的麵粉還算簡單，但是要買未經噴灑農藥的有機蔬果卻相當稀少，除非你自己種。即使買得到，但價錢對一般人來說卻相當貴。在有機栽種尚未量產之前，最好盡量選擇接近其原始自然形式的食物，避免食用罐裝或密封包裝的東西，因為它們可能含有白糖、過量的鹽分、味精和其他不當的添加物。

越來越多的營養師相信，食物也會影響我們腦部的化學作用，並影響我們對世界的看法。要重新平衡體內的化學作用並讓靈魂感到自由的第一步，就是讓我們的血液呈鹼性，並提高血液中的血糖含量。前者可以靠未精製的天然食物如大量的水果、生菜沙拉、藥草（如迷迭香等）和其他蔬菜來實現；而用餐的時間也很重要。有些人需要以少量多餐來穩定血液中的血糖含量，並讓情緒保持平衡，這類食物必須是不同種類的碳水化合物，例如全麥麵包、水果乾、堅果類和種子等等。

下表將概述許多著名營養師所推薦的天然食物飲食。然而，其中並未考量食物過敏這個因素，有些人對穀類食品過敏，又或者你是素食主義者；或像我一樣盡量少吃肉類食品。然而不論你是哪一種狀況，下表列出的食物都可以成為你的參考準則，然後再依個人不同的需求加以調整。定下自己的飲食計畫，在半年以內逐漸改變飲食習慣。不要突然改變，想要一夜之間就驟然改變一定會導致腸胃消化不良。

健康飲食的基本準則

可能的話，盡量選購有機種植的食物。如果取得困難，也無須過於煩惱。當你為飲食煩惱過多時，只會產生壓力；而這種壓力的傷害可能更甚於食物中某些添加物所造成的傷害。

- 食用全麥麵包以及其他複合性碳水化合物，例如豆類、扁豆、堅果、種子（如葵花籽和芝麻）、全麥通心粉、燕麥、糙米和其他天然穀類早餐。如果豆類、扁豆、堅果和種子會引起胃部發脹的症狀，可以試著先放在沙拉盤（這種器皿在健康食品店可以購得）內讓它們發芽，之後再以平常方式烹調。發過芽的豆子可以拌在沙拉上生食，至於會引起消化道脹氣的化學物質，因為在發芽過程中就已經先行分解；所以食物變得更容易消化。

- 食用大量的新鮮水果和蔬菜，最好是需要剝皮的水果，清洗乾淨，拌在沙拉裡生吃或些微烹煮。
- 降低所有脂肪的攝取，特別是動物類脂肪，尤其是豬油、牛油、鮮奶油、奶油，以及全脂起司等。使用適度冷壓製成的植物油例如純橄欖油、芝麻油和葵花籽油，每天食用總量最多一湯匙（15ml）。
- 適度使用蜂蜜來為食物增甜（最好是天然未經熱處理過的蜂蜜），或者是少量未經提煉的黑砂糖，更奢侈一點的則是利用乾果例如棗子、無花果、無核小葡萄乾和葡萄乾來替代甜味劑。
- 減少鹽的用量（即使是天然海鹽亦應盡量少用為妙），多利用一些天然香草（如迷迭香等）來為食物調味。
- 盡可能地購買放山雞蛋。
- 只要偶爾吃吃紅肉，如果一點都不吃，可食用自由放生的家禽和魚類來替代；尤其是油魚，例如鯖魚。
- 少喝牛奶，不論是全脂或脫脂牛奶。容易對奶製品過敏的人，最容易消化的奶類可能是有機牧養的山羊奶，他們通常都能接受這種奶品（例如對濕疹患者）。但是對大部分的人比較理想的是新鮮、全脂純優格（最好是有機優格），不論是由牛奶、山羊奶或羊奶製成的。
- 盡量避免食用加工過的罐頭和真空包裝食品。因為這些食品通常充滿許多化學添加物。如果是作為偶爾的備用食品，倒不至於造成傷害，但是切勿將它們變成你的日常食品。
- 微量的紅、白酒（最好是有機栽培的葡萄）對消化系統會有助益。而且有助於讓血液中的膽固醇含量保持正常。建議的飲用量是每天一到兩杯。
- 偶爾例外放縱自己吃吃巧克力糖、丹麥奶油酥餅或油炸食物無妨。你也不需要有罪惡感。唯有當這種偶一為之的小插曲變成一種日常習慣時，破壞了更多營養食品的吸收的時候，才會構成威脅健康的危險。
- 丟掉你的體重計，也不要再計算食物的卡路里，尤其針對那些深陷節食和狂食症周期的人更要如此。一些較先進的營養師現在了解到人類個別的新陳代謝差異很大。當有人可以暴飲暴食，還能保持苗條身材之際，卻有些人肯定辦不到。如果你相當胖，也找不出發胖的原因，你可能有潛伏性飲食過敏的問題。在這種情況下，務必尋求整體全面療癒性營養師的建議。
- 在歡樂的環境下慢慢用餐。而且最重要的是，去享受食物！

運動

　　人體並非像機器一樣，用久了會自動報銷。如果經常使用我們的肌肉和關節，身體反而會變得更強健，而且會更有彈性。一些有趣的數據顯示，骨質疏鬆症這種疾病不論男女都有逐漸增加的趨勢。雖然大致上這和抽菸、營養不良以及女性在更年期後雌激素降低等因素引起的身體虛弱有關，然而骨質疏鬆可以藉經常性做負重性運動(weight-bearing exercise)來預防及減輕症狀。例如競走運動。而且根據流行病學的相關研究指出，每天或是經常性的曝曬陽光僅僅需15分鐘，就可提高維他命D的含量。由於維他命D能夠增加人體對鈣質的吸收，並降低人體1/5骨折的機率，對骨骼的健康很有幫助。

　　提到壓力，不論是因為生活步調快速，或者是因為覺得生活單調無趣所導致，由於經常運動可增加血液循環，讓血液中的含氧量增加，並能活化內分泌系統，這樣對我們心理層面也能產生正面積極的效果。任何一位曾固定運動的人都會有相同的看法，運動能提高精神能量和注意力的集中，也因此讓他們的睡眠品質變好，而且感覺相當安適。

　　依照我個人的做法，我會鼓勵大家從事一些天然的戶外活動，例如徒步旅行、登山、滑船和游泳，特別是在未受污染的河、湖或海裡游泳。當然不是每個人居家附近都能找到這種美麗的大自然環境。對一個城市佬，或者是一些無法特別領略與大自然心領神會之樂趣的人來說，其他形式的運動，例如跳舞（任何自己喜愛和能夠提振活力的舞蹈）、騎腳踏車、有氧舞蹈、足球、網球或其他較劇烈的運動都可以用來取代。該如何選擇運動的形式呢？其中最快速也是唯一困難的法則，就是找出自己能夠真正享受的運動，否則我能肯定一旦剛開始運動的那股熱情減少後，你就會自然放棄。

　　在往下繼續探討之前，如果你已經過了中年時期，因為體能因素而沒有辦法、或者因為有病在身而無法從事任何消耗力氣的運動時，千萬不要絕望，請朋友或另一半為你定期作精油按摩（參照第四部內容），其效果幾乎和運動相同。而另一種非常棒的替代方法是皮膚乾刷法（參照第26章內容）。使用這種方法再加上新鮮空氣和適量的陽光（在夏季每天最多不要超過一小時），你就會重新充滿活力。

　　一天當中進行日光浴最安全的時間是在中午以前或下午4點以後。因為這些時段的陽光波長較長，因此比較不會曬傷肌膚。但無論如何都必須擦上高係數的防曬乳液，尤其是膚色較白的人。至於一些具防曬功效的天然植物油，如特級冷壓純橄欖油和芝麻

油，由於其防曬的作用不大，僅適用於皮膚不易曬傷者使用。

另一種對於人體身心靈方面都相當好的全面性運動，就是古老的瑜珈術。比較理想的是，由合格瑜珈老師所指導的瑜珈課程，除了可以督導你的學習進度，並確使你的肌肉不會因練習不當而拉傷外，他們也會教你如何作正確吐納。吐納法是瑜珈這門古老藝術中相當重要的一環，做瑜珈未必需要將身體作奇怪的扭曲或是倒立等高難度的動作，才能得到益處。許多人在年紀較大時才開始練習瑜珈，他們倒不是雄心萬丈的想要學會高難度的動作、也不是想要成為一位瑜珈老師。誠如你會發現的，其實只要學習基本正確的吐納法，有意識地放鬆和伸展就能夠促進健康了。以下將教你正確地開始練習。

完全呼吸法

瑜珈的「完全呼吸法」是學習有效運用肺腔的最簡易方法之一。這種呼吸法對那些深受呼吸系統疾病所苦的患者，例如哮喘、花粉熱和支氣管炎等都非常有幫助。而且學習適當的呼吸，就能增強我們的氣場（Aura），或者你比較喜歡實際一點的說詞，就是能改善人體的免疫系統。盡量在戶外利用新鮮空氣來練習呼吸，可能的話每天練習3次。其次理想的地點是在通風良好的室內，如果在室內練習，你可以藉由下列精油薰香來提高效果，因為這些精油具有親近呼吸系統的特性；例如雪松、絲柏、乳香、白松香、沒藥、松和檀香木等。

完全呼吸步驟

1 在地板或地面上（或許在院子裡）舖上一塊毯子，躺在上面，或者躺在一塊堅固的床板上，將兩手放在身體的兩側，掌心向下。

2 閉上眼睛，開始緩慢地用鼻孔吸氣，輕輕地將空氣吸入並擴張你的腹部，再將空氣往上推到胸腔；以及胸腔的上方；當肋骨和胸腔往外擴張時，腹部會自動跟著往上吸。憋氣幾秒鐘，但盡量不要將空氣阻塞在你的喉嚨，因為這樣一來只會產生壓力。盡量保持喉嚨敞開；胸部和腹部放鬆（其實做起來遠比我們所說的來得容易）

3 從現在開始將空氣平穩持續地慢慢由鼻孔中呼出，直到腹部往內縮；而且胸腔和胸部放鬆為止。並且停個幾秒鐘，再一次強調，不要緊張。將上述動作重複作2到3次。

4 現在重複步驟1的動作慢慢吸氣，但在吸氣的同時，逐漸將你的手臂往上平行舉起，手臂夾著耳朵兩側，然後順著向後方放下，一直到手肘踫觸到地面為止。

5 這時憋氣幾秒鐘，仍保持頭部到腳趾頭完全的伸展。

6 將空氣緩緩地由鼻孔呼出，同時將手臂拉回原來身體的兩側，重複動作兩到三次。

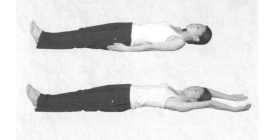

這種完全呼吸法也可以站著練習。為了增加伸展性，可以踮著腳趾頭站立（在步驟5時），而在吐氣的同時，讓腳跟同時回到原地。

動態冥想

以下所要介紹的「拜日式（向太陽行禮）」的瑜珈動作，最適切的形容是屬於一種「動態冥想術」（Moving Meditation）。這有別於其他瑜珈姿勢或體位（Asanas），因為每種姿勢不會超過兩秒，每個動作緊接著上一個動作連續完成。而一般瑜珈體位通常要保持30秒以上的時間。雖然這些動作看起來很複雜，但只要多加練習，很快地你便能流暢地操作這些連續動作，並同時配合呼吸動作。如果你的身體相當柔軟，那麼你會覺得每個彎曲動作都沒有那麼困難。

但是如果你的肌肉和關節並不習慣這些動作，進行時就必須放慢，在身體能力範圍內，做一些適度的彎曲，才不致造成疼痛。事實上，進行這些動作所要強調的是透過呼吸和運動來提升我們對於注意力的集中，是強調鍛鍊內在的能力而非著重於肌肉動作的完美性。量力而為就是你最佳的鍛鍊方式。不久之後，你會發現自己的肌肉和關節變得較柔軟後，你才能熟練地進行這些動作。整套動作重複2到3次，一旦體力和柔軟度增加之後，最後可以連續作10次或甚至12次之多，一個星期保持3到4回；並且樂在其中。

在吃早餐之前進行「拜日式」的動作，或者選擇傍晚晚餐之前進行也可以。如果能經常進行這種動態式的冥想，它會有助於活絡我們的筋骨、促進血液循環、讓體內的器官也可以享受有如按摩般的舒暢；在增加我們的體力和柔軟度的同時，我們的心靈也可以體驗更多的樂趣和活力。為了提升情緒，可使用一些能讓人聯想到明朗花香、果香和陽光感受的植物精油來擴香。可由下列建議的精油中，選擇一、兩種你喜歡的味道：佛手柑、芫荽、天竺葵、葡萄柚、檸檬草、橘、香蜂草、甜橙、玫瑰草、苦橙葉和奧圖玫瑰。

●拜日式（Surya Namaskar）

脫掉鞋子，穿上舒適寬鬆的衣服，像寬鬆的T恤和束口褲，加上一件運動外套；或者如果天氣暖和些，也可以改穿短褲。重要的是別讓你的衣服阻礙你的呼吸或腿部的動作。

1 雙腿併攏站立，將身體打直，兩手作禱告姿勢，放在太陽神經叢的位置（太陽神經叢是指肚臍與胸部之間，即中腹部的位置）。當你直視前方的同時，鼓起胸腔並擴張你的肋骨。

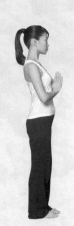

4 吸氣。將右腿往後踩一步讓膝蓋碰觸地面，而左腿必須放置在兩手之間，兩手掌心向下平放在地面上。兩眼向前直視（當循環一周再做此動作時，記住要將左、右腿交換操作）

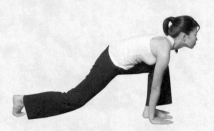

2 慢慢吸氣，將你的雙臂往後抬高伸展，讓脊柱呈一拱型彎曲姿勢。

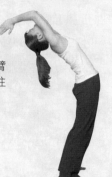

5 憋氣，右腿保持不動，但將膝蓋提起，再將左腿向後伸並與右腿靠攏。腳趾頭動作一致，將身體撐起抬高，但是雙手要完全伸直，手掌掌心向下平放在地面上，兩眼直視前方。

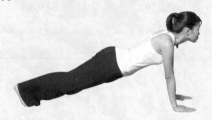

3 在呼氣的同時，身體盡量向前彎曲，但是注意不要拉傷肌肉。可以的話，將兩手掌心向下平放在雙腳兩側的地面上（或者依照自己身體的柔軟度，讓身體盡量彎低）。必要時，讓你的雙膝稍微彎曲放鬆。這個動作只有少數身體非常柔軟的人可以嘗試以兩腿打直的方式來操作，注意這個動作可能會讓我們下背部抽筋或疼痛。

6 呼氣。輕輕地將你的膝蓋碰觸地面，並且慢慢地將身體滑下，讓你的前額和胸部接觸地面。

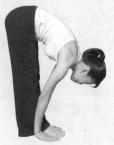

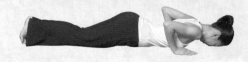

7 吸氣的同時，將你的雙腿伸直，身體向後仰，雙手伸直兩眼看向天花板（天空），手肘要靠近身體兩側，手掌掌心向下穩穩地平放在地面上。

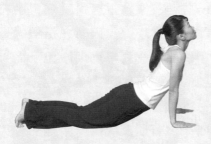

8 呼氣時，將你的背彎成像貓作伸展時的動作。頭向下位於兩手之間，請注意不要緊張，將頭部放鬆。

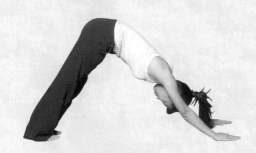

9 吸氣。右腿伸向前，與雙手手掌並排。左腿之腳尖和膝蓋必須碰觸地面。（當循環一圈再作此動作時，記住要將左、右腿交換操作）

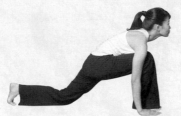

10 在呼氣的同時，左腿伸向前，與右腿並排。雙腿併攏後，身體向前彎曲直到你的雙手和雙腿呈一直線（如果身體柔軟度允許，還可以讓身體彎得更低），縮小腹，並讓你的頭部盡量靠近膝蓋部位，你也可以稍微讓膝蓋彎曲，這樣可以讓這個動作比較容易進行。

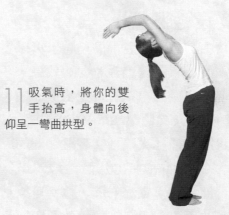

11 吸氣時，將你的雙手抬高，身體向後仰呈一彎曲拱型。

12 呼氣時，將你的雙臂放下置於身體的兩側。

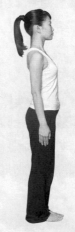

在每次做完一循環的動作之後休息30秒，一旦你完成幾次拜日式的連續動作之後，最後躺在平穩的表面上（比較理想的是躺在舖有地毯的地面上，上面再舖上毛毯或作瑜珈用的墊子），讓你自己可以完全放鬆，躺在那裏至少5分鐘時間，讓你的呼吸和脈搏回復到正常狀態。一旦你準備好了，讓全身從手指到腳趾頭做一次完全的舒展，翻身到身體的一側之後，再慢慢站起來。

極度鬆弛狀態

藉由引發某些意識的移轉，可以達到極度放鬆和提高注意力的效果，並可運用想像力來進行自我治療，甚至幫助別人（參照第20章內容）。這也是自我開啟通往更高層次智慧之門的關鍵。當我們在進出這個領域的時候，可能會突然靈光一閃，找到可以解決某些原來似乎無法解決的問題，或者會突然湧現大量創造的能量，靈感及直覺力也會增加。即使這種放鬆回應時間相當短，但它的好處會擴及甚遠，並且也會一直累積。每一次你從那種放鬆時刻回復之後，你會覺得神清氣爽，精力恢復；因此更能應付生活中的種種高低起伏。

在開始之前，找一處安靜、通風良好、而且室內佈置有助於舒適放鬆的房間。穿著寬鬆舒適的衣服，脫掉鞋子。如果你住的區域非常地吵雜，播放一些輕音樂會很有幫助。但請將音量調到相當小聲，因為在這個過程中你所有的感官會特別地敏銳。而且最重要的是要確保至少在15分鐘之內不會受到其他干擾。

如果你有朋友或另一半擁有輕柔甜美的嗓音，或許你可以請他在你進行下列動作時，照著書中對動作的描述用聲音來引導你，至少在開始練習的前幾次這樣做，直到你自己非常熟悉這整個過程才停止。或者你也可以將這些動作指示事先預錄下來，如果你喜歡自己的音調，可以用自己的聲音錄製。在錄製這些動作指示時，必須非常緩慢、溫柔並清楚的說明，在每個動作之間，稍微停頓一下，預留足夠的時間來呼吸和伸展。

下列精油也是傳統焚香中經常用來加強冥想所使用的一些香氣，你可以藉由室內擴香使用，有助於創造一個詳和的氣氛，並幫助加深呼吸，這類精油有雪松、乳香、白松香、杜松（子）、沒藥和檀香木等。

達到極度鬆弛狀態的動作

1. 躺在地板或堅固的床上，依照個人喜愛，也可以使用枕頭，一個枕在頭部，另一個則放在雙腿膝蓋後面，來支撐你的下背部區域。

2. 將眼睛閉上，用鼻子作幾次深呼吸，然後從嘴巴吐氣，吐氣時可同時發出喘息聲（如果使用預錄的錄音帶，那麼在預錄時或由朋友引導的狀況下，在指示進行下一個動作之前，先停頓30秒的時間）

3. 現在將你的意識開始傳導到足部，從鼻子吸氣，將你的腳趾頭向前點一下，讓腿部蹦緊；再將足部往後彎曲。憋氣並維持這個姿勢，並慢慢地數1, 2, 3, 4, 5, 之後將足部放鬆，隨著喘息聲用嘴巴吐氣。

4. 接著將意識移往膝蓋，用鼻子吸氣，並嘗試將膝蓋縮緊（膝蓋維持不動），一樣憋氣維持這個姿勢並緩慢地數1, 2, 3, 4, 5, 之後將膝蓋放鬆，並隨著喘息聲用嘴巴吐氣。

5. 接著再讓你的意識移往大腿，用鼻子吸氣，試著將大腿縮緊（大腿姿勢維持不動），一樣憋氣維持這個姿勢並緩慢地數1, 2, 3, 4, 5, 之後讓大腿放鬆，並隨著喘息聲用嘴巴吐氣，嘗試用心去感受一種非常棒的放鬆感覺。

6. 現在想想臀部，用鼻子吸氣，嘗試將臀部夾緊，一樣憋氣維持這個姿勢並緩慢地數1, 2, 3, 4, 5, 之後放鬆臀部，並隨著喘息聲大大地用嘴巴吐氣。

7. 現在將注意力移往腹部，用鼻子吸氣，嘗試讓腹部的肌肉縮緊，一樣憋氣維持這個姿勢並緩慢地數1, 2, 3, 4, 5, 之後隨著喘息聲用嘴巴吐氣並放鬆腹部。

8. 再將注意力轉往胸腔，用鼻子吸氣，試著讓胸腔的肌肉縮緊，一樣憋氣維持這個姿勢並緩慢地數1, 2, 3, 4, 5, 之後隨著喘息聲用嘴巴吐氣並放鬆胸部。

9. 再來把注意力移往肩膀，用鼻子吸氣，試著將肩膀朝向你的雙耳位置拱起來縮緊，一樣憋氣維持這個姿勢並緩慢地數1, 2, 3, 4, 5, 之後隨著喘息聲深深地用嘴巴吐氣並放鬆肩膀。

10. 再把注意力移往雙手部位，用鼻子吸氣，雙手握拳，一樣憋氣維持這個姿勢並緩慢地數1, 2, 3, 4, 5, 之後隨著喘息聲深深地用嘴巴吐氣並將手鬆開。

11. 將你的注意力移向雙臂，用鼻子吸氣，試著將手臂縮緊，感覺壓力一直穿過指尖。一樣憋氣維持這個姿勢並緩慢地數1, 2, 3, 4, 5, 之後用嘴巴吐氣，並將手臂放鬆。

12. 接下來將注意力移往脖子。用鼻子吸氣，試著將脖子向後伸展，憋氣維持這個姿勢並緩慢地數1, 2, 3, 4, 5, 之後隨著口中吐氣，並同時將脖子放鬆。

13. 之後再將你的注意力移往臉部和頭皮，用鼻子作深呼吸，將上下顎咬緊，再試著將臉部扭曲成嚇人的鬼臉狀，憋氣維持這個姿勢並緩慢地數1, 2, 3, 4, 5, 之後放鬆臉部並由嘴巴深深吐氣、發出舒緩的喘息聲。試著感受一股完全放鬆的愉悅感，讓它橫掃全身，從頭頂一直貫穿到腳趾頭。讓你經歷這場奇妙的極度鬆弛的感覺（如果使用預錄的錄音帶，那麼在預錄時或由朋友引導的狀況下，在指示進行下一個動作之前，停頓大約一分鐘的時間。）

14. 再將注意力移往全身，並用你的意念來感受還有哪些部位還是緊繃的狀態。在緊繃的部位重複進行著緊縮和放鬆肌肉的動作，直到你能感覺到完全放鬆為止。享受一下這種完美的全然放鬆的感覺，這是一種全然放鬆、全然安詳的時刻。（如果使用預錄的錄音帶，那麼在預錄時或由朋友引導的狀況下，在指示進行下一個動作之前，停頓大約5到10分鐘，而且接下來的指示說明必須以非常柔和的聲音進行，才不會驚嚇到聽的人。）

15. 好了，現在是將你的注意力由神聖心靈的內在，重新移往每天生活的正常意識的時候了。將你的手臂舉高越過頭頂，從手指頭到腳趾頭作完全伸展，當你認為準備好了，翻身到身體的一側，再慢慢爬起來。

在剛開始的前兩個星期，如果每天能做一次這種練習，是最有效的（如果你有時間，也可以一天進行兩次），之後則每個星期進行3到4次；或是任何時刻覺得有壓力時，也可以進行操作。為了達到最好的效果，不要在吃飽飯之後立刻操作，最好在用餐後兩小時或是認為舒服時即可。相反地，如果你在非常飢餓的情況之下進行，胃部咕嚕咕嚕的叫聲也會讓你分心。

其他方法

大自然以其無數形式呈現在我們的眼前，對我們而言或許是最有效的解壓劑，它能夠提振原本無精打采的心靈，安撫原本狂亂不安的心神。所以盡可能走出戶外，不管是到鄉間或是附近的公園走走，作作深呼吸，愉悅的面對大自然中所見、所聽、所碰觸及所聞到的種種事物。

如果生活單調無趣，而在忍受一種毫無意義的壓力時，可嘗試各種方式來打破例行的生活模式。這聽起來似乎相當容易，但是對於一成不變的人來說，就相當容易忽略。盡可能前往一些新鮮未知的地方、或追隨著心中一些突如其來的想法去做、培養新的興趣、閱讀不同於平日經常閱讀的報章雜誌、參加一些成人的教育課程、或者從事一些可以增進體能的活動。

● 如果你為低落的自卑情緒所苦，就讓自己縱情於一些能撫慰自我的活動：沈浸在精油泡澡、或用精油按摩、準備一頓美味的餐點、優雅有格調地進餐氣氛，甚至如果你是一個人，為自己買一張喜歡的美麗卡片、一些進口的水果或是有香氣的蠟燭、或讓自己暫時陶醉在提升情緒的電影、小說或

戲劇中、聽一些愉快的音樂，或者任何可以讓你感覺不錯的事物。

● 通常我們會認為所有負面情緒都是具有破壞力的，因此都想要為自己戴上一個勇敢的面具來掩飾。然而這種壓抑情緒的方式經過一段很長的時間之後，會導致慢性的負面情緒在表面的掩飾之下暗地裏化膿生瘡，而轉變為各種身體疾病的病因。因此適度地釋放負面情緒是很重要的，一些如憤怒等強烈的情緒開始蜂湧而至的時候，尤其是這類情緒一旦習以為常，切勿將它發洩在家人或朋友身上。其實有一些不具殺傷力的方法可以將這些力量強大的情緒給釋放出來。可以的話，找一個沒有人的地方，例如在田野中央、山頂、或者是在湍急的河流或溪流的旁邊，先進行深呼吸，然後用盡你所有的力氣大聲吶喊，將囤積在心中所有的嫉妒、怒氣、怨恨、或任何其他負面情緒，一古腦地咆哮出來。如果無法找到這種空曠無人的地方（這種情形很普遍），那次要的選擇就是抱著枕頭或墊子吶喊，這樣聲音就會被蓋住，然後再以你的拳頭或板球拍把所有的負面情緒痛快地打出來。

● 如果居家四周非常陰暗，盡可能加以改善。在房子的四周放置鮮花或盆栽。可能的話，至少選擇一間房間重新佈置。使用能夠引發正面情緒的明朗色調來佈置，例如黃色系、金色系、桃色系、亮綠色或粉紅色系等來佈置。用你喜歡的精油薰香，來創造愉快的氣氛。同樣地，試著穿著能夠提振精神色系的衣服，來替代暗沉的灰、黑色系。依照色彩療法專家的說法，暗色系對情緒容易受影響的人會加重憂鬱的趨勢。可惜的是，目前大部分學校的制服多半是以黑色、深藍色和灰色等色系作為基本色。這些顏色實在很難和正值花樣年華的青少年聯想在一起。

● 心理學家指出，凡是追求比社會標準更高的完美主義者，通常患有慢性焦慮或憂鬱症。相反地，那些不遵守社會標準的人，反而能夠活得更長久，而且很少患有嚴重的情緒沮喪。據我們所知，這其中的奧秘就是笑。笑本身蘊含醫療的力量，尤其是那種開玩笑的幽默感。因此下次當你變得過於嚴肅的時候，不妨稍微放鬆一下，對自己以及所處的人世來一個發自內心的大笑，對著他們來誇耀你的喜悅。

{第二十章}
發展自我療癒的潛能

本書截至目前為止，我們一直著眼於自我療癒的能力，事實上這種能力對於開發自身醫治別人的潛能也是相當重要的必要條件。在這一章裏我們會將心靈與肉體的一些現象探究的更深入一些，然而這些相關的活動和技術或許不能吸引每一個人，有些人認為要進入心靈的直覺領域需要具備相當大的信心。為了以防萬一，如果你認為本章內容相當怪異，那麼必須提醒你，這些協助開發內在自我的過程，可能會讓你感覺不太正常，然而這樣的經驗也可以令你覺得相當有趣！在一開始，我們將簡單探討人類的氣場（Aura），之後我們會探索一、兩種可供自我診斷和治療的技巧，同時思索如何運用這些技巧來提升精油按摩對於施術者及接受者的體驗。

人類的氣場（AURA）

> 植物中的香氣是最具靈氣的一種物質
> 魯道夫・史丹納（Rudolph Steiner）

氣場是真實的存在。所有生物都有氣場，即使連無知覺的一些物質，例如石頭和水也有所謂的氣場。量子物理學則證實自然界中所有的事物皆有其一致性，而世上所有的事物都是由微小的能量（量子）所構築而成，在這個充滿能量的領域中，所有事物都會相互作用、彼此影響。像分子、原子和次原子的層次、甚至一些被稱為「無生命」的物質，卻都是以相同的作用和能量產生共鳴，因而激發出生命，形成自然界中存在的各式各樣的生物。氣場的定義，或用科學領域所知的專有名詞「電磁場」，其實是指這種能量律動的一種現象。

有趣的是，「氣場」這個字眼是由希臘字根「Aura奧拉」所衍生而來。這個字根原義是「微風」，用來形容一種持續的動作。在古代和現代的先知們都將氣場形容為「環繞在人體四周圍至少半公尺的範圍，會散發出七彩光芒，大略呈現如一個像卵型的樣子。」而圍繞在人體頭部的能量特別光亮，其閃爍光芒的色彩會隨著我們的思想、情感和身體狀況而改變。

氣場中污濁的顏色反映出人體負面的情緒或健康不佳的情況，反之明亮色彩通常象徵正面的情形。就如同我們能夠聞到來自空氣中的香氣和花朵的芬芳；而某些醫療師甚至能夠聞到（尤其是針灸師）人體散發出來的氣場，而這不同於一般所謂的人體體味。

然而是否有任何明確的證據可證實人類氣場的存在？一直到最近，如果我們想要發掘人類身體精密的種種狀態，我們仍用「超自然」來形容這種做法。有一種利用高壓電的攝影技術，稱為克理安（Kirlian）照相術，這種技術自1930年代起就一直被用於偵測人類、植物和一些物質所散發出來的某些幅射。然而克理安照相術充其量僅能顯示物質氣場的一小部分，它只能捕捉到由實體所散發出來約幾公分的光芒。從那時候開始就有更多先進的設備儀器不斷地推出，配合一種稱為「電晶治療」的嶄新診療技術。這種方法是將石英晶體以儀器加以刺激出高能源、高頻率的無線電波訊號（據說對人體無害），然後照射到人體上，而將人體所反射回傳之訊號頻率和本質，再以電腦螢幕呈現出的色彩訊號，來判斷所照射的人體組織健康與否。

利用這種設備裝置，研究人員驚訝地發現在人體內存在某種能量中心或漩渦光體的形式；而這種發現正與東方的脈輪系統（Chakra）不謀而合。梵語中的Chakra意指車輪或圓圈，而人體至少有7個主要的脈輪系統，其中有5個脈輪是延著身體的中央線圍繞而散發出來，而第6輪和第7輪則分別位於眉間及頭頂上方。而透過修練者的眼睛，可以看到脈輪光芒的明亮度、顏色和振動頻律來判斷人體內是否有機能障礙的情形。

更有趣的是，在身體狀況尚未顯示任何變化之前，儀器顯示出能量體已先發生變化，也就是說這種精密的掃描技術能夠在早期預警出一些即將產生的疾病。而我們可以據此採取適當的治療措施，讓疾病尚在萌芽階段而未發展完全之前，就能將問題去除。而生物電子診療技術甚至會成為未來醫學發展的重點。

時下最流行辨識氣場的技術是某種生物回應影像。利用相機，把氣場（Auric）顯影在拍立得底片上，這種技術自1980年代初期開始就一直被美國人所採用，可用來顯示喜瑪拉雅山上的花朵萃取（類似艾德華·巴哈醫師所發展的巴哈花精療法，請參照100頁）在氣場所顯現的特殊效果。事實上任何一種整體全面療癒的方式，包括精油按摩，都會對氣場有良好的影響，通常在治療後的幾分鐘內就會顯示出它的效果。

脈輪系統

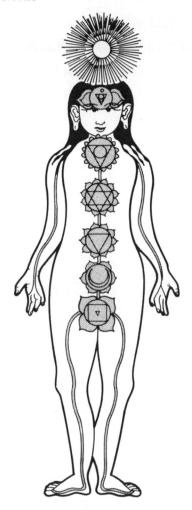

利用自然方式來感應氣場

除非你天生特別敏銳，否則未經任何高科技儀器設備的協助，就能夠辨識氣場是需要經過相當程度的訓練。而大部分的人或多或少都能察覺到氣場的能量。右方說明是在入門的療癒課程中所介紹用來探測氣場能量的方法。

1 首先找到一個願意和你一起練習的同伴，彼此面對面坐著或站著。你們彼此必須向前伸出雙手，右手掌向下；左手掌向上。讓你的手保持在這個位置，和對方的手彼此交疊貼住。閉上眼睛，放鬆並且感受對方雙手；試著感受對方的體溫，同時盡量放鬆來感應對方。在大約30秒彼此感覺調和之後，這時雙方需要將放在對方左手掌上的右手拉開抬起。並保持手部放鬆、不要讓自己撐著的手感到僵硬，因為這樣一來會降低敏感度。持續保持這種狀態數分鐘，你會開始有某種感應：或許只是輕輕的微風（如同古代希臘人用來描述氣場能量的字眼）；或許是一種發麻、熱氣的感覺；尤其是在手掌上，還可能會感覺到發冷、靜電或甚至有磁力彼此拉扯。上述的各種感覺，對經驗老到的療癒者而言都有某種特定的涵意；但是單就我們這個實驗目的而言，能讓我們感應到能量就夠了。

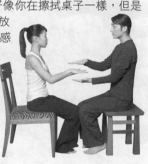

2 感受一下雙方能將右手從對方的左手拉開到多遠的距離，卻依然還能感應到上述的能量。將你的雙手前後來回或以劃圈的方式移動，就好像你在擦拭桌子一樣，但是仍然保持手部放鬆。你可能會感應到一股神奇的拉力，就好像有液體從你的手中被吸出來，或者你會感覺到靜電產生。

3 要打斷雙方能量磁場接觸，將你們的手再次接近交疊貼住，並移開雙手，彼此握手，就可去除你們剛剛產生的感應。

氣場控制

如果你能成功的體驗上述的實驗，就能了解到對於保持充分開放及接受的人而言，想要互相感應彼此愉悅和難過的感覺是相當容易的。不管彼此是否能夠有意識性的感知氣場能量，在幫別人進行單純的身體按摩時也會感應到對方的感覺。而幾乎所有整體全面療癒學校的治療師會運用所謂「回復意識」（grounding）和「氣場影像化」等步驟來加強氣場，來協助一些受限於悲苦情境的不適患者。

不論你是否想要成為一名專業的治療師，經由一些訓練來加強自己的心靈感應能力，可協助你成功的昇華並撫慰病患的心靈。也許你可以忽略氣場這種事實存在的真象，但不可否認的是有時我們確實能夠感應到一些其他物質的磁場能量。如果實在想不出這種情況，那不妨想想你是否曾對某些人的出現會有一股莫名的不自在感；而一些具有鮮明特質的人一出現，可能你也會立即感受到當下的喜悅氣氛。

回復意識（Grounding）

在給予或接受任何形式的治療之後，或多或少都會有輕飄飄或魂魄飄渺的感覺。其實不論是一般精油按摩或是更為奧妙的療癒過程，這是相當平常的事。而為了消除這種感覺，最重要的是當你在療程之後，如果要立刻回歸到日常生活的事物時，就必須要讓自己能夠盡快的恢復意識。這個步驟只是要讓你的意識重新回到自己的身體，特別是能感受到自己的腳站在地面上。閉上眼睛，想像你的雙腳有如樹根一般，非常穩固地盤抓在泥土裏，之後想像自己身體的中央從頭到腳有一條直線穿過，這會讓你有鎮靜和穩定的效果。如果這樣做似乎無效，不妨試試溫的飲料或咬一口食物，應該沒有比這種能更快恢復意識的方法了（有關如何在精油按摩結束時幫助別人回復意識的方法，請參照第291頁內容）。

氣場影像化（Visualisation）

要達到淨化及加強氣場的方法，可以閉上眼睛並想像你正位於一個由白色、藍色或金色光芒交錯的球體中央，這些光芒同時滲透你的身體。如果你「看不見」這個光球（並非每個人都有很好的感覺影像化的能力），試著「感覺」你被包含在一個有屏障保護的氣場內（就好像蛋黃被包覆在蛋裏面），而環繞在你四周的能量保持完好無缺，尤其是在你頭頂的部分。

只要多加練習將自己的氣場影像化（虛擬感應），漸漸就會變成一種自然反應。任何當你覺得有需要的時候，即可進行這種體驗。好比如果你

正接近某個正為傷風或流行性感冒所苦的病患，此時如果你能為自己築起一道無形的能量氣場，其效果就好比是強大的免疫力一般，能夠讓你避免被傳染。而每當你處於害怕的情緒或是有噪音困擾時；還是設定為早晨起床的第一件事、或是晚上睡覺前的最後一件事；也不管在作完瑜珈或冥想之後、還是在執行精油按摩之後……都可以自由操作氣場影像化的過程。

淨化氣場和回復意識的其他方式

如果發現氣場影像化對你而言相當困難，有更容易的方式可以淨化你的氣場而避免不當的情緒感應。為了讓這些方法能達到期望中的效果，必須先有清楚專一的意圖，而不能以一種空泛的儀式或心不在焉的心態而想要有所獲得。最簡單的方法就是在水龍頭下洗手，盡量將任何能想到的悲傷和壓力點藉由沖洗的動作而想像被清除。接著意識你的雙足正與地面接觸，如果踩自己的腳能讓你更容易達到清醒的目的，不妨試一試；或者可能的話，沖個澡也可以讓你清醒過來。

通常芳療師在進行按摩之前也會洗手，而洗手這個動作或許就是要將注意力集中，想像他們的雙手是一種療癒能量的運送器，你也會發現這種方法或許有用。

平衡和回復意識的最自然的方式就是讓內心和自然界進行對話。如果可以的話，在做完按摩之後，走一走讓自己活動起來，最好在公園或鄉間進行，或者動手作作園藝工作。

但是還有一種方式可以釋放負面的情緒，就是利用跳舞來恢復心靈，特別是不須教導的即興式舞蹈。這種方法最好單獨進行，除非你覺得自己可以完全隨性地和別人共舞而不受任何影響，如果是這樣，可以和那些與你有相同目的的人一起跳舞，拋開任何既定的想法或成見。跳舞的時候，最好播放強烈節奏的音樂，每分鐘至少能振動90拍以上，例如快節奏的原始部落打擊音樂就是不錯的選擇。完全不要在乎自己舞動的樣子，盡情地配合著音樂節奏舞動，跳一場靈魂之舞。

如果這些方法都無效，或者都不可行，那麼還有另一種方式，就是在結束精油按摩的時候，一些芳療師會像在進行儀典般的在前臂擦上幾滴具有「心靈淨化」的植物精油，例如杜松子、迷迭香或乳香。不管這種方式的功效是來自於植物精油本身的微妙特性，或是芳療師相信精油具有療效的心理作用所使然，其實都無所謂，自己不妨試著改變，只要相信有效，那就真的有效。

創造療癒的管道

　　為了不深陷在直覺式療癒的哲學泥淖裏，我們不妨往另一方面來探討。在接下來要介紹的練習活動，目的是要讓你的意識能夠與宇宙的療癒能量的頻道相連結，並將這股能量引入你的身體，再經由雙手來為別人進行療癒。如果操作得當，對按摩者和被按摩者雙方恢復精力來說相當有幫助。那些試圖以自己的精力傳遞給被按摩者的方式，是按摩時常見的一項錯誤，用這種方式按摩，按摩者很容易就會感到精疲力竭。

　　而宇宙是否真有其療癒的能量並無所謂。重要的是「相信」你自己就是一個能量的媒介或管道，透過自己的雙手，而能讓能量流通。所謂精神的力量勝過物質，就是這個道理。這股精神力量是你不容忽視的。

　　當然，在按摩時，按摩者和被按摩者雙方是否都能彼此感覺自在，對是否能夠互相體驗同理心是相當重要的。如果缺乏這種同理心，那麼這種心靈感應的療癒方式未必能夠產生效果。所謂同理心並非單指自己處於別人的立場就好，它必須同時能夠讓雙方內在的心靈力量結合在一起，這麼一來，我們才能真正地幫助對方提升其心靈，而不會反而被對方痛苦的負面情緒所吞沒。能夠分辨「心靈神入」（Empathy）和「同情」（Sympathy）之間同理心的差異是相當重要的。而「心靈神入」與個人自我的直覺感受息息相關，因此要把「心靈神入」當成是一種技巧來教導其實是一件非常困難的事。而「同情」則會誘導自我的沮喪情緒，因此反而會消耗情感能量。

　　如果被你療癒的對象在進行完療程之後的結果相當成功，你不能將所有的功勞歸於自己。事實上治療師只是治療過程的媒介，假設患者在某個程度，也許在無意識的情況下，他們根本就不想被醫治；又或者他們根本不相信，或無法排除害怕的情緒時，那麼這些反應都會阻礙療癒能量的流通，這時不論就心靈或肉體的層面，是沒有人能夠被醫治的。相信許多治療師都曾經碰過這樣的事情，即使每個療癒的步驟都做得相當正確，然而依然會有患者情況未見好轉的時候。

　　以下的氣場影像化可幫你建立起這種療癒管道，而做完療癒之後管道就隨即結束，這也是我在進行治療前最常使用的方法。如果你覺得很適合自己，在進行精油按摩或者其他任何治療法之前，不妨先做個數分鐘。

1. 做幾次完全呼吸的動作（參照第230頁說明），不論站著或躺著都可以，但務必在一個舒適且堅穩的平面上操作。

2. 閉上眼睛想像你的氣場就像一個由白色、藍色和金色光芒交錯而成的球體，環繞在你身體的周圍並穿透你的身體。接著想像從你身體的中央有一條直線劃過，盡量去感受平衡和安寧的感覺。

3. 想像或感覺在你的頭頂有一個散發著白色或金色光芒的球體能量環繞著。或許用太陽或月亮來想像能量會比較容易，選擇一種較容易讓你進入狀況的能量形體。此時或許你會看見一種「更高層次的自我」；你可以將之視為一種特殊的智慧，或是藉由這種能量的形體來祈求自己能夠獲得療癒的能量，而能用最適切的方法來幫助患者。

4. 現在請深呼吸幾次，吸氣時想像你正從上述光源中吸入能量，這種能量會透過你的頭頂；當你吐氣時，這個能量會穿過你的雙手和雙腳傳導出去。可能你的雙手會開始產生一股麻辣感；或者感覺頭頂有許多膨脹的能量正等待釋放，有些人則會感覺到心門被開啟。儘管在做完這些動作之後有些人依然毫無感應，那也沒有關係。因為這要經過多次練習才能夠查覺到這種細膩的改變。一開始只要讓自己感到輕鬆和平衡就可以了。當準備好了之後，就可以開始為對方進行按摩（請參照第四部按摩技巧）

5. 當按摩結束時，將「結束」這個意念傳遞給被按摩者；並「觀看」或「感覺」對方與你原有的聯結被切斷；而安全地包覆在他們自己的氣場中。如同上述步驟2想像自己被安全地包覆在自己的氣場內，而且有一條筆直的中心線穿透自己。意識到自己的雙足正立定在地面上。接著如果你願意的話，可以想像有一個呈螺旋狀之白色或金色光芒從地上朝著順時針的方向由你的雙足一直向上捲動盤繞到你的頭頂。感受你正包覆在這個螺旋狀光環的中央。

調配精油處方的玄妙技巧

　　有些芳療師會利用一些相當玄妙的技巧如靈擺探測(Pendulum Dowsing)及肌肉測試(Muscle Testing)來判定哪種精油可安全並有效地使用在個別患者身上。雖然這類技巧需要長時間的練習才能相當純熟，但如果你自己著迷於研究這個奇特的領域，相信你會發現這些練習不僅令人著迷而且收獲很大。同樣地這些技巧也可以用來確認對你自己（或別人）最適當的精油，以及判斷一些隱性的食物過敏源。

靈擺探測
(Pendulum Dowsing)

　　靈擺是一種用來和你心中直覺的部分進行對話的眾多方法之一。在一些藝品店或輔助療法中心你可以買到各式各樣設計美觀而繁複的靈擺用擺錘；但是你也可以毫不費力的為自己

製作一個擺錘。最簡單的方法是將結婚戒指、或任何垂墜形狀的水晶耳環、或玻璃珠綁在8英吋（約20公分）長的棉線上，或者直接將針插在一塊軟木塞（如酒瓶上的軟木塞）的中心點也可以，針孔正好可供穿棉線用。

在你尚未開始進行靈擺之前，你

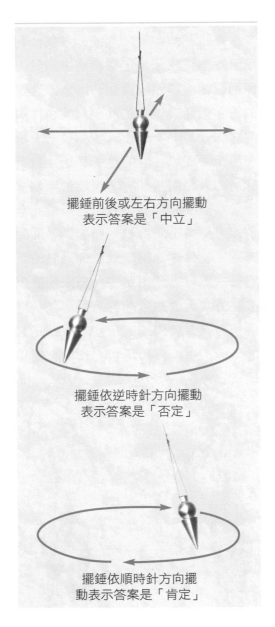

擺錘前後或左右方向擺動
表示答案是「中立」

擺錘依逆時針方向擺動
表示答案是「否定」

擺錘依順時針方向擺
動表示答案是「肯定」

需要確定用來表示「是」或「不是」的搖擺方向。大部分靈擺操作者會以順時針方向表示「是」、逆時針方向表示「不是」。而前後及左右搖動則用來表示「中立」的答案。

為了判定適合自己或他人使用的精油處方，將這個擺錘放在每種即將要進行測試的精油上方，並蓋住精油標籤，以免影響這種自動暗示的結果。使用3到4吋（約10公分）長的棉線或者自己覺得使用起來最適合的長度。當你握住擺錘時，請保持開放的心情；將手部放鬆，過程中要在心中默問或出聲地詢問自己是否適合使用該種精油。如果你過去不常利用直覺性判斷法，那麼你會相當驚訝地發現，約莫過了一分鐘左右，擺錘會開始依照上述某個方向搖動，而你在這個時候是完全放鬆，完全沒有用任何意識施以作用力來影響搖動方向。每10人當中估計約有9個人可以使用這種神奇的心靈力量使擺錘搖動。但是如果擺錘靜止沒有任何的搖動，那麼它的答案就是「否」。通常中立的答案表示該精油可能會再過一陣子你才會用得到。

即使你可能已經測試過許多種精油，卻仍然得不到任何答案，那麼靈擺探測很明顯的並不適合你。

如果你有一大堆精油等著篩選，則一次探測的精油數量最好以12種為上限。而這些被選擇來進行靈擺探測

的精油，最好能先依照自己對精油療效特質的了解程度以及個人對香氣的喜好來做決定。如果最終靈擺深測的結果篩選出的精油超過5種，這已超過大多數芳療師單次使用精油種類的最大極限；如果遇到這種狀況，那麼只要相信你自己對香氣的喜好以及適合調和的不同精油的專業知識（參考第31章），以此來作為最後用油的判斷。

肌肉測試

在這裡所示範的肌肉測試練習是運動機能學或健康撫觸理論的治療師所使用的眾多方式之一。你必須找一個和自己能夠有感應的人一起進行。你們可以彼此輪流當測試者以及被治療者。

被治療者必須身體站直，將右手抬起至水平的位置。測試者以右手將對方的右手輕輕地往下壓兩秒鐘，這時手掌打開放在被治療者展開的右手臂上，藉此來感應被醫治者正常的肌肉力量。然後這時候請被醫治者在左手握著一瓶欲測試的精油。接著測試者會再輕輕地壓一下被醫治者的右手臂，重新評估對方右手肌肉的力量強度。如果是測到適合的精油時，被醫治者的右手會保持平舉的姿勢。但是如果測試到不合適的精油時，那麼被醫治者的右手可能會發抖或者會隨著測試者輕壓的力量手臂往下降。也就是說最有效的精油能夠加強手臂的力量，或者沒有任何作用，而一旦出現沒有療效的精油時，就會使肌肉變軟弱。

只因為精油看起來會讓肌肉減弱，這並不是說該種精油對被醫治者而言是有害的。我們可以說這是因為被醫治者全知觀點的心靈，來決定當時所握的精油是否適用於個人需求。而直覺性的自我接著會將其「決定」透過我們的精神和身體來溝通「是」或「不是」的答案。然而如果我們利用肌肉測試法或靈擺探測法來測試人體過敏源的精油或食物時，那麼否定的答案則通常表示這其中有某種物質的確對個人有害。

需要謹記在心的是，利用這種玄妙技巧來調配精油處方可能會相當準確，然而另一方面，我們也不能完全依賴這類方法而捨棄一般選擇精油的方式。如果你是靈擺或肌肉測試的行家，當然可以利用這些技巧來拓展自己在芳香治療的可能性。然而先決條件是自己對於選擇的精油特性有足夠的了解，這時只要再加上一點直覺感應那就夠了。

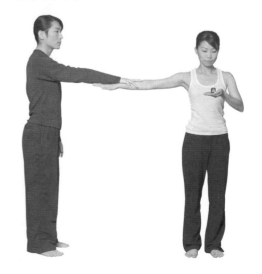

〔第二十一章〕

奧秘的氣味和想像

　　是否曾聞過一種香氣讓你產生某種似曾相識的感覺；它讓你想起某件事，但就是記不起來是什麼事情？或者你想試著用某種字眼或詞彙來形容某種氣味，那種形容詞幾乎已經到了舌尖打轉，但最後你仍然說不出任何具體的字眼。在這種時候氣味本身即具有某種不可思議的特質：它使你在腦中的遺忘之池浮現出一個隱約不明的形狀，而突然出現在你認為它已經永遠不復記憶的時刻。事實上氣味這種抽象物質，一旦你記起來，即使你曾遺忘過，都很難再消失。因為氣味本身具有激起人類心中深沈情感的力量。當你憶起童年時代的一縷香味時，例如母親使用的洗髮精、父親身上的煙草味、一張老舊扶手椅的味道、花園裏散發的香氣……。剎那間，你就會被帶入這個時空裡頭。有些氣味會喚起我們一些愉快的回憶，但有些則會讓你頓時陷入憂鬱的情境之中。

　　當你想形容某種特殊的氣味，你可能會用蘋果派、橄欖油、忍冬花或濕的毛皮這些名詞，然而有辦法向別人描述某種他從未聞過的氣味嗎？充其量只能利用其他較熟悉的氣味來比喻，或者藉由其質地、色彩、形狀、聲音、味道甚至以某種氣氛或某個地方的感覺來描述。舉一些描述香氣的句子來說：甜得像香瓜一般、並摻雜了一絲辛辣的氣味……感覺非常地圓潤多汁……聞起來像蜂蜜一般……像香草軟糖……潮濕的葉子……甚至還有想像力更豐富的說法：沙啞低沉得有如穿著鮮紅色禮服的喇叭手……神秘隱密地有如古代的森林……，在心靈深處的某個角落，融合了人類各種不同的感官，變化成知覺的仙境。這種現象我們稱之為共感（Synaesthesia）。例如聽到很大的聲響時，不論是火車的吵雜聲、足球場上觀眾的吶喊聲或是柴可夫斯基的1812序曲所呈現的磅礡張力，我們的共感可能會經歷有如夾雜著五光十色和各式形狀煙火般的感受；又或者當絢爛的霓虹光束閃爍在身上之時，你可能會出現某種像雜音穿腦般的特殊感受。

　　即使共感會完全顯現的情況相當罕見，但是真的有許多人在聞到香氣的時候，或多或少會經歷過類似的一

些情況。好比氣味濃烈的百里香、薄荷和岩蘭草通常都會與深褐色或橄欖綠產生聯想，並且和大提琴的深沉音質相互共鳴。而一些較輕淡的氣味如佛手柑、檸檬和天竺葵則是與明亮的橘色、黃色和紅色互相產生和諧的共感覺，並且與橫笛和短笛這種高亢清脆的聲音相互共鳴。

嗅覺與身心之間的關係

氣味到底是如何被感知的？而為什麼它能對我們的身心方面有如此深刻的影響？

任何有氣味的物質都會散發揮發性的芳香分子。當我們吸氣時，這些芳香分子必須經由我們鼻根部位的微黃色區域，才能讓我們感受到氣味，這個部位稱為嗅覺的上皮組織，約有5平方公分大小，由高達5千萬個氣味的接收細胞所組成，稱為嗅覺神經細胞。而每個嗅覺神經細胞都帶有一個細小的毛髮組織，我們稱之為纖毛。這些嗅覺細胞，學術上可以定義為一種腦細胞，是一種嵌於黏膜內的感覺神經原，而每個嗅覺神經細胞則會透過一條纖長的單一神經纖維直接與腦部連結。

在芳香分子被嗅覺神經細胞的纖毛偵測到之前，它們必須先在黏液裡溶解。之後對於芳香分子的嗅覺感應會以電化脈衝的形式，透過神經纖維傳送到嗅球（Olfactory Bulb）中。嗅球雖然位於鼻腔之中，然而卻是腦的部分延伸。

腦部掌管嗅覺的區域位於神秘的邊緣系統之中，邊緣系統又被稱之為「舊腦」或「嗅腦」。進化論者目前仍主張將左右腦劃分的理論，而左右腦實際上是由古老的嗅葉（Olfactory Lobes）所進化而成，即使腦部已發展得相當複雜，然而腦中嗅覺感應仍然是最基本且最直接的一種感覺。雖然目前對於邊緣系統的研究還有大部分是屬於未知的領域，但可確知的是邊緣系統與人類的本能反應有關，如情感、直覺、記憶、創造力、飢餓、口渴、睡眠狀態、性慾以及更多部分。透過邊緣系統，與其相連的下視丘和腦下垂體會受到外界的感應與刺激，因而在人體的精神和肉體方面引發一連串的反應（參照第二部身體系統的內分泌部分）。

氣味的感知主要由操控直覺反應的右腦掌控，實際上不透過掌管語言以及邏輯和意識性思考的腦皮層和左腦部位。因此就不必訝異：為何想要解釋一些原始而直覺的嗅覺反應的時候，我們就會變得詞窮。然而，想要以某種情感來回應所聞到的某種氣味時，我們會試著喚醒自己的左腦來得到某種證實與答案，好讓我們的理性能重新獲得平衡，好比是想為某種氣

味冠上一個名稱。但事實上，我們過於習慣被大腦皮層所掌控，而阻礙了自己的直覺本能。其實最理想的就是能夠充分運用感性和理性這兩種精神特質。

舉一個簡單又眾所皆知的例子來說明香氣對我們身心方面的根本效果。選一個自己喜歡的食物，吸一口它的香味，特別是在飢餓狀態，這時口中就會一直分泌唾液，而胃中的消化液也會開始分泌，倘若它也曾是你吃過最豐盛的大餐中的一道菜，那麼你可能也會產生許多關於用餐的愉快記憶。

氣味的形狀

雖然已有許多關於嗅覺的研究，但是對於人體中是如何進行區分各種不同氣味的細部構造，至今多半仍只是猜測而已。而其中最著名也是調香師最為認同的說法，是在1940年代末期由英國化學家阿默爾（J.E. Amoore）所提出的立體化學理論（Stereochemical）。這個理論就好像在談論原色理論（primary colours）一樣，認為所有的氣味可區分成幾個基本類別：花香、薄荷味、樟腦味、樹脂、輕靈氣味、麝香、惡臭味、苦味、焦味、霉味、草味等。這個理論指出香氣分子的幾何形狀會與它所產生的氣味有關。也就是說當香氣分子與鼻腔嗅覺神經細胞的某種特定接收器相結合時，會引起一個傳導到腦部的神經脈衝。例如帶有花香的香氣分子據說是呈現圓盤狀，還有一條尾巴拖曳著，這正好符合嗅覺細胞上像圓形漏斗一般的位置。而樟腦類氣味分子則呈球體狀，剛好符合鼻腔神經細胞上的橢圓形接收器，薄荷味則是一個楔形分子，則可以進入其中V字形的接收位置。某些氣味的分子的形狀甚至可以同時找到一個以上的相符接受位置，會產生像花束一般多重香氣的效果。

即使有其他更複雜的理論充斥，但是立體化學理論肯定能夠合理解釋共感覺產生的原因。這時玫瑰花的香氣就好像粉橘色的橢圓形、廣藿香的的泥土氣味則呈現方形，充滿汗臭味的刺鼻襪子好比一堆土褐色的三角形……你覺得這些形容詞很奇怪嗎？我覺得一點也不，因為這些都是我自己對這些氣味的個人印象。

嗅覺的範圍

雖然每個人在嗅覺敏銳度上有相當的差異性，但就一般狀況而言，一個健康的人可以聞出超過一萬種以上的氣味。調香師及一些土著獵人，則能夠查覺出一般正常人所能感知好幾倍的氣味。即使在氣味濃度很低或是距離很遠的情況下亦然。這是因為嗅覺的敏銳度可以經由訓練來提升（參

照第252頁說明）。

有些人的嗅覺會特別敏銳。美國的海倫‧凱勒就是其中之一，除了觸覺和嗅覺以外，她失去了大部分感官的功能。然而，她卻能夠單純以氣味來分辨出朋友或是陌生人，而且只要聞到對方身上的氣味，就她的說法是，她就能夠判斷這個人所從事的職業。由於工作時，衣服上所沾到的木頭、鐵銹、油漆、以及藥品氣味等。即使這些人只是從她的身邊一閃而過，她就可以從飄散的氣味中得知這個人之前去過什麼地方；在廚房、花園或者是病房。

還有一個專靠鼻子謀生的亞伯特‧韋柏（Albert Weber）。從1970年代起他就一直待在美國食物藥品管理局（簡稱FDA），一共待了30幾年。他的工作就是為社會大眾把關，讓人不要吃到腐壞的食物和飲料。在食物要開始腐壞的早期階段，憑一般人的嗅覺是很難查覺到的。而憑藉嗅覺，偉柏先生卻能夠在兩小時之內就分析出24罐鮪魚罐頭，而進行相同的化學分析卻要兩天。

韋柏先生嗅覺特異的地方就是他不會有所謂的嗅覺疲勞或嗅覺適應等困擾，這是一般調香師在嗅覺方面的最大障礙。當接觸同一種氣味短時間之後，普通人的嗅覺神經細胞就會停止對於該種氣味的傳導。然而如果這時在空氣中又釋放出不同的氣味時，就可以立即被查覺，但在幾分鐘之後，這種敏銳的反應又會再次消失。而一旦某種被查覺到的氣味，似乎會永遠停置而不會散去時，這或許是人體的一種天然安全警示，來讓我們留意某些令人不舒服的味道可能具有潛在毒性的危險。

特異的嗅覺差異性

氣味具有多種面向。一個單一的香氣物質可能是由許多不同層次的氣味所分別組成，因此你可能會感受到與別人截然不同的氣味，而只挑出這些氣味層次當中的某些特定氣味；又或許你會對整個味道完全失去感覺。常見的是有些人無法聞出某些麝香或檀香的氣味，這些氣味比較偏向麝香調性，也有些人並非完全聞不到檀香的氣味，只對其中部分味道有嗅覺障礙，有人可能會聞得到檀香中偏向木質的明顯氣味，但可能有人只能聞到檀香中隱約的尿腺味而覺得昏倒。

同時還有一種情況稱為「氣味幻覺症候群」（Cacosmia）。針對有這類嗅覺問題困擾的患者而言，他們會盡量避免食用富含蛋白質的食物，因為對他們而言這類食物具有惡臭。雖然一般認為這類嗅覺問題的患者對於無法接受的氣味產生幻覺，但真正的原因似乎是由於他們會明顯聞到蛋白質

裡所含有低到一般人無法查覺的硫磺氣味使然。酗酒的人比較常見有氣味幻覺症候群的情況。

精神分裂症有時也會出現嗅覺反應提高的現象。而且患者特別容易聞到自己身上的體味，這會讓他們覺得不悅。事實上有一些關於此研究的醫學人員指出，有某些精神疾病的病人的確會散發出一些獨特、但不是令人不悅的體味。

不幸的是，有些人卻完全聞不出任何味道。這有可能是因為天生就缺乏嗅覺，但完全嗅覺喪失其實是由許多因素所造成的，像營養失調（尤其是缺乏鋅的情況）、甲狀腺機能不全、過敏、鼻息肉、老化、頭部受傷、腦瘤、碰到有毒化學物質等。不論是什麼原因導致，生命中缺乏嗅覺都是很淒涼的一件事。除了不能查覺到東西燒焦或食物腐敗等危險以外，即使在品嚐最美味的食物時也會食之無味，因為嗅覺和味覺是交叉運作。根據我認識的某位失嗅患者的說法：「失去嗅覺，生命好像失去了本身應有的情趣和熱情」。再者，聽說有四分之一的失嗅患者成為性無能，但這種現象並非出現在每個失嗅患者身上。我們都知道沮喪是澆息慾望的殺手，因為失嗅而導致性無能可能是由於沮喪而導致的併發問題。

一些關於人類嗅覺的現象，例如為什麼我們就是能聞到某種氣味，而對某些氣味沒有感覺？又為什麼我們只能感受到某種氣味的某些部分？還有為什麼我們就是喜歡某種氣味，卻不喜歡其他氣味？這些問題至今仍然是個謎。就個別對香味的偏好而言，其實會與體味、年紀、種族以及氣味的條件等因素相關連。

心靈香氣

許多心靈研究者或靈媒會修習一些超能力技術，諸如透視力（Clairvoyance）（洞察別人的心思）、天耳通（Clairaudience）（用心思聆聽到非一般的聲音）、心靈透視 （Clairsentience）或心測術（Psychometry）（心靈感知能力）等等。然而，很少聽到他們會致力於發展嗅覺方面的超能力。可能真有個「精神嗅覺」來形容感受的專有名詞吧，但至少我從未聽說過。現今自大的人類反而將嗅覺歸類為最原始的動物層次，然而嗅覺卻是所有感官之中心靈感知能力最強的一種。

我曾經不斷的見證到關於嗅覺的心靈本質。最近我才又想起一個發生在我身上的事情。我有一位從未謀面的筆友，有一次當我收到他的來信時，我覺得他的信紙似乎散發出一種松樹般的香氣，但很奇怪的是，別人就是聞不到這信紙有任何的松樹氣味。在一次試探性的詢問後，我才終

於發現這位住在遠方的朋友喜歡松樹精油的香氣。那次他在寫信時，剛好用完了松樹精油，因此心裡老是想著要去買精油。

嗅覺其實還有一種有效的自動暗示因素，單純只是為了研究目的而已。我成功的矇騙許多人相信他所討厭的精油氣味就摻在我所提供的調和精油之中。有一次我還遇到了一個容易上當的可憐蟲，他是最容易因為別人不相信他而感到生氣的人，在經過試驗的結果是，他相當肯定我在調和精油中摻入了他所害怕的薰衣草精油，這個實驗結果看來簡直就像個雙重騙局。

我曾看過一篇文章指出如果僅僅將水裝在一個造型獨特的瓶子裏，就能夠有效地說服房間裡的所有人相信，瓶子正飄散出某種他所認定的氣味。如果暗示他們瓶子當中裝有某種另人厭惡的氣味，那麼這些人會非常地敏感，可能會因為回想起某種記憶而感到噁心，甚至被迫離開房間！為了要中斷這種嗅覺暗示，就是說出實情。你會發現自己進行這項實驗來證明所有謂氣味幻覺的存在是相當有趣的一件事。但不得不事先提醒你：進行這個實驗的副作用就是除了少數有度量的人以外，你可能會因此失去許多朋友。

提高自己的嗅覺

想要聞到某些你原本聞不出來的氣味，其實是可以學習的，只要讓自己持續處在這種味道之下。氣味研究人員已經證實，對於檀香有完全或部分嗅覺喪失的人，仍然可以製造出對這種特定氣味的接收器，秘訣就是要每天吸嗅檀香數次，持續兩個月之後即可改善。

我個人對增加嗅覺能力的建議是，在吸嗅精油之前先進入一個放鬆和接受的狀態。緩慢地深深吸入；並讓氣味進入你的意識，感覺有能量環繞在你的頭頂，擴散並且和該香氣結合在一起。一旦你認為自己已經準備好了，手裏拿著該種花朵或精油的樣本，精油最好是滴在試聞紙或吸油紙上，放在靠近鼻子的地方，慢慢地深深吸入，集中意識，想著自己想要聞到這種香味。利用這種方法，你可以在數日內就學會如何聞到從未聞過的香氣，而不用耗費幾個月的時間。

心靈芳香療法
（PSYCHO-AROMATHERAPY）

心靈芳香療法想把精油對中樞神經系統的生理作用、與人們對氣味的主觀感受相結合。令人遺憾的是，這種有實證效果的治療法，卻淪為各種神秘幻術故弄玄虛的道具。與其讓主觀的事實成為個案特例，不如試著將

各種精油引發或驅除某些情緒的功效來加以分類。像檀香能有助於克服過於自私和拖泥帶水的心態、玫瑰有助於平緩嫉妒心理、而甘菊則能為索然無趣的心靈重新點燃熱情。

作為幫助個人成長的工具，精油也許已對認同的人產生很好的改善效果。我從未懷疑：有一些虛構某種心靈功效的精油，卻能成功地改善相關的精神問題。事實上，只要我們真的相信某種精油具有某方面的心靈療效，它們就真能用來發揮其精神效果。暗示所帶來的心靈力量不應該被低估。

在某些情況下，甚至有人事先並不知道精油本身所具有的心靈層面的療效，但如果藉由芳療師的用心調製，並相信這種調和精油對患者有正面或特定的影響，即使芳療師並未告訴患者這精油會為他們帶來什麼樣的幫助，仍有可能達到預期的心靈療效。這與之前所謂虛構精油療效卻真實影響患者情緒的觀點相較之下，就顯得有點令人摸不著頭緒。然而如果病患和芳療師之間能存在所謂的同理心時，就可能出現這種奇妙的效果（參照第20章）。由此看來，人類與生俱來的「自癒能力」會持續努力的利用各種方式來啟發我們自身的純淨心靈意識，即使這種方式必須透過其他媒介來傳導，這裡所指的媒介是指治療師及其所選擇的治療工具。的確這種治療師和患者之間所存在的直覺和心靈感應現象，在傳統的精神療法中是相當著稱的。

一般來說，令人厭惡的氣味會引發不舒服的想法和情緒狀態。而令人愉悅的香氣卻可以激發我們快樂的記憶或情感，並且還能提高創造力和靈感。但是所謂「愉悅」或「討厭」的感受是相當主觀的認知。例如德國詩人席勒（Schiller）的詩興是起源於腐爛的蘋果味。他把爛蘋果放在書桌的抽屜內，每當在斟酌字句當下，找不到適切的字眼時，他就會拿出爛蘋果來聞一聞。而英國詩人柯瑞奇（Coleridge）的靈感則潛藏在腐臭裡。對他而言遠處糞堆的味道聞起來就有如麝香；而死狗的味道聞起來就像小白花的香氣。如果有某種氣味會讓我們聯想到一些不愉快的經驗時，我們就會覺得不舒服。例如我的一位長輩朋友，就無法忍受玫瑰的香味。只要一聞到，她就會回想起過去在教室裏看到嚴苛女校長嚴厲的目光；那種全身渾然無力的記憶，只因這位女校長身上總散發著玫瑰香水的味道。

科學研究

當我們提到植物精油對中樞神經系統的生理作用時，在最近這幾年就有人提出許多利用腦電波圖EEG所做的

科學研究報告。這種儀器是用來記錄人類腦部和皮膚的電流反應。毋庸置疑地，某些精油對人類精神和身體方面具有放鬆效果；而有些精油則具有提振精神的功效，而有些精油卻能依照個人的不同狀態而同時具有放鬆或提振精神的功效。在同時間，如果某種會令人感到愉悅的氣味，就會刺激大腦的邊緣系統分泌出讓人「快樂」的化學物質，稱為腦啡（Encephaline）和腦內啡（Endorphin），這兩種物質有助於降低疼痛和營造幸福的感覺。相反地令人厭惡的氣味也會依循相同的路徑，產生相反的結果。因此以個人喜好來選擇精油的重要性其意義就在於此。

有時候科學研究報告的結果會與我們所預期的結果剛好相反。舉個實例說明，根據1970年代日本Toho大學教授Torri所提出的研究報告指出，橙花和玫瑰通常被視為是具有鎮靜效果的植物精油，但是研究卻發現它們具有刺激和提振的效果。這種事實與研究報告的差異現象其實與實驗時所使用的精油濃度有關。根據蓋特佛塞（Gattefosse，譯註：「芳香療法」名詞的創始人）的說法，低濃度的歐白芷精油會刺激腦部，而高濃度則具有催眠和鎮靜效果。此外，並非每個人都能敏銳感應所有的香氣，充其量只能分辨其中某些小差異而已。例如橙花和玫瑰，都具有部分甦醒的高揮發氣味，但通常會被鎮靜效果的其他氣味所掩飾。因此會有人對某種香氣的反應是活潑甦醒，而另一個人反而會覺得鎮靜鬆弛。容易聞到氣味全貌的人往往同時會感受到刺激和放鬆的感覺。他們在對精神方面感覺提振，然而身體方面卻覺得很輕鬆。

精微的芳香療法

正如人類的耳朵聽不到動物可以聽得見的高低頻聲音，但這並非表示我們不會受到這類音頻的影響。在英國Warwick大學，由史提夫‧透勒（Steve Van Toller）和喬治杜得（George Dodd）兩位博士所提出的研究報告顯示，我們的生理和心理方面可以同時回應高度稀釋後的香氣，即使稀釋到我們聞不到為止。腦波測試結果顯示我們皮膚和腦對這種聞不到的低濃度氣味還是有所回應。事實上，由於在意識上並未介入其中，所以這些無法感知的氣味對於身心的回應可能還會更為深入。

這是一個令人興奮的領域，值得我們費心地對它進行完整探究。因為這可能引導我們發現一個全新的精微療癒分支，利用這種經過高度稀釋的植物精油來進行療癒，我們不妨稱之為「順勢芳香療法」（Homeo-aro-matherapy）。雖然遺漏掉精油的奇妙香

味會很可惜，但是我們若拿「順勢芳香療法」（Homeo-aromatherapy）和另外兩種療法作比較，那就是巴哈花精療法（這種療法還是會有相當少數的配方是來自於有香味的花朵）以及正統的順勢療法，那就是這些療法所使用的原始治療物質都被高度稀釋到僅以能量、振波或記憶的型態保留在乳糖藥錠（順勢療法所採用）或液體（花精療法的配方）中。雖然這兩種療法的用藥濃度都非常的低，但如果選擇了正確的治療方式，它們對精神和肉體方面的醫療效果確實會相當顯著。

進階的嗅聞技巧

與其臣服於他人主觀的說法，那麼以下你要開始學習的嗅聞技巧更能讓你在心靈芳香療法的領域裡找到自己的一條路。這些技巧還可成為你發展並信任自己直覺反應的基礎，而這也是從事所有自然療法的基本。

由於沒有任何其他感官像嗅覺那麼容易產生疲乏，所以必須要限制自己同一個階段只聞幾種精油，肯定不能超過6種。每種精油可以先用精製的植物油稀釋成6％的濃度，記得稀釋的基底油本身氣味應該不易察覺或甚至聞不出來。例如將6到8滴的純植物精油加在一茶匙（5ml）的葡萄籽油中。由於完全未經稀釋的精油或者這裡所建議稀釋成

6％的植物精油，其氣味非常濃烈，若經由長時間的吸入可能會導致頭痛或反胃等不適狀況。尤其是在不通風或溫度過高的房間內，這種情形會特別嚴重。因此記得要在通風良好、溫度適宜的室內進行，並避免廚房的油煙味或家裡其他的氣味夾雜。

選擇讓自己覺得平靜和易於接收氣味的時間來進行，或許在做完第19章所建議的深呼吸或是放鬆活動之後，舒適地坐著，將試聞紙或撕成細長條的吸油紙沾上精油，在紙乾燥的一端寫上精油的名稱是個不錯的方法，尤其在判定兩種以上的精油時。揮一揮吸油紙，讓香味能迅速散發，然後再緩慢地深深吸入，讓自己完全浸淫在其中。

讓自己沉浸在香味中大約兩三分鐘的時間，想一想這種香氣會讓你聯想到什麼？是情感、記憶或是影像？哪一方面的比例最多？將精油所給你的印象寫在筆記本上，即使這種印象的結果只是一些簡單的詞句，好比愉快的、緊張的、蘋果、木質的、藥的，或甚至是聲音、味道、質地、顏色和形狀等相關的字眼都可以。

本章之前已強調在選擇精油的過程中，能夠讓你感覺愉快的精油其實相當重要，但仍有例外情況。如果某種氣味會讓你產生絕對的不適感，或許因為它會引發某種不愉快的記憶或

某種令你困擾不安的影像,你可以確實地把這種氣味當成一種治療工具。即使一開始看起來就像自我虐待一樣,但試著將你當時的感受盡可能鉅細靡遺地寫下來。一旦透過我們的意識來審視某種負面的情感,它對我們的威脅性就會因而減少。甚至最後它的作用還可能會完全地瓦解。打個比方,你是否曾寫過惡毒的信給別人,但在最後一刻你卻決定不寄了?在寫完信之後,因為憤怒的情緒隨之發洩,因此你可能會覺得好多了;而且會因為自己並沒有作出令人難堪的報復行動而感到釋懷。利用某種令你煩躁的精油氣味來作為醫治的工具,就是這個道理。總之,我們在這裡衷心地祝福你心情愉快。

植物精油的心理療效表

下列的植物精油及原精分別被歸類為以下各種對於中樞神經系統的作用,而一些被歸類為「催情」功效的精油則同樣會影響人體費洛蒙的分泌(參見第349頁),記得選油時還是要依照個人對精油氣味的喜好程度來作依據,如果你不喜歡某種植物精油的氣味,或是這種氣味會讓你聯想起一些不愉快的回憶,那將會改變原本精油對人體應有的身心作用。

提振	平衡	鬆弛	抗憂鬱	催情	鎮慾
歐白芷	同時具有提振或鬆弛的效果,能視個人的心靈狀態而調整	雪松	羅勒	歐白芷	抑制性慾
黑胡椒		洋甘菊	佛手柑	豆蔻	
豆蔻		快樂鼠尾草	康乃馨原精	康乃馨原精	樟樹
康乃馨原精＋		絲柏	洋甘菊	雪松	馬鬱蘭
丁香		白松香	快樂鼠尾草	肉桂	
欖香脂		蛇麻草	乳香	快樂鼠尾草	*如果使用濃
尤加利	羅勒	杜松子	天竺葵	丁香	度在0.05～1%
茴香	佛手柑	橘	茉莉原精	芫荽	時或許反而會
薑	乳香	馬鬱蘭	薰衣草	白松香	具有提振的效
葡萄柚	天竺葵	真正香蜂草*	檸檬	薑	果(參見第70
茉莉原精＋	薰衣草	銀合歡原精*	萊姆	茉莉原精	頁:簡單調製
萊姆	檸檬草	沒藥	橘	橙花	精油比例)。
肉豆蔻	橙花	苦橙葉	橙花	肉豆蔻	
甜橙	玫瑰原精	檀香木	甜橙	廣藿香	**如果使用濃
玫瑰草	奧圖玫瑰	纈草	玫瑰草	玫瑰原精	度低於0.05%
廣藿香＋	帕圖玫瑰	香草原精或浸	廣藿香	奧圖玫瑰	則或許具有鬆
薄荷		泡油(參見第	苦橙葉	帕圖玫瑰	弛效果
松		354頁)	玫瑰原精	迷迭香	
迷迭香		岩蘭草	奧圖玫瑰	檀香木	
穗花薰衣草		紫羅蘭葉原精	帕圖玫瑰	岩蘭草	
		西洋蓍草	檀香木	伊蘭伊蘭	
		伊蘭伊蘭*	伊蘭伊蘭		

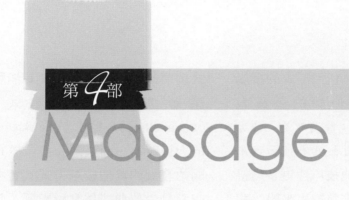

第4部

Massage

第4部

按摩

身為一名醫師必須精通許多事，其中確定免不了的就是「按摩」……。
而常保健康之道就是每天進行芳香沐浴及芳香按摩

～希臘醫學之父──希波克拉底～
（Hippocrates）

{第二十二章}
按摩的療癒藝術

　　綜觀人類歷史，任何形式的接觸式治療，無論是原始的薩滿教（Shamanic，譯者註：薩滿教是一種古老的靈性修行，視自然為靈性和療癒的源泉）或者是其他技巧性更多的接觸式醫療，一直以來都被用來醫治病人和心靈受傷的人。按摩所蘊藏的療癒力量為古老中國、印度、埃及、希臘和羅馬的醫師肯定並加以記載。而且當大部分東方文化擁有按摩治療的長遠傳統時，西方文化卻在中世紀時期因為教會所宣傳的教義，按摩被烙印成為只是某種「肉體享樂」的活動，使得西方世界在按摩治療方面因此退步。

　　19世紀初，由於瑞典體操選手普漢克·林（Per Henrik Ling）介紹自己的按摩方法，這種按摩方式結合了古老中國的推拿技術以及被動的體操動作，因而按摩又開始回到了西方世界。林的按摩技巧經他的學生由瑞典開始傳佈，之後並盛行於全歐洲。即使到了今天，「瑞典式按摩」這個按摩技巧的專有名詞被用來感謝林的貢獻，並用來代表某種按摩技術。瑞典

式按摩的方式不同於土耳其浴所作的深層按摩以及捶擊式按摩（Pummelling），相較之下，瑞典式按摩的力道較小，而大部分源自於19世紀開始發展的其他按摩方式其實多多少少都是受瑞典式按摩所影響（包括精油按摩）。

　　雖然目前大家開始熱中按摩療法，但仍有人無法放棄過去刻板的印象，認為按摩只是為了疲累的運動愛好者，或是一些令人懷疑「醉翁之意不在酒」的按摩院客人才需要的活動。的確，接觸療法通常被輕視、也未加以充分利用，甚至有時候還備受誤解。

　　事實上，按摩是一種先進、結合直覺和天賦，透過手部的摩擦，來提供療癒功效的方法，無論是按摩皺起的眉頭或是疼痛的肩膀。在這方面按撫和揉捏對健康的意義，好比食物和注意清潔衛生一樣重要。事實上，心理學家也表示透過溫柔充滿愛意的撫觸，特別是在嬰兒時期，對身體和心理的發育顯得相當重要。

　　當接觸變成一種既純熟又敏銳的

按摩動作時，不僅能放鬆、活化疲累或感覺生病的肉體，同時也是一種可以溝通溫暖、安心和自我價值等情感的一種有效方式。一旦將按摩配合可提升情緒的精油，會滋養身體的各個層面，包括無形的靈魂層次，也會因為我們對香氣的喜好和欣賞而得到撫慰。

按摩對精神和身體的作用

● 改善血液循環以及淋巴循環。有助於消除人體組織所產生的廢物及毒素，例如乳酸和碳酸物質，這些物質囤積在肌肉纖維中會導致酸痛、疼痛和肌肉僵硬等狀況。

● 幫助消化並能預防便秘。

● 可以預防並減緩頭痛。

● 促進睡眠；有助於預防失眠現象。

● 有助於降低高血壓。

● 促進深呼吸，有助於預防呼吸道的疾病。深呼吸還可以帶給我們一種「放下(讓它去吧！)」的感覺，因而有釋放壓力的效果。

● 刺激大腦分泌出提升心情的化學物質，例如腦啡和腦內啡，這兩種物質能夠降低疼痛並讓人產生幸福安寧的感覺。幸福安寧的情緒還會提升免疫系統，因而有助於加強我們對疾病的抵抗力。

● 一旦緊張的肌肉開始放鬆，有時候也可以釋放沉積的情緒。這在按摩的過程中，即可以用放聲大笑和大哭的方式來釋放。一旦有大量的壓力和神經緊張，那麼釋放情緒時身體可能會變成一種非自主性的抖動，然而這種現象很少持續超過幾分鐘以上。無論是哪種狀況，在你接受按摩後總會覺得恢復活力。

● 在按摩時或按摩後，有些人會產生一種頭暈的感覺，就好像喝了幾杯酒一樣，有少數人則會沉睡；許多人會變得安靜，還有些人在平常時容易感覺疲倦嗜睡，經過按摩後突然變得更有精神、更有活力。

為別人按摩的人

　　為別人按摩也能享受按摩的好處，如同當我們體會到自己能夠幫助別人的那種快樂。在按摩時的節奏和流程中，我們會遺忘自己而分享被按摩者放鬆或興奮的經驗。換句話說，為別人按摩的過程也是一種動態冥想的體驗。

　　要發展這種按摩時的專注力，按摩者必須感應到對方的需求。雖然肌肉的壓力是一個有形的訊號，可以經由學習來加以辨識（參照第267頁），但是身為一個好的按摩治療師也會利用其直覺來感應對方身體哪個部位需要放鬆；哪裡需要重新回復活力。為了培養這種敏銳度，試著在按摩時不要講太多話。在按摩時，如果有人為

了化解因為安靜或身體被別人碰觸的害怕或尷尬情緒,而強迫自己喋喋不休時,這種狀況其實相當可惜。奇妙的醫療能量通常得在安靜的時刻才會湧現。經由練習以及真正想幫助別人的真心渴望,大部分的人可以培養發展自己的療癒潛能。如果你依照本章的說明步驟來練習,你很快就能學會非常好的按摩技巧基礎,並依此發展自己的直覺按摩方式。

無論如何,在開始進行按摩之前,盡量放鬆自己並讓自己的心靈保持在正面狀態是相當重要的。否則你會不由自主地將自己部分的壓力和負面情緒傳遞給對方。在如此親密接觸的環境下,這的確是很容易發生的現象。你會發現在按摩之前作幾個深呼吸或是進行我們在第19章所建議的瑜珈伸展動作,會相當有幫助。或者你也可以做幾次我們在第20章提到的氣場能量視覺化步驟。

穿著寬鬆、舒適的衣服也很重要。將身上的首飾拿掉,並且確定指甲要剪短。最好要求對方脫掉首飾和衣服,但是如果他們認為穿著短褲感覺較舒服,請務必尊重他們的想法。

接受按摩的人

為了完全得到按摩的益處,必須體會如何保持意識清醒,並學習完全被動地接受按摩。如果你不斷地聊天或感到煩亂不安,就很難達到效果。你可以閉上眼睛,深呼吸幾次,然後再以鼻息聲呼氣,放鬆自己來感受按摩的這一切。讓自己的注意力集中在對方的按摩動作,享受那種感覺;讓自己的身體變得鬆沈柔軟。例如當對方企圖要抬高或移動你的手臂和頭部時,請別想要幫助對方而嘗試施力。如果按摩過程中會感到疼痛、寒冷或不舒服時,一定要講出來。此外當你趴臥時,如果脖子開始感得僵硬,要轉身躺臥。

營造療癒的空間

選擇一個安詳、充滿放鬆或是提振氣氛的房間,絕對不要那種雜亂曲折的空間,也不要過度不協調的色彩佈置。色彩治療師表示突兀刺眼的顏色會影響我們的心情——即使我們閉上眼睛。同樣的,不要在充滿詭異病態氣氛的房間內進行按摩,例如充滿陰暗色調的房間。大部分的治療師認為中性色系或粉色系較能傳達放鬆和治療的訊息。大致上來說傾向於柔和的綠色、藍色、粉紅色或淡紫色。然而有極少數的治療師不同意粉嫩色系,而較喜歡單一令人振奮的色調,例如金黃色或溫暖的桃色。然而無論哪一種顏色組合,務必確保房間內相當地乾淨整齊,而且還要很溫暖。在深度放鬆時,身體很容易感到寒冷,

尤其當皮膚敷上一層按摩油的時候。凍僵的肌肉會因而收縮，導致身體分泌壓力荷爾蒙──腎上腺素。而這種荷爾蒙原本是你在接受按摩時最想消除的東西，所以你絕對不希望在按摩時反而加重它的分泌。

盡可能在自然光線下、柔和的燈光或是燭光下進行按摩。來自頭頂的刺眼燈光會讓你聯想到歌劇院和看牙醫的經驗。專業的芳療師也會避免引發診所聯想的氣氛佈置。芳香療法的療癒力量，的確源於它能滋養我們所有的感官，而不僅僅是嗅覺而已。一瓶鮮花、一盆植物、或是一碗水果都有助於提升療癒空間的氣氛。

如果你住在繁忙吵雜的地區，你可以小聲地播放輕鬆的音樂來阻隔背景雜音的干擾（當身體放鬆時，聽覺會變得特別地敏銳）。尤其是一些較大的唱片行、輔助醫療用品中心或新世紀音樂等相關產品的賣場，都可以買到專為放鬆或按摩製作的錄音帶或CD。特別是專為放鬆製作的音樂，本身即具有背景音樂配角的氣氛和流暢的特性，其節奏能夠加深放鬆的反應。然而音樂的品味是一種相當主觀的感覺（就好像我們對香氣的偏好也是相當個人的），如果對方反而因為音樂分心，務必尊重他們的想法，把音樂關掉。

按摩平面的準備

大部分專業芳療師會使用專用按摩椅，這種按摩椅對進行大幅度的按摩非常理想，因為它有助於防止按摩者的背部酸痛。也有可能必須在地板上進行按摩，雖然這種姿勢對按摩者比較辛苦，但是對於接受按摩的人來說獲益卻較大。因為按摩師可以利用全身的重量，較容易施力、將按摩做得更透徹而完全。

如果你的背部或肌肉狀況不佳，自己又沒有專用的按摩椅，那麼在堅硬的木桌上會比較容易進行全身的按摩。尤其是古老農舍廚房裏的木頭餐桌最理想。要注意的是，桌子的尺寸只能比一般單人床稍微寬一點；否則按摩者會很難按摩到對方全身的各個部位。但如果你的個子是屬於非常矮或非常高的極端身材，或許你會覺得這樣的高度對進行按摩相當不便。專業用按摩椅通常是訂製的，其理想高度是剛好位在我們站立時臀線下方的高度。

不論在地板上或在廚房的餐桌上進行按摩，準備一些毛毯或是一條對折的雙人涼被，上面再舖上浴巾，舖在按摩的平面上，讓被按摩的人有舒適的床墊。同時你會需要一到兩條的毛巾（浴巾的尺寸最理想），將毛巾蓋在被按摩者的身上保持溫暖，並露出正在按摩的部位即可。不論是哪一種

迷人的按摩手冊，都會提到專業按摩師從不讓被按摩者全身坦露而完全不遮蓋。這並不只是基於保持溫暖以及避免尷尬的考量，同時也考慮到當全身外露很容易讓人產生脆弱和孤立無助的心理感覺。

按摩也可以在床上施行，但是必須有一張結實堅硬的床墊。如果床墊太軟，被按摩者會往下沉，而且這樣的床墊會吸收掉有益於被按摩者身體的按摩壓力。在床上進行按摩時，不管怎麼樣你都必須爬到床上，跪在對方的身體兩側，以便進行按摩。否則你會被迫在按摩時作過度的彎曲，而造成自己腰酸背痛。

同樣地，在地板上進行按摩時，絕不可站立，或從腰部下彎。這樣的姿勢除了會阻礙按摩過程的重要步驟以外，還會造成下背部的傷害。正確的姿勢是以膝蓋跪在對方的兩側。但是在進行背部按摩時，如果你認為較方便施行按摩動作，那麼操作某些按摩動作時，可以跨騎在對方大腿部位操作（參照從第268頁開始的按摩步驟說明），在進行按摩的地板範圍內，最好都舖上地毯，這樣可以保護你的膝蓋，不然就用一塊厚厚的毯子或是兩三條毛毯舖在按摩區域也行。

按摩時注意事項

- 絕不能為發燒或有其他傳染疾病的患者進行按摩。按摩會使皮膚、肌肉和關節發熱，因而加劇病情。
- 切勿直接在有靜脈瘤的血管上施以強烈的按摩。
- 切勿為患有血栓症或靜脈炎的患者進行按摩。因為這樣一來血塊會隨著按摩動作而移動。有引發中風的危險性。
- 請勿在皮膚上的疹子、皮膚潰瘍的傷口、暗瘡、腫大、瘀傷、扭傷、拉傷的肌肉和韌帶、斷裂的骨頭和燒傷處直接按摩。而且被按摩的人也絕不會讓你按摩這些患處，因為任何按摩力量或摩擦都會讓對方帶來極大的疼痛。
- 即使按摩對關節炎和風濕症患者而言是很棒的止痛劑，但請勿直接在其腫脹或發炎的部位進行按摩，因為按摩只會造成更大的疼痛和組織傷害。由於發炎和腫脹會間歇性地出現和消失，所以可以在疼痛和發炎的症狀較緩和的時候進行按摩，如此一來可有助於降低疼痛和發炎發生的頻率。
- 為患有嚴重疾病的患者進行按摩之前，務必先諮詢醫師的同意，例如進行中的心臟病或癌症病患。但是，就大部分的情況來說，按摩是安撫身體和精神的妙方。
- 未徵詢婦產科醫師和助產士同意之前，切勿為孕婦進行按摩。
- 如果按摩會讓某個部位疼痛就要放棄、移往身體的其他部位繼續按摩。

按摩用油

　　準備一種適用於對方肉體和精神感受的按摩油來按摩。進行全身按摩時，需要用到1～1.5點心匙（大約10～15ml）的按摩油，如果對方的皮膚相當乾燥，體毛又很多，或是身體面積較大時，或許按摩油用量要更多。如果你只要按摩身體的某個部位，例如臉部、足部或手部，那麼按摩油的用量不會超過一茶匙（5ml）。將按摩油裝在一個漂亮的盤子或碗中，放在靠近你的地方，注意在進行按摩時，避免不小心把它打翻了。

按摩技巧

　　接下來，你要學習的基礎按摩步驟版本是修正自專業的芳療按摩法。它是根據5種按摩動作：按撫（Stroking）（使用整隻手）、揉捏（Kneading）（富有節奏性的捏擠動作）、提撥(Pulling)（用力上提的動作）、摩擦(Friction)（使用拇指頭或手的根部）以及輕掃（Feathering）（以指尖輕掃）等5種。較劇烈的按摩動作如手刀劈砍（Hacking）和捶擊（Pummelling）等動作很少用在芳療按摩的過程，但是在運動按摩時倒是包含這些動作。

　　即使你的按摩處女秀感覺起來不太有信心，但是越練習，你就能越快建立信心。一開始，可以試著按摩自己的腿部。一旦你找到了自己對按摩的感覺，可以開始為自己的同伴來作按摩練習，對方最好也樂於來為你按摩。經由彼此交換練習，可以開始建立對按摩的感覺；而且被對方按摩你也能體會到那種令你愉悅的按摩感受，這種感受肯定也能讓對方產生同感。

　　如果一開始就嘗試為別人進行全身按摩，很有可能會讓人感到挫折。最好只在身體的某個部位練習，最好是背部。因為背部是一塊非常適合練習按摩的大面積部位。

如何為別人作有效按摩的小秘訣

●當你感到焦慮、生氣、沮喪或急躁的時候，切勿替別人按摩。因為對方會感受到你的情緒影響，並且開始和你一樣覺得難過。

●確定對方沒有戴眼鏡、隱形眼鏡或任何首飾，因為這些東西會干擾按摩的進行。

●不要將按摩油直接倒在對方的皮膚上。在進行按摩之前，將少量按摩油倒在自己的手掌心用雙手摩擦生熱。你只需要用手給予對方舒適感受的滑動按摩。過多的按摩油會讓你的手滑來滑去，而無法進行結實有力的按摩力道；而且還會降低你的敏感度，而感覺不到哪些緊張部位需要鬆弛。然

而按摩油過少，也會造成拉扯皮膚的狀況，產生令人不舒服的摩擦感受。

● 確保你的雙手溫暖；冷冰冰的手會驚擾對方，使對方肌肉收縮。

● 在利用按摩油操作持續性的平穩按摩動作時，請讓自己整隻手完全接觸到對方的身體，順著他的身體輪廓按摩，就好像你正在完成一件雕塑品一樣。

● 通常，朝向心臟方向的按摩動作必須結實有力。反之所用反向的按摩力道要比較輕柔。

● 在整個按摩過程中試著盡量讓自己的手保持與對方身體接觸而不要離開。即使當你必須添加按摩油的時刻。這時可以保持一隻手放在他們的背部、手臂、足部或頭部的地方。理想的是整個按摩過程感覺起來必須像是一個持續流暢的完整動作。按摩過程中一旦這種接觸間斷，會使對方感覺最徬徨失措。當然如果按摩進行到一個段落時，那麼這種接觸的中斷就無所謂了。例如當你已經完成背部的按摩，需要求對方翻身的時候。

● 由非常輕柔到非常結實等不同的按摩力道，在其間作力道強弱不等的變化可以增加按摩的樂趣。但是在骨頭部位，力道必須較輕柔，例如小腿脛骨和膝蓋部位。但是對大面積的肌肉可以使用強勁的力道，例如背脊兩側和兩片臀部的肌肉。但是絕對不要在脊

椎骨上施壓。通常緩慢的按摩動作具有鎮靜作用；而快速的動作可以提振精神；而非常緩慢和綿密的動作可以激起情慾（參照第311頁增加情慾的按摩方式）。大部分芳療師會依照被按摩者的狀況以適度緩慢的按摩動作來放鬆或使對方甦醒。也就是說芳療按摩對精神和肉體具有平衡作用。

● 用你的全身力量來進行按摩，不要只用手部和手臂的力量。例如當你在進行揉捏（Kneading）動作時，將你的雙手輕輕適度地左右來回搖晃；在進行持續連續的背部滑推按摩動作時，你要隨著按摩動作傾身向前，用你全身的力量按摩，而不只是用手臂和肩膀的肌肉而已。你的動作越輕鬆流暢，對方才能隨著你放鬆自在。

● 如何以全身的力量進行按摩的關鍵在於感覺自己的呼吸。例如當你在滑推按摩腿部或背部，並隨著按摩動作傾身向前的同時，慢慢吐氣；而當你滑推回來的時候，在釋放壓力的同時吸氣。在進行滑推式按摩時，請不要憋住呼吸（這是按摩過程中常見的一項錯誤），因為一旦你憋住呼吸，你的全身會變得緊張，尤其是手部。這種緊張隨後也會傳導給對方。

● 記住用感性加上全然喜樂的心情來進行按摩。不論是多麼基本的按摩動作，這種心情遠比機械式操作許多繁複困難的按摩動作之全套療程來得重

要。按摩者隨著手部接觸所傳出的意念，能決定按摩效果的好壞。

按摩的時間控制

全身按摩約需費時1小時完成。如果你只有10到15分鐘的時間，最好選擇身體的某一部位來進行較不費時但深入完全的按摩。這種按摩遠較草率地做完全套的按摩動作效果更好。例如頭部、臉部、頸部、肩膀、手部以及足部；或者是背部按摩，包括按摩頸部和肩膀。這些部位都很適合短時間按摩。有趣的是只針對身體某一部位來進行深度按摩，其放鬆和恢復活力的反應會擴散到全身，包括精神層次。

如何處理肌肉緊繃的狀況

按摩時你會摸到身體某個部位感覺僵硬、緊繃、有粒狀或甚至於塊狀的肌肉。皮膚下面所出現這些小肉瘤，是由串聯肌肉之纖維以及廢物堆積所造成的。有時候一些剛開始學習按摩的菜鳥會誤以為是骨頭。當你發現任何緊繃的部位時，可以在其周圍的地方按摩，即可撫平緊張的肌肉。一旦該部位溫暖放鬆以後（施以輕柔的按撫和揉捏動作約5分鐘之後），你可以再以大拇指直接在緊繃或腫塊的地方進行指壓。同時要敏感察覺對方的身體反應，視狀況調整自己的指壓力道。在按摩的過程中，進行到按壓步驟，如果按摩者和被按摩的人都能同時呼出長長的嘆息聲，並在放鬆施壓的時候同時吸氣，這樣對雙方都很有幫助，要注意避免引起強烈的疼痛。相反的，接受按摩者所感受到的應該只有所謂的「療癒性疼痛」而已。這種疼痛並不明顯，只會讓被按摩的人隱約感受，並且還能夠因此發出滿足的呻吟。「療癒性疼痛」和讓人尖叫的疼痛（這樣會讓肌肉收縮得更加嚴重，以免受傷），兩者之間有極大的差異。要感受何謂「療癒性疼痛」所帶來的那種釋放痛苦的感受，唯一的方法就只能靠自己親身去經歷了。

何時不能進行施壓動作

- 如果疼痛的情況嚴重；以及/或者關係到重要器官時，應立即尋求醫師的協助。
- 千萬不要用拇指按壓在尚未完全痊癒的痣、疣、靜脈瘤血管、腫脹、發炎部位或沒有癒合的疤痕處。
- 切勿在肚子或胸部用力施壓
- 請勿在懷孕期間進行施壓按摩
- 請勿在斷裂的骨頭、裂開的韌帶、刀傷或其他外傷處用力施壓。

按摩步驟

●按摩背部

1 讓被按摩者俯臥,頭側向一邊,手臂放鬆置於身體兩側,或從肩膀處輕鬆地讓雙手微彎。有些人覺得在胸部和腳踝的地方墊個軟墊或將浴巾捲起墊著會比較舒服。

2 用一到兩條浴巾,覆蓋在對方的身體上,能覆蓋到頸部直到腳趾。如果你要在地板或床上進行按摩時,雙膝微微張開跪下來。如果你要使用專業用按摩椅或木桌來作按摩時,兩腳微微張開站立,方便自己彎曲膝蓋,使你能夠隨著按摩動作傾身向前。

●按摩前準備

1 在還未將按摩油擦在手上之前,先移到對方身體左側(左手的左側),並將你的左手輕輕地放在對方的後腦勺上。把你的右手放在對方坐骨脊椎的地方。

2 緩慢地深呼吸,並請對方遵照自己的指示呼吸,讓你們可以彼此協調一致地呼吸。

3 放鬆自己去盡量融入彼此。持續大約30秒。這能讓你們雙方鎮靜下來並讓對方適應你的碰觸。

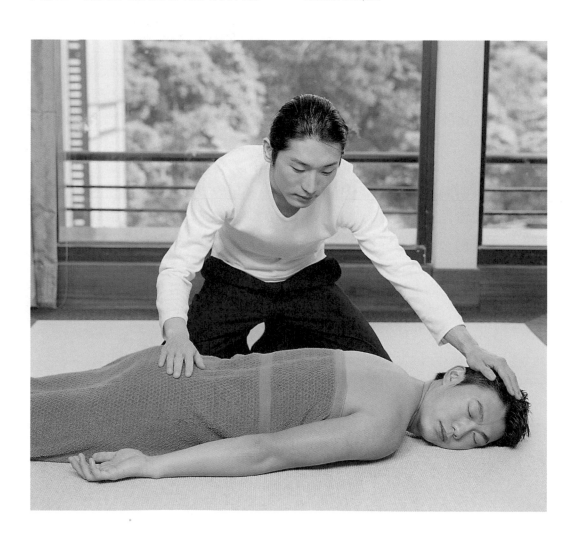

● 手指輕掃（Feathering）

手指輕掃正如其英文字面上的意義，有如羽毛般（羽毛的英文Feather）輕撫。這是一種相當輕柔的按摩動作，被按摩者幾乎無法察覺到。然而這個動作卻具有相當緩和安撫的效果，尤其對神經緊張或生氣鬱悶的人來說特別有效。

1 不用掀起對方身上的浴巾，從對方頭部開始作羽毛般的輕掃一直往下遍及全身。

2 在輕掃時，手部要非常放鬆，手指輕鬆地張開，把你的指尖當成羽刷上的羽毛，以連續的動作輕掃遍全身，往下一直到腳趾頭部分。

3 將雙手移向對方的頭部，再往下掃一次。這個動作至少要作12次以上。

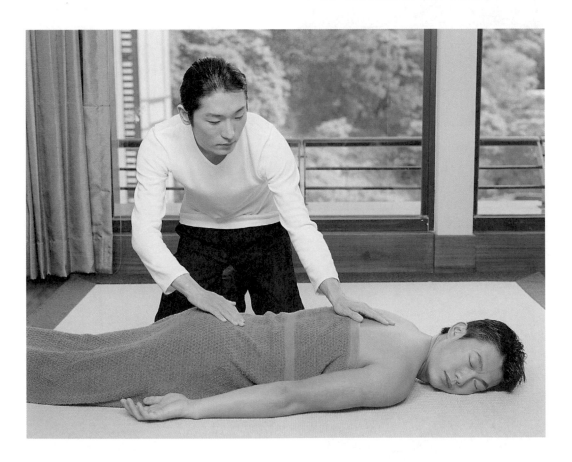

提示

如果你是以跪的姿勢進行按摩，或者對方的身材比你高很多的情況下，先由對方的頭部進行上半身的輕掃按摩；即從頭部到臀部；之後，再朝著對方下半身移動你的身體，好方便自己進行下半身臀部到腿部的輕掃按摩。

●滑推／按撫（Gliding / Effleurage）

這是所有按摩動作中最簡單也是最直覺性的按摩動作。在按摩開始和結束時；或不同動作之間的轉換時皆可採用。在塗抹按摩油時，也可以使用這種方式。

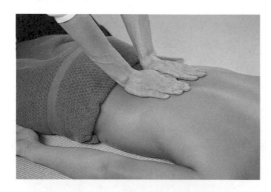

1 按摩時將浴巾往下拉，露出對方整個背部。將雙手放在對方背部的最底部，分置於脊椎的兩側，手指完全密合，但務必保持放鬆，朝對方頭部方向按摩。千萬不要在脊椎上按摩，而是按摩脊椎兩側的強壯肌肉。

2 現在雙手沿著背部往上滑推按摩，按摩時傾身向前，一直推到對方的頸部為止。

3 將手部紮實地由兩邊肩膀往外開展滑推，然後繼續往下，一直滑推按摩到腰部時輕輕抬起雙手、流暢地回到起始位置。

4 相同的動作重複數次。

5 像之前一樣，將手放在背部下半段，結實地往上滑推，當你到達肩膀時，以畫圓圈的方式在兩片肩胛骨上移動按摩，然後繼續以連續畫圓的按摩方式到背部，直到你回到原來的起始位置才停止。重複幾次相同的動作。

提示

如果是在地板或床上進行按摩，喜歡的話，可以跨坐在對方的大腿上進行這個按摩動作。否則，就像你在進行輕掃動作時一樣，跪在對方的身旁。

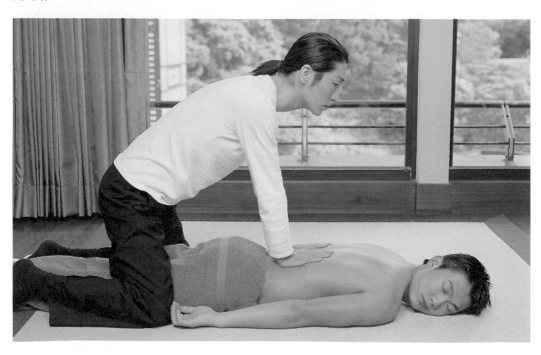

●揉捏/揉壓（Kneading/ petrissage）

揉捏動作適用在身體肌肉較厚實的部位。這個動作包括利用你的手指和手根部位以畫大圓的方式交替做擠壓和放鬆肌肉的動作，動作很像在揉製麵糰。同樣的揉捏動作可用在面積較小的部位，例如在肩膀之間的位置，可以用食指和大拇指來交替按摩。揉捏按摩的目的在於藉由消耗肌肉內所堆積的廢物，使肌肉放鬆，並有助於靜脈血液和淋巴的循環。

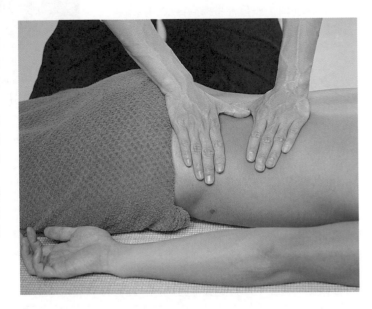

1 位於對方身體的一側。由屁股或臀部的地方開始進行揉捏按摩。完全使用雙手的力量，交互進行抓取和擠壓的動作。

2 之後再按摩身體兩側的肌肉，以及手臂和肩膀部位，對肌肉緊繃的地方要特別照顧。

3 再往下按摩一直回到臀部，這個部位因為經常囤積許多壓力，值得你特別加強按摩。

4 再移往身體的另一側，重複相同的動作。

●提撥（Pulling）

這是使用於身體軀幹兩側和四肢的一種結實上提的按摩動作。

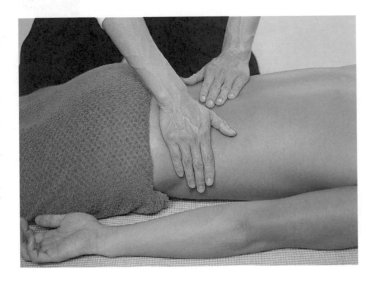

1 保持在對方背部的一側。手指朝下，雙手交替輕輕地提撥對方的身體。當一手提撥上來時，另一隻手則接著由原點開始交互提撥。由臀部開始慢慢地往上進行這個動作，一直按摩到腋窩處，然後再漸漸往下按摩回到臀部。

2 移到身體的另一側重複相同的動作。

●摩擦（Friction）

以下動作是以大拇指更深入觸壓來釋放隱藏在組織裏的壓力。這個動作只能在你完成前述動作使對方身體放鬆下來之後才能進行。

1 以兩手拇指互相對向的位置放好，如圖示，分置在脊椎的兩側。讓雙手完全接觸對方的身體。當你在對方背部向上滑推時，傾身向前，一旦你按摩到背部的頂端肩膀處的位置，雙手劃開，放鬆力道後再滑推回到背部起始的位置。重複2～3次。

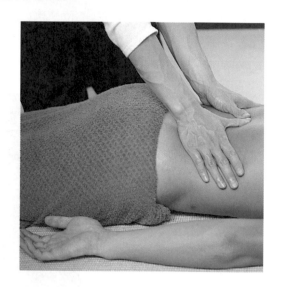

提示

如果你是在地板或床上按摩，在進行這個按摩動作的時候，喜歡的話，可以跨坐在對方大腿上，否則可以跪在對方身體的一側來進行按摩，大約是在對方臀部的位置。

2 位於對方身體的一側，兩手拇指一起在脊椎的左側，由背部底端的地方開始用兩隻拇指以劃小圓圈的方式交替摩擦肌肉，沿著脊椎一直往上摩擦到頸部的地方。在背上半部大面積的位置，用拇指持續作畫圓的動作。不要壓到脊椎。只要按壓兩片肩胛骨上方的肌肉以及其間的肌肉即可。將手往下移動回到脊椎底部。在身體的右側重複相同的按壓動作。最後再回到動作1的滑推動作，可以安撫整個背部；在移往別處按摩之前，先進行2到3次的滑推按摩動作。

3 將手分置在對方脊椎的兩側，在背部下方以手根部位用畫圓的方式用力摩擦。然後，改用拇指做相同的摩擦動作，在肌肉比較緊繃的位置用力摩擦特別加強。然後在移往頸部和肩膀之前，先在背部來回作幾次動作1的滑推按摩。

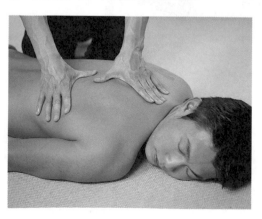

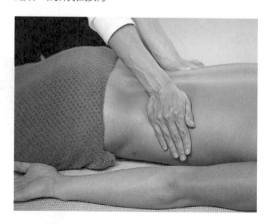

提示

如果你在地板或床上進行按摩，可以跨坐在對方的大腿上。

● 揉捏頸部和肩膀

1 位於對方身體的一側，請他將前額枕在自己的手上（如圖示）用雙手揉捏對方頸部肌肉，在頸部上、下揉捏，包括頭後方底部的肌肉來回揉捏。

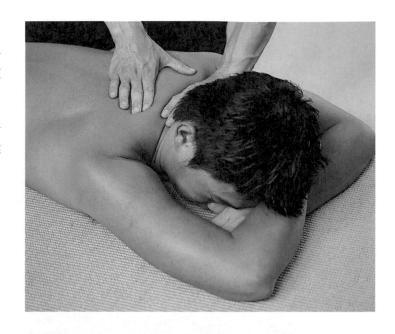

2 將你的右手放在對方的右肩，左手放在左肩；兩手同時在雙肩進行揉捏的按摩動作。之後再將兩手同時放在對方的右肩上揉捏。在左肩重複相同的動作。

提示

如果你在地板或床上進行按摩，喜歡的話可以跨坐在對方的大腿上。否則，位於對方身體的一側，才可按摩到對方的肩膀。

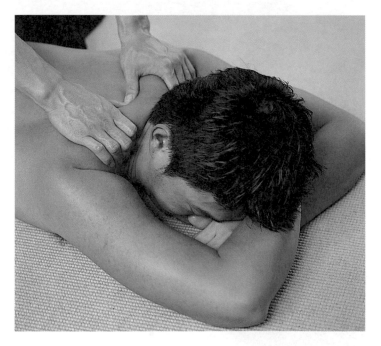

3 在完成背部的按摩動作之前，重複幾次背部的連續「滑推」動作，但是這一次的「滑推」動作要逐漸減慢變輕，輕柔得像「輕掃」一樣。重複幾次相同的動作。當你認為準備好了，在還未進行下一個按摩動作之前，將浴巾重新蓋回對方的背部。

如果你要在這裡結束整段療程，請回到一開始時的按摩前準備位置。將你的左手放在對方的頭頂上，右手則放在坐骨脊椎處。這樣持續約30秒的時間，和對方一起進行緩慢的深呼吸。當你認為準備好了，再輕輕地移開雙手。

●腿背按摩

在擦上按摩油之前，將你的雙手平放在對方腳掌上。以你的手根部靠在對方腳趾的基部(腳趾與腳掌連結處)的位置、指尖朝向腳跟，維持數秒鐘的時間。（非圖示）

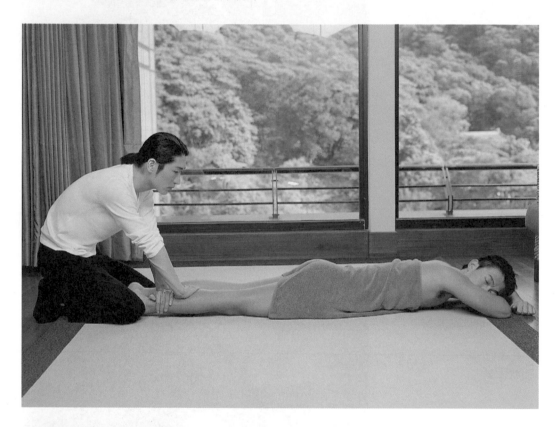

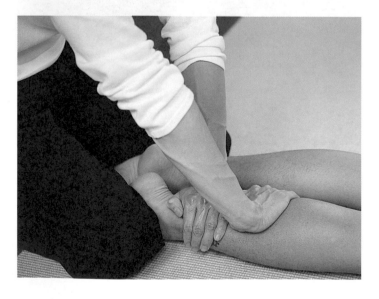

1 雙手擦上按摩油，從左腳開始，讓兩手交錯平握在對方的腿上，同時移動兩手，由腳踝用力地往上按摩，再往上按摩至大腿與臀部交接位置（當按摩到膝蓋後側時，力道要輕）。

2 當你按摩到腿部的
頂端，將雙手像扇
子開展般展開向外，用
較輕的按摩力道，向下
滑向腿側，重複幾次相
同的動作，必要時多擦
點按摩油。繼續按摩左
腿，以拇指在小腿肚肌
肉進行摩擦。用力壓，
以極小的轉圓圈的方式
移動兩隻拇指摩擦到整
個小腿背的部份，一直
到膝蓋部分才停止。膝
蓋的背面是相當柔軟的
部位，因此不要在這裡
進行摩擦。

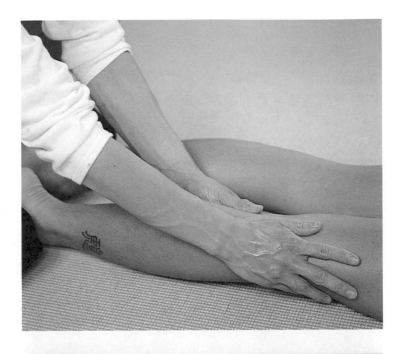

3 開始節奏性地揉捏
小腿肌肉。接著再
揉捏大腿肌肉：在
按摩大腿內側時，動作
要輕柔；在揉捏外側、
肌肉面積較大的部位
時，動作可以加重些。

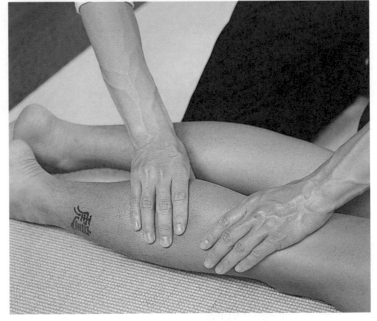

4 重複之前的滑推式按摩，可舒緩腿部肌
肉。重複2到3次的滑推動作。再將浴巾
蓋回左腿上，之後重複整個按摩程序來按摩
右腿。

當按摩完雙腳，將你的雙手平放在對方腳掌
上，如同腿部按摩最初的步驟。以你的手根
部靠在對方腳趾的基部(腳趾與腳掌連結處)
的位置、指尖朝向腳跟，維持數秒鐘的時
間。然後再輕柔地請對方翻身。

● 按摩身體正面

　　讓受按者仰臥躺著，在背部放置墊子，或用浴巾裹起來，放在對方膝蓋下方以預防腰椎部位的壓力。有些受按者會喜歡在腳踝下墊著浴巾（但非必須項目）。

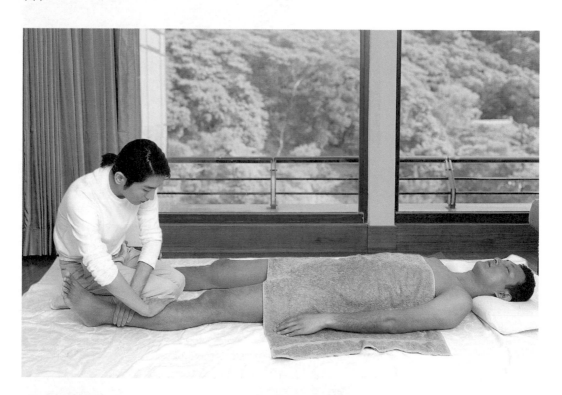

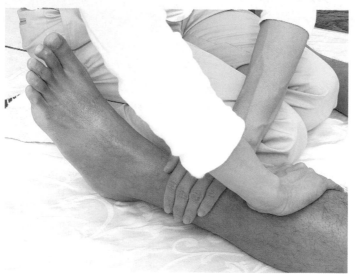

腿部按摩

1　雙手擦上按摩油，開始在左腿進行按摩，將你的雙手蓋在對方的腳踝上，延著腿部的正面向上按摩。切勿直接對脛骨(小腿前側)大力按壓，因為這種動作會讓對方相當痛苦。

2 當你按摩到大腿
的頂端，兩手像
扇子一般向外開展，
再輕輕滑向兩側，往
下重複幾次相同的動
作。

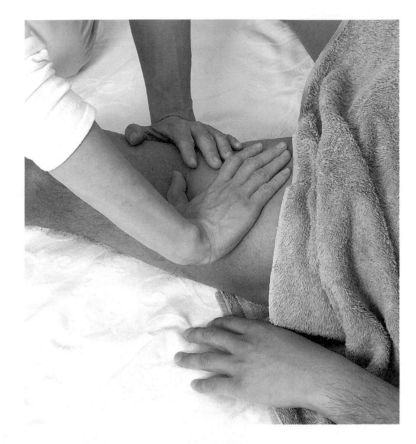

3 接著將雙手一併
放在大腿上，開
始有節奏的擠捏整個
大腿肌肉，就由膝蓋
上方的地方開始，一
直到臀部部位。當你
按摩到腿部最上方的
時候，持續以擠壓的
方式由大腿往下回到
膝蓋的地方按摩。重
複幾次相同的擠捏動
作，在大腿上下來回
按摩。

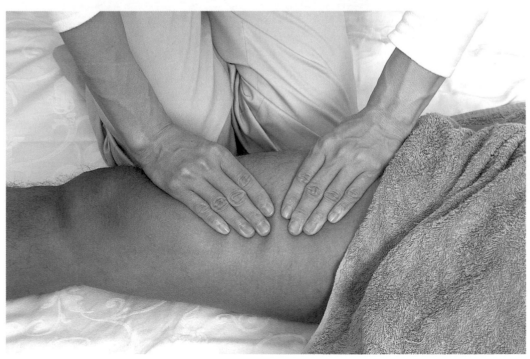

●膝蓋按摩

1 一開始,將你的拇指交錯平放在膝蓋下緣。由膝蓋周圍往膝蓋頂端按摩。兩手拇指分置在兩側,方便膝蓋頂端的交錯按摩動作順暢進行。

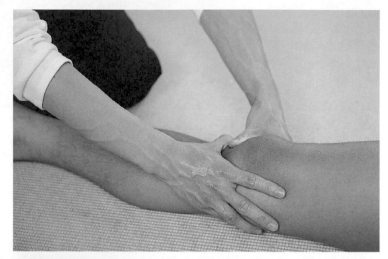

2 接著拇指再由上往下按摩,兩根拇指繞著膝蓋作交錯畫圈的按摩動作。在膝蓋周圍持續進行畫圓的按摩動作。

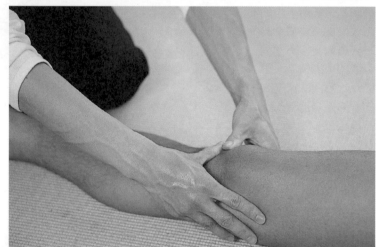

3 以雙手指頭同時輕輕地按摩膝蓋兩側以及背面的部位。在完成按摩動作之前,以手掌覆蓋在對方膝蓋上數秒鐘時間。

4 回復到之前的滑推式按摩,由腳踝一直滑推到大腿處,重複滑推數次。在按摩另一條腿前,把浴巾蓋到按摩好的腿上。

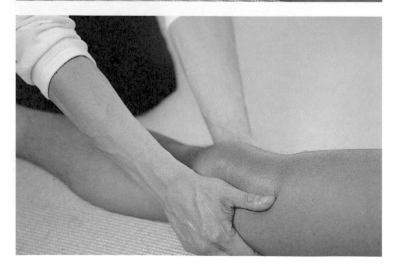

●足部按摩

1 除非對方的皮膚
相當乾燥，否則
足部按摩只需極少量
的按摩油。先開始按
摩左腳。兩手用力從
腳趾頭開始朝向身體
的方向按摩。當你按
摩至腳踝時，以較輕
柔的方式再按摩回到
腳趾頭。重複幾次相
同的動作。

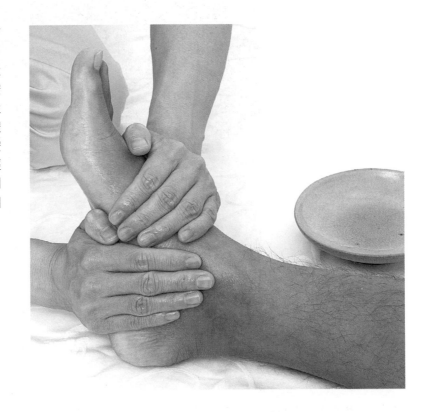

2 將手指扶在對方的腳底下支撐，拇指放
在正面的腳趾頭的基部(與腳掌連接的部
位)。往腳踝的方向移動按摩，在整個足部
正面以拇指畫大圓的動作按摩。

3 以雙手拇指在腳底進行按摩。拇指以畫
小圓圈的方式按摩整個腳底。

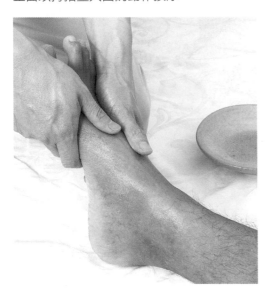

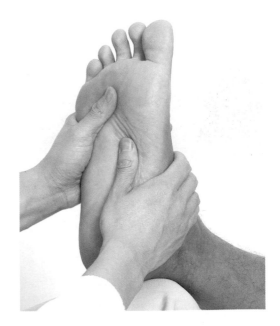

4 接著要按摩腳趾
頭。從大腳趾開
始，讓每根腳趾頭在
你的大拇指和食指之
間輕輕地滾動擠壓；
來回交替按摩。然後
再以拇指和食指將每
根趾頭輕輕拉向自
己，再讓它們自動滑
開。

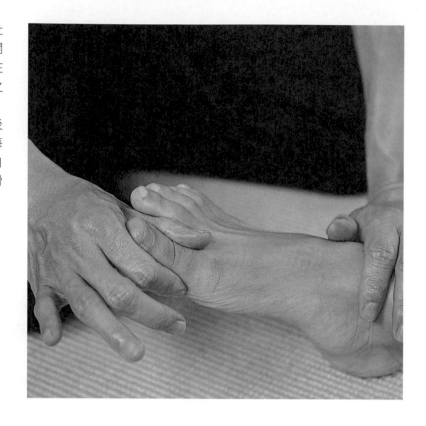

5 為了增加腳趾頭的彈性，用單手扣緊所
有的腳趾頭並輕輕將它們前後來回地彎
一彎。

6 接著再回到一開始進行的按摩動作。重
複2到3次。無論如何，最後的按摩動作
必須相當緩慢，讓你的手輕輕地從對方腳趾
頭滑開。將浴巾蓋回對方的足部，重複同樣
的步驟來按摩右腳。

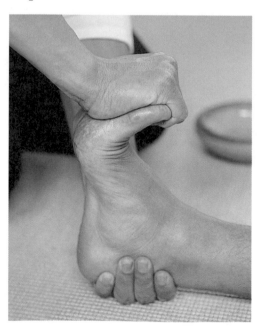

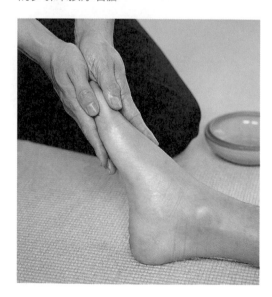

● 手臂按摩

1 雙手擦上按摩油。將雙手覆蓋在對方手腕以及手臂
下半段的區域壓緊，兩手一起沿著手臂向上滑推。

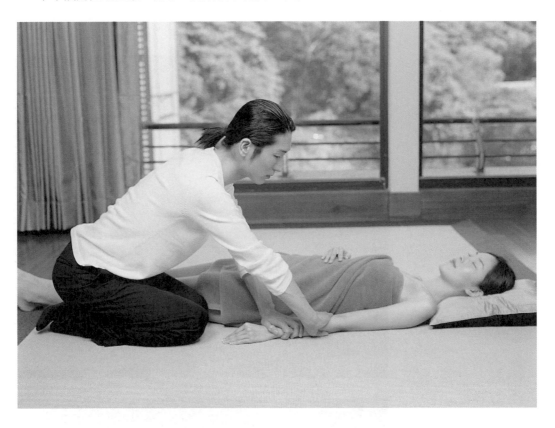

2 當你到達手臂頂端，雙手分開，沿著手臂的內、外側再向下滑推整個手臂和手部。重複幾次相同的動作。

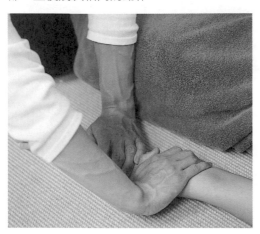

3 用兩手揉捏前臂然後是手臂上半部。之後再回到一開始的滑推動作來安撫整個手臂。完成之後在另一隻手臂重複進行相同的按摩動作。

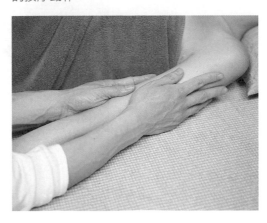

● 手部按摩

　　手部就像足部一樣，通常只需極少的按摩油。除非對方的皮膚特別乾燥，否則剛剛按摩手臂之後手上殘留的按摩油就足夠使用。

1 開始以雙手握住對方的手，讓你的拇指能夠自在地在對方的手背上進行按摩。拇指以極小的轉圓圈方式按摩整個手背包括手腕的部位。

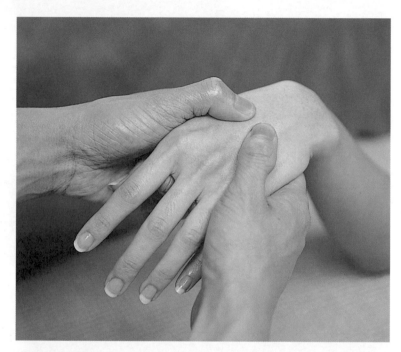

2 兩手拇指相對水平地放在對方的指關節上，按摩時同時將對方的手指拉向你，讓手部做一下伸展。

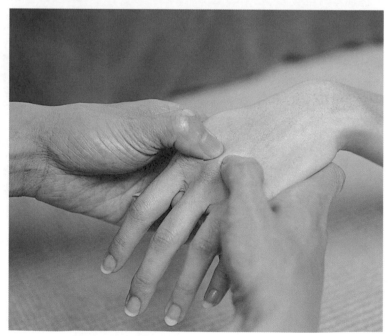

3 之後將對方的手掌朝上,特別照顧對方拇指基部區域的厚實肌肉,用力以拇指劃圓的動作按摩整個手掌。

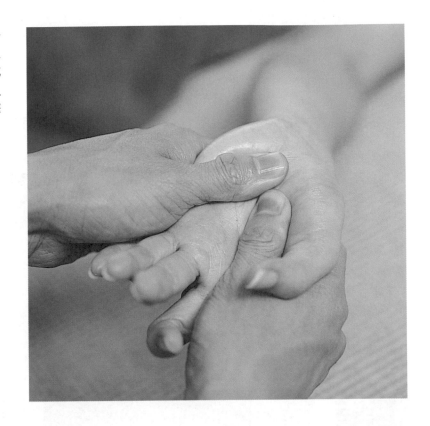

4 將對方的手掌朝下改放在你其中一隻手上,再用另一隻手,按摩對方的每根手指頭。要特別留意每個關節的部位,沿著每根手指正面,由指尖到指節的地方以拇指作劃圓的動作進行按摩。並擠捏按壓每隻手指外緣並輕拉伸展,當你的手指按摩至指尖時,稍微扭轉一下對方的手指,抓著指尖轉一轉,之後再由指頭底端沿著指尖輕輕滑開。

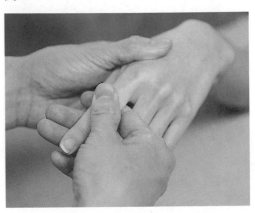

5 前後按撫整隻手,然後將你的雙手夾著他的手,保持握著幾秒鐘,然後輕輕的從指尖將雙手滑開,重複幾次這個動作。

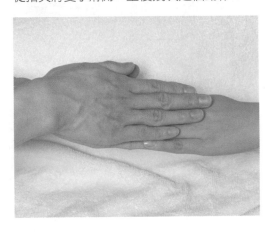

6 重複之前的動作按摩另一隻手。

●腹部按摩

有些人對按摩這個敏感部位會感到不安。如果對方同意進行按摩時，請以非常輕柔的動作按摩。

1 將按摩油擦在雙手，身體移往對方身體的一側。把雙手輕輕放在對方肚臍上，停留一會兒。開始時輕輕地按摩整個肚子，以順時鐘方向移動雙手按摩（手掌和手指同時）順著結腸的環繞方向。你會發現單手就能完成整個圓圈動作，但是當雙手交錯時，另一隻手須移開。重複幾次這個動作，最後雙手重新停留在肚臍上。（譯註：這個動作有點像在搓麻將時會有的洗牌動作）

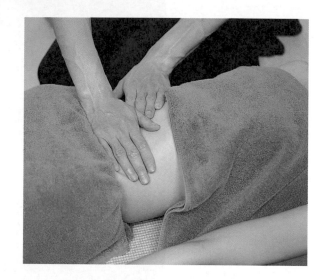

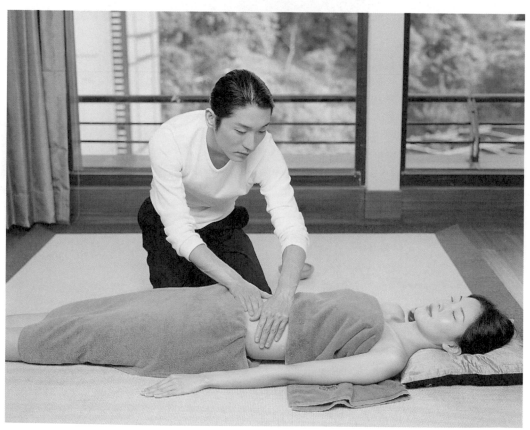

● 胸部和頸部按摩

1 位於對方頭頂的位置。如果你是以跪著的姿勢，膝蓋寬度必須與對方耳朵位置平行。雙手擦上按摩油、手指相對，放置在對方的上胸部位置，停留幾妙鐘。當你準備好的時候，慢慢將雙手向雙肩滑推開來。

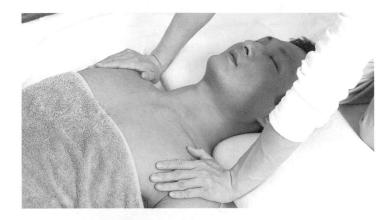

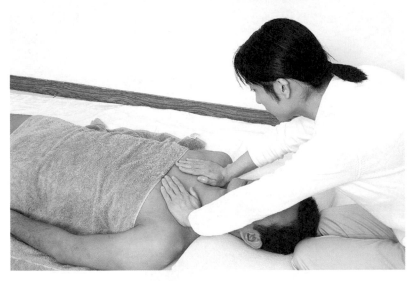

2 持續以雙手滑推按摩整個肩膀，向上按摩到頸背的部位，重複幾次相同的動作。

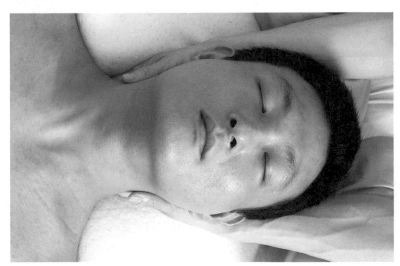

3 輕輕地將對方的頭轉向右側。把你的右手放在對方的前額上,或者你比較喜歡讓對方的頭部枕在你的右手上。將你的左手放在對方的左肩膀上,再以左手用力地往上滑推按摩到頸背的部位。當你按摩到頭後方底部時,用全部的指頭以劃圓圈方式在該部位按摩數次,可以釋放所有的肌肉壓力。回到原來的滑推動作重複幾次滑推按摩動作,然後將對方的頭部慢慢地轉向左側,最後在右半邊重複相同的動作。

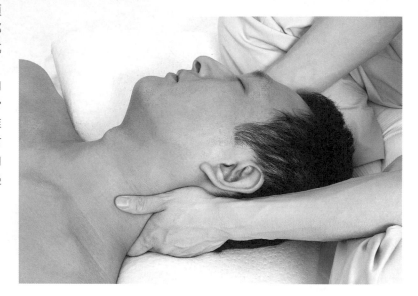

4 輕輕地將對方的頭部擺正,讓他身體保持躺直的姿勢。接著我們要為頸部做一次伸展動作。將雙手扣在一起,放在對方的頸後,並非常緩慢地地抬起對方的頭部,輕輕地抬到距離我們按摩檯面(地面)大約幾吋的地方。然後再將雙手由對方頭後方底部的位置稍微拉向你而將頸部伸展。在伸展的同時,你必須同時支撐對方的頭部,再將頭部輕輕放回檯面(地面),重複這個動作幾次。

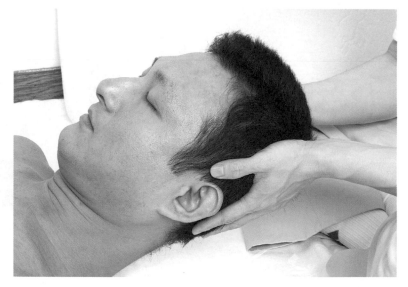

重點

移動的動作切記過於突然或劇烈,否則會引起肌肉抽筋而導致頸部僵硬。動作應緩慢而輕柔。按摩時同時鼓勵對方回應。如果操作正確,這種被動式的伸展動作可以釋放許多頸部和肩膀的緊張壓力。

● 臉部和頭皮按摩

良好的臉部和頭皮按摩可以像變魔術般地使壓力性頭痛消失。同時可以促進血液循環，讓臉部散發健康的光澤。僅以最輕的指尖動作按摩臉部，要注意按摩時不要拉扯到臉部的肌膚。然而在頭皮上用力按摩則會讓對方感覺很好。

1 雙手尚未擦按摩油之前，先放在對方頭部的兩側。以你的手掌根部覆蓋在對方的前額而手指向下，用以固定對方頭部的兩側，停留一會兒。

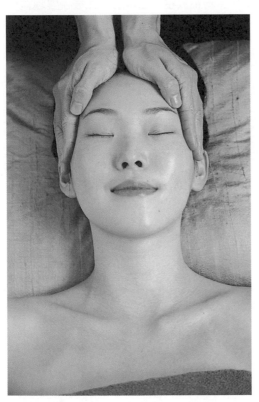

2 然後將雙手移往前額，滑順地按撫眉毛上方的額頭。兩手交叉放平，交替按撫一直到額頭髮際處。

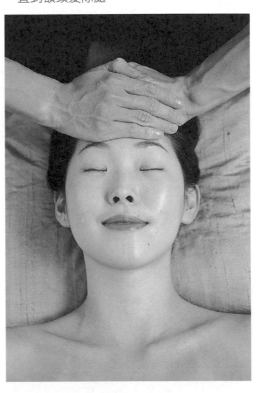

3 輕輕地移開雙手，再擦上按摩油（使用適合對方膚質的複方精油）。從喉嚨開始向上輕輕地掃到下巴，再以整隻手掌面積滑動對方的臉部。以劃圓的方式在臉頰部位按摩，再移到眼睛四周（但是不能太靠近以免按摩油滲入眼睛），滑過整個前額。這個動作只是讓你在進行主要按摩動作之前，方便在皮膚上均勻地塗上按摩油而已。

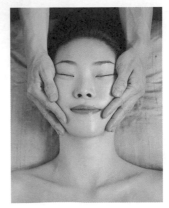

4 將你的拇指放在前額兩眉之間。再將兩隻拇指向外滑開,當你移動到太陽穴而尚未滑推到髮際之前,先以劃小圓圈的動作按摩太陽穴再結束。之後回到起始的位置,但是這一次稍微位置高一點。持續在前額以拇指用直線按壓方式按摩,一次按壓一條直線一直到髮際為止。

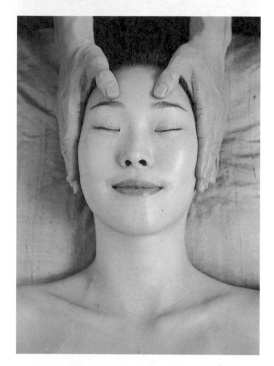

6 將中指放在鼻子兩側靠近鼻樑的地方。拇指交叉,以中指用小圓圈的按摩方式由鼻根的兩側位置向下按摩鼻子兩側的臉頰部位,然後再往下按摩到唇部兩側直到下巴的位置。

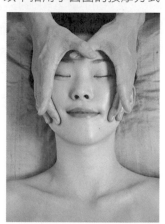

7 將拇指放在下巴位置,然後慢慢地拉一拉下巴,再沿著下顎骨稍微用力地以朝外和向上的方向一直按撫到耳下部位。接著,用你的拇指和食指按住下巴尖部,沿著整個下巴處揉捏,像擠牛奶的方式進行按摩。

5 將拇指頭放在對方眼睛的內側眼角部位,正好在眼窩下方。輕輕地朝向太陽穴以向外和向上的方向按摩。之後再稍微往下的位置重複同樣的動作,一次按壓一次一直到雙頰骨的邊緣。在頰骨的正下方重複相同的動作,輕輕地按撫。

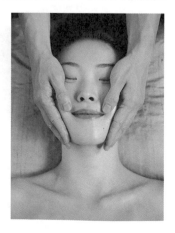

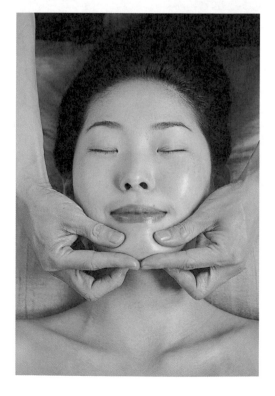

8 同時輕輕掐著兩耳的邊緣。從耳朵頂端一直到耳垂的地方。重複相同的動作一到兩次。結束之前,將耳垂輕輕地往下拉幾下。之後以食指指尖沿著耳窩處輕輕擦撫。

9 以雙手根部輕輕地蓋住對方的眼睛,指尖朝下,讓對方能沉浸在黑暗中一會兒。保持這個姿勢至少10秒鐘。在繼續下一個動作之前,應和開始按摩背部時的動作一樣,輕輕地由頸部開始往臉部移動,按撫滑動整個臉部和頸部。

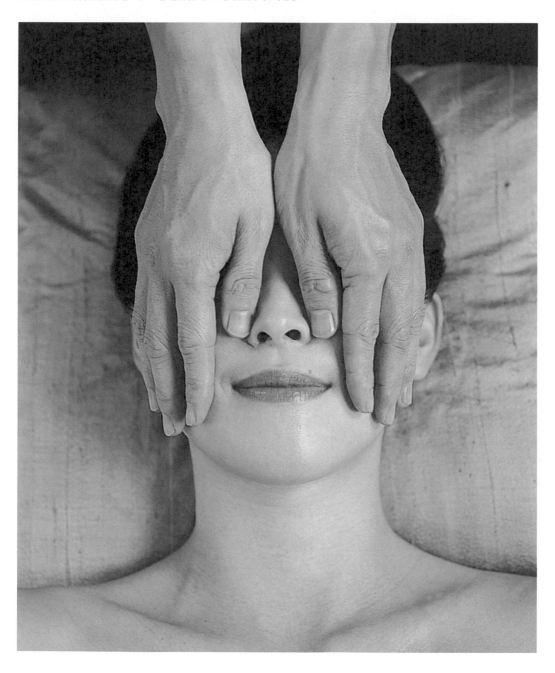

●頭皮按摩

1 除非你想要塗上洗髮前使用的頭皮精油，否則在按摩頭皮時，無須使用按摩油。用你的手指用力地在頭皮上按壓，感覺力道能壓到頭骨並稍微讓頭皮移動，而不是只用手指頭在頭髮上順著頭皮滑動。在整個頭皮以向下按壓、向上收起的方式按壓整個頭部。再來把對方的頭部朝向右側輕輕地放下，之後再朝向左側放下，以便能夠按壓整個後頭殼的部位。

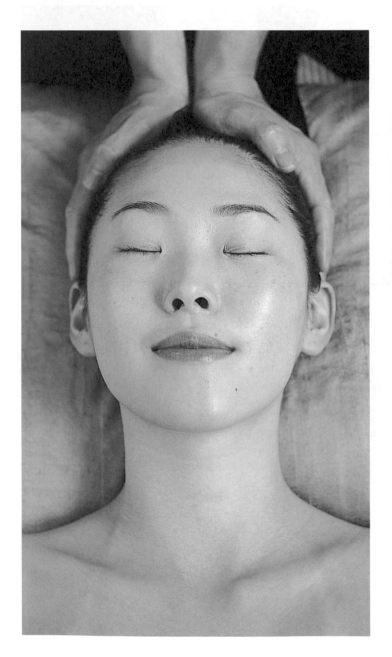

2 如果對方頭髮夠多，用手指梳頭髮幾次，可以讓指尖順便梳到頭皮。

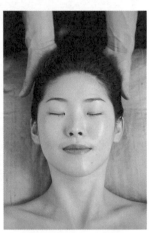

3 結束時，將手掌輕輕地放在對方的前額上，而指尖朝向太陽穴方向（如同在一開始臉部按摩前的動作一樣）。將雙手放在這個位置並停留幾秒鐘，然後再輕輕地移開。

結束按摩

　　無論你是否進行全身按摩，最後都要以前面所說的輕掃式按摩來結束整個按摩療程。在進行這個按摩動作時，最好將浴巾從頸部到腳趾完整地蓋在對方的身上。

　　同時最好也能夠「按摩」到對方的氣場。要進行這種氣場式按摩，你的輕掃動作要越來越輕柔，直到雙手移到距離對方身體上方幾英吋的地方。當雙手掃過對方的氣場領域時，你和對方彼此都會產生某種感應，好比發麻或暖流通過一般。讓自己的意念專注於釋放所有的緊張和壓力，以及任何身體部位的疼痛。讓負面的情緒能從對方腳底部位釋放出去。每一次當雙手在腳趾處移開時，輕輕甩幾下，就好像你正灑幾滴水在其上。這將有助於對抗你從對方氣場所吸收的靜電或神經緊張。

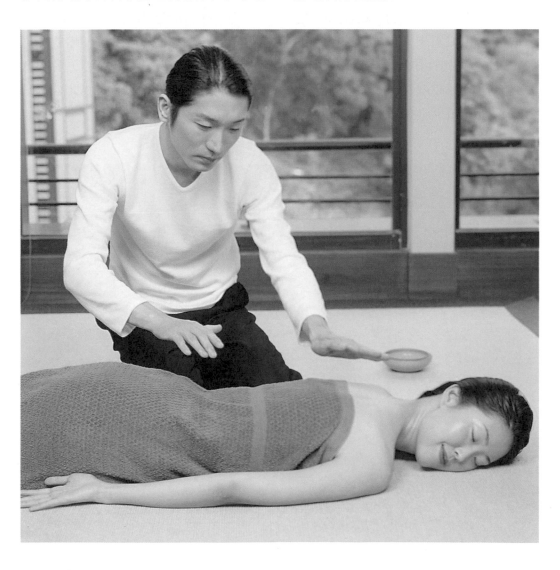

無論是否已經按摩到對方的氣場，讓自己和對方重新恢復意識是相當重要的。有關恢復意識，請參照第20章內容，同時在第20章也提到如何讓施予按摩的人恢復意識。在這裡我們大略提一下。有一些人在結束完整的按摩療程之後，會覺得有點頭暈或靈魂出竅的感覺，這時你要鼓勵對方將注意力放在身體其他不同部位，尤其是足部。

將你的右手放在對方的腹部，左手放在他的頭頂上。除非對方正在睡覺（這種情況很可能會發生），否則鼓勵對方進行2到3次深呼吸，吐氣時加上喘息聲（如果你的呼吸能與對方同時並協調一致，將會有很大的幫助），將雙手放在這個位置多幾秒的時間，直到你調整到正常呼吸。之後再以手掌覆蓋在對方的手背上，停留幾秒鐘，接著再移往膝蓋部位，同樣地停留幾秒鐘。最後將雙手平放在對方的腳底讓對方像之前一樣做2到3次深呼吸。

當你認為準備好了再靜靜將手移開。讓對方能夠休息一下子，讓他恢復回到自己的狀態之中。順便提一下，通常在按摩結束後，一起飲用溫飲料（或許加上一些小點心）會很有幫助。這樣一來可以確認彼此狀況良好，並能真正回到正常狀態。

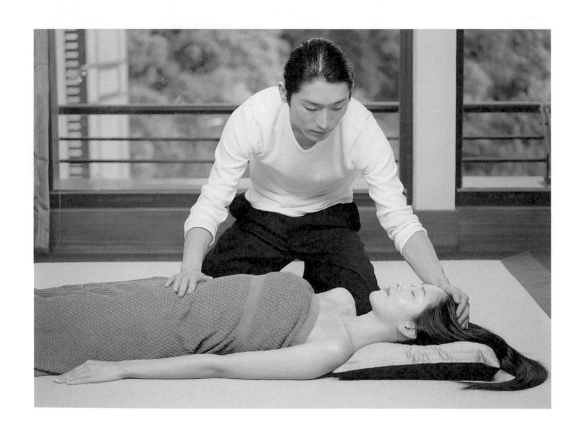

自我按摩

　　有一點必須提醒的是，自我按摩和接受朋友或芳療師按摩並非完全相同。好比說你就無法完全享受那種漂流放鬆的感覺；也無法在毫不使力的情況下按摩身體的所有部位。儘管如此，如果沒有人能夠為你按摩，或者你也負擔不起專業按摩的花費，利用植物精油為自已按摩也是一種很棒的自我滋養。尤其對正值PMS（經前症候群）的女性特別會有幫助。輕微沮喪、疲勞或當一起床時對自己感覺不佳的日子，都可以進行自我按摩。除了利用植物精油本身的療效特性以外，按摩的動作也可以配合個人的需要來調整。當你需要甦醒的時候，可以進行刺激快速的按摩動作；當你結束忙碌的一天時，那麼緩慢而具有催眠效果的按摩動作將有助於讓你放鬆休息。

　　進行自我精油按摩的適當時間是在洗完熱水澡之後馬上進行。因為當身體微濕而溫暖時，植物精油能迅速地滲透肌膚。

●腿部、足部和臀部按摩

　　可以從按摩自己的腿部開始。在地板上舖上一條浴巾，坐在浴巾上面按摩是最容易的。為了方便舒適，微微彎起膝蓋，開始由腳踝一直輕輕按撫滑推到大腿處。即使你認為自己的腿部需要採用提振的方式按摩，但仍以輕柔的動作開始，再逐漸將按摩動作加快加重。

　　一旦強烈的按撫滑推活絡了腿部血液循環後，可以開始以輕柔的節奏與動作揉捏自己的小腿、大腿和臀部等部位。用雙手交替地抓取、擠捏腿部的肌肉，當其中一隻手開始抓取肌肉時，另一隻手則放開抓取的肌肉，如此交替進行。腿上的肌肉在兩手之間不斷地揉捏搖動，就好像在搓揉麵糰一樣。之後再按摩足部，請參照前面的足部按摩內容，必要時再調整自己的按摩動作。

　　必須側躺才能按摩揉捏到自己的臀部。同時以按摩油按摩自己背部的下半部位。你會發現如果用自己的手背以劃大圓的動作比較容易按摩整片的臀部及背部區域。將身體再翻向另一側重複相同的動作。

●腹部、手臂和手部的按摩

　　這時背部翻轉回來，膝蓋彎曲，開始按摩自己的腹部。用整隻手以順時鐘的方向，輕輕地畫圓按摩。坐起來再按摩自己的手臂。從手腕到肩膀處按摩整條手臂，接著再揉捏前臂和上臂的肌肉，輕輕地交替以擠壓方式來放鬆手臂的肌肉。再以指尖按摩手肘部位，這時可以多用一點按摩油。

　　接著開始按摩自己的手部。朝手

腕處向上用力推壓按摩整個手背。接著再以揉捏、抽拉的方式按摩每根手指頭（參照第282頁的按摩動作），將手掌朝上用拇指以劃圓的方式用力按摩整個手掌和手腕部位。結束按摩時可按撫滑推的方式按摩整個手掌及手背、注意要按摩到手指的部位，兩隻手互相輪流做。

●頸部和肩膀按摩

利用整隻左手，以畫大圓的方式按摩自己的頸背和右肩膀部位。然後由頭蓋骨基部開始，往下一直按摩到自己的頸側。再按摩肩膀、手臂一直到手肘的部位。重複幾次。之後再換右手按摩另一邊的頸部和肩膀。

●臉部和頭皮按摩

現在我們要開始按摩自己的臉和頭皮。可以躺下來或坐著，由前額開始一直輕輕按撫到下巴，雙手置於中心，由中心線往外輕輕滑推按撫。接著用你的拇指和食指由太陽穴開始沿著眉毛掐捏到眉頭部

位。再以你的拇指和食指捏住下巴頂端，雙手以擠牛奶的節奏動作沿著整個下巴往外擠捏按摩。之後用雙手從臉部中心開始往外按撫整個臉部，就像一開始進行臉部按摩的動作一樣。然後用手掌將眼睛蓋住，讓自己沉浸在黑暗中幾秒鐘。當你準備好的時候，將你的雙手慢慢往兩邊分開，同時用雙手將臉部輕輕往後提撥。

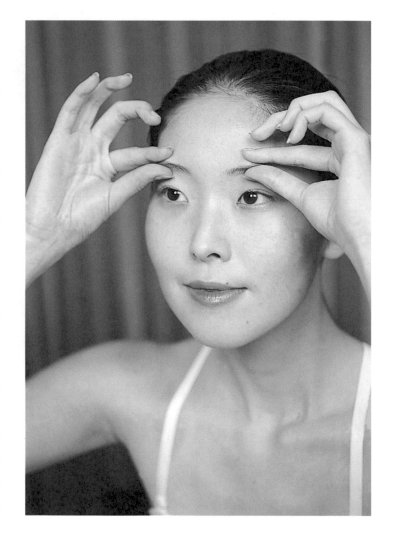

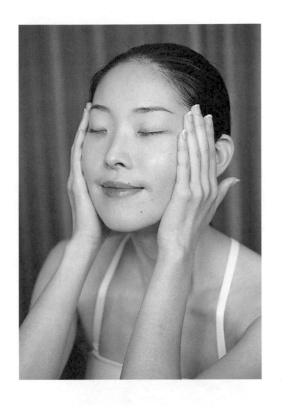

享受日光浴

如果你夠幸運，家裡有陽光充足的房間，那麼在按摩結束之後，可以馬上去曬曬太陽，這也是提高自我按摩效果的神奇方法。如果時間合適和天氣情況良好時，在地板上舖上一條厚厚舒服的浴巾，躺下來沐浴在太陽光下至少15分鐘。陽光照在自己身上那種溫暖舒適以及從身上散發出來的精油香氣融合起來是一種很棒又能提振人心的一種體驗。這種感覺尤其在冬天當你被剝奪享受陽光的溫暖時，特別會有感覺（請參照第178頁SAD季節性憂鬱症）。再者建議將房間的窗戶關著，由於玻璃能過濾部分陽光中的紫外線，可防止肌膚曬傷，同時能讓室內因此更溫暖。（譯註：台灣炎熱的夏季就不太適合這麼做了，有時即使隔著玻璃窗，太陽的熱度也會讓人覺得受不了）

為老年人按摩

雖然芳療按摩不能用來取代適當的飲食和生活型態的重要性，但是卻與這兩者息息相關，因而可用來減輕許多與老化有關的健康問題。最普遍的就是四肢關節僵硬和冰冷；以及血液循環不佳等情形。定期做按摩和精油沐浴可促進肌膚和身體肢體的健康、增加關節彈性，並改善全身的血液循環。

對上了年紀的人來說，身體已不堪承受在地板上按摩的方式。所以如果你沒有專用的按摩椅，那麼請在椅子上為老年人進行按摩。例如在作背部按摩時，請對方面對著椅背跨坐在椅子上。在椅背上可以放一塊椅墊，讓對方舒適方便地靠向前。如果要為對方進行下背部的按摩時，可跪在地上或坐在另一張相同高度的椅子上來做。當側坐在對方椅子旁邊或是對面時，可以進行足部或手部的按摩。將他們的手或腳放在你的膝蓋上。重要的是，要確保房間要比平時更加溫暖，而且在未按摩的身體部位也要蓋上毛巾以保持溫暖。

● 為老年人肩膀和頸部按摩

1 按摩時很容易就能察覺到肩膀上緊繃的肌肉纖維；這些緊繃的肌肉需要許多深度的揉捏按摩動作來加以釋放。雙手放在對方雙肩，由頸部底部開始一直向兩肩外側按摩揉捏。同時按摩整個上臂。一旦這整個區域在按摩後變得溫暖之後，還可以加強深層旋轉的動作，用大拇指或用自己的手掌根部來進行此按摩動作。

2 在按摩頸部時，以一手支撐老人家的前額，再用另一隻手按摩對方的頸背。以拇指作小幅度的轉動，來按摩拇指和其他手指間的頸背肌肉。

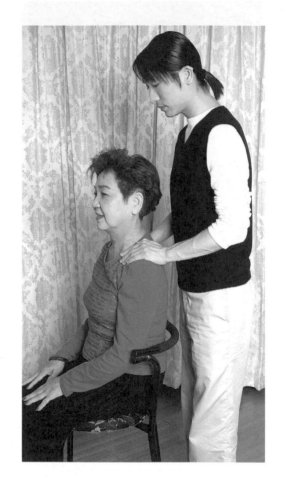

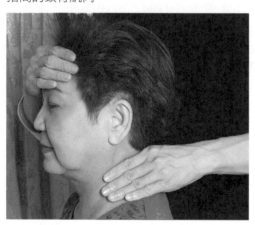

3 進行足部按摩時（參照279～280頁內容）。對方需要坐在一張直立舒適的椅子上，並在脊椎底座可能需要墊上椅墊來支撐背部。坐在和對方相同高度的椅子上，椅子放在對面，但稍微偏向某一側，在你的膝蓋上橫放一個枕頭，並在上面舖一條浴巾（以防按摩精油滴在枕頭上）。輕輕地抬起對方小腿，並放在枕頭上，讓對方的膝蓋微曲。比起將腿打直的姿勢，這個姿勢對老人家而言會更舒適。

4 在進行手部按摩時（請參照第282～283頁說明），將兩張同樣高度的椅子面對面並放。在你的膝蓋上橫放一個枕頭，上面舖一條浴巾。如果對方的椅子是木頭扶手，確實讓枕頭可以同時覆蓋扶手，以便同時支撐對方的手肘和前臂。確保對方的雙足平放在地板上。同時還要在對方的背部放上一塊支撐用的椅墊。再輕輕抬起老人家彎曲的手臂，將手放在枕頭上（如圖所示）。

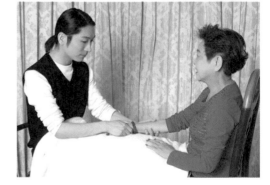

{ 第二十三章 }
運動按摩

不見得只有運動選手才可以享受運動按摩帶來鍛練肌肉和提高肌肉性能的效果。任何喜歡運動的人，無論是慢跑、騎自行車、健行、跳舞或者是從事耗費體力的工作者，都會非常喜愛運動按摩所帶來的療效。

研究結果顯示，按摩對經常運動的人，其主要益處有下列幾點：

● 在運動之前如果能立即進行按摩，可達到暖身以及鬆弛肌肉和關節的效果，有助於預防抽筋和運動傷害。

● 如在劇烈運動之後，能立即按摩，可以刺激血液和淋巴循環，與運動共同達到加乘效果，有助於排泄因運動過度而囤積在肌肉纖維內的廢物（指乳酸）。這麼一來就能明顯改善肌肉僵硬和酸痛的情況。

● 按摩可以提高肌肉鍛練的效果，甚至讓肌肉有更好的表現。明顯地增加肌肉的活動力；並且減少恢復體力所需的時間。

● 按摩對心理層面具有提振效果，這種效果也是提高肌肉性能的其中一個重要因素。

運動按摩有4個基本類型。而且每一種類型對提升身體健康和縮短體能恢復的時間都很重要。其中包括：調節按摩、暖身按摩、運動後按摩以及有助改善運動傷害的治療按摩。

而關於如何調製按摩油以及其他相關應用的內容請參照本書第5章。

調節按摩
（Conditioning Massage）

這是一種在開始從事任何劇烈活動前24小時所做的放鬆和全身的芳療按摩（請參照第22章內容）。其主要目的是放鬆我們的中樞神經系統，並幫助達到真正休息的睡眠狀態。如果可能的話，在一天所有的活動結束時，在精油沐浴之後來進行這種調節按摩。可從下列的精油種類中挑選1-3種精油來使用：平衡性精油——佛手柑、天竺葵、薰衣草、奧圖玫瑰；安眠的輕淡氣味精油如快樂鼠尾草、羅馬洋甘菊、橙花、苦橙葉；以及安眠的濃郁氣味精油，如雪松、檀香木、岩蘭草等。

暖身按摩
（Warm-up Massage）

　　這是在從事劇烈運動之前所做的按摩；建議先洗個熱水澡再做暖身按摩。如果沒有足夠的時間進行全身按摩，那麼可針對之後運動時會特別使用到的肌肉來進行按摩，例如背部、臀部、腿部和手臂等。以非常輕柔的滑推式按摩，再逐漸加快按摩的動作和力道。接著再進行許多揉捏式按摩動作，其後是一些捶擊式按摩（參照下列說明）。而最適合暖身按摩時使用的精油，應屬於平衡性或提振性精油；而非一些具有非常加溫效用或是止痛性的精油（當肌肉熱氣過多的時候，可能會讓肌肉產生某種程度的遲鈍；而無法達到理想的性能）。

　　暖身按摩建議在下列精油中選擇1-3種稀釋基底油使用：尤加利、天竺葵、葡萄柚、杜松子、薰衣草、檸檬、檸檬草、薄荷、松和迷迭香。

●扣敲動作（Tapotement）

　　扣敲動作包含一系列以雙手交替不斷重複進行節奏明快的按摩動作。扣敲動作的主要價值在於刺激身體的柔軟組織部位，例如大腿和臀部等，藉此可以改善膚質和促進血液循環。同時有助於調節運動特別激烈的肌肉，如果能配合均衡的營養，那麼扣敲動作相當有助於對抗蜂窩（橘皮）組織的問題。即使有許多其他方式的扣敲動作，但是我們只要專注於最容易操作的部分即可：亦即捶擊法(Pummelling)和手刀法(Hacking即「砍」的動作)。另外在嘗試為別人進行這類按摩動作之前，最好先在自己的腿部練習，讓自己的手部和手腕確實放鬆。在你開始進行扣敲動作之前先好好地甩甩手有助於放鬆手腕和手部的肌肉。

捶擊法（Pummelling）

1 按摩時手部輕鬆握拳，以雙手拳頭上豐厚的肌肉交替
快速地捶打對方的身體。

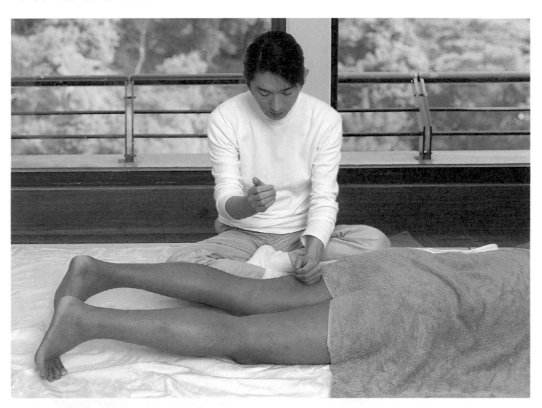

手刀法／砍（Hacking）

2 雙手手掌彼此面向，並將手指輕鬆地合
在一起，以手刀厚實肌肉的部分交替並
快速地在對方身體上下敲打。

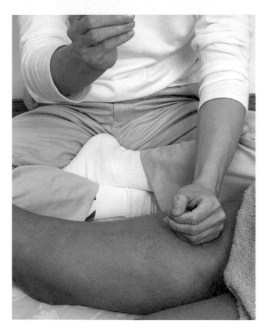

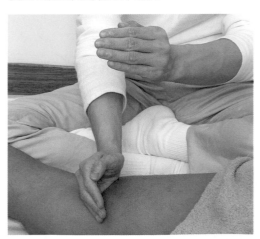

拍吸法（Cupping）

3 將雙手由手指關節的
地方略成拱狀彎曲，
手指打直。在每次進行
拍吸法時，雙手會同時
包住空氣，當擊拍到對
方身體上，會產生某種
類似吸住某種東西的有
趣聲響。重複相同速度
的按摩動作。即使這種
按摩方法很難導引至冥
想式按摩，因為拍吸法
通常會讓人情不自禁地
想笑，但這也是放鬆身
體和情緒緊張很棒的一
種方法。

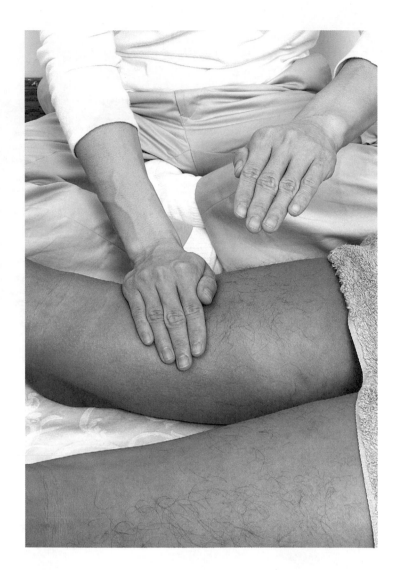

運動後按摩
（Post-Activity Massage）

運動後按摩的目的在於預防激烈
運動後的肌肉產生抽筋現象。在洗過
熱水澡之後，如果可能的話進行全身
按摩，要不然就特別針對運動最多的
肌肉進行按摩。一般來說，是由四肢
開始朝向心臟的方向按摩。開始時請
以平順的滑推式按摩動作，重複多
次，再隨之以輕柔的扭擠和揉捏等動
作按摩。要避免對運動過度的肌肉部
位引發疼痛。

有助於治療運動傷害的按摩

針對常見的運動傷害例如拉傷（過度伸展而拉傷肌肉）、扭傷（關節的挫傷和扭傷）以及瘀傷等，採取的第一個步驟是以冷敷患處以減緩並降低疼腫。即使你不能在受傷的部位直接按摩，但如果在受傷部位的上、下附近區域輕輕地以朝向心臟的方向進行按摩，會相當有幫助。輕柔的按摩動作除了有助於散開過多的組織液外，對整個療癒的過程也有幫助。

選擇下列建議的精油：德國洋甘菊、羅馬洋甘菊、絲柏、天竺葵和薄荷。

肌肉抽筋的按摩

足部或腿部肌肉如果運動過度，常常會突然抽筋，這種抽筋會痛到咬牙切齒。要減輕這種肌肉抽筋的痛苦就是要伸展抽筋的肌肉。在大部分情況下一遇到這類情況，只要以抽筋的腳站起來走動，就能消除這種抽筋現象。但是如果這麼做還是無效，就需要放鬆並按摩該抽筋部位。

●足部抽筋按摩

要消除足部抽筋，只要用其中一隻手握住對方腳跟，再以另一隻手抓住對方的腳趾頭並輕輕地將之板向對方身體的方向即可。然後以手掌根部或大拇指按摩腳底。

●小腿抽筋按摩

小腿抽筋可以藉由彎曲整個足部來改善。因此將腳趾頭用力指向身體方向，這樣一來抽筋的肌肉會感覺有一股拉力。之後再用力地揉捏肌肉一直按摩到膝蓋時，再轉向按摩回到原始起點。

●大腿後肌腱抽筋按摩

為了消除大腿後肌腱抽筋，患者必須躺下來，並將抽筋的腿抬起來，膝蓋打直，腳趾頭彎向小腿脛骨方向。然後再用力地按摩大腿後方，一直按摩到臀部為止。

通常不需要使用精油按摩就能減輕抽筋症狀。但是如果重複抽筋時，就得捨棄上述方法，改用精油按摩。使用含有下列任何一種精油成分的按摩油：白千層、德國洋甘菊、羅馬洋甘菊、薰衣草、馬鬱蘭和迷迭香等。

{第二十四章}

產婦、嬰兒和兒童按摩

產婦按摩

在懷孕期間利用輕柔的按摩，讓孕婦也可以享受按摩的樂趣，並能藉由按摩消除緊張和疲勞，還可以減輕一些身體的小問題，例如水腫、背痛、腿部酸痛和失眠等症狀。這些都是懷孕期常見的一般性問題。然而，進行按摩之前都應先取得婦產科醫生或助產士的同意。

懷孕期間可以使用精油來薰香，以提高按摩者和受按者的感受。除非在專業芳療師的指導下使用，否則懷孕期間盡量避免在孕婦的皮膚上進行精油按摩，才是明智之舉。我們在前面列舉出一些理由說明其原因。然而不需添加精油，任何品質精純的植物油其實都可以用來直接按摩。有些準媽媽會注意到自己比較不常出現妊娠紋，但是如果有的話，可用Extra Virgin特級冷壓純橄欖油來按摩妊娠紋出現的部位。雖然這是一種質地厚重的植物油，但是只要使用一點點，按摩半小時之內就能夠被皮膚完全吸收。

如果要替孕婦按摩，那麼我們在第22章所提到大部分的按摩動作，都可以安全使用。但是很重要的是，盡量避免力道過重的按摩動作以及扣敲式（Percussion）按摩，例如捶擊法(Pummelling)和手刀法（砍的動作Hacking）等。在懷孕後期，當孕婦無法俯臥的時候，你可以讓她側躺為她進行背部按摩，按摩時上方的腿部用墊子墊在腿下支撐，或者她也可以跨坐在椅子上，背朝椅子外面，將身體往椅背靠，並用一個枕頭支撐，這時你就可以為她進行背部按摩。此外，要特別注意孕婦的腿部，尤其是大腿，在懷孕後期因為體重負荷過重，因此大腿會變得特別緊繃。還有，你可以朝順時針方向以劃大圓圈的方式輕柔地按摩她的腹部，再逐漸減輕按摩動作，一直到幾乎沒有接觸到對方的皮膚為止。這對母親和胎兒雙方具有一種催眠效果。

預備分娩的按摩

如果妳在懷孕中，對於如何加強骨盆的肌肉以預防分娩時會陰部的撕裂傷，是相當重要的事。要測試會陰肌肉的承受力，可以試著在小便時憋尿。如果在小便時，能夠連續完成這個憋尿動作幾次，就表示妳的骨盆肌肉狀況良好。如果不行的話，每天可以重複練習收緊和放開會陰肌肉的動作（並非在小便的時候才作）。可以的話盡可能憋住，讓肌肉收縮持續久一點，但是不要憋氣或造成大腿、腹部的肌肉繃緊。經常練習妳就能夠讓每次肌肉收縮的動作延長，可以維持到慢慢從一數到十的時間。分娩時，有意識地放鬆骨盆肌肉，有助預防會陰部位的撕裂傷。再者強壯的骨盆肌肉有助於預防往後生活中可能會碰到的經痛、性交時的不適疼痛、性冷感、陰道鬆弛和尿失禁等問題。

●分娩前六星期的按摩

在懷孕最後的六星期，在溫水澡之後用Extra Virgin特級冷壓純橄欖油來按摩整個會陰部位，將有助於做好分娩的準備。有些助產士會建議用以手指來伸展會陰部位。在此階段進行上述動作之前，都必須先請教專業醫師的建議。

懷孕期間，沐浴後可以使用天然未經精製的杏仁油、葵花籽油或特級冷壓純橄欖油來按摩自己的胸部。按摩時以大拇指或手指護套用非常輕柔的畫圓圈動作由外往內朝向乳頭的部位按摩。避免在乳頭上使用香皂，因為這麼一來會破壞肌膚的保護膜而導致乳頭乾燥。

分娩時的按摩

即使有許多婦女在分娩時喜歡另一半為她按摩，但也有些婦女卻不喜歡別人觸碰。我們無法預測婦女在分娩時會出現什麼樣的反應和感受。如果是第一胎時會更難預料。不管如何，如果你即將成為爸爸，或者你的太太在分娩時請求你給予支持，最好能事先練習我們在第22章所例舉的基本按摩動作。有可能對方在這個非常時期，對你這種充滿愛的撫觸反而高興得招架不住呢！

這是懷孕時期的最後一個階段，如果你願意的話，可將精油加入植物基底油中。薰衣草、德國洋甘菊、羅馬洋甘菊、馬鬱蘭或快樂鼠尾草等都可以用來按摩這個即將迎接新生命的神聖部位（指會陰），以減少疼痛的產生。將手打平用緩慢有節奏性的圓圈動作按摩下背部。雖然有些產婦發現在收縮陣痛期用輕微的按摩方式會使疼痛減弱，但也有產婦比較希望在兩次收縮陣痛之間，以較大力道的動作按摩，較能減緩疼痛並帶給她舒服的

感覺。但是，也有產婦認為分娩時的任何時期，按摩對她來說都是相當有幫助的。

利用相同的按摩精油以相當輕柔、畫圓的方式來按摩腹部，沿著順時針方向移動，多數產婦會喜歡在兩次陣痛之間的腹部按摩。也有其他產婦發現利用指尖非常輕柔的向下按撫整個下腹部直到大腿上半部，有助於緩和收縮時所產生的陣痛。

有些產婦在分娩第一階段結束及分娩之後，腿部會不由自主的抖動。那麼可以來回的按摩膝蓋以上的大腿部位。向下按撫時動作稍微重一點，而往上按撫時動作就要盡量輕柔，注意一直保持流暢有節奏性的按摩動作。

重要的是：要清楚知道產婦對這些按摩動作的真正好惡，務必鼓勵產婦清楚地表達她的需要，這樣才能最有效地幫助她。

分娩後的按摩

輕輕地按摩肩膀、頸部、臉部和頭皮，有助於減輕分娩後的產後憂鬱症狀。在房間裏選擇她喜歡的精油氣味薰香；並選擇適用產婦膚質的低濃度精油來按摩（請參照第330-333頁的皮膚保養內容）。經由體貼的關懷和撫慰，產婦可以開始重獲身、心、靈的平衡。

哺乳婦女的按摩

對產後即將要餵食嬰兒母乳的婦女而言，最重要的就是要刺激乳腺使乳汁能分泌順暢。嬰兒與生俱來的吸吮動作，可刺激乳腺分泌乳汁；同時有助於子宮回復到正常大小。胸部按摩、配合適當的休息、營養的食物以及喝大量的水，都有助於乳腺分泌乳汁，並能夠依照自己的哺乳期望，持續哺乳。按摩還可大大降低乳腺發炎、胸部膿瘡等問題發生的可能性。

在哺乳期間每天按摩胸部一到兩次。利用杏仁油或葵花籽油等輕淡的基底油來按摩，以一手拍吸（Cupping）的方式按摩胸部，另一隻手接著按撫的方式來按摩。之後再以大拇指或其他指尖由乳房外圍以相當輕的動作往中間按撫到乳暈的邊緣。然而在哺乳之前，重要的是要將按摩油擦拭乾淨，以免會滲到乳頭而讓嬰兒吸入。

嬰兒按摩

在東方世界及許多熱帶國家，為嬰兒按摩被認為是身為母親應具備的基本技巧之一。而且以母女傳承的方式不斷流傳下來。他們相信塗油、按摩和伸展身體肌肉有助於促進嬰兒的睡眠、飲食正常以及減輕腹痛等症狀，嬰兒能夠因此成長得更加強壯。一些鼓勵自然分娩的大師所提出的研究結果可以支持上述主張。因此嬰兒

按摩有日益普遍的趨勢。的確有許多婦產科醫院現在鼓勵父母為自己的嬰兒作按摩。

一開始你可以使用杏仁油或純（Virgin）橄欖油（但並非特級純（Extra Virgin）橄欖油，因為這種等級的橄欖油對剛出生的嬰兒，質地過於厚重），輕輕地按摩小嬰兒。試著每天為小嬰兒按摩，或許在洗澡之前，或者在餵奶半小時之後。當嬰兒大一點的時候，母親在為他按摩時，他們會出現比較活潑的反應，例如扭動、踢來踢去或是高興地咯咯叫。所以你也可以把按摩變成是屬於親子之間的一種遊戲。

當進行按摩時，印度的媽媽會坐在地上，將兩腿盤開成一個搖籃狀，把嬰兒放在腿上。如果你覺得這個姿勢不舒服的話，可靠在牆上進行，背後加一個墊子保護。或者跪在鋪有地毯的地板上，可以在地毯上鋪一條浴巾，將嬰兒放在上面按摩。記住在你的大腿部位（或地毯上）要鋪上浴巾，而且周圍還準備其他毛巾備用，以防萬一。並確定自己的雙手和房間都很溫暖。

因為嬰兒的身體非常小，因此你很容易使用一般的按摩動作。以下簡單的按摩步驟僅供你參考，並非一定要照著書上建議的方式進行，你可以感受並找到小嬰兒自己喜歡的按摩方式。

●按摩嬰兒的步驟

1 開始按摩小嬰兒的正面。以少量的按摩油按摩小嬰兒的身
體一路到底，從肩膀一直到足部，但是避開臉部，以免按
摩油不小心滲入小嬰兒的眼睛。然而你可以輕輕地按摩他的
頭頂。重複數次相同的按摩動作。

2 接著用你的指尖按摩他的肚子。以順時針的方向在肚臍附
近按摩。

3 用一隻手握住小嬰
兒的手輕輕地拉展
它們。再從肩膀到手腕
按摩整個手臂，接著一
直往下輕輕擠捏小嬰兒
的手臂。重複幾次相同
的動作。

4 將小嬰兒的手指打
直，並輕輕地按摩
他的手背，接著按摩手
掌。輕輕地擠捏並旋轉
他的手指頭。重複相同
的動作按摩他另一隻
手。

5 接下來要按摩他的
腿部。用一隻手握
住小嬰兒的足部，輕輕
地將之拉開伸展。再由
大腿按摩到腳踝處；然
後以擠捏動作由上往下
一路按摩。重複幾次相
同的動作。按摩足部，
包括足背和腳底，用你
的大拇指，交替地擠捏
並旋轉他的腳趾頭。重
複相同的動作按摩另一
條腿和足部。

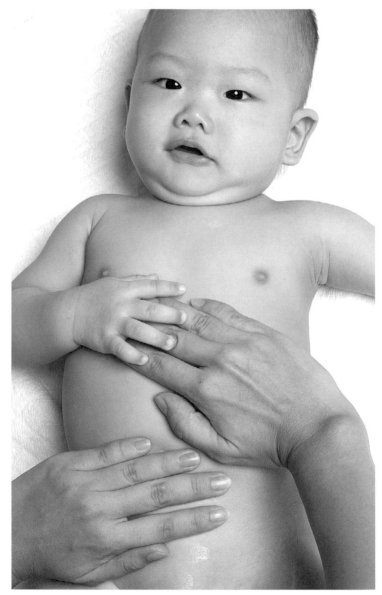

6 將小嬰兒轉身，用按摩油按摩他的背面身體。由腿背開始往上一直按摩到臀部和背部。用你的雙手在他的雙肩輕輕往下滑動到手臂；再繼續往下滑動他身體的兩側，一直滑動到足部為止。相同的動作重複幾次。

7 按摩兩片小屁股；輕輕地將兩片小屁股靠在一起。小嬰兒會喜歡被人拍屁股，因此以單手四根手指，輕輕地拍拍小嬰兒的整個屁股。

8 在小嬰兒背部非常輕柔滑順地往下滑動你的雙手，兩手交替進行按摩。當其中一隻手滑到腿部時，手很自然地抬起來，放回背部的按摩起點，然後再重新開始雙手的交替按摩動作。逐漸地放慢按摩動作並減輕力道，這種平穩持續的按摩動作具有安撫和催眠的效果。按摩結束後，用浴巾將小嬰兒裹住。按摩後的小嬰兒很有可能會享受躺在你的臂彎上，也許還有可能會睡著。總之嬰兒按摩會有一些相當愉快的體驗。

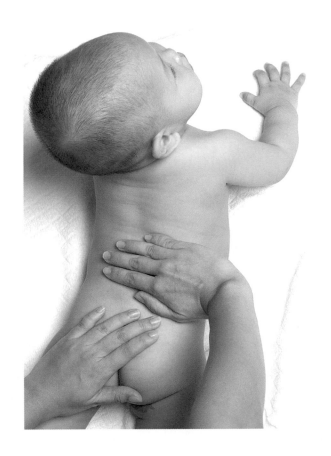

按摩兒童

即使小孩子喜歡按摩，但是他們可能無法靜靜躺著超過10分鐘，頂多不會超過20分鐘。一開始時，他們可能會全身蠕動並且咯咯地傻笑；但是過一會兒之後，即使是過動的小孩也會安靜下來。按摩兒童最好的時間是在洗澡後以及距離睡前不久的時間。此時的按摩對每個小孩而言，都有助於讓他們有個甜美的夢鄉。開始時，請參照第22章的全身按摩步驟，進行縮短版的全身按摩。依小朋友的喜好來選擇輕柔的按撫或揉捏動作，或者可以專注於按摩小朋友的背部或足部即可。

如果要為5歲以上的小孩按摩的話，可將低濃度的植物精油加入植物基礎油中混合使用。或是以他們喜歡的精油味道來作薰香即可。

正如你所發現到的事實，其實嬰兒按摩和兒童按摩對按摩者或被按摩的人而言都是一種樂趣，因此放鬆心情去享受吧！

〔第二十五章〕

情侶的芳香按摩療法

芳香療法本身最適合運用在提高情慾的樂趣方面。它結合了按摩和香氣，因此能夠喚醒人原始的感官：例如嗅覺和觸覺。如果再配合音樂、美食和性感的氣氛等催化作用，所有的感官都會變得更加敏銳。當你和自己的愛侶共同分享這些喜悅，你們甚至會超越所有感官的極限，而經歷無以言喻的狂喜。

事實上，在長時間的相處之後，男女彼此的熱情可能會逐漸消蝕。令人遺憾的是，幾乎每段長期的親密關係都無可避免地陷入這種情慾冷卻的漩渦中。如果雙方必須將所有的精力耗費在照顧子女、還要工作為生活打拼，那麼這種熱情減冷的現象確實在預料中，一點也不會感到意外。如果這種狀況確實反應出你的生活型態，你可能會把「缺乏時間及空間」當作「無法用精油進行親密按摩」的普遍藉口。

或許親密的按摩對你而言只是一種彼此玩樂的過程，只要你願意，你就能找到與另一半獨處的時間。如果你已經為人父母，設法向家人和朋友請求協助，朋友彼此之間或許可以建立一個看顧兒童的支援網。如果小孩年紀較大，甚至可以利用他們在學校上課的時間，與伴侶共度一個歡樂的下午。但你們可能需要請一天假，然而，不妨利用自己尚有的假期，更好的是你甚至可以在騰出奇數週（譯註：就是過去的隔週休二日）的週末時間出走，當然一定要帶著你寶貴的精油一起隨行。

這樣的回饋其實遠遠超過你努力偷取這些寶貴時間所付出的代價。並且還能讓你放鬆、增加彼此親密性、讓心情變好.......而這些影響所產生的益處也會對自己生活周遭的人有正面影響。特別是小朋友。因為小朋友對自己父母心情轉變的感應接收力很強，所以他們也能因此而變得心情更加愉快、更能放鬆自己。

情侶間的療癒方式

當一對愛侶正遭遇親密關係中的裂痕時刻，帶有愛意的撫觸（這並非是為了增加性慾的愛撫）是一種可以讓彼此信任和互相放鬆的重要元素，

而這種特質可能已經被你忽視很久了，或者雙方的關係在一開始時就從未建立好。確實有太多人將擁抱、撫觸和按摩視同為進行性交的一種前戲行為，而不是看成除了性交的目的之外，還想要確實感覺彼此的一種身體接觸而已。

當彼此不再奢望出現性高潮的時候，雙方就會從原來性愛關係所存在的「性表現壓力」情結解放出來，而發現到一種壓力能夠釋放的自由。如果有一方被視於過度性飢渴，則另一方可能會因而完全失去性慾；並且導致親密關係的破裂。然而透過彼此為對方進行芳香按摩來練習享受給予或接受的感覺，而並非關聯到性的身體接觸，就能夠釋放大量的緊張與壓力。而過度性渴望的伴侶也可因此而放鬆地享受屬於他們之間的感情交流。對於「性冷感」的另一半而言，也可以找到親密關係中不受威脅的時刻，讓心中沉睡許久想要享受快樂的輕鬆感覺能夠重新甦醒，而通常這就是指恢復性慾。

因此在彼此治療的初期過程中，必須盡量避免進行意圖引發情慾的按摩。而要專注在傳統的芳療按摩，直到你們雙方都準備好朝向同一個階段發展。更重要的是要互相分享並發展層次越來越細膩的相互感應力，愛撫可以讓你們經歷這種感受。一旦這種

移情感應關係建立之後，彼此心靈也會因而相通。這種感覺就好像情人之間從未存在任何距離，卻同時也了解彼此都是獨立的個體、任何一方都不能凌駕另一方。如果沒有這種看似既親密又個別自由的矛盾狀態，就無法真正達到完美性愛的終極目標。

的確，如果不能先愛自己，就無法真正愛別人。我們可能「需要」某人，可以讓我們依附對方、同情對方、將對方理想化，但是唯有自己裝填「愛」的杯子滿溢時，「愛」才能自然而然地流溢出來加惠別人。正面積極的自尊是享受生活樂趣、營造健康兩性關係的基礎。但是愛你自己並非意謂孤芳自賞或不顧他人死活；而是表示將你自己視為是一個值得享受對方給予愛和尊敬的人。

凡是已經享有美好關係的伴侶，按摩（不論是引發情慾或療癒性按摩）都能提升並增強無法言喻的愛的「結合」，彼此都能感受並分享對方的愉悅：這是能更加深入和持續保持親密關係的最大秘訣。

營造神奇的空間

如同之前第22章有關營造芳香療法按摩空間的方法；要佈置適合增加情慾按摩的房間，除了獨特的氣氛之外，房間還要保持溫暖舒適。你只要把房間整理乾淨、將電話插頭拔掉、

將燈光調暗,剩下的就自由地想像。或者你可能比較喜歡利用溫暖、閃爍的燭光來營造迷人夢幻性感的氣氛。但是如果你們是共渡下午的時光,那麼透過印花布窗簾所流洩的自然光線就能營造有如月光下的浪漫氣氛。

●香氣

如果家裡有薰香燈,千萬不可錯過它營造氣氛的功效。薰香的香氣具有暗示情慾和神奇的魔力,例如迷幻樹脂味帶點水果氣息、泥土氣味帶點辛辣;或是帶有異國花香的木質氣息。你也可以利用濃郁的鮮花來增添房間裡的香氣。有些花朵無庸置疑的能散發出催情的香味。茉莉、橙花、紫丁香、白百合和蘭花,據稱是地球上最能夠引發情慾的氣味;因為這些氣味之中帶有一絲絲人類在性慾熾熱時所分泌出來的體味(參照第349頁內容)。有些人可以察覺到這類花朵中所蘊藏的這種低到幾乎聞不出的「動物」氣息,這也正好說明為何這類花朵也可能會讓人感到噁心,而並非是愉悅的感受。所以必須慎選營造神奇空間的花香氣味。

●音樂

如果你想在這個營造出來的愛之園地播放點音樂,想想看有哪些歌曲或旋律特別能喚起親密關係的高潮;

幾乎所有的情侶都有屬於自己的音樂。然而這種適合在作愛前後或作愛時播放的音樂,不見得適合在進行激發情慾按摩時播放。為了替情慾充電,這一類的按摩動作必須要緩慢、平穩而流暢地進行。同樣地大部分適合於按摩時播放的音樂通常是流暢有節奏性,而非吵雜不安的快節奏音樂。幾乎可以肯定的是你會隨著音樂的節奏來按摩。我們實在很難不隨著音樂的旋律來進行按摩。你可以試著想像一下自己隨著Jumping Jack Flash(譯註:滾石合唱團的搖滾歌曲)或是柴可夫斯基的1812序曲的緊張節奏被按摩的感覺會是如何?可能一點也無法點燃你的情慾。或許這些音樂對極少數的人而言是相當愉悅的感受,但是對平凡的我們而言則是一種精神的折磨和損耗。

●按摩「 床」

對兩性之間的情慾按摩最具誘惑力的按摩基礎就是堅固的床或床墊了。或者你也可以在地板上舖上墊子,上面再覆以一塊棉製床單或幾條長毛浴巾。同時你還需要另一條床單或浴巾可供覆蓋在對方未按摩的身體部位,以避免在按摩進行時,對方的身體發冷。但是如果房間相當溫暖,或是對方身體已經是血脈賁張的情況下,就不需要這麼做了。

●按摩油

　　關於按摩油的調製以及室內薰香的一些基本方式請參照第5章的內容。雖然在選擇情慾按摩所使用的植物精油過程中，個人對氣味的喜好扮演相當重要的角色，但是下列配方的催情按摩精油，或許可以提供你一些調配的靈感。關於這些精油配方，如果你喜歡的話還可以用來作薰香使用。但是你需要跟著改變精油的使用量，在加入水的精油擴香器上滴上6滴精油（確實的精油量和比率並不是那麼的重要，可以任憑自己的心情及喜好改變）。關於如何調配精油香氣讓愛意常留心中，請參考第27章的調製個人香水內容。

情慾按摩技巧

　　一般精油按摩主要是想達到深沉放鬆；但是，催情或情慾按摩的目標卻是要挑逗起對方的情慾。如果你喜歡的話，你可以將本章所敘述的一些「催情密技」融入第22章中所教導的基礎按摩步驟中。然而情慾按摩的基本要訣就是依照按撫、揉捏和羽毛輕掃等基本按摩動作，給予緩慢有節奏的按摩即可。可同時按摩性感帶區域：例如下腹部、大腿內側、膝蓋後方、臀部、下背部、胸部、耳朵、嘴唇、頸背、手掌、手肘內側、腋窩、腳底、以及腳趾和手指之間。

　　按撫、揉捏、和羽毛輕掃這3個基本按摩動作的本身並非要引起性慾，但是如果在對方的皮膚上加上非常輕柔的搔、舔和呼氣等等動作，再加上你為深愛的對方而引燃的熱烈慾望發展而成的其他動作——在你還未意識到之前，你已經不自覺地招引愛神來到你們之間。通常你覺得很棒的動作，對方應該也有相同的感受。然而根據古老的性愛寶典記載：女性對持續性輕柔的刺激會更有反應，而男性

情慾按摩油配方

選擇下列建議的按摩精油；或自創配方。你可能會更喜歡使用香草浸泡油作為基底油使用，因為這種味道特別能夠激發情慾。下列精油量是以使用於30ml的基底油為基準的用量。

就在今夜	愛的插曲
芫荽6滴	橘3滴
萊姆2滴	檀香4滴
奧圖玫瑰2滴	伊蘭伊蘭3滴
乳香2滴	

芙麗雅愛美神	性愛狂想曲
苦橙葉3滴	快樂鼠尾草2滴
佛手柑3滴	佛手柑3滴
薰衣草2滴	橙花2滴
岩蘭草2滴	雪松4滴

燃燒吧！火鳥	親密時分
檸檬3滴	奧圖玫瑰2滴
甜橙3滴	檀香5滴
薑1滴	
乳香3滴	

則喜歡力道較強的觸摸。即便如此，你還是必須自己找到適合引發自己和對方情慾的按摩方式。

　　你可以將情慾按摩當成是一場刺激的外遇，或是短暫的邂逅，就像有些人直截了當地說：「只要能讓你硬起來」，就是好的方法。記得，不要完全照著書上所說的動作照表操課。事實上拿著書來「按表實施」往往就是慾望的澆熄者。記得在進行更深入的性愛過程之前，至少先給彼此一刻鐘的時間，透過彼此互相按摩，來盡情挑逗對方。

情慾按摩

　　如果喜歡的話，可以將一些增加情慾而自創的動作，併入第22章的基本按摩動作之中。或者你可以藉由以下的一些按摩技巧，找出屬於自己情慾按摩的靈感。

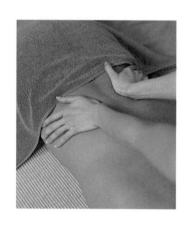

●背部、臀部、手臂和
　手部的按摩

1 由背部按摩所衍生的情
　慾按摩（請參照第268頁
內容），可以讓自己跪在對方
頭部前方的位置。將雙手水
平地分置在對方脊椎的兩
側，由背部的最頂端開始，
將手指朝向脊椎方向，利用
推滑的按摩動作，雙手一路
往下滑推整個背部，直到臀
部為止。

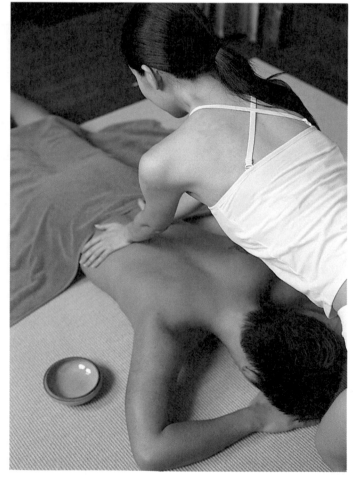

2 然後將你的手滑推按摩對方的雙臀；再慢慢地往
上滑推身體的兩側，一直到腋窩處。將你的手打
開放在對方的肩膀上，再輕輕地往外一直延著手臂
外側滑動。當你滑動到對方的手部，再將你的手指
滑入對方的手指交疊，再輕輕地將手指往回滑推至
對方手臂內側，然後再滑推回肩膀，這時將雙手放
回到原始的位置，重複幾次相同的動作。

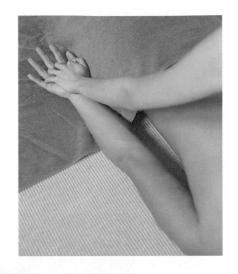

●用長髮輕掃按摩

1 羽毛般的輕盈愛撫動
作，可利用長髮來進
行。因此如果你或者對方
蓄有長髮，可用頭髮慢慢
地掃刷來愛撫對方的身
體。由頸部的頂端開始一
直往下刷撫到腳趾頭，之
後再重複相同的動作。請
不要遺漏了對方的手臂部
位。依照個人的喜好可以
重複多次相同的動作。但
是，身體唯一不喜歡有頭
髮愛撫的部位是臉部。當
嘴巴或眼睛內有頭髮時，
的確是件讓人不太舒服的
事。

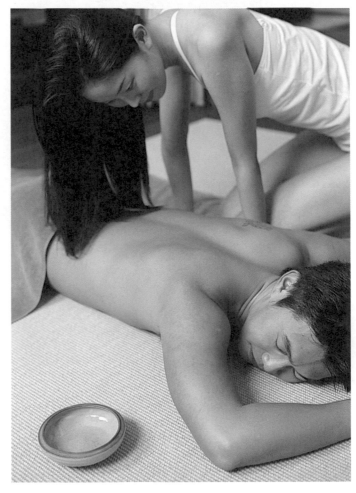

●愛撫耳朵

如果對方喜歡被撫摸耳朵，可以讓撫觸停留在那裏一會兒。用你的
手指在耳朵以輕輕畫圓圈的方式撫摸，一次按摩一隻耳朵就好。可
以再加上輕咬或親吻耳垂的部分，再以舌頭沿著耳朵貝殼形狀的弧
緣挑逗。

●腹部滑推按摩

在愛撫過對方的耳朵之後，將你的雙手以非常輕盈的動作滑過喉
嚨、胸部；以手指朝向腳趾頭的方向一直往下滑推。

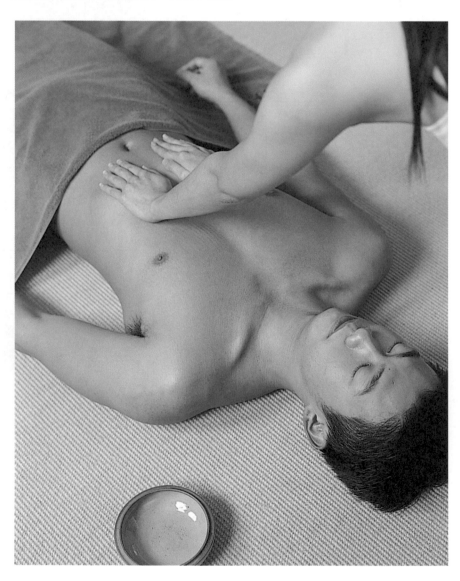

2 雙手以非常緩慢的動作向下滑推，經過胸部或乳房，一路按摩到腹部。雙手輕輕用力，但是當你的手經過肚臍的時候，可以稍微用力。當你的手來到陰部恥骨部位時，將雙手像扇子一樣展開，再以非常緩慢的動作沿著身體的兩側，一直滑推至腋窩處。再將雙手滑過肩膀，再回到原始位置。可依照自己的喜好，重複幾次相同的動作。

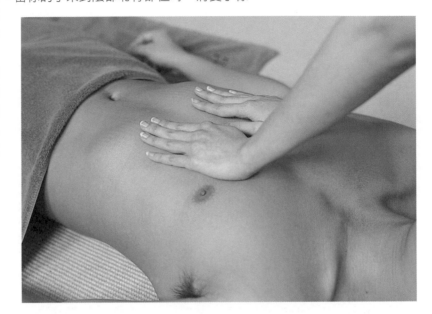

● 胸部區域的按摩

這是胸部按摩的變化版。像之前的動作一樣，先將雙手放在上胸部的位置，手指朝向腳部，再以非常緩慢輕柔的動作滑推按摩整個胸部、周圍和下方的區域；一直往上按摩到腋窩位置。將雙手滑過雙肩再回到起始位置。依照個人喜好，可以重複幾次相同的動作。

● 腳趾頭的挑逗按摩

許多人發覺腳趾頭按摩（以及手指頭按摩）是相當刺激的（參照第279頁內容）完成這些按摩腳趾頭的步驟，可以很高明地挑逗對方，讓對方興奮莫名俯首稱臣。以小指指尖緩慢地在腳趾頭間進進出出，如果對方足部很怕癢的話，這種動作無疑是教人又愛又怕的折磨酷刑。

按摩結束

用你的指尖做一些羽毛般輕盈的輕掃按摩。幾乎沒有接觸到對方的皮膚，特別照顧大腿內側以及膝蓋內側等敏感部位。在對方的頸子上輕輕吐氣，用舌頭在肚臍的部位以畫圓圈方式舔逗，再按摩耳朵後面；輕輕碰觸對方的眼皮和嘴唇。再以柔軟的嘴唇和熱氣愛撫對方的手臂和手部。最後再以指尖由上向下輕掃對方整個身體，輕輕摩擦乳頭、嘴唇和生殖器官，非讓對方性慾高漲到全身抖動，否則絕不罷休。總之用你的想像力盡情的愛撫對方！

Aesthetic Aromatherapy

芳香美容療法

舉凡漂亮、優雅、富麗、高貴、標緻的事物，
如果沒有經過任何想像力，都稱不上是美麗。

～愛默生論「美麗」～
摘自《生活行為》，1860年
（*Emerson, The conduct of life*）

{第二十六章}

芳香美容療法

曾經追求「美麗」的方法被侷限於膚淺的美容療程中，用一些怪異和奇妙的混合物，加上號稱遠自異國萃取的珍貴物質，最後再塗上如水泥牆般的化妝品而獲得美麗。然而擁有美麗最重要的根本：健康，卻普遍地被大眾所忽視。在第19章我們建議落實健康生活型態，不必過度執著於外貌，你就能擁有明亮的膚色、閃亮動人的髮質、健康的牙齒，以及柔軟靈巧的身體。由這個觀點出發，在本章所要揭示的芳香美容療法才會具有更佳的效果，因為植物精油對美容的效用並不僅僅止於光鮮亮麗的外表而已。

直到目前為止，男性對於「美容保養」的觀念一直處於逃避狀態。但情勢即將改變，越來越多的男性樂於嘗試一些標榜可讓人增添魅力的美容用品。而在本章所列出的大部分保養成分和美容方式可同時適用於男性和女性朋友。如果你非常幸運，受到上天的眷顧，原本就擁有無瑕的肌膚、健康的牙齒、炯炯有神的明眸，以及閃亮動人的頭髮，那麼這些精緻的天然保養用品會讓你的天生麗質更加長久。

大家都希望能夠快速簡易的調製一些能夠使你更加美麗的天然保養用品，而通常這些美麗的素材都可取自家裡的冰箱或是食物儲藏櫃中。此外，自行調配這些保養品，過程不僅相當有趣，而且自製的天然保養品相較於市售保養品而言，對你的皮膚會更有幫助，但價格卻只是市售產品的幾分之一而已。

> **重要**
>
> 如果你有某些皮膚疾病，例如濕疹、乾癬或面皰等肌膚問題，最好先請教專業芳療師、藥草學家或營養師的意見，他們會為你設計調配個人適用的改善計畫。因為每個人的情況都不盡相同，所以適用某人的方式不見得可以適用於你身上。

基礎觀念

●關於自由基

最近幾年，一些健康和美麗的大師會持續標榜皮膚保養品中所含的抗「自由基」元素對皮膚的功效。自由基被認為是皮膚的頭號敵人，它們非常活躍，一遇到氧氣即會形成有毒的過氧化氫（即雙氧水）。如果放任自由基而未加以抑制，它們就會傷害皮膚的膠原蛋白及彈力蛋白（維持皮膚彈性和緊實的主要蛋白質），而且還會破壞全身的細胞。自由基也被認為是引起老化的主要原因，然而自由基在許多的生物代謝過程中都會自然形成，好比從呼吸到發酵作用的過程中，都會產生自由基。唯有在自由基無法控制時，它才會對我們造成傷害。任何能抑制自由基潛在傷害的做法，也可幫助保有皮膚和肌肉原有的彈性、並預防提早老化的現象。

是什麼因素引發自由基的作怪？主要有：

●食用過多的高度加工過的脂肪和油脂，例如人造奶油和高度精製的植物油，這些原本存在的天然營養素，經過精製的過程就會被徹底改變。如果你的食物中又缺乏天然的抗氧化物質，例如能緩和自由基作用的維他命E，那麼你就會有提早老化及產生相關老化疾病的危險。

●在皮膚上使用護膚油和乳霜（不論是用精製過或未精製過的油所製成的產品），其實都已經被自由基破壞。遺憾的是這些保養品被自由基破壞的情況是在尚未產生油耗味之前就已經發生了。通常一般市售保養品都會添加防腐劑，來減緩氧化的速度，並延長產品銷售的生命週期。然而對一些體質較敏感的人，防腐劑可能會產生過敏的反應。而在家自製的乳液、乳霜和護膚油，可避免防腐劑的潛在危機。但是你必須使用未超過有效期限的高品質植物油來調配自製保養品。儲存在陰涼的地方（最好是放在冰箱裏），在2～3個月內使用完畢。

●過度曝曬紫外線（包括人工太陽床），會讓紫外線滲透到皮膚當中，破壞由彈力蛋白和膠原蛋白所構成支撐肌膚的結締組織。但是適當的照射陽光（每天最多1小時，避開早上10點至下午4點，並擦上防曬產品），其實對人體有益。它能刺激皮膚的血液循環，促進維他命D的形成；並且讓你感到全身舒暢。

●持續延長的情緒壓力。

●因排放廢氣、煙囪的煙霧、工廠化學物質以及吸菸等所導致的空氣污染。

●逐漸在飲用水和食物中發現的有毒重金屬，例如鉛和汞。

●殘留在我們周遭環境、食物和飲用水中的殘留農藥和殺蟲劑。

●化學食品添加物，以及不新鮮的食物。

而自由基的活性可利用下列方法來加以抑制：

●確保日常食物中含有足夠的維他命E。維他命E是自由基的清道夫，可以掃除自由基這些破壞因子並消解它們的作用。許多未經精製過的植物油例如特級純橄欖油和葵花籽油，它們當中含有相當豐富天然均衡形式的維他命E。而其他維他命E的來源像是綠葉蔬菜、蛋黃、含胚芽的粗製穀類、新鮮的豌豆和豆類等。

●某些植物油例如月見草油（也稱晚櫻草油），作為醫療用途的價值遠高於烹調用途，在尚未有月見草油膠囊之前，月見草油就被拿來當作天然維他命E的營養補充品。而維他命E可以抑制自由基在人體內的作用。如果你要食用天然植物油作為營養補充，那麼月見草油將是首選。通常維持健康的皮膚和頭髮僅需要一天服用量兩顆250mg的月見草油膠囊即可。

●在每天的飲食中均衡攝取所有的營養素是非常基本的要求，其中又以攝取維他命C特別重要。其實具有抗氧化功效的維他命E對人體內脂肪結構的細胞膜作用會特別明顯。而維他命C則是針對人體內的水性體液來發揮作用。維他命C還能提高維他命E對人體的防護能力，並保護身體不受環境污染源的侵害。每天要確實攝取大量新鮮未經烹煮的水果和蔬菜來藉此補充足夠的維他命C。

●其他有名的抗氧化物質包括β胡蘿蔔素（是維他命A的前導物質）以及硒。在所有橘紅色水果和綠葉蔬菜如菠菜和高麗菜中，皆含有β胡蘿蔔素。而魚類、海鮮、肉類、含胚芽的粗製穀類及牛奶則是攝取硒的良好來源。

●使用高品質未經精製或化學處理過的天然植物油和植物精油來保養皮膚。

●外出會曝曬在陽光下時，一定要使用高係數的防曬產品。但是如果你的皮膚對陽光的反應不是特別敏感，我個人則認為最好是使用天然植物的防曬油例如特級純橄欖油或芝麻油（參照71頁基底油部分），一般市售的防曬產品由於添加的化學防曬劑可能會引起皮膚過敏的問題。然而不論你使用的是有品牌的防曬產品或是天然植物油來防曬，最基本的是要避免曝曬在灼烈的陽光底下。但是你仍然可以在中午以前和及下午4點以後的時間進行短時間的日光浴（最長1小時），此時陽光放射線較長，光線的強度也比較弱，因此較不容易曬傷（譯註：這是作者7年前寫作時在英國的觀點，然而在台灣由於日照時間較多，紫外線也較強，我建議不管在日間什麼時候都要擦上防曬產品。而植物油其防

曬效果太低，而且平時直接使用對多數人來說都比較油膩，建議還是要慎選適合自己的市售防曬產品來使用）。

皮膚乾刷法的身心效用

這種古老的天然美容療法被證實其效果的確非常好。它不僅能去除皮膚表面所堆積的老廢角質，讓肌膚的質感更佳，而且還能促進淋巴系統的排水功效，藉此消除人體三分之一的廢物。舉凡關節炎、蜂窩組織（又稱橘皮組織）、高血壓等問題，以及因淋巴引流功能不佳所導致的精神沮喪等情形都有所幫助。雖然皮膚乾刷法，不能完全取代運動。然而事實上，這種療法對身體的功效相當於進行一次優質的全身按摩或是慢跑20分鐘的運動效果。

要進行皮膚乾刷，你需要一把特製的植物纖維刷，配上長長可折卸式的刷柄，以便可以刷到自己的背部。這種刷子在許多健康用品店或美容用品店都可以買到。刷子必須經常保持乾燥，但是每兩星期要使用溫的肥皂水清洗乾淨。如果你不能找到這種身體專用的刷子，麻纖維製成的手套也是不錯的替代品。在早上洗澡之前進行，最好每天刷一次，每次刷個幾分鐘，而如果你有蜂窩（橘皮）組織的問題時，則最好一天進行兩次。此外，

這種皮膚乾刷最好能每個月停止一個星期，就像許多自然排毒療法一樣，這樣做可以讓我們的身體不會因為習慣而麻木，才會有更好的改善效果。

●皮膚乾刷法的操作過程

乾刷皮膚時，要確實刷到全身每個部位。要輕輕地刷，如果刷得太用力，尤其是對不習慣這種刷拭身體方式的人而言，很容易就會造成皮膚擦傷。以綿長延續的動作來刷，由腳部開始，包括腳底；之後再往上移動刷拭到腿部，包括腿部的正面和背面。往上再刷過臀部並往上達到背部中點，記得都是以朝向心臟的方向來刷，並將毒素帶往右側腹部結腸的方向。接著刷拭你的手部包括手部正反面，往上刷向手臂，刷過肩膀，再往下轉往胸部的部分（如果是女性的話，請避開乳頭部位），然後再由頸背部位一直向下刷到後背的上半段。最後再刷腹部（避開生殖器部位）並以順時針畫圓圈的動作順著結腸形狀刷拭按摩。

因為臉部和頸部的肌膚相當敏感，通常不用乾刷處理；但如果你願意的話，可以使用有軟刷毛的洗臉刷或是男士的刮鬍用刷子來刷拭。只要用刷毛的頂端，掃過前額、再輕輕地掃過眼睛四周，往下到鼻子、臉頰和下巴再往下掃向頸部。接著再刷頸部

包括正面和背面，直到胸部。

皮膚乾刷療程每一次所需的時間不超過5分鐘，而且可以在洗澡時進行。在沐浴之後，可接著使用自己所喜愛的芳香按摩精油來滋潤肌膚，或者只要使用質地細緻的植物油如杏仁油或紅花油，而不用添加任何精油。

注意

● 除了患有皮膚疾病如濕疹、乾癬或感染及有傷口的皮膚以外，每個人皆能安心使用皮膚乾刷法。你可以刷在健康皮膚的部位，但是盡量避免刷在任何有惡性靜脈瘤的血管部位。

● 如果在使用皮膚乾刷法第一星期的時候，皮膚突然冒出面皰的情形，請不要因害怕而放棄療程。因為會長面皰代表身體正透過皮膚將毒素排出。經過1～2星期的皮膚乾刷之後，你的皮膚會比以前看起來更加健康亮麗。

臉部
●適用於各種膚質的每日基礎保養

每天兩次，以能溫和平衡肌膚酸鹼值的香皂或洗面皂來洗臉，這有助於平衡肌膚的酸性天然保護膜。這層保護膜是由我們皮脂以及皮表水分所混合而成，用來保持肌膚正常菌種

（能夠預防肌膚感染）。這層保護膜的pH酸鹼值為5.5，也就是弱酸性。一般香皂以及較廉價的臉部保養品則呈鹼性，這些產品有時會使一些人的皮膚變得乾燥脫皮。

在洗臉後，特別是油性皮膚的人，最好再使用溫和的收斂水，例如玫瑰露或是後面所建議的肌膚調理水。雖然並非絕對必要，但是肌膚調理水會讓皮膚變得清爽有活力。

如果皮膚上還有濕氣，可再使用由蜂蠟加上植物油所製成的面霜，或是質地更清爽，主要由杏仁油、杏核油或是荷荷芭油等混合製成的滋養霜來滋潤肌膚。或是使用市面上品質優良的保養品，最好是使用不含礦物油的乳液或面霜。品質不佳的礦物油會阻塞皮膚，容易形成黑頭粉刺和面皰。

適用各種膚質的每周特殊保養
●去角質

雖然以洗臉刷或刮鬍刷為臉部進行的皮膚乾刷法，有助於促進淋巴引流，降低臉部浮腫的現象。但有些膚質需要稍微加強的保養步驟才能去除皮膚表面所囤積的老廢角質。這些多餘角質會使肌膚看來膚色不均勻，並造成肌膚黯沈發黃的現象。年輕的肌膚新陳代謝功能良好，能夠順利的代謝掉老廢角質，但是隨著年齡的增長，皮膚的新陳代謝變慢，造成新細

胞形成速度減緩，並且細胞會漸漸耗盡死去，這些死去的角質細胞會被推擠到皮膚表面，堆積在肌膚上形成不均勻的肌膚塊狀。

要進行簡單的去角質步驟以去除老廢的角質細胞，可將一把磨成中度顆粒的燕麥片（如果是乾性肌膚請使用玉米片）弄濕，然後輕輕的用來按摩臉部和頸部，特別是鼻孔周圍的肌膚部位，之後用溫水或冷水沖洗乾淨。如果是男性，平常有刮鬍子的習慣，由於刮鬍子本身就能夠有去除角質的效果，所以僅僅需要去除臉上沒長鬍子的地方即可，如前額部位。順便一提的是，你會發現自製去角質布棉，使用起來會更方便。將磨好的燕麥片倒在綿製手帕或細棉布的中央，將綿布的四個角落綁緊，在使用前先以微溫的溫水將之弄濕，再將布棉塗擦在臉部進行去角質。

注意

雖然許多去角質產品屬於一種磨砂膏，但是由於較為刺激，所以我並不建議使用於脆弱的臉部肌膚。因為即使是最輕微的皮膚刺激或發炎現象，都會引起自由基的產生。因此去角質要輕輕摩擦，而不要使勁磨砂！

●蒸臉

幾乎所有的肌膚問題都可以從精油蒸臉的深度清潔效果中獲益。尤其是毛孔阻塞和油性肌膚的人，由於容易形成黑頭粉刺和痘痘，更適合經常進行精油蒸臉。用一個耐熱的臉盆或大碗，裝滿接近沸騰的熱水，再滴入2-3滴適合自己膚質的植物精油（參照第330頁的皮膚保養表內容），將臉朝向蒸汽上方，用大毛巾將頭部和臉盆（碗）蓋住，使精油蒸汽不易流失。蒸大約5分鐘之後，再使用冷水潑臉，以去除堆積在臉部肌膚表面上的廢物及污垢。如果你願意的話，這個方法還可以配合敷臉（參照334頁面膜DIY內容），或者讓皮膚靜待約30分鐘安定之後，再擦上平常使用的滋養霜來保養肌膚。

注意

- 如果臉部肌膚有微絲狀血管浮現的人，應避免進行精油蒸臉。強烈的熱蒸汽會使皮膚表層下的血管擴張，使血管浮現的問題更加嚴重。
- 如果你患有氣喘，也要避色進行精油蒸臉，因為集中的蒸汽會引發氣喘發作。
- 美國研究有關皮膚健康的報告曾經指出，過度進行蒸臉（每星期超過兩次，持續數月以後），可能

會引發「叢林式面皰」（Jungle Acne），這是由於皮膚過度潮濕所引起的失調症狀。因此已經有面皰困擾的人更應特別注意。過度使用蒸臉（包括洗三溫暖的蒸汽室）也可能會讓肌膚問題更形嚴重。然而，正確的進行精油蒸臉對容易長面皰的人來說仍然相當有幫助。

● 敷臉

敷臉保養的目的在於深層清潔肌膚並使肌膚呈現明亮的光澤。這個步驟可以在洗臉之後、精油泡澡之後、抑或精油蒸臉之後進行。由於這時候臉上的肌膚仍然溫暖而濕潤，因此更能接受在臉上所擦上的任何東西（參照334頁天然面膜DIY）。

● 精油的周期性療程

這可能會讓你感到非常意外，其實每天使用精油來保養臉部肌膚並不是非常恰當。要達到最好的精油保養效果必須遵照法國方式：周期性地使用精油保養，或許是每星期使用精油保養一次；或者連續兩星期每天持續使用精油保養一次、中間間隔3～4個星期之後再恢復使用。這種做法可以讓我們的皮膚不會對精油產生慣性，以避免精油保養的療效變得越來越差。

選擇適合自己膚質的精油配方（參照330～333頁的皮膚保養表內容），利用精油保養皮膚有4種方式：

1. 在沐浴之後，當皮膚仍然溫暖濕潤時，薄薄均勻擦上一層稀釋保養用精油。在20分鐘之內，請不要擦掉任何多餘的精油，因為精油需要這樣的時間才能被皮膚所完全吸收。

2. 在進行蒸臉或深層清潔面膜保養後，至少在半小時以後，才擦上保養精油。因為在進行蒸臉或敷臉的保養之後，皮膚需要時間鎮靜下來，才能更有效地吸收精油（以及基底油的油溶性營養成分）。

3. 在做完5分鐘的臉部熱敷之後，可立即擦上保養精油。在防熱的大碗或臉盆中裝入一半的溫水，然後立即將三條臉部毛巾浸泡在水中。將之擰乾，將其中兩條毛巾分別敷在臉部的上下側（鼻孔、嘴巴和眼睛除外），當其中一條毛巾冷了之後，再換另一條毛巾。然後趁著皮膚還是溫暖濕潤的時候，用保養精油來按摩皮膚。

4. 外出散步之前，可立即擦上臉部保養精油（最好在公園或是沒有空氣污染的鄉間），以新鮮空氣再配合精油的作用，對肌膚來說是超級的回春藥。

如果你採用一星期使用一次精油保養的方式，盡可能一天擦上3次，沒空的話，其實一天一次也就夠了。

針對毛孔阻塞問題的急救措施

●黑頭粉刺、白頭粉刺和面皰

黑頭粉刺是由堆積的皮脂所形成。它會形成一個硬塞子塞在我們皮膚毛孔或毛囊之中，而皮脂表面則因為曝露在空氣中造成氧化，使得顏色變黑。黑頭粉刺不會自動消失，但是可以透過蒸臉或熱敷來去除。由於蒸臉及熱敷使皮膚毛孔張開，軟化堆積在毛孔中的硬化油脂，所以能夠用包上面紙的乾淨手指輕易擠掉（譯註：若還是擠不出來，就不要硬擠，否則會很容易傷害肌膚，造成疤痕產生）。去除黑頭粉刺之後，再以金縷梅收斂水輕拍患處。

白頭粉刺很像皮膚上的白色細小腫塊。它們的形成與黑頭粉刺極為類似。但是黑頭粉刺是曝露在空氣中，而白頭粉刺因為角質層堵塞住毛孔，所以被藏在皮膚裡面，使得這些堆積的油脂無法從毛孔中嶄露頭角。注意的是，我們並不建議你自行在家進行清除白頭粉刺的保養工作。白頭粉刺一經擠壓很容易引起發炎，形成紅腫的腫塊，而這些紅腫現象需要一段時間才會消失。如果你有白頭粉刺的問題，找專業美容師解決較為恰當。她們會用極細小的探針將粉刺挑開取出，這樣一來就不會留下任何疤痕。（譯註：其實在台灣許多皮膚科醫師也

會幫患者進行粉刺的清除工作，並不一定要用擠的，像果酸換膚或擦上A酸藥膏等方式都是不用擠壓的改善粉刺方式。此外，粉刺經不當的擠壓很容易造成色素沈澱以及凹洞疤痕的問題，最好要找信譽良好的美容師，或由專業皮膚醫師來幫你處理更佳）

面皰或丘疹的形成是由於油脂阻塞的毛囊受到刺激發炎所引起。白血球會進入這些發炎的部位來抵抗這些細菌，因此才會造成化膿現象。這種類型的面皰通常在幾天之內就會痊癒。然而如果面皰的發炎現象出現在皮膚較深層的地方，那麼情況就會更嚴重，並惡化成囊腫型面皰（Acne Cyst）。遇到這種面皰，需要較長時間才能痊癒，或許囊腫型面皰會在皮膚表層下潛伏好幾星期。

最理想的是讓它們順其自然，讓面皰隨著自己自然循環周期消失。隨便處理或擠壓皮膚，可能會讓情況更嚴重，並且會擴散感染區域，甚至可能會形成疤痕。事實上有時你會很難抵擋想要將痘痘除之而後快的衝動，在這種情況下你必須要先進行蒸臉（或熱敷），接著再以優格或天然泥膜敷在感染的部位，喜歡的話也可以全臉敷。然後再以未經稀釋的金盞花酊劑（可向草藥商或精油大盤商購買）輕拍在患處。每天持續使用數次，一直到面皰乾掉，自動脫落。大部分芳

療師主張在痘痘部位擦上一滴薰衣草或茶樹精油。雖然這種做法對某些人有效，然而依照我個人的經驗，由酒精稀釋的精油調配用品，其乾燥痘痘的效果會更好。

要預防皮膚的面皰粉刺問題，美膚專家們的建議是凡患有嚴重面皰或復發性黑頭、白頭粉刺的人，不要食用動物性脂肪（或者明顯減少食用量），改用以冷壓萃取或未經精製過的天然植物油。攝取過多的動物性脂肪被認為會產生過多肌膚油脂來阻塞毛孔和毛囊，並助長細菌感染形成面皰青春痘的問題。

廚房的保養品調製專家
● 芳香精油和皮膚健康

不管有沒有把精油直接用在臉上，其實在泡澡和按摩中添加植物精油就能讓肌膚顯得更加亮麗有光澤。

很少人會去探討真正的原因，其實這是因為精油能透過我們的肺部和皮膚進入血液，並作用在我們全身的組織，影響整個身體使然。而毛孔阻塞非常嚴重的肌膚（尤其是粉刺很多的肌膚）總是無法有效地吸收植物精油，但是如果在沐浴或全身按摩時使用，精油可以透過腹部等較柔軟的肌膚，以及大腿內側和手臂上半段的皮膚，進入人體之中。

使用適合自己膚質的植物精油，再調和高品質的植物基底油使用，就會產生明顯的正面效果。植物精油以及基底油中的小分子成分（指基底油中的維他命E）可以滲透進入皮膚的最底層，它們從這裡開始產生作用，並促進健康皮膚細胞的生長，增加皮膚的保濕度，加速排除老廢角質，並且增加血管的氧氣及廢物交換功能。

美容用油的選擇

下面列舉的保養專用基底油是目前芳香美容療法使用漸多的品項。其他適用於身體按摩以及美容保養的植物油則列於第五章的基底油章節中。

杏核油（Apricot Kernel Oil） 學名：Prunus armeniaca

萃取自杏桃果仁，質地輕而細緻的植物油。最好可以找到未經精製過的天然杏核油，因為它含有少量能夠對抗自由基的抗氧化成分，即維他命E。

● 購買地點：這種植物油可在一些健康用品店或向精油批發供應商直接購買。

酪梨油（Avocado Oil）　學名：Persea Americana

　　品質最佳的酪梨油是由果肉直接以冷壓方式製成。它具有泥狀的外觀（這表示它尚未被熱氣和過度提煉加工過程所破壞）；以及讓人感覺舒服的翠綠色調。精製過的酪梨油呈現淡黃色，僅剩餘非常少量的酪梨氣味和營養素。冷壓製成的酪梨則富含必須脂肪酸以及大量的β胡蘿蔔素和維他命E。雖然酪梨油本身具有黏性，但是它有極佳的滲透力以及讓皮膚再生的驚人力量。因此非常適用於乾性、缺水性或老化的膚質。它同時還可以製成膠囊內服使用，可預防皮膚乾燥和缺水現象，例如因為過度日曬所引起的肌膚乾燥問題。

●購買地點：未經精製的酪梨油膠囊可在一些藥房和健康用品店買到。你也可以向精油批發供應商買到瓶裝的酪梨油，但是請特別聲明你要的是未經精製的綠色酪梨油。要注意的是，我曾碰到許多經精製過的酪梨油卻被標上「冷壓式」酪梨油。但是我們可以透過了解精製過和未經精製過的酪梨油之間的差異性，並且廣泛讓精油批發供應商知道這種差異性，才能讓不肖的業者意圖矇騙消費大眾之前，有所忌諱。

琉璃苣油（Borage Oil）　學名：Borago officinalis

　　這是一種一年生的草本植物，葉子會散發出小黃瓜般的氣味，會開紫藍色星狀的花朵，油是經由熱壓榨或以溶劑萃取自琉璃苣植物的細小種子。琉璃苣又稱為星狀花，這個名稱是取自其精巧紫藍色花朵的明顯星星形狀而命名。這種植物油富含攸關肌膚健康的必須脂肪酸。通常會在其他的芳療複方精油中加入少許這種昂貴的植物油，來提高其他植物油恢復皮膚年輕的特性。然而琉璃苣油最有效的肌膚保養方式，還是將它用作營養補充品來服用較佳。

●購買地點：琉璃苣油膠囊（有時又稱為星狀花）可以在一些藥房和健康用品店購買。而針對局部性治療用途者，可用針刺穿膠囊，再將油擠出使用。

蓖麻油（Castor Oil） 學名：Ricinus communis

　　除了可以作為瀉藥之外，蓖麻油也是護髮用品和皮膚保養品中常用的成分之一。油來自於蓖麻，是一種生長在西非地區相當引人注意的矮樹。這種植物油是採自其光亮的棕色種子，利用冷壓法製成，具有相當棒的滋潤效果和防水性。因此它被添加在許多護髮產品及小嬰兒預防尿布疹的乳霜中。在芳香療法方面的主要用途是作為調製護髮配方的主要成分之一。然而它本身具有相當的黏性和強烈的氣味，有些人可能會不喜歡。

●購買地點：可以在一些藥房買到。

荷荷芭油（Jojoba Oil） 學名：Simmondsia chinensis

　　荷荷芭是取名自它的發音Ho-Ho-Ba，這是一種生長在南美洲的常年生沙漠植物。這種植物油（實際上是一種液體蠟）實際上是無色、無味，萃取自該種植物的豆實，這種植物油在室溫下會呈現半固體狀（譯註：這是指在寒冷的歐洲氣溫下，通常在台灣，荷荷芭油在室溫下呈液狀，置於冰箱冷藏之時，就會凝固，這也是判斷荷荷芭油真偽的一種方式）。荷荷芭油是一種相當神奇的物質，因為它幾乎不需要經過精製就可以直接使用，而且相當穩定。我從未聽說過這種植物油有腐壞的情況發生。荷荷芭的化學結構和皮膚本身的油性分泌物（皮脂）成分相似。再者它是適用於各種膚質的滋潤劑。當按摩在皮膚上時，它會與我們皮膚上的油脂結合在一起，而形成一種乳化劑，能深入清潔毛孔，並輕輕地將阻塞毛孔中的污垢清除乾淨。因此它甚至可以使用在油性肌膚或長粉刺的問題肌膚上。荷荷芭還含有豆蔻酸（myristic acid），具有抗發炎的特性。

●購買地點：在大部分的健康用品店或直接向精油供應商購買。

澳洲堅果油（Macadamia Nut Oil）　學名：Macadamia integrifolia and M. terrifolia

　　澳洲堅果油（又稱為夏威夷核果油、昆士蘭果油、澳洲胡桃油）在芳香療法中是相當新的一種植物油。最佳品質的澳洲堅果油來自澳洲。雖然一直以來大部分的製油過程都是經由高度精製加工製成。但是熱壓榨技術仍有可能製成品質較優良的植物油。這種植物油相當特別，因為它是我們目前所知唯一含有棕櫚烯酸（palmitoleic acid）的植物油，這種成分是我們皮脂中的一種必須脂肪酸，因此它具有天然的親膚性。未經精製的澳洲堅果油質地相當細緻，而且呈金黃色，只有非常輕微的香氣。它具有高度的滋潤肌膚作用，因此對於乾性和老化肌膚特別有幫助。

●購買地點：這種植物油並不是非常普遍，最好向精油批發供應商購買。

西番蓮油（Passionflower Oil）　學名：Passiflora incarnata

　　這種植物油是取自於西番蓮橘色果實內的種子，經過熱壓榨萃取而成。這是一種生長在南美洲可以快速蔓延的爬藤類植物。西番蓮油內含大量的亞麻油酸（linoleic acid），其作用可防止皮膚的水分流失。口服西番蓮油則有助於促進並保持皮膚的彈性。

●購買地點：可以在一些藥房和健康用品店買到西番蓮油的膠囊。雖然它的主要用途是作為營養補充劑來口服，但是你也可以把一到兩顆膠囊的劑量加入皮膚保養精油中，來提高對肌膚的療效。（使用時用針穿刺膠囊，再將油擠出即可使用）

桃核仁油Peachnut Oil　學名：Prunus persica

　　品質最佳的桃核仁油是採自於桃子的果仁，經過冷壓製成。這是一種淺金黃色且具有相當細膩甜美氣味的植物油。桃核仁油質地細緻而且極容易被皮膚吸收。將它作為營養補充品，有助於加強頭髮強韌並增加頭髮的光澤。這種植物油還含有相當可觀的維他命E。

●購買地點：可以到一些健康用品店購買，雖然通常被製成補充營養的口服膠囊形式，但是你也可以從精油批發供應商購買到瓶裝式桃核仁油。

皮膚保養表

　　你可以從下表的基底油和精油中，選擇調製適合自己膚質使用的複方精油。（有關如何調配適用於自己身體和臉部肌膚的複方精油方法，請參照70頁簡單調製精油比例）記住在調配臉部保養用途的精油時，請勿超過建議0.5~1%的精油稀釋濃度。

正常膚質

膚質特性	適用精油建議	適用基底油建議
柔軟、平滑和細緻的皮膚質地。很少發生面皰或乾燥脫皮等皮膚問題。	德國洋甘菊、羅馬洋甘菊、天竺葵、薰衣草、橙花、奧圖玫瑰。	杏仁油、杏核油、特級純橄欖油（以50/50的比例與其他基底油稀釋；或者與較輕淡的基底油混合時，可提高濃度比例）、荷荷芭油、西番蓮油（以每顆膠囊含量加入10ml其他基底油中來調和）、桃核仁油、紅花油、芝麻油和葵花籽油。

配方建議		
羅馬洋甘菊1滴 天竺葵1滴 薰衣草3滴 杏仁油15ml 葵花籽油10ml	或者 薰衣草3滴 橙花2滴 荷荷芭油25ml	或者 羅馬洋甘菊2滴 奧圖玫瑰1滴 西番蓮油膠囊2顆 杏核油20ml

乾性肌膚

膚質特性	適用精油建議	適用基底油建議
非常緊密細緻的皮膚質地,用肥皂洗臉後,會出現緊繃,同時會出現脫皮現象並容易產生細紋。	德國洋甘菊、羅馬洋甘菊、薰衣草、橙花、奧圖玫瑰、檀香木。	杏仁油、杏核油、琉璃苣油(以每顆膠囊劑量加入10ml其他基底油中混合)、月見草油(以每顆膠囊劑量加入10ml其他基底油中混合)、特級純橄欖油(以50/50的比例加入其他質地較輕淡的基底油稀釋)、荷荷芭油、澳洲堅果油、西番蓮油(以每顆膠囊含量加入10ml其他基底油中混合)、桃核仁油、紅花油、葵花籽油和小麥胚芽油(以5ml加入30ml其他基底油中混合)。

配方建議

奧圖玫瑰1滴 檀香3滴 特級純橄欖油10ml 澳洲堅果油15ml	或者 橙花2滴 薰衣草2滴 奧圖玫瑰1滴 琉璃苣油膠囊2顆 紅花油20ml	或者 德國洋甘菊1滴 薰衣草4滴 酪梨油10ml 桃核仁油20ml

油性肌膚

膚質特性	適用精油建議	適用基底油建議
臉上泛油光,毛孔粗大等現象,通常容易形成黑頭粉刺以及面皰。	佛手柑FCF(不含呋喃香豆素的佛手柑精油)、雪松、絲柏、乳香、天竺葵、杜松(子)、薰衣草、廣藿香、迷迭香和岩蘭草。	荷荷芭油、西番蓮油(以每顆膠囊含量加入10ml的荷荷芭油中混合)重要的是要在沐浴或臉部熱敷之後使用,才能達到最大的滲透力。擦在臉上約30到40分鐘之後,再擦掉或洗去多餘的精油。

配方建議

乳香2滴 雪松3滴 荷荷芭油25ml	或者 絲柏2滴 天竺葵1滴 佛手柑FCF 2滴 荷荷芭油25ml 西番蓮油膠囊2顆	或者 薄荷1滴 乳香1滴 薰衣草2滴 荷荷芭油25ml

混合性肌膚

膚質特性	適用精油建議	適用基底油建議
下巴、鼻子以及額頭等部位，會在臉上形成油性的T字部位。而眼睛四周，兩頰和頸部則是乾性膚質。	德國洋甘菊、羅馬洋甘菊、乳香、天竺葵、薰衣草、奧圖玫瑰。	特級純橄欖油（以50/50的比例和其他質地較輕淡的基底油稀釋）、榛果油、荷荷芭油、西番蓮油（以每顆膠囊含量加入10ml其他基底油中混合）、桃核仁油以及芝麻油。

配方建議		
羅馬洋甘菊2滴 天竺葵2滴 特級純橄欖油5ml 芝麻油20ml	或者 乳香2滴 薰衣草3滴 榛果油15ml 荷荷芭油10ml	或者 乳香1滴 薰衣草2滴 天竺葵1滴 荷荷芭油25ml

敏感性肌膚

膚質特性	適用精油建議	適用基底油建議
油性、乾性或其他膚質都有可能，而可能因為接觸到刺激性的香皂和化妝品而造成肌膚過敏。通常在使用任何皮膚保養品之前，先找一小塊皮膚進行測試。敏感性肌膚所使用的精油濃度要相當低，如0.5%或者更低濃度。	德國洋甘菊、羅馬洋甘菊、薰衣草、橙花、奧圖玫瑰。	杏仁油、杏核油、月見草油（以每顆膠囊含量加入10ml的其他基底油中混合）和荷荷芭油。

配方建議		
德國洋甘菊1滴 杏仁油30ml	或者 奧圖玫瑰1滴 月見草油膠囊2顆 荷荷芭油25ml	或者 薰衣草2滴 杏桃仁油25ml

✦◦✧ 血管破裂或浮現的肌膚 ✧◦✦

膚質特性	適用精油建議	適用基底油建議
通常在鼻孔四周以及雙頰上的血管容易破裂。這種現象極可能發生在各種膚質，尤其是敏感性肌膚。	絲柏、乳香、天竺葵、橙花、奧圖玫瑰。	杏核油、金盞花浸泡油、月見草油（以每顆膠囊含量加入10ml其他基底油中混合）、特級純橄欖油（以50/50的比例和其他基底油稀釋；或者與較輕淡的基底油混合時，可提高濃度比例）、西番蓮油（以每顆膠囊劑量加入10ml其他基底油中混合）和桃核仁油。

配方建議		
羅馬洋甘菊1滴 橙花1滴 天竺葵1滴 特級純橄欖油5ml 杏核油20ml	或者 絲柏2滴 乳香1滴 桃核仁油25ml	或者 天竺葵1滴 乳香3滴 杏核油25ml

✦◦✧ 老化肌膚 ✧◦✦

膚質特性	適用精油建議	適用基底油建議
需要滋養和滋補的膚質。	乳香、白松香（稀釋成低於0.5%的濃度）、天竺葵、沒藥、橙花、奧圖玫瑰、檀香木。	杏仁油、杏核油、酪梨油、琉璃苣油（以每顆膠囊劑量加入10ml的其他基底油中混合）、特級純橄欖油（以50/50的比例和其他基底油稀釋；或者與較輕淡的基底油混合時，可提高其濃度比例）、荷荷芭油、澳洲堅果油、西番蓮油（以每顆膠囊劑量加入10ml其他基底油中混合）桃核仁油、紅花油、葵花籽油、小麥胚芽油（每5ml加入30ml其他基底油中混合）。

配方建議		
檀香木4滴 乳香2滴 西番蓮油膠囊2顆 小麥胚芽油 5ml 葵花籽油30ml	或者 奧圖玫瑰1滴 沒藥1滴 酪梨油10ml 葵花籽油15ml	或者 橙花2滴 沒藥1滴 天竺葵1滴 澳洲堅果油10ml 杏核油15ml

天然面膜DIY

以下的面膜是為了平衡皮膚的油脂分泌所設計的。它能夠促進肌膚的血液循環、滋潤並緊實肌膚。雖然面膜可以在洗臉之後使用，然而最好的方式是在精油沐浴、精油蒸臉或熱敷之後，當皮膚仍然濕潤溫暖時使用，這樣皮膚會較能接受你所抹上去的任何面膜。敷臉後，最好讓皮膚鎮靜至少半小時之後，再使用日常保養用的滋潤面霜或乳液。

●適用大部分膚質

優格敷面膜

除非你對牛奶製品過敏，否則優格是用來製作面膜的有效成分之一（如果可能的話使用全脂優格）。新鮮活化、並無任何添加物的優格適合保養各種膚質，尤其是特別乾燥或油性肌膚。優格所含的乳酸（因為發酵作用所產生）近似於皮膚的酸性保護膜，能對皮膚的油脂分泌產生平衡的作用。

你大約需要兩茶匙的優格，將之敷在臉上和頸部停留約10到15分鐘。之後再以大量的冷水清洗乾淨。

蜂蜜面膜

天然採擷的新鮮純蜂蜜，是指未經加熱滅菌或壓縮過濾、也未和其他非天然蜂蜜混合過，是最佳的天然保濕劑之一。它能夠吸收空氣中的濕氣，添加皮膚柔嫩欲滴的光澤。為了達到最佳的保養效果，可以在精油泡澡時將蜂蜜敷在臉上和頸部，停留至少10分鐘，之後再以溫水洗乾淨，然後用冷水沖洗來讓毛細孔收斂。你就會看到自己臉上所散發的健康光澤！

鮮果面膜

果酸（alpha hydroxy acids--AHAs）是許多美容業者所推廣的除皺成分。果酸可在甘蔗和水果中發現，尤其是在木瓜和蘋果中。它具有去角質和保濕效果，因此可以柔軟臉部線條。

如果你是屬於敏感性肌膚，最好在嘗試使用任何鮮果面膜之前，先在一小塊皮膚上作過敏性測試。

杏桃面膜

將一顆新鮮的杏桃果肉磨碎，過篩放入碗中。輕輕地將磨碎的杏桃果肉抹在乾淨的皮膚上，停留約10-15分鐘。再以溫水清洗乾淨，之後再用冷水沖洗。這種面膜適用於任何膚質。

木瓜面膜

將一顆新鮮的木瓜果肉磨碎，過篩放入小碗內。輕輕地將磨碎的木瓜果肉抹在乾淨的皮膚上，停留約10-15分鐘。再以溫水將之清洗乾淨，之後再用冷水沖洗。這種面膜適用於任何膚質。

蘋果面膜

洗臉後，立即將一片新鮮的蘋果敷在皮膚上，停留約10-15分鐘。再以溫水將之清洗乾淨，之後再用冷水沖洗。這種面膜適用於正常及油性膚質。

泥漿面膜

經過歐洲自然療法師數代的傳承，使用泥療法是一種相當普遍的天然療法。將泥漿作為面膜或用來敷身體，可幫助吸收身體的毒素及不潔物質，並能加速平撫發炎組織。然而做完泥漿面膜肌膚會變得相當乾燥，因此僅適用於油性和長粉刺的問題性肌膚。綠泥（Green Clay）是天然泥膜當中品質最好的，你可以在天然用品專門店及化妝品化工原料專賣店裏購買。次好的泥漿則是漂白土（Fuller's Earth），這種天然泥在許多化工原料店皆可買得到。

將一茶匙（5ml）的綠泥或漂白土加入一茶匙（5ml）的瓶裝礦泉水拌成糊狀。敷在乾淨的皮膚上，避開脆弱的眼睛四周，停留約10分鐘，再以溫水沖洗乾淨，之後再用冷水沖洗來收斂毛孔。

皮膚調理水（化妝水）

皮膚調理水也可以作為男士溫和的鬍後水，製作方法很簡單，只要將蒸餾水（或花水）加上蘋果醋和幾滴精油即可。之所以會加入蘋果醋，是因為它有助於恢復皮膚天然的酸性保護膜。如果你想要添加玫瑰花水或橙花水，要先確定它們是真正的天然花水（市面上有許多假花水充斥），花水最好向專門的精油供應商購買。

調理水在洗臉或刮鬍子之後使用，可讓皮膚感覺神清氣爽。調理水對生活在硬水條件下的人而言，也很有幫助。硬水中內含的石灰質會破壞皮膚上的酸性保護膜，使皮膚乾燥並刺激皮膚。使用弱酸性的調理水有助於恢復皮膚的酸鹼平衡。

製作方法

將一茶匙（5ml）的蘋果醋倒入100ml的深色玻璃瓶中，之後再加入6滴適合自己膚質的單方精油或複方精油，合計精油用量不超過6滴（請參照330-333頁的皮膚保養表內容）。最後再加入蒸餾水、玫瑰花水或橙花水，搖晃讓其中的精油能均勻擴散。針對特別容易出油的油性或有粉刺的肌膚，你可以使用具有收斂效果的金縷梅萃取液來取代蒸餾水或花水，或是以等量的蒸餾水加以稀釋一倍，其收斂效果會溫和一些。

剛調和過的調理水最好先放置24小時。接著再以咖啡濾紙將調理水過濾到一個罐子當中，再倒回原先裝調理水的瓶子裏，過濾之後就可以使用。將製作好的調理水放在陰涼的地方保存，並請在幾星期之內使用完畢（如果你經常打開瓶子使用，香氣會逐漸變淡）。

重要

如果你不介意在每次使用前將瓶子搖一搖均勻擴散精油的話，那麼你就不需要作過濾處理。當遇到這種情況，你可以將精油的用量降至3滴，因為這樣精油就不會浪費在濾紙上。（譯註：另外也可加入市售芳療專用的精油水溶劑，幫助精油與水（或花水）充分均勻混合，就不需在每次使用前將瓶子搖一搖、也不必過濾處理）

頭髮和頭皮的保養

健康的頭髮可經由均衡的飲食、規律生活型態以及適度的保養來達成。然而許多美髮造型的過程例如漂色、燙髮、吹整以及使用過度刺激性的洗髮用品，會造成髮質的受損傷害，而讓我們花更多時間和金錢來修復。如同皮膚一樣，頭髮本身是天然的酸性，經常使用鹼性的劣質洗髮精，會破壞酸性平衡，而傷害我們健康的髮質。因此保養頭髮的第一步驟是使用具有溫和酸鹼質平衡功效的洗髮精（其實很容易在市面上買到），如果你有足夠的勇氣，還可以盡可能地不要常洗頭。理想的是每7~10天洗一次。但是如果你是油性髮質，或者如果住宅和工作的區域是受到污染的環境，那麼洗頭的頻率應該頻繁一點。（譯註：由於台灣環境比較濕熱，特別是在夏天，除非你的頭皮非常乾燥不會分泌油脂，一般人如果7-10天才洗一次頭，頭可能會發臭，我認為許多油性頭皮的人反而應該天天洗頭）

精油洗髮精

如果你喜歡，可以把精油加進無添加香料的洗髮精裡。選擇適合自己髮質的精油，每50ml洗髮精中，最多可加到6滴純植物精油。然而並非所有的精油在清潔起泡劑或香皂中都能保持穩定。可能會產生不穩定的精油有：雪松、絲柏、杜松、檸檬、萊姆、橘、甜橙、松和伊蘭伊蘭。在洗髮精中可以較為穩定的精油包括佛手柑FCF、羅馬洋甘菊、德國洋甘菊、尤加利、天竺葵、薰衣草、橙花、廣藿香、苦橙葉、迷迭香、檀香木和茶樹等。

對於受損髮質，或是當頭髮需要特別呵護的時候，最好用的保養成分之一就是特級純橄欖油。這種植物油

以能強韌髮幹的特質著稱，因而能促進髮質的健康並增加秀髮光澤。蓖麻油自古以來就經常被用來作為增加頭髮厚度的原料，能讓頭髮變得油亮有光澤，雖然這種植物油的黏性相當強，但是它非常容易清洗乾淨。其他理想且適用於頭髮和頭皮的植物油包括荷荷芭、桃核仁以及葵花籽。因為質地細緻，適合於絕大部分的頭髮和頭皮使用，除了非常油膩的髮質例外。如果相當油性的頭皮和髮質則使用頭髮調理水會比較適合。

頭髮精油和調理水的配方可參照下列的頭髮和頭皮配方表列內容。針對頭皮屑和掉髮等問題的保養，可參照340頁頭髮和頭皮特殊問題的表列內容。

頭髮和頭皮精油的調製和使用方法

首先要選擇最適用自己髮質和頭皮狀況的植物精油，也可以把自己喜歡的精油味道納入考量。在50ml的基底油中滴入20滴的植物精油搖晃均勻。然後將頭髮弄濕（若直接使用於乾燥的頭髮上，洗頭時會更難清洗）。再用複方精油來按摩你的頭皮和頭髮，特別留意髮尾的部分，因為這是相當容易乾燥和分叉的地方。用一條毛巾蓋住頭髮停留約一小時後再洗頭。每星期可以用下列的複方精油來護髮。

頭髮和頭皮精油配方

～ 一般髮質 ～

適用的植物精油	適用的基底油	建議配方
羅馬洋甘菊、天竺葵、薰衣草、橘、橙花、苦橙葉、奧圖玫瑰。	荷荷芭油、桃核仁油、葵花籽油。	天竺葵3滴 橙花5滴 薰衣草8滴 桃核仁油50ml

～ 乾性髮質 ～

適用的植物精油	適用的基底油	建議配方
羅馬洋甘菊、薰衣草、奧圖玫瑰、檀香木、伊蘭伊蘭。	特級純橄欖油、荷荷芭油、桃核仁油、葵花子油、小麥胚芽油（添加5ml至45ml的其他基底油中）	檀香木12滴 伊蘭伊蘭5滴 特級純橄欖油50ml

∽ 稀疏及脆弱髮質 ∽

適用的植物精油	適用的基底油	建議配方
薰衣草、廣藿香、迷迭香、伊蘭伊蘭。	特級純橄欖油、蓖麻油、小麥胚芽油（添加10ml至30ml的其他基底油中）	迷迭香12滴 廣藿香5滴 蓖麻油10ml 特級純橄欖油30ml 小麥胚芽油10ml

頭髮和頭皮調理水的調製和使用方法

和皮膚調理水（化妝水）的調製方法相同，但是最後它不需要過濾。記得在每次使用前要搖一搖讓精油可以均勻擴散於水中。

在手掌上倒一點調製好的調理水，用來按摩頭皮和頭髮。如果經常使用（每星期數次），它不僅可以改善髮質，而且氣味怡人。因為是水狀，而非油狀，因此在使用前不需要先弄濕頭髮。還有如果你是油性髮質，你會發現經常使用後頭皮的皮脂過度分泌的情況會獲得改善，進而可以減少洗頭的次數。

頭髮和頭皮調理水配方

∽ 一般髮質 ∽

適用的植物精油	適用的基底液	建議配方
羅馬洋甘菊、天竺葵、薰衣草、橘、橙花、苦橙葉、奧圖玫瑰。	蒸餾水、玫瑰花水（或以50/50同比例的蒸餾水稀釋）、橙花水、蘋果醋。	天竺葵3滴 橘4滴 薰衣草5滴 苦橙葉3滴 橙花水300ml 蘋果醋10ml（兩茶匙）

乾性髮質

適用的植物精油	適用的基底液	建議配方
羅馬洋甘菊、薰衣草、奧圖玫瑰、檀香木、伊蘭伊蘭。	蒸餾水、玫瑰花水（或以50/50同比例的蒸餾水稀釋）、蘋果醋。	檀香木8滴 奧圖玫瑰1滴 伊蘭伊蘭4滴 玫瑰花水300ml 蘋果醋10ml（兩茶匙）

油性髮質

適用的植物精油	適用的基底液	建議配方
佛手柑FCF、雪松、絲柏、尤加利、乳香、葡萄柚、杜松（子）、薰衣草、檸檬、廣藿香、迷迭香、茶樹。	蒸餾水、金縷梅萃取液水以50/50同比例的蒸餾水稀釋、橙花水、或50/50同比例的橙花水及玫瑰花水、蘋果醋。	佛手柑FCF 4滴 乳香3滴 葡萄柚4滴 迷迭香4滴 橙花水150ml 玫瑰花水150ml 蘋果醋10ml（兩茶匙）

稀疏及脆弱髮質

適用的植物精油	適用的基底液	建議配方
薰衣草、廣藿香、迷迭香、伊蘭伊蘭。	蒸餾水、橙花水、玫瑰花水、蘋果醋。	**中油性髮質：** 迷迭香6滴 廣藿香6滴 玫瑰花水300ml 蘋果醋10ml（兩茶匙） **中乾性髮質：** 伊蘭伊蘭8滴 廣藿香5滴 蒸餾水300ml 蘋果醋10ml（兩茶匙）

頭髮和頭皮特殊問題治療

關於如何避免頭蝨的蔓延，請參閱第108頁的治療表及115頁的處方及治療建議

頭皮屑（一般型、白色細片型）

症狀描述	可能原因	加劇因素
單純的頭皮屑，頭皮會有表面角質細胞脫落的片狀顆粒。	不常梳頭、頭皮血液循環不佳、使用過於刺激的髮膠、洗髮後沖水不夠徹底等等。	藥用的抗屑洗髮精，應該盡量避免使用，開始一兩天可能會很有效，可是之後通常頭皮屑會像復仇一般的突然復發，特別是對於當中的藥用成分過敏的人，例如煤焦油、水楊酸及間苯二酚等成分。

推薦用油	建議配方	
油性髮質：雪松、絲柏、薰衣草、廣藿香、迷迭香、茶樹 **一般至乾性髮質：**德國洋甘菊、羅馬洋甘菊、天竺葵、薰衣草。	**頭皮調理液（針對油性髮質）：** 蒸餾水300ml 蘋果醋15ml（3茶匙） 雪松5滴 迷迭香10滴 **頭皮精油（針對一般至乾性髮質）** 特級純橄欖油45ml 小麥胚芽油5ml 羅馬洋甘菊5滴 薰衣草5滴 天竺葵5滴	

頭皮屑（油脂型、黃色大片型）

症狀描述
比一般型頭皮屑更加嚴重，會呈現偏黃色而厚的油性片狀皮屑，容易引發感染導致頭皮癬及頭皮發炎。

可能原因
通常是由食物過敏及錯誤的飲食習慣所造成。

加劇因素
長期的壓力、過度食用乳酪製品及垃圾食品。

推薦用油
雪松、德國洋甘菊、羅馬洋甘菊、尤加利、薰衣草、迷迭香、茶樹。

建議配方
即使頭皮很油膩，然而頭皮精油還是最佳的治療油性頭皮屑配方。洗頭之前，將精油按摩於頭皮上，並至少等一個小時的吸收時間再去洗頭。
頭皮精油配方：
特級紐橄欖油50ml
德國洋甘菊5滴
薰衣草8滴
維他命E膠囊或是月見草油膠囊2顆（將膠囊刺破取當中的油）

營養建議
建議每天服用月見草油膠囊500mg 4顆，如此一來能夠改善許多皮膚問題，例如濕疹、皮膚炎等類似於脂漏性皮膚炎的皮膚問題。

其他建議
最好做有關食物過敏的檢驗，並諮詢專業的藥草學家或順勢療法的醫師以尋求根本體質的調養改善。

落髮

症狀描述

頭髮越來越稀疏,或是一撮一撮掉頭髮,必須提醒的是針對男性的遺傳性雄性禿。事實上是很難再回復原有的頭髮生長狀態,至少是在這些男士沒有接受較激烈的荷爾蒙療法之前。

可能原因

有太多原因會導致落髮,包含生病、藥物、營養失調、激烈的化療、更年期、持續壓力、情緒的突然刺激、男性荷爾蒙的影響等等。

加劇因素

錯誤的營養攝取、持續性壓力、頭皮血液循環不佳。

推薦用油

薰衣草、廣藿香、迷迭香。

建議配方

頭皮調理水:
蒸餾水300ml
蘋果醋15ml(3茶匙)
薰衣草10滴
廣藿香5滴
迷迭香5滴
頭皮精油:
特級純橄欖油30ml
蓖麻油20ml
維他命E膠囊2顆(將膠囊刺破取當中的油)
薰衣草10滴
廣藿香5滴

營養建議

在治療階段,每天服用綜合維他命及礦物質,其中包含完整維他命B群的攝取。另外建議每天服用月見草油膠囊500mg 4顆。

其他建議

從調整自己的飲食方式與生活習慣做起,為了促進頭皮的血液循環,持續的按摩頭皮、頸部及肩膀會有幫助。瑜珈,特別是倒立的姿勢,也能幫助頭皮的血液循環順暢。如果你懷疑自己可能有嚴重健康的問題,一定要尋求專業醫師的協助,在改善體質方面,也建議你可以諮詢專業的藥草學家、整體全面療癒營養師、順勢療法醫師的意見。

其他身體保養

●製作乳霜

自製乳霜會比質地輕爽的市售面霜更滋潤，雖然質地較厚重，然而對乾性肌膚而言可說是相當經濟有效。以下是製作一款非常溫和的乳霜配方；如果存放在冰箱中會稍微變硬，記得做好的面霜必須在兩個月之內使用完畢。只要少量使用就可以達到肌膚滋潤效果，一點點面霜可以使用很久，因此不要一次製作太多的量。這一款乳霜可當成護手霜、曬後身體舒緩霜、或是乾性皮膚所使用的面霜使用。

雖然下列成分標示是使用杏仁油，但是也可以試試其他種類的植物油，只要油的總量不超過120ml。蜂蠟是相當棒的肌膚柔軟成分，而且不會阻塞毛孔。但如果你是敏感性膚質，在使用前必須先以一小塊皮膚進行過敏性測試。蜂蠟可以在天然用品專賣店或化工原料行購買；或者你也可以直接向養蜂農購買。

> 黃色蜂蠟15g（譯註：若買不到黃色蜂蠟，精製過後的白色蜂蠟其實也可以，只是護膚價值較低）
> 杏仁油120ml
> 蒸餾水、玫瑰花水或橙花水50ml
> 植物精油4-6滴（請參照330～333頁皮膚保養表建議精油部分）

將蜂蠟和植物油放入耐熱的盆子或罐子中，並置於一鍋滾沸的熱水上隔水加熱融化。同時將蒸餾水（花水）置於另一個熱水中以同樣的方法隔水加熱。開始加入熱水（或加熱過的花水），剛開始的時候是一滴一滴加入融化的蜂蠟油中，並以旋轉攪拌器、打蛋器或電動食物攪拌器轉至低速來攪拌。在完全混合均勻之後，再倒入約兩茶匙的水（花水），並移開熱源，之後再持續加水（花水），記得每次只加一點水進去，直到你完全將它們倒入攪拌均勻為止。當確定水與油能均勻混合之後，再滴入精油加以攪拌。將這些混合好的乳霜分裝在消毒過的小玻璃罐內，蓋子蓋緊並貼上標籤。（譯註：這種乳霜是運用蜂蠟的乳化效果，但其實不太好製作，比較容易失敗。而且由於用這種方式製作出來的乳霜會比較滋潤，對於偏油性的肌膚來說會覺得過於油膩。現在一些精油專賣店及化工原料行開始販售無香精的乳液或面霜，供芳療族調配精油使用，而油性膚質的人也喜歡開始使用無油脂的蘆薈凝膠來調配精油使用）

●身體敷膜

你可以使用和面膜相同成分的配方來製作身體用的敷膜。儘管最好自己學習來進行，但如果有別人可以幫你將調好的敷膜塗在背上，會方便許多。一開始可以先進行乾刷皮膚療法，接著再洗個熱水澡，讓毛細孔擴

張。這樣一來就可以相當容易地在身體的任何部位敷膜。依照實際需要增加用量。除非你決定只在局部使用敷膜，例如像是長滿痘痘的背部，那麼如果是全身塗敷的情況，你必須持續站立約15到20分鐘，好讓敷膜達到最好的功效。一旦碰到這種情況，要怎麼自己來打發時間，就全看你自己囉！之後再用溫水將全身的敷膜沖洗乾淨（順便淋浴會更加容易），如果夠勇敢也可以用冷水來沖洗，最後再輕輕將身體肌膚拍乾。

●天然的體香劑

如果你的汗水是健康、清新的，那麼這種汗水味一點也不會令人生厭。唯有當寄生在皮膚上的細菌開始分解汗水，而產生過多的乳酸時，那麼汗水就會產生惡臭的酸味。對付體味最明顯的解決之道就是經常洗澡，並盡量避免讓人造纖維的衣料直接接觸皮膚，這些纖維就像聚酯纖維和萊卡等布料，因本身不透氣，因此會阻礙汗水的蒸發。而汗水分泌過度通常是因為壓力和焦慮所引起。所以你如果持續擔心自己的體味，問題只會更加嚴重而已。

市售添加鋁鹽的收斂性體香劑對於敏感的腋下部位肌膚可能會造成刺激，甚至對於某些人還可能引發較大面積的過敏反應，較自然的選擇是使用含有葉綠素的溫和體香劑，這可以在一些健康用品店購得，葉綠素具有

消滅引起汗臭細菌的功效。

●清新疲憊雙眼

要緩和疲憊不堪的雙眼、使之重新恢復精神最有效的方法就是躺在一個安靜黑暗的房間內休息，將腿抬到大約頭部的高度。再用下列任何一種配方敷在眼皮上，停留至少15分鐘的時間。

●金縷梅敷布

將無菌的紗布或化妝綿沾取等比例的金縷梅萃取液和冷開水。

●花水敷布

將無菌的紗布或化妝綿沾取玫瑰花水或矢車菊花水。蒸餾過的矢車菊花水並不容易購買，雖然可以向少數精油批發供應商購買，但是如果你可以找到新鮮的矢車菊花朵，抓一把花泡在大約300ml煮沸的開水中，浸泡約15分鐘，再將矢車菊過濾撈出，等浸泡的矢車菊花茶放涼之後，就可以用來浸泡敷布使用。

●印度茶包

像平常泡茶的方式，將兩個茶包浸泡於熱水中，再將茶水放涼，取出茶包，將水分擰乾後直接敷在眼部。

●花草茶包

如上述印度茶包的方法，可使用薄荷茶包或甘菊茶包。

{第二十七章}

調製個人香水

對於香水調製專家高度靈敏的鼻子而言，完全用天然植物精油所製成的香水不免顯得單調。像希臘神話的牧羊神潘恩只要有簡單的香味就能得到滿足，然而純精油這種原始的香味卻無法滿足現代調香師精緻與複雜的訴求。

然而，一旦那些知名香水的組成成分被揭穿，許多人大概會感到驚訝，這些美麗的香水瓶裡頭所裝的東西竟然是一連串一點都不浪漫感性的化學名詞：諸如Trimethylundecylenic aldehyde三甲基11碳烯醛、Isoamyl salicylate水楊酸異戊酯、或是Terpineol松油醇等，反而純植物精油比較難在這些名牌香水裡頭看到。雖然使用這些化學合成的香水，你可能會因「Opium」鴉片（YSL的香水名稱）而上癮，被「Charlie」查理所迷惑（香水名），或是為「Obsession」縈繞（Calvin Klein的香水名）而魂縈夢牽，然而並不表示你不能藉由天然植物精油來發現其「神秘」與「迷人」之處，而且可能一旦你開始接觸天然精油之後，妳的嗅覺開始變得更挑剔，這時曾經令你撼動的知名香水可能讓你覺得不舒服，並且對化學成分心生排斥。

如果你已經非常熱中芳香療法，不妨進一步嘗試用精油製作天然香水，發掘精油彼此香味的協調性以及創造嶄新的香味，並沈醉在這種特殊的嗅覺感官之中吧！

香水調製的入門

●香味的音階

19世紀時一位香水調製專家查爾斯・皮瑟爾（Charles Piesse）依據音階的標示，而將精油區分為高音階、中音階及低音階。高音表示香水一開始在肌膚表面揮發時所散發的味道，它能刺激並喚醒嗅覺。高音的香味很快就會消失，然後繼之而起的是較持續的中音香味，而低音是指香水使用數小時之後，高音及中音香味漸漸消失之後留下的餘味。

較為熟悉的高音（又稱為前味）香味精油有佛手柑及檸檬，這些高度揮發的精油讓香水帶有明朗澄澈的感覺，很像交響樂團中的高音笛子所扮演的角色。而中音（又稱為中味）如

玫瑰、香草、伊蘭伊蘭等，香味趨向溫暖且飽和的感覺，有些像Oboe黑管成熟的音質，再來是持久不散的低音（又稱為後味），包含廣藿香、乳香、檀香及岩蘭草，就像撼動人心的大提琴。它們對於整個香水味道有徹底的影響，同時它們也扮演良好的定香劑，能夠減緩前味及中味的揮發程度，因而讓香味更持久。其中檀香被公認是最佳的天然定香劑，它柔軟而溫和的香味特性得以烘托所有不同的香味組合。

然而，極少數的植物精油由於其化學組成的複雜程度，其香味能夠與其他三種音階的精油香味互相共鳴而協調一致，而巧妙的銜接於各個音階之間（參見348頁的香水音階），因此它們能與其他精油類似的芳香分子接和在一起，這一種能夠連接其他不同香氣的精油我們稱之為「香味之橋」或是「連接音」。它能連接著不同的香氣並將之融合成更完美的香氣組合，奧圖玫瑰的香氣就是就是一種最佳的「連接音」，它不僅僅只是與香味的「中音」共鳴，同時也能夠涵蓋「高音」與「低音」。曾經，不管是男用還是女用香水，如果不加入奧圖玫瑰，就不算完美。

● 香中有香

有趣的是，或許你還能感受到單種精油的多種音階層次，就是「香中有香」。將一滴精油滴在試香紙或是吸油紙上，然後用鼻子去仔細感受其香味的層次。就拿天竺葵為例，一開始你會感覺如蜂蜜般的甜味，過一會兒，你會感受到一絲絲有如薄荷的氣息，這種感覺會讓天竺葵呈現一種有如辛辣版的玫瑰香氣，並帶有一絲清涼的感覺。另一個例子就是伊蘭伊蘭濃郁的花香氣息，一開始會夾雜一絲令人感到不安的亮光指甲油的衝鼻味，但是所幸馬上就轉變為令人愉悅的蘇打水及杏仁氣息，最後又隱約透露出一點茉莉花的芳香。

香水的調製技巧

雖然以精油調製香水在美學的觀點上會比調製精油醫療處方來得更複雜，然而透過不斷的嗅覺練習將會對你有所幫助。就如同一位優秀的廚師會不斷品嚐各種菜餚來調整各種調味料的使用比例，調製香水也如同做菜一般，需要一步一步來練習與調整。

舉例來說，如果你調製出的香水氣味過於刺鼻，就表示香水的高音離中音太遠。改善的方法就是添加一些具柔和香味特性的精油，同時又能將中音的香味震動帶到高音處，此時薰衣草或是快樂鼠尾草就是很好的選

擇。又倘若香水的低音過於沉重，此時添加一些明亮質感的香味，能夠將香氣由中音共振至低音，伊蘭伊蘭就很適合，而佛手柑則能讓這些香味組合增添魔力。

有時候可以不必讓香味的組合變得複雜，例如雪松（低音）、快樂鼠尾草（中音）、苦橙葉（高音）會組成有趣的木質香調。但是有時單種精油就能夠有如此的香味出現，像康乃馨、茉莉、玫瑰、伊蘭伊蘭、廣藿香及檀香其實就能單獨使用。

並非所有的香水都會遵循著高中低音的香水組合，例如經典的清新古龍水就不含低音階的香味，而是以高音為主。然而，它卻技巧性的符合香中有香的要求，佛手柑這種高揮發度的香味是古龍水的主要成分，然而它卻能讓其他精油如葡萄柚、檸檬、萊姆、柳橙及橘子的氣味更柔和。橙花，通常添加在最高品質的古龍水中，也能柔和其他如柑橘及佛手柑精油的香味。若再加入一點點的迷迭香，能夠強化中音的共振程度，也能減緩橙花或其他柑橘香味的揮發度。

然而不論古龍水中再精巧的香味配方，即使添加了化學性的定香成分（例如市售較廉價的古龍水），它的香味還是不會太持久，除非添加一些較持久的香味如茉莉、廣藿香或是檀香（或是相對偏低音階的化學定香劑）。不然古龍水的香味很少會超過幾小時；如果在古龍水中添加了如廣藿香這種較偏低音階的香味，數小時之後仍會有一絲土質香氣散發出來，若拿來噴灑在一件厚重的羊毛外套上，可能經過數個月後仍會感受到其香味。

關於原精（Absolutes）

雖然有些芳療師不喜歡用溶劑萃取方式的精油（原精）作為芳療的治療配方，但在香水的配方中，原精卻有很高的價值。除了橡樹苔之外，許多原精的氣味非常精緻而獨特。然而，原精價格都非常貴，所以如果你想使用較便宜的精油香味來取代原精，或者你想避開原精對肌膚的刺激性，本章將會告訴你其他能夠替代原精的方式，就是運用一些具有類似香味而較便宜的精油組合。此外，若是你能購得由環保冷媒所萃取出的帕圖精油（Phytols）來取代一般原精，由於其溶劑殘留量非常微小(較原精更少)，更適合來製作芳療香水。

精油的香味音階表

　　精油香水的變化性很大，你可以完全使用中音或低音階精油來調製香水，或是你想將幾種不同的精油調和都有其可能。但如果你想遵循一些調製香水的準則，以下的資訊對你會有有幫助。而調製香水的方法可參見本書第352～356頁的介紹。

高音（前味）	中高音（近前味）	中高音（近中味）	中音（中味）
歐白芷	歐白芷	黑胡椒	黑胡椒
羅勒	羅勒	羅馬洋甘菊＊	肉桂（僅建議室內擴香用）
佛手柑	佛手柑	德國洋甘菊＊＊	快樂鼠尾草
豆蔻	白千層＊＊	快樂鼠尾草	丁香（僅建議室內擴香用）
芫荽	豆蔻	丁香（僅建議室內擴香用）	白松香＊
尤加利＊＊	茴香＊	白松香＊	天竺葵
茴香	天竺葵	天竺葵	薑
葡萄柚	薰衣草	杜松子	杜松子
薰衣草	檸檬草	薰衣草	薰衣草
檸檬	真正香蜂草	橙花	馬鬱蘭＊
檸檬草	橙花	香桃木＊	銀合歡原精
萊姆	苦橙葉	肉豆蔻	橙花
橘	萬壽菊＊	玫瑰草	肉豆蔻
香蜂草		松＊＊	玫瑰草
橙		玫瑰原精	松
薄荷		奧圖玫瑰	玫瑰原精
苦橙葉		帕圖玫瑰	奧圖玫瑰
茶樹＊＊		迷迭香	帕圖玫瑰
			迷迭香
			香草原精及浸泡油
			伊蘭伊蘭

中低音（近中味）	中低音（近後味）	低音（後味）
康乃馨原精	雪松	雪松
絲柏＊＊	乳香	乳香
欖香脂	茉莉原精	橡樹苔
白松香＊	沒藥＊＊	廣藿香
茉莉原精	橡樹苔	檀香
沒藥＊＊	檀香	岩蘭草
奧圖玫瑰		
帕圖玫瑰		
香草原精及浸泡油		
伊蘭伊蘭		

＊ 香味過於衝鼻，僅能添加極少的比例，若沒有較精密的設備，不建議個人調香使用
＊＊有濃重藥味，不太建議調製香水使用

情慾精油

要說到最迷人的香味，大概就是那些已經使用了上百年，專門用來調製愛情靈藥的一些植物精油。這聽來有些奇怪，將植物所釋放的氣味應用在人類的身體上來刺激情慾，古代人所使用的這些方法真有其作用嗎？已知的是，植物所散發的香味有些化學構造類似於人類的性分泌物質。然而，在開始尋找精油其香味的催情特性之前，讓我們先認識一下人體本身情慾的分泌物──費洛蒙。

●費洛蒙

就像植物、昆蟲及動物一樣，人體也會分泌一種味道類似荷爾蒙的物質，稱為費洛蒙。費洛蒙是1959年被發現，其英文Pheromones源自希臘文Pherin，意思是興奮的荷爾蒙。荷爾蒙是一種體內的訊息傳導者，藉由血液輸送至其作用的部位；而費洛蒙則扮演一種體外的訊息傳遞者，藉由肌膚分泌來促進人與人之間的微妙反應。

然而，並非所有人分泌的費洛蒙都會讓人感到「性」趣。費洛蒙同時關乎個人不同的特殊體味，沒有人的體味會完全相同，由此構成了個人特殊的「體味指紋」，而人類不同種族的體味也會有明顯的差異性。

同樣的，男性與女性的體味也會有明顯的不同。其實身體的體味也受飲食所影響，而表現在體內的體液中，更明顯的會表現於體表的汗水中。

體味除了會像指紋因人而異以外，其他像是情緒的轉變、生病、服藥、甚至青春期、懷孕、生理期及更年期，體味也會有所影響。非常有趣的一點是，體味會影響我們對香水的選擇。當香水使用於肌膚表面時，它會與身體的體味互相融合。這解釋了為何相同香水用在不同的人身上，會產生不同的氣味；也說明了為何我們有時會改變對於某些香味的喜好、並且開始喜愛一些以往討厭的香味。

●性慾的費洛蒙

對於性慾的費洛蒙呢？人能夠抗拒嗎？如果只從「揮發性的化學分泌物」的觀點，來探討人的性慾，真會非常掃興。畢竟，人與人之間的關係包含了諸多複雜的情感與想像。不像動物其性事是由費洛蒙所主宰。人腦的前額葉能夠過濾一些動物本能的衝動。這表示人類對於獸慾本能可以控制行為分寸。美國一位生物生理學家Avery Gilbert曾指出：如果你將女性性交時陰道分泌的液體蒐集起來，然後放在一位男性的桌上，如果他能辨認其氣味，他一定會感到困窘或是噁心：只因為人還需要整個性事完整且適當的過程背景、而不只是「揮發性

的化學分泌物」——這就是人類與動物的不同之處。

即使如此，還是有越來越多的證據顯示人類的社交行為及性行為會受其他人的氣味所影響，正如一株盛開的花朵正藉由香味宣示著它的繁殖能力與慾望一般。人類在性興奮時也會產生性的氣味：即情慾的費洛蒙。而這些費洛蒙是由人體皮膚的大汗腺所分泌，主要分佈於腋下、鼠谿部、臉及乳頭；而人體的毛髮，特別是陰毛能夠協助散發這些體味。費洛蒙同時也可發現於陰道分泌物、精液及唾液之中，特別是熱吻時，臉部的大汗腺會變得異常活躍，這就是為何人類特別喜歡親吻的一項原因。

在正常人體體味所分離出的200種不同的物質中，女性的費洛蒙或是分泌液通常被形容為像是會令人覺得暈倒的魚腥味。然而，麝香味般的男性酯酮卻被認為是主要吸引異性的化學物質。男性酯酮構造類似男性荷爾蒙（睪固酮），女性體內也有製造，雖然量比男性少得多。同樣地，男性體內同樣也會製造女性荷爾蒙（動情激素）。睪固酮與男性酯酮被認為是驅動兩性性慾的要角。

人體費洛蒙的分泌量有很大的差異性，這足以解釋為何有些貌似平凡的男女卻有著很大的性魅力，而有些俊男美女卻乏人問津的原因了。作家

Somerset Maugham好奇為何H.G. Wells（一位美國作家及政治人物）能深受女性歡迎，他的長相被形容為「臃腫而土氣」。一次Somerset詢問他的情婦為何為他著迷，Somerset期待她會說出一些關於他幽默或是聰明之類的話，可是她的答案卻是：他的身體聞起來有蜂蜜般的香味。

報導指出女性若身體能分泌較多的男性酯酮則會極具吸引力，而她們的性慾也比較強，跟男性一樣的是，法國的知名影星：性感小野貓Brigitte Bardot（碧姬芭杜）據說身上有一股麝香般的氣息，不是來自於名牌香水，而是來自於她自己身上的體味。

傳統中催情的香水

傳統主義者堅信在香水的世界中，最具有催情功效的香水往往有著類似人體的體味，主要是因為當中添加了動物麝香等物質之故。然而，一旦香水其動物香調被辨識出來，就開始變得令人反感。其實，不只是動物香具有催情作用，下列4種香味性質的交互作用也能夠創造出勾人的情慾。

● 情慾性（香味有著一絲排泄物、尿液或是汗水味的層次），例如快樂鼠尾草、茉莉、橙花、玫瑰原精、奧圖玫瑰、帕圖玫瑰、檀香等。

● 迷幻性（有著暈眩、甜美、醇厚隱喻的香味），包含康乃馨、雪松、羅馬

洋甘菊、快樂鼠尾草、乳香、橙花、銀合歡、肉豆蔻、廣藿香、玫瑰原精、奧圖玫瑰、帕圖玫瑰、檀香、香草、岩蘭草、伊蘭伊蘭等。

● 反情慾（清新、提神、清涼特性的香味），如佛手柑、天竺葵、葡萄柚、薰衣草、檸檬、萊姆、橘、橙、薄荷、苦橙葉、松等。

● 亢奮性（帶有溫暖及活動力特質的香味），如歐白芷、羅勒、黑胡椒、白松香、康乃馨、芫荽、欖香脂、茴香、薑、杜松子、橡樹苔、迷迭香等。

你可以注意到，有些植物精油涵蓋了一種以上的香味特性，這反映了它們多方面的性質，這表示只要用兩至三種精油就能調製出一瓶具有催情效果的按摩精油、自製香水、室內薰香或是任何一種你想要的製品。例如使用玫瑰原精（具有情慾性及迷幻性）、佛手柑（具有反情慾性），加上芫荽（亢奮性）的組合。然而，這三種調和精油並沒有低音階，所以如果你想要香味更持久的話，你可以再加一點檀香或是廣藿香。行文至此，你可能會想要了解究竟這種調和方式的道理又何在？

● 催情精油配方是如何作用的

雖然使用催情香水會使你更具吸引力，但它也應該能夠提升你自身的情慾。這不同於迷幻藥物的單向作用，精油要在雙方都能接受其作用的情形下才能發揮效果。詳情如下：情慾香水的第一個層次的氣味會呈現出清新的反情慾前味，它輕輕的挑起了興趣，而讓你更能接受之後較濃重、迷幻般的香味。迷幻的香味本身並無法激起情慾，但是它卻能讓你漸漸勾起對情慾的接受度，諸如周圍安適的環境氛圍、輕柔的音樂、美食、以及你眼中的愛侶。亢奮的氣味與迷幻的香味類似，能刺激嗅覺、讓你更能夠對香水當中的情慾或動物香味作出反應。你對情慾香味的感受度增加了，在清新、迷幻、亢奮香味組合的啟動之下，就激活了性愛的感覺與影像。

● 雌雄同體的味道

一般說來，不管是針對男性還是女性的香水配方，帶有情慾作用的精油香味，基本上是男女共通的。同樣的，我們的性荷爾蒙（以及相關的費洛蒙），也具有雌雄兼具的特性，不管男性女性，都同時會分泌男性及女性荷爾蒙，只是量的多寡不同而已。

調製香水的秘密就在於如何混合正確的精油比例，一般說來女性的香水配方比較偏重花香及帶有甜味的辛香，這些氣味與女性身體的體味會顯得特別的協調，而男性的香水配方則較朝向木質及大地氣息、或是較強烈

的辛香，這些味道能提升男性的氣息，而些微的柑橘氣息則同時能凸顯男性與女性的體味。

儘管如此，如果一位女性特別喜愛木質或樹脂的深沉香味，或是一位男性鍾情於玫瑰的醉人氣息，這也沒有什麼奇怪，香味的一般規則其實可以被打破，調製香水還是要以你個人的喜好而定，通常個別喜愛香味的不同其實反映出個別體味差異與不同情緒的投射。

調製個人香水的基本程序

大多數市售香水及古龍水會使用酒精(乙醇)來溶解其香精成分。植物精油僅有部分的成分可以溶解於純水、玫瑰花水或是橙花水中。由於精油中的油溶性芳香成分會浮在水面，在使用個人調製的香水前最好能用咖啡濾紙過濾。當然，如果妳不介意每次使用香水時都搖一搖的話，沒有用濾紙過濾也是可以的。

由於酒精對肌膚容易引起乾燥刺激，所以芳療師比較喜歡用溫和的植物油為基底來調製香油。另一個優點是：香油會比酒精調製的香水更持久。然而，即使添加一樣比例的植物精油，香油與酒精或水所調製的香水在氣味上還是有些許差異，這是因為基底油本身的油脂味道所導致。即使味道再淡的基底油，還是會有些許影響。由於精油會與基底油協同作用，所以會將基底油的味道強化，因此影響了精油本身的氣味。

荷荷芭油是調製天然香油的首選基底油，因為它的氣味極淡且有極長的保存期。另外，你可用經過分餾高度精製、保存期限長、氣味頗淡的椰子油(通常標示為輕椰子油——Light Coconut)；未經分餾的椰子油(whole coconut oil)，室溫下會變固體。輕椰子油可向精油供應商購買。適合調製儲存香油的琥珀色小瓶也可向精油供應商購買。（參見附錄的介紹）

> **注意**
>
> 由於調製天然精油香水所添加的精油濃度很高，使用前最好先做肌膚測試，以免肌膚過敏。（參考本書第4章「精油的安全性」）

● 香精油

先倒10ml的荷荷芭油或是輕椰子油於一個深色玻璃瓶中，再把精油一滴一滴慢慢地添加進去，記得添加精油完後旋緊蓋子，均勻搖晃瓶身。精油的總量約為14-20滴，先加低音（後味）香味的精油，再添加中音（中味）的精油，最後才是高音（前味）的精油，記得在瓶身寫上使用的精油種類、比例以及製造日期。

為了讓調製的香精油氣味更加均勻和諧，必須先將香精油置於陰暗的環境，放置1～2星期讓香油「熟成」。記得每天搖晃一次，如此一來在香精油熟成的階段，香精油才不會有剛調製時精油的刺激氣味，而讓香味更顯得圓熟和協調。調製好的香精油盡量放置於像抽屜裡等陰暗的環境中，避免接觸陽光，如果保存得宜，香精油可維持約6個月的保存時間。

● 如何使用香精油

香精油通常使用於脈搏處，耳後、頭邊、手腕、手肘內側、膝蓋後方以及足踝的周圍，由於這些部位的體溫較高，比較容易散發香氣。然而，記住「少即是多」的原則，不要使用過多。

● 香水

將100ml的蒸餾水倒入一深色的玻璃瓶中，不可使用自來水來調製香水。一方面自來水保存不易，同時自來水的化學味道也會破壞香水的氣味。瓶裝的礦泉水也可能會有細菌感染的問題，因此不宜使用。蒸餾水穩定不易變質，因此更適合用來調製香水。此外，你可以使用玫瑰或橙花水來替代蒸餾水，或者是玫瑰及橙花水各半也可。

倒入蒸餾水或花水之後，再一滴一滴慢慢地加進精油，記得添加精油之後旋緊蓋子，均勻搖晃瓶身。添加精油的總量約為100滴（這是大部分古龍水的精油濃度）。喜歡香水氣味更清淡的人，大約添加55～60滴精油便已足夠。添加精油之後，蓋上蓋子將香水放置1～2星期「熟成」。記得放置於陰涼的環境中，同時每天都要搖晃一下瓶身，讓精油與水融合的更完整。熟成之後，再準備一個空瓶子，用濕的咖啡濾紙過濾香水至新的瓶子中（乾的濾紙會吸收過多的香水）。這樣不但能讓香水變得更為清澈，同時也可以過濾掉浮在表面未溶解的精油成分。記得在瓶身寫上使用的精油種類、比例以及製造日期，盡量保存在陰涼的地方，並在4個月之內使用完畢。

● 如何使用香水

如同市售香水一般，可以在沐浴之後將香水噴灑在身體或頭髮上，妳也可以直接噴在衣物上，當然最好準備一個香水專用的噴霧瓶來噴灑香水，噴霧瓶在化妝品瓶罐專賣店或是一些百貨賣場可以找到。

● 製作頭髮香水

頭髮容易吸收氣味，由於頭髮本身有一點特殊的麝香氣味，能結合香水的味道而讓其氣味更持久。由於頭

髮其獨特神奇的協同性，一些較清淡的柑橘或是薰衣草香水，使用於頭髮上更能凸顯味道。如果妳有香水的噴霧瓶（當然也要有足夠的頭髮），不妨將適量香水噴在頭髮上，或者取適量的香水於手心，然後用梳子稍微沾取香水來梳髮，由於頭皮比較敏感，記得不可讓頭皮接觸過多香水。

除非你的頭髮非常厚而濃密，否則並不建議你使用香精油，因為油會使頭髮顯得黏膩。而由於純精油不會傷害髮質，也不會讓頭髮油膩，因此建議可直接使用純精油於髮尾，即可讓頭髮帶有香味。妳可以添加不同比例的純精油於一個乾淨的玻璃瓶中，調製出純的複方精油配方，或者僅使用單種純植物精油來增添頭髮的香味，例如橙花、玫瑰、茉莉或伊蘭伊蘭都很適合。

如果你是個留有落腮鬍的男性，不妨將一點檀香木、廣藿香或是雪松精油抹在鬍子上，也會令你更具男性魅力。

香草之樂

香草是16世紀時由西班牙的探險家Cortez引進歐洲，他發現墨西哥的阿茲特克人將香草添加於巧克力的飲料中。由於巧克力與香草的結合被認為能夠喚起情慾（特別是女性），因此阿茲特克的女性被禁止飲用這樣的飲料。

不幸的是，香草原精不僅不容易取得，而且價格非常昂貴。如果妳著迷於這樣令人靈魂震顫的香氣，不妨自己製作香草的浸泡油。雖然浸泡油比溶劑萃取的原精味道清淡許多，然而下一段所列的香草浸泡油配方，卻非常適合情人及夫妻將之搭配精油使用，用來調製成絕佳的愛情按摩油。要注意的是，有些人會對香草過敏，建議使用前先做肌膚測試。

●香草浸泡油

準備50ml的荷荷芭或輕椰子油、兩個香草豆莢，及一個透明的加蓋玻璃瓶，將香草豆莢自中間剝開，然後切成小段置於玻璃瓶中，再倒入植物油，上蓋之後，將玻璃瓶置於陽光充足的室外（或是家中有發熱的電器旁），放置5星期以上。晚上記得將瓶子帶回室內。記得每天想到就搖晃一下瓶中的浸泡油，以加速浸泡油熟成的時間。等5星期之後，或覺得油已經有足夠香草的甜美氣息時，用棉紗布將浸泡油過濾乾淨，再將乾淨的油裝入一深色的玻璃瓶中即可。自製的香草浸泡油約可保存1年。

自製香水配方

只要調整適當精油濃度，以下所列絕大部分的香水配方，都可以當作按摩油或是室內空氣芳香劑使用。例如25ml的按摩基底油最多可以添加10滴純植物精油，30ml的蒸餾水大約可添加6滴的純植物精油來當作空氣芳香劑使用。

愛情香精油

以10ml的基底油來調製以下的各種精油配方，使用香草浸泡油的配方部分，你也可以用荷荷芭或輕椰子油來替代。

女性適用

甜蜜夢幻

芫荽4滴
佛手柑8滴
橙花3滴
茉莉原精3滴或是奧圖玫瑰1滴
香草浸泡油10ml

永恆的希巴女王

佛手柑5滴
橘3滴
黑胡椒3滴
玫瑰原精4滴或奧圖玫瑰1滴
廣藿香2滴
荷荷芭或輕椰子油10ml

林中之愛

橙花3滴
薰衣草4滴
銀合歡原精2滴
橡樹苔原精1滴
雪松3滴
荷荷芭或輕椰子油10ml

男性適用

魅惑

薰衣草3滴
芫荽3滴
檀香木5滴
雪松5滴
荷荷芭或輕椰子油10ml

所羅門王之歌

芫荽4滴
橘2滴
薑1滴
乳香1滴
檀香木6滴
香草浸泡油10ml

野地奇蹟

快樂鼠尾草3滴
薰衣草2滴
苦橙葉3滴
雪松5滴
橡樹苔原精1滴
荷荷芭或輕椰子油10ml

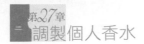
香水配方

下列每一種香水配方的精油都是添加於100ml的蒸餾水或花水之中

經典古龍水

佛手柑30滴
苦橙葉10滴
甜橙10滴
檸檬10滴
薰衣草5滴
橙花5滴
迷迭香5滴
玫瑰花水50ml及橙花水50ml或蒸餾水100ml

綠袖香水

佛手柑20滴
快樂鼠尾草8滴
薰衣草10滴
銀合歡原精3滴（可以省略）
玫瑰原精6滴或是奧圖玫瑰2滴
雪松8滴
玫瑰花水或蒸餾水100ml

薄荷迷迭香古龍水

迷迭香10滴
甜橙15滴
檸檬15滴
苦橙葉10滴
天竺葵5滴
蒸餾水或玫瑰花水100ml

森林香水

佛手柑12滴
苦橙葉12滴
快樂鼠尾草8滴
橡樹苔原精2滴（可以省略）
檀香木10滴
雪松10滴
橙花水或蒸餾水100ml

懷舊薰衣草香水

薰衣草50滴
佛手柑10滴
玫瑰原精5滴或是奧圖玫瑰1滴
玫瑰花水100ml

東方香水

甜橙12滴
萊姆5滴
檸檬12滴
天竺葵8滴
芫荽12滴
豆蔻1滴
玫瑰原精5滴或是奧圖玫瑰2滴
玫瑰花水或蒸餾水100ml

騙過情人的鼻子

許多用於香水的精油或原精較稀有，不但取得不易且價格不斐，一些較便宜的精油可以互相調和成類似昂貴精油的氣味，以下的組合值得你來試試：

● 仿康乃馨：在香草的浸泡油之中，添加同等比例的黑胡椒以及伊蘭伊蘭，再加上一點點天竺葵。

● 仿茉莉：在香草的浸泡油之中，添加一份廣藿香以及兩份的伊蘭伊蘭。

● 仿橙花：同等比例的橘及苦橙葉。

● 仿橡樹苔：同等比例的雪松、苦橙葉及快樂鼠尾草。

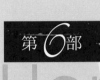

第**6**部

Home
and garden

居家及庭院

將12匙的新鮮紅玫瑰水，加上6便士重的細沙糖，
將它輕輕灑到灰碳的餘燼上，這樣房子裡就會充滿玫瑰花的香氣。
要注意的是，必須先用甜甜的絲柏木來燃燒成灰燼，
這樣可以先清除房間內的濁氣。

～出自《打開王后的房間》～
（W.M. Cook，用來描述1665年的英國王后
Henrietta Maria漢莉葉塔・瑪麗亞）

{第二十八章}

甜蜜的家

　　雖然植物精油具有殺菌功效，然而與一般家用的消毒劑相比，由於其平均售價過高而讓家庭主婦為之卻步，所以讓家裡充滿芳香並達到無菌效果的最好方式就是使用擴香器。然而，仍然有一些其他不錯的方法來創造居家環境的美好氣氛，現在就來瞧瞧。

芳香噴霧

　　雖然香味持久的效果比不上插電的擴香器或夜燈型薰香陶瓶，然而，它可以讓您隨身攜帶，方便你隨時噴灑，立即享受清新的氣息。

　　自製芳香噴霧非常容易，將一個小型的植物噴水器裝水，然後添加植物精油，精油的添加量不需要太侷限，大致的比例為每125ml的水加入18滴純精油，用自來水就可以了。每次使用前要搖一搖，如果你想要調製一些複方的芳香精油噴霧，以下是一些建議：

室內清新
能為室內帶來清新淡雅的空氣

陽光
檸檬5滴
佛手柑5滴
苦橙葉5滴
天竺葵5滴

山上微風
薄荷4滴
薰衣草6滴
快樂鼠尾草5滴

林間女神
雪松5滴
杜松（子）5滴
松8滴

除臭剋星
以下超強氣味的配方能夠瓦解腥臭的食物氣味或是久散不去的雪茄煙味，在兩個鐘頭之內噴灑數次，兩個小時之後如能持續噴灑效果會更好，這時精油的量可以減半。

迅速消臭
尤加利10滴
薰衣草8滴
檸檬草5滴

閃電除臭
百里香5滴
迷迭香12滴
松8滴

安全駕駛

以下的芳香噴霧會讓你開車時保持警醒，此外，這些配方也能夠幫助你保持專心閱讀。

最佳狀態	飛快之輪
迷迭香8滴	迷迭香5滴
松5滴	萊姆4滴
薄荷2滴	佛手柑6滴

太陽屋頂
佛手柑8滴
檸檬5滴
芫荽2滴

快樂之旅

以下建議可噴灑在旅館的房間周圍。

豪華套房	標準套房
奧圖玫瑰3滴	天竺葵4滴
快樂鼠尾草4滴	薰衣草8滴
橙花4滴	苦橙葉5滴

甜蜜夢鄉
羅馬洋甘菊4滴
快樂鼠尾草4滴
薰衣草6滴

燈泡擴香

據說夜店的女性會在燈泡上塗上廣藿香香精（譯註：具催情功效）！然而，使用燈泡來擴香並不一定要與女性歷史上最古老的行業有所牽連，而且用燈泡擴香絕對是個值得尊重的法子。你應該可以買到一些陶製、塑膠、或是硬紙板的擴香燈環，用來套在燈泡上，然後將精油滴在燈環上，藉由燈泡的熱度將精油的氣味慢慢釋放出來。另一種更簡單的方法是，直接將幾滴精油抹在關著的冷燈泡上（燈泡瓦數不高的桌燈較佳），再開燈，OK，滿室就生香了。

這種擴香的法子唯一的缺點就是擴香環或是燈泡上面時間一久到後來會變得很黏。塑膠或是陶土製的擴香環可用藥用酒精擦拭掉殘餘的精油成分，記得之後還要再用清潔劑與熱水徹底將擴香環洗淨，以免還有殘留的精油或是酒精成分，這些殘餘刺鼻的氣味會干擾之後精油的香氣。可是要提醒的就是一定要確保清洗後的擴香環已經完全乾燥沒有水分，才能再次使用在燈泡上頭，以免被電擊。至於黏黏的電燈泡，為了安全起見，最好還是留在上頭而不要隨便清理。要注意的是精油其實也算是易燃物質：曾有一次火災的案例，我不太記得是導因於精油使用在燈泡上還是擴香環上；然而，這兩種方式最好都要小心。

擴香松毬果

有一種室內薰香的有趣方式就是把被沾滿香氣的松毬果，用棉線連成一串，可以將它們掛在牆壁或是門上；懸吊在有橫樑的天花板上，又或者是掛在壁爐架上，注意，一定要將毬果與火源保持安全距離，如同汽

油、燃料一樣,精油是屬於高度易燃品。

在150ml的水中添加約25滴的純植物精油,毬果至少要浸泡一個小時,最好浸泡一個晚上。選擇一些具有濃烈氣味的精油,例如薑、丁香、肉桂、天竺葵或是廣藿香。而香味清淡卻持久的雪松也是不錯的選擇。為了要讓毬果常保芳香,每隔7至12天要重新浸泡精油一次。浸泡過後若有剩餘的芳香水,可以添加於薰香夜燈之中,雖然這些水中可能會含有毬果之中的某些物質,然而這並不會影響其氣味。

遠離飛蛾

這些芳香的毬果串還能吊掛在衣櫃中來防止飛蛾,選擇以下所列的精油:雪松、丁香、薰衣草、檸檬草、廣藿香、迷迭香。你也可以在衣櫃底下放置一個小盤子,放上一些沾有精油香氣的乾燥花或是木屑,乾燥植物可在天然藥草店買到(注意:不是那種含有人工香精的乾燥花,而是天然乾燥的花草茶),而木屑直接從木工那兒要來就好了。

抓一把乾燥花或是木屑裝在一個塑膠密封袋中,滴入約20滴精油,混合均勻,然後將塑膠袋密封,待24小時精油充分浸透之後就可以拿出來用了。

地毯的芳療

地毯清香劑

小蘇打粉 8 oz(約240g)
植物精油35-45滴

小蘇打置入塑膠密封袋中,將精油滴入並混合均勻,將塑膠袋密封,待24小時精油充分浸透之後,將小蘇打粉灑在地毯上,停留在地毯上至少30分鐘,然後再用吸塵器將地毯吸乾淨。這樣做還有一個好處,如果吸塵器中的集塵袋不替換的話,每次使用吸塵器時都會聞到精油的清香,你可以一邊打掃一邊享受芳香療法!以下是一些讓你暫時忘卻塵囂煩惱的配方:

魔毯

丁香10滴
橙15滴
薰衣草15滴

波斯之夢

雪松25滴
芫荽10滴
檸檬10滴

東方市集

廣藿香10滴
岩蘭草10滴
萊姆20滴

香氣衣物

過去,一些芳香植物如薰衣草或是車葉草(woodruff又稱為香豬殃殃)會放在清洗好的床單與衣物中,以達到衣物芳香與驅除跳蚤飛蛾的目的。另一種衣物薰香的方式是製作芳香噴霧,選擇一些具有清新香味的精油如薰衣草、檸檬、佛手柑、天竺葵及迷迭香,將

125ml的水中添加約15滴植物精油，在棉質以及亞麻的衣物上噴上細緻的芳香噴霧（合成衣料會被精油沾染顏色），然後置放於透氣的衣櫃中乾燥，你會發現其他衣物也會帶有一絲隱約的芳香。

香氣抽屜襯墊

要讓陳腐氣息的抽屜恢復清新，可將沾上精油的壁紙做為抽屜內的襯墊，裁減適當大小的壁紙，接著在壁紙下層噴上芳香噴霧（以避免衣物或物品沾上精油的顏色），建議使用濃度較高的芳香水溶液：將50ml的水加上40滴以上的植物精油，裝在一般家用的噴水器中。

要達到香氣較持久的目的應該選擇一些低音階的精油（揮發度較低），如廣藿香、雪松及岩蘭草。可是如果你覺得這些味道過於偏向泥土氣息，則可選擇一些香味較輕盈的精油如芫荽、天竺葵、薰衣草及柑橘類精油。抽屜內的紙襯墊每3個月可再重新賦香一次，多久一次視實際的香味持久度而決定。

家具的芳療

蜂蠟、亞麻籽油以及植物精油三者可調和成一絕佳的家具亮光劑，讓家具帶有天然香氣以及絲緞般的光澤。一塊天然未精製的黃色蜂蠟可在古董家具店、養蜂人家、天然植物專賣店買到。而真正的松節油（第二個配方會用到）以及亞麻籽油可在五金行購得。

蜂迷家具精油蠟
黃色蜂蠟30g
亞麻籽油125ml
雪松8滴
迷迭香或檀香木6滴

將蜂蠟磨碎，加上亞麻籽油之後倒入一個碗中隔著一鍋沸水加熱，待蜂蠟溶解時慢慢的攪拌均勻，然後將碗取出。當調和的油蠟漸漸凝固之時，趕緊加入植物精油迅速攪拌，待凝固之後將調和好的精油蠟用鐵湯匙挖在一個玻璃瓶中保存。使用方法同一般家具地板蠟，用一個抹布沾取精油蠟擦拭家具，再用另一條抹布將家具打亮。

傳統薰衣草家具精油蠟
黃色蜂蠟30g
松節油125ml
薰衣草15滴

將蜂蠟磨碎，倒入碗中隔著一鍋沸水加熱直到蜂蠟完全融化，然後將碗取出，馬上加入松節油迅速攪拌（松節油為易燃品，不建議先倒入碗中與蜂蠟一起加熱，以免危險），待油蠟要凝固時，這時趕快將薰衣草精油添加進去並均勻攪拌，之後將調和好的精油蠟用鐵湯匙挖在一個玻璃瓶中保存。使用方法同一般家具地板蠟。

芳香柴火

鄉下地區，一種古老的室內薰香方式會直接在室內燃燒柴火，然後在柴火中央蓋上芳香植物薰出香氣，這種傳統的方式一直被沿用到20世紀初期。絕大部分的芳香植物都是從鄉間直接採集來的，甚至不用花一點費用，在微微燃燒的柴火加上乾燥的藥草、植物根部以及種子，就能讓房間充滿香氣。

幸運的是，如果你的家裡有燃燒柴火的空間（譯註：居住在城市的人可能很難有此環境）以及種滿香草的庭院，那麼您也可以享受這種火上薰香的樂趣。最好是用柴火，因為天然木材也有其特殊香氣。如果你能夠蒐集一些芳香樹木所掉落的細小枝幹，像是蘋果樹、洋梨樹、櫻桃樹或月桂樹，他們本身會散發特有的木質香氣，一旦乾燥之後，它們會燃燒出明亮的火光，並散發出令人感到神聖的香氣。

以下列出一些適合在微微柴火上薰香的芳香植物，記得要使用乾燥植物，否則燃燒出的煙火會變得很詭異。

- 歐白芷（種子）
- 土木香（根部）
- 薰衣草（穗狀花朵）
- 杜松（小枝幹）
- 圓葉當歸（種子）
- 松毬果
- 迷迭香（葉子及細枝）
- 鼠尾草（葉子及小枝）
- 苦艾

芳香蠟燭

絕大部分在禮品專賣店所買到的芳療蠟燭其實添加的是較粗糙的人工香精。不像天然的植物精油，化學香精比較容易引發呼吸道過敏的現象，例如呼吸不順及打噴嚏等。雖然你還是可以買到天然植物精油所製成的芳香蠟燭，然而選擇性相對的減少，因為它們往往只能使用比較平價的植物精油來添加於蠟燭中，例如薰衣草、迷迭香、天竺葵或是松等。雖然你可以在一些DIY商場買到自製蠟燭套組，然而，最簡單的方式還是直接買一個胖胖的圓蠟燭，然後加上幾滴你喜愛的植物精油就好。在使用蠟燭薰香之前，必須要提醒的是一般蠟燭多半是用石蠟製作，比較少見到用蜂蠟製成蠟燭；雖然蜂蠟蠟燭比較貴，可是在特殊的狀況可以考慮買來使用。因為蜂蠟蠟燭會有其獨特的蜂蜜氣味，此時再添加一些花香或是木香的精油會讓蜂蠟蠟燭的氣味更佳，例如玫瑰、檀香木或是伊蘭伊蘭。

蠟燭薰香，方法其實很簡單。先點燃蠟燭，稍等一下讓燭心周圍的蠟先融化，接著將蠟燭吹熄，馬上滴幾

滴植物精油於融化的蠟中（越粗的蠟燭，融化的蠟會越多），再將蠟燭點上即可。

注意

精油是高度可燃物質，所以蠟燭還在燃燒的時候千萬不要直接添加精油，這樣燭火會突然加大，並且會噴出黑煙。此外，記得隨時將燭心修短一點，以免燭火過旺而讓精油香氣瞬間即逝。如果燭心周圍融化的蠟夠多，而燭火夠小，則精油香氣至少可維持一個鐘頭，當精油完全揮發後，你可以再次將燭火吹熄，然後加上一些不同的精油進去，甚至你可以調和2～3種不同的精油調香。

薰蒸一室辛香

如果你有使用蠟燭加熱的夜用薰香燈，而薰香燈上的儲水池又夠大，你可以利用一些乾燥的辛香香料來讓滿室生香，例如丁香、薑、黑胡椒、杜松子、檸檬草、芫荽子、肉桂條、或是一小段香草莢。將一茶匙乾燥香料添加於薰香燈的水槽中，將水加上（使用自來水即可），點燃蠟燭加熱，接著香味就會慢慢升起，大約一小時之後香味會到達最高點。

如果再添加幾滴植物精油會讓香味更濃郁，而且也更富有變化。在特殊的日子時，用橙花水或是玫瑰花水來取代原本薰香燈所添加的自來水，或是玫瑰、橙花兩種花水各半，加上一點柑橘皮就會讓原本辛香香料的香味更加令人愉悅。此外，加上一點糖（大約1/2茶匙）薰香，會使香氣更加明顯，試試看就知道。

使用辛香香料薰香

晚上使用薰香燈時，以下一些薰香建議會讓你更富有創造力，而各種香料添加的比例並不是非常重要，就由你的鼻子來決定吧。

- 丁香、肉桂條、柳橙皮
- 香草莢、萊姆皮
- 芫荽子、杜松子、粗黑胡椒粒
- 薑、肉桂條、乾燥檸檬草
- 玫瑰花水、香草莢
- 橙花水、芫荽子、乾燥檸檬草
- 橙花水、玫瑰花水、肉桂條
- 橙花水、丁香、薰衣草精油
- 香草莢、萊姆皮、伊蘭伊蘭精油
- 玫瑰花水、芫荽子、檀香木精油

〔第二十九章〕
寵物的芳香療法

　　在伊莉莎白女王時代，有人說最棒的香水就是讓你聞起來像一位淑女的狗狗一般。這可不是嘲笑人的話！事實上，當狗的主人帶它出門逛街串門子之前，小狗的身上的毛可能就已經被主人用名貴的香水給抹上了。根據當時所使用的一些具有催眠效果的香味如岩薔薇（Labdanum）、安息香及龍涎香（Ambergris）看來，我覺得這可憐的小狗狗早就被香氣給薰昏了。

　　相同的，在未經控管的狀況下任意使用精油來為寵物治病其實會對寵物造成傷害。即使精油具有絕佳的療效，但錯誤的使用也可能會是毒藥：這是在未清楚了解寵物病症之前、對精油藥理特性認知有限的情況下，可能會產生的結果。對於不同的動物來說，要確定其個別的正確精油比例及用量其實是一件相當高難度的事情。舉例來說，鸚鵡的生理機能就和貓有很大的不同；貓的生理機能也與狗有很大的出入；而同為哺乳類動物的馬，其生理機能其實又是另外一回事。

　　然而，有越來越多的芳療書籍開始提倡用精油來護理家裡的寵物，還包含用精油來治療一些如貧血症、氣腫、嚴重的濕疹及疥癬等寵物的慢性疾病。有些作者甚至不避諱使用內服精油的方式來照顧寵物。的確，精油在許多嚴重的病症上都曾被證實其療效性，但是這些治療方式都必須在一位受過整體醫療(holistic)訓練有素的動物醫師的監控下來施行。在提供營養照顧的建議之外，許多整體醫療的獸醫還會考量到不同方式的治療法，例如使用順勢療法、植物精油以及普通藥物合併治療。

　　儘管前面已經對於任意使用植物精油於寵物身上提出警告，然而，對於家中小貓小狗的一些小問題，還是可以透過一些簡易的芳療配方來得到改善。由於我本身對於使用植物精油來治療寵物的看法較保守，所以以下幾乎所有的配方（除了防跳蚤項圈的配方之外），都是由一位專業的整體寵物醫療師：Tim Couzens醫師所熱心提供，他在英格蘭的Sussex郡有一間非常忙碌的寵物醫院。

重要

我不得不提醒讀者關於一些Tim醫師所建議的精油用量遠超過我所建議的濃度。若人類的肌膚有6～8層細胞的厚度，動物的肌膚通常就只有2～3層，因此構造可說相當不同。同時動物在精油的吸收程度、代謝程度與排除速度上也與人類有很大的不同。因此，種種的功能不能與人類的狀況相比擬，我的觀點是給寵物使用精油要抱持更小心的態度，注意每一項配方的警告部分，同時仔細遵循各個配方正確的使用及調配步驟。

關節炎用油

要平撫狗狗的關節發炎現象，以下的精油配方被證實極為有效。但是如果狗狗的關節正處於紅腫狀態（關節炎周期性的症狀），不可對患部使用過於激烈的按摩方式，這樣只會讓組織受傷，並且讓狗狗更加難過而已，甚至還會反過來咬你一口。這個配方建議使用不要超過6星期，要保持3星期的休息期間，然後再繼續使用。治療狗狗關節炎最好注意配合良好的營養調配，必要時可再搭配順勢療法同時進行，不過這些都應尋求專業醫師的建議來進行。

葡萄籽油9ml	迷迭香2滴
芝麻油1ml	德國洋甘菊1滴
薰衣草5滴	薑1滴

先將葡萄籽油與芝麻油混合均勻，然後加上植物精油。使用手指頭，輕輕將1-2滴調和精油按摩於關節處，直到油被吸收為止。必要的話設法將寵物的毛分邊以確定精油被肌膚吸收深入至關節處。

其他對關節有幫助的精油包含黑胡椒、白千層、芫荽、尤加利、杜松子、馬鬱蘭以及岩蘭草等。

跳蚤

跳蚤是寵物揮之不去的問題，可是你可以使用植物精油來讓跳蚤遠離你的狗狗跟貓咪。可以確定的是，跳蚤並不愛植物精油。此外，將乾燥藥草置於一個棉製的小囊袋中（可以用手帕來自製，將折疊的手帕三邊縫合，留下一個開口來裝乾燥藥草），將這個植物藥草香包置於寵物的窩中，可以預防跳蚤。試著將以下的乾燥藥草混合在一起：小白菊（Feverfew）、薰衣草、迷迭香、鼠尾草、芸香、苦艾（Southernwood）、艾菊（Tansy）、洋艾（Wormwood）。

抗跳蚤油

甜杏仁油10ml
薰衣草10滴
雪松5滴

將甜杏仁油與植物精油混合在一起。每次使用的量要很少：每星期兩次、用1-2滴的調和精油透過皮毛按摩到寵物的肌膚裡，如果跳蚤的問題很嚴重可以增加使用頻率。此外，你也可以用天竺葵來取代雪松。

●給貓狗用的防跳蚤項圈

跳蚤通常喜歡在寵物的頸部周圍產卵，因此戴上一個防跳蚤的項圈就具有很好的功效。由於寵物不容易用舌頭觸及頸部的部位（貓似乎特別喜歡將身上的植物精油舔掉），所以精油項圈又可以避免寵物吞食過多精油。雖然還是有些精油會透過肌膚吸收，基本上這樣吸收的途徑被認為是相當安全的。然而，若小動物吞服過多的植物精油可能會導致口腔及消化道中黏膜的受損。

傳統的防跳蚤項圈通常會散發出濃重的化學藥劑氣味，這樣會讓你心愛的寵物難過好幾天，直到化學藥劑的氣味漸漸減弱為止。而天然植物精油所製成的防跳蚤項圈，不僅氣味宜人，同時更可以確保較少的刺激毒性。雖然精油抗跳蚤項圈的替換會比一般化學性的抗跳蚤項圈更加頻繁，然而為了心愛寵物長期的身體健康與舒適，這點代價是值得的。

價錢適中、非療效性的布製寵物項圈可以在大多數的寵物店及大賣場找到。讓布料浸透植物精油最簡單的方法就是將項圈浸泡在蘋果醋與精油調和的混合液中，然後將項圈置於塑膠密封袋中24小時，以確保精油能完全浸透於項圈中。項圈使用後，大約每兩至三星期就要重新再將項圈浸泡於蘋果醋與精油的混合液中。最好替換兩至三種不同的精油配方，因為某些精油可能會對寵物造成特定的過敏反應。如果寵物出現打噴嚏或是紅疹的現象，就該立刻拿掉項圈，而香茅（Citronella）是最有可能引起過敏的精油（本章並不建議使用香茅）。

這裡提供3種適用的抗跳蚤項圈配方，我特別選用一些中低價位的植物精油。

配方一
蘋果醋一茶匙（5ml）
雪松5滴
尤加利5滴
薰衣草5滴

配方二
蘋果醋一茶匙（5ml）
茶樹8滴
天竺葵6滴

配方三
蘋果醋一茶匙（5ml）
迷迭香5滴
紅百里香5滴
絲柏5滴

其他具有抗跳蚤功效的精油有：佛手柑、檸檬草、廣藿香、松及白松香。

●蝨子

　　蝨子是一種吸血寄生蟲，偶爾當寵物路經長草時，蝨子就會趁機寄生在寵物身上，直接將1至2滴的尤加利精油塗抹在蝨子身上就能讓牠落荒而逃。

寵物護膚霜

　　以下的護膚霜配方可用來呵護寵物肌膚的小紅疹、酸痛及傷口問題。然而，一些較嚴重的肌膚問題，如大面積的濕疹、疥癬、傷口化膿的問題則必須由專業獸醫來治療。在各種情況下，如果使用這些家用治療的方法超過兩至三星期仍未見效，還是要尋求寵物醫師的協助。

　　將無香基礎面霜（在許多精油專賣店及化工行有售）加上薰衣草、天竺葵及羅馬洋甘菊精油，你可以再添加1/2茶匙的金盞花酊劑（一些精油或藥草專賣店有售）。此外，一些精油可以用來替代洋甘菊，例如10滴雪松更適合偏向油膩肌膚的寵物，而乳香更適合有組織液滲出或是有黏液的傷口處。用湯匙將精油與基礎面霜調和均勻，然後裝在一個深色密封良好的玻璃面霜罐中。平均一天使用於小動物身上兩次。

無香基礎面霜10g	羅馬洋甘菊20滴
薰衣草20滴	金盞花酊劑1/2茶匙
天竺葵10滴	（2.5ml）（也可省略）

{ 第三十章 }
芳療花園

創造一座芳香療法的花園

有什麼方式會比直接接觸天然的花、草、樹、葉更能感受到植物的芳療功效？即使是潮濕的泥土聞起來也格外美妙，尤其是在炎熱的氣候，當夏季第一場雨落在快要燒焦的草地上，這時泥土會散發出一種奇妙的香氣。接著，在悶熱的夏季夜晚雨後，空氣中會飄散著一股濃郁的忍冬花香，以及讓人想起舊日時光的絲絨般紅玫瑰香、還有松樹、雪松、絲柏等清涼香味。這些時候我們會刻意用力深呼吸來完全體驗這些美妙的氣味，這些氣息吸得越多，好像全身就越感到放鬆與和諧。

如果你有個花園，你可能希望著手從事花園香氣的藝術，正如同你曾經學習過關於利用不同精油的高音、中音、及低音來創造屬於你個人的芳療香水一般，你也可以創造一個由個別不同音階的香味所合奏而成的芳香花園。

高音階香味指的是那些可以在遠距離就能聞到的香味，像是山梅花（Philadelphus）的香甜氣息會讓你聯想

到橙花精油，再來是紫藤（Wisteria）的美麗香氣，以及香味濃郁富足的庭薺（Alyssum）。中音階則要再接近一點才能聞得到，包含薰衣草、鈴蘭（Lily of the valley）、玫瑰及藍鈴花（Bluebell）。低音階的香氣包含樹脂、土香、木香、針葉樹如雪松或是松樹的香氣，或是帶有香氣的葉子，例如帶有麝香氣味的歐白芷、或是淡淡的紫丁香。

一些花香帶有奇幻的魔力，它們的氣息會在一天之中有所變化而呈現不同的風貌。例如夏日的茉莉在午後帶有柔軟性感的香氣，在黃昏時則呈現出溫暖、令人興奮的肉慾氣息，忍冬（Honeysuckle），特別是其野生種我們又稱之為Woodbine（木之蔓），其複雜的香味特性，使得我們接近時嗅聞的感受與伴著微風所飄來的忍冬香氣截然不同。有如橙花的香氣一般，小小不起眼的木犀草（Mignonette）在其樸實無華的外表下，卻有著濃郁醉人的香氣。

即使沒有花園，並不表示你就不能生活在芳香的愉悅中。許多芳香植

物其實適合種植在窗外的小陽台上，或是直接種在屋內。甜庭薺（Sweet Alyssum）、白蜀葵（Candytuft）、黃水仙（Jonquil）、維吉尼亞紫羅蘭（Virginia Stock）以及香羅藍（Wallflower），就很適合生長在窗外的花檯上。美人襟（Brunfelsia）、梔子花（Gardenia）、天芥菜（Heliotrope）、風信子（Hyacinth）、茉莉、百慕達百合（Easter Lily），以及迷你薔薇就很適合在室內栽種。絕大多數這些植物都可由種子或是球莖來栽種，或者直接從一些園藝中心採購幼株的植物來種植。

如果這些植物能喚起你的想像力，以下的一些訣竅有助於你建立起兩種截然不同主題的芳療植物花園：嫻靜寧謐的花園，或者是熱情奔放的花園。

寧謐花園

選一個偏僻的地點創造出一個安靜的秘密花園，也許有一張圍繞著軟葉植物及微彎樹枝的椅子，一處帶有陰影的地方，幫助你逃離庸碌的都市塵囂，一處可讓你好好坐下、好好凝視的地方，讓您能夠重新恢復身體及心靈的和諧。

雖然許多芳香植物必須種植在陽光充足的地方，但也有一些例外的情形，最特殊的例子就是煙草類的植物，這種植物在半陰涼的生長環境下會散發有如置身天堂的香氣。如果你想要種植更多不同香氣的植物，先確定花園座椅的位置能夠讓你輕易的看見並聞到這些在充足陽光環境下生長的植物。

選擇種植香氣植物時，一定要先用自己的鼻子來細細品味。有人覺得忍冬、茉莉、白百合濃郁的香氣具有鎮靜效果；其他人卻覺得這些氣味過重而讓人感覺頭暈反胃。儘管你自己喜歡較濃郁的香氣，但不妨也讓一些喜歡清淡香氣的人也能舒服享受你的花園。一些清新、若有似無香氣的植物包括薰衣草、藍鈴花或隨性蔓延的薔薇花。除了香氣之外，那麼何妨再來點顏色呢！

色彩療法認為綠色會有助於腹部的太陽神經叢，有助於平撫焦慮並且帶來平和與安適。綠是大自然顏色的主宰，無疑的與植物交談能為焦躁的思緒帶來寧靜，並讓垂頭喪氣的心靈恢復精神。

園藝家非常清楚自然療癒的力量，那是一種與大地接近的自由感受。想要留住保有寧靜時，有創意的園藝家訴諸植物的顏色、型態與氣味，塑造輕聲低吟而不大聲喧嘩的氣氛。因此傳遞鬆弛感覺的庭園造景必定是強調清涼的冷色調，例如藍色與紫色，也許用一點淡淡的玫瑰粉紅來

讓心靈感受溫暖，一絲絲牛奶的白色來讓情緒上揚。一些沒有香味的綠葉植物例如蕨類、常春藤，以及一些色彩精緻的花朵植物如飛燕草（Larkspur）、風鈴草（Campanula）、黑種草（Love-in-a-mist）、耬斗菜（Columbine）與勾起人好奇心的美麗西番蓮（Passionflower），都值得占有一席之地。透過以上的搭配，可讓花園的顏色及樣貌更富變化。

當然，這裡所建議的花朵只是一個粗略的介紹，你必須找出最適合自己花園的植物，包括植物的特性、土質、氣候、以及空間大小，當然一本好的園藝書籍也是必須的。

寧謐花園的植物建議

藍色/青綠色

各種深淺的藍色能產生寧靜的感覺，並有助於冥想及療癒。如果你受失眠、緊張、或恐懼所苦，藍色是值得一試的顏色。青綠色的花朵其實相當稀有，而混種大飛燕草（Delphinium）、山梗菜（Lobelia）、勿忘我（Forget me not）有點接近青綠色，這種顏色據說能增強免疫系統。

含香氣花朵

春天：風信子（Hyacinth、Queen of the Blues種）、藍鈴花（Bluebell）、紫丁香（Lilac）
夏天：天芥菜（Heliotrope、Lord Roberts種）、香碗豆（Annual sweet pea、Noel Sutton種）
秋天：醉魚草（Buddleia、Empire Blue種）、西洋山蘿蔔（Sweet scabious、Blue Moon種）

不含香氣的花朵

春天：番紅花（Crocus、Blue Pearl種）、加州紫丁香（Ceonothus）、勿忘我（Forget-me-not其Ultramarine品種類帶有青綠色調）、白頭翁（Anemone）
夏天：大飛燕草（Delphinium其Mulion種帶有青綠色調）、牽牛花（Morning Glory、Heavenly Blue種）、山梗菜（Lobelia其Cambridge blue種帶有青綠色調）、飛燕草（Larkspur）
秋天：梳帽卷瓣蘭（Hebe、Autumn Glory種）、加州紫丁香（Ceonothus、Autumn Blue種）、黑種草（Love-in-a-mist、Miss Jekyll種）
冬天：鳶尾花（Iris）

淡紫色/薰衣草紫

薰衣草紫與紫丁香的淡紫色，不同之處在哪裡？其實紫丁香的淡紫色是帶有一絲粉紅的藍色，而薰衣草紫則是帶有藍的紫色，這些顏色能夠舒緩疲憊的神經而能幫助入眠。

含香氣花朵

春天：紫丁香（Lilac）
夏天：薰衣草（Lavender）、紫藤（Wisteria）、香碗豆（Sweet pea）、蘿蔔花（Sweet rocket）、夜香紫羅蘭（Night-scented stock）
秋天：玫瑰（Rose, floribunda 類 Escapade種）
冬天：瑞香（Daphne）

不含香氣的花朵

春天：番紅花（Crocus、Little Dorrit種）、岩白菜（Bergenia）、耬斗菜（Columbine又稱 Aquilegia）、常白頭翁（Pasque flower）
夏天：毒玉米（Corn cockle、Milas種）、好運竹（Hosta）、菫菜（Viola）、羽扇豆（Lupin，Lilac Time種）
秋天：梳帽卷瓣蘭（Hebe）
冬天：黑藜蘆（Hellebore）

玫瑰粉紅

粉紅色代表精神層面的愛，適合療癒處於悲痛的人，同時能讓人感到放鬆及活力充沛，因此更能夠提振精神，並穩定情緒。

含香氣花朵

春天：紅醋栗花（Currant）、紫丁香（Lilac, Esther Staley種）
夏天：檸檬馬鞭草（Verbena, Delight種）、香碗豆（Sweet pea, Geranium Pink種）、康乃馨（Dianthus, Doris種）、永久香碗豆（Everlasting sweet pea）、鐵線蓮（Clematis, Elizabeth種）、白蜀葵（Candytuft）
秋天：玫瑰（Rose, floribunda類, English Miss；Rambling類,Aloha種）
冬天：大花莢迷（Vibernum）

不含香氣的花朵

春天：杜鵑（Rhododendron）
夏天：繡線菊（Spiraea, Anthony Waterer種）、濱簪花（Thrift，又稱為Sea Pink）、飛燕草（Larkspur）
秋天：佛甲草（Sedum）
冬天：免仔花（Cyclamen）

紫色

紫色被視作靈性的象徵，據說紫色能夠刺激松果體（即神秘的第三隻眼），平撫煩亂的神經，紫色是幫助冥想的顏色。

含香氣花朵

春天：風信子（Hyacinth, Amethyst種）、香菫菜（Sweet Violet）
夏天：天芥菜（Heliotrope, Vilmorin's Variety種）、草夾竹桃（Phlox, Harlequin種）
秋天：醉魚草（Buddleia, Black Knight種）

不含香氣的花朵

春天：三色紫羅蘭（Pansy, Jersey Gem種）
夏天：鴨跖草（Spiderwort, Leonora種）、耬斗菜（Columbine）、風鈴草（Campanula, Brentwood種）
秋天：紫菀草（Aster, Ostrich Plume種）

奶油黃	含香氣花朵	不含香氣的花朵
這可以界定從各種不同層次的黃色以及米白色。總之，這種色系可以調整心靈，一種具有平衡功效的色調。	**春天：**瑞香（Daphne）、玉蘭花（Magnolia） **夏天：**玫瑰（Rose hybrid tea混種茶玫瑰,Elizabeth Harkness種）、較剪蘭（Freesia, Fantasy種） **秋天：**玫瑰（flouribunda類Chanelle種） **冬天：**香忍冬（Lonicera）	**春天：**鳶尾花（Iris, Green Spot種） **夏天：**大飛燕草（Delphinium, Butterball種）、繡球花（Hydrangea） **秋天：**菊花（Chrysanthemum, Cream Bouquet種） **冬天：**番紅花（Crocus、Cream Beauty種）

白色	含香氣花朵	不含香氣的花朵
色彩療法專家認為白色可以作為幫助自我認知的顏色。對有些人來說，白色會產生孤獨的感覺，所以最好將白色色感變得柔和一些，才會令人感到更放鬆。	**春天：**鈴蘭（Lily-of-the-valley）、莢迷（Viburnum）、水仙（Narcissus, Polar Ice種） **夏天：**山梅花（Philadelphus）、庭薺（Sweet Alyssum）、煙草（Nicotiana）、曼陀羅花（Datura）、睡蓮（Water lily） **秋天：**醉魚草（Buddleia, White Cloud種） **冬天：**香水莢迷（Viburnum）、野扇花（Sarcococca）	**春天：**聖星百合（Star-of-Bethlehem，亦是巴哈花精療法的一種療方，能幫助抑鬱悲痛情緒的釋放及具有情緒撼動的效果）、雪花蓮（Snow Drop）、山茶花（Camellia, Alba Simplex種） **夏天：**白色金鳳花（White Buttercup），玫瑰（Hybric tea混種茶玫瑰,Polar Star種） **秋天：**歐石楠（Erica, Springwood White種及Silver Bells種） **冬天：**莢迷（Viburnum）

奔放花園

這個多采多姿、奔放風格的花園，需要創造一個陽光普照的所在，也是一個能夠讓您重新恢復活力的地方。雖然這個花園是比較屬於季節性的，然而在嚴寒的冬季來臨之時，卻依然能讓您瞬間記憶起它燦爛的時分。

選擇一些顏色鮮豔的花朵，帶有辛辣、柑橘、香甜及快活的氣味。石竹（Dianthus,又叫 the garden pink）就是一種不錯的選擇，它的顏色可由淡粉紅至深紅色，這種花有溫暖的氣息，帶點丁香（Clove）的辛香味。另外像香蜂草（Lemon Balm）、檸檬天竺葵（Lemon Geranium）及玫瑰天竺葵（Rose Geranium）這類植物的葉子帶有誘人的香氣，特別在炎熱的陽光下或是每當你擦身觸碰到它們時，他們的香氣分子便會蔓延開來。如果花園有足夠的空間，帶有金黃花朵的杜鵑（Azalea）是必要的選擇，它異國風味

的香氣讓人聯想到伊蘭伊蘭精油——縱使氣味淡了些、沒有伊蘭伊蘭的強烈甜味。

沒有一個熱情奔放的花園會不選擇一些顏色鮮豔的長年生植物來為它錦上添花。即使這些植物幾乎沒有香味，它們卻代表一種無拘無束的狂喜，其中蔓延奔放的金蓮花（Nasturtium）是我的最愛。如果沒有加以留意，它們就會迅速蔓延直至園外，從初夏至深秋，它橘紅色的花朵就會到處散布各地；此外，金蓮花的葉子、花朵及種子還可以拌沙拉來入味。再來就是可愛的大金盞花（Pot Marigold），有著淡淡的香氣，你要湊近花朵才能聞到香味。如果還有空間，選擇種植矮株的多頭向日葵（Multi-headed Sunflower）（可長至5英呎）則可為花園帶來王者的魅力。

奔放花園的植物建議

紅色	含香氣花朵	不含香氣的花朵
這是能量與精力的顏色，能提振活力，雖然過於鮮明的紅色會讓一些人感到刺激。	**春天**：香羅蘭（Wallflower, Ruby Gem種） **夏天**：石竹（Dianthus, Queen of Hearts種）、野薔薇（Rose, rambling類,Crimson Glory種,）、香碗豆（Sweet Pea, Air Warden種）、奧帕西薔薇（shrub類,Rosa gallica）、馬鞭草（Verbena, Sparkle種） **夏天至秋天**：煙草（Nicotiana, Red Devil種）	**春天**：山茶花（Camellia, Chandleri種）、木瓜花（Japanese quince） **夏天至秋天**：天竺葵（bedding類, Fire Brand 種, Josephine種, Pandora種, Fire Dragon種, Paul Crampel種）、牽牛花（Petunias, Red Satin種, Dream Girl種）

鮮豔粉紅	含香氣花朵	不含香氣的花朵
各種不同深淺的粉紅色，不管從最淡到最深的粉紅，都有助於讓人產生無條件的愛，對大多數人來說，較濃的粉紅色系會比過於鮮豔的紅色來得讓人舒服。	**春天**：桃紅蜀葵（Candytuft, Red Flush種）、風信子（Hyacinth, Jan Bros種） **夏天**：玫瑰（hybrid tea混種茶玫瑰，Pink Peace種）、石竹（Dianthus, Joy種, Diane種, Bovey Belle種）、香碗豆（Sweet pea, Mrs R. Boulton種）、醉魚草（Buddleia）	**春天**：玉蘭花（Magnolia, Rubra 種） **夏天**：古代蒂（Godetia） **夏天至秋天**：天竺葵（Elaine種, Salmon Pink種, Springtime種）、秋海棠（Begonias, Rosanna種, Rhapsody種） **秋天**：佛甲草（Sedum）

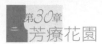
橘色

橘色能使人恢復生氣及情感奔放，並能讓人感到歡喜。

含香氣花朵

春天：香羅蘭（Wallflower, Orange Queen種）

夏天：玫瑰（Rose, Flouribunda類, Geraldine種）

不含香氣的花朵

春天：鬱金香（Tulip, Dutch Princess種）

夏天至秋天：大金盞花（Pot Marigold, Orange King種）、金蓮花（Nasturtium）、多毛金光菊（又稱立鶴花,Black-eyed-Susan, , Thunbergia）、永久花（又稱麥桿菊,Helichrysum, straw flower）

蜜桃色

一種粉色調的橘，其影響力較為溫和，會讓人感到舒適與柔和。

含香氣花朵

夏天至秋天：玫瑰（hybrid tea混種茶玫瑰, Royal Romance種）、馬鞭草（Verbena, Peaches and Cream種）、香碗豆（Sweet Pea, Royal Flush種）

不含香氣的花朵

夏天至秋天：大理花（Dahlia, Newby種）、天竺葵（Pelargonium, Regal類, Georgia Peach種）

金黃色

這種顏色融合了橘色與黃色的元素，據說能提升善念。

含香氣花朵

春天：金黃杜鵑（Azalea）、喇叭水仙（Daffodil, Golden Rapture種）、香羅蘭（Wallflower, cloth of Gold種）

夏天：忍冬（Honeysuckle，亦為巴哈花精療法中治療鄉愁與懊悔的花朵）

夏天至秋天：玫瑰（hybrid tea,Pot o' Gold種）

不含香氣的花朵

春天：小檗（Berberis）

夏天至秋天：木槿（Rose of Sharon）、金光菊（Rudbeckia, Marmalade種）、巨型向日葵（Giant Sunflower）

秋天：矮株向日葵（Dwarf Sunflower, Autumn Beauty種）

黃色

一種充滿活力的色彩，據說能幫助對抗沮喪與孤寂，黃色也能夠刺激智能。

含香氣花朵

春天：杜鵑（Azalea）

夏天：西班牙金雀花（Spanish Broom）

夏天至秋天：玫瑰（混種茶玫瑰hybrid tea, Diorama種, 灌木shrub類, Canary Bird種, 攀爬climbing類, Mermaid種）

不含香氣的花朵

夏天至秋天：波斯菊（Coreopsis）、非洲萬壽菊（African Marigold, Doubloon種）、大理花（Dahlia, Esmond種）

窗台及室內盆栽植物

即使你並沒有花園，但卻不必因此放棄享有天然植物香氣所帶來的樂趣，以下的表格提供您一些適合栽培在窗台或者室內的最受歡迎的香氣植物，絕大多數植物都非常容易種植，你可選擇從種子或球莖開始栽種，或由園藝中心購得一些植物的幼株來培植。

適合窗台栽種的芳香植物

植物名稱	顏色和型態	香氣
庭薺（Sweet Alyssum） Carpet of Snow種	濃密成串的小花，呈白色繡球花狀。	強烈、性感、帶點蜂蜜氣息。
	栽種位置	開花季節
	光線充足環境。	仲夏至秋季。

植物名稱	顏色和型態	香氣
白蜀葵（Candytuft） Fairy Mixed種	濃密成串的花朵，呈薰衣草紫、紅色、玫瑰粉紅、以及白色花朵。這種花非常適合裝飾都市的環境，能忍受煙塵及污垢。	精緻清淡的甜味。
	栽種位置	開花季節
	光線充足環境。	春季至夏末。

植物名稱	顏色和型態	香氣
風信子（Hyacinth） Amethyst種	大、像上蠟一般的、緊密、如鐘型的紫色花朵，由球莖開始栽種。	濃郁醉人、類似茉莉的芳香。
	栽種位置	開花季節
	光線充足或半陰影環境。	春季。

植物名稱	顏色和型態	香氣
水仙（Jonquil） Sweetness種	小、白或黃色的喇叭水仙家族的花朵，由球莖開始栽種。	強烈、甜蜜、清涼帶一點麝香氣息。
	栽種位置	開花季節
	光線充足或縫隙光影的環境。	春季。

植物名稱	顏色和型態	香氣
黃木犀草（Mignonette）	小而稀疏、呈小頭狀的淺黃色花朵，著重在其香味價值。	帶有濃郁醉人的甜味。
栽種位置	**開花季節**	
光線充足環境。	仲夏至秋季。	

植物名稱	顏色和型態	香氣
夜香紫羅蘭（Night-Scented Stock）	穗狀四瓣的淡紫色花朵。	強烈的香氣，帶有辛辣醉人的甜味，在黃昏時香氣最強。
栽種位置	**開花季節**	
光線充足或半陰影環境。	夏末。	

植物名稱	顏色和型態	香氣
維吉尼亞紫羅蘭（Virginia Stock） Dwarf Mixed種	濃密的穗狀花朵，花朵呈現深紅、薰衣草紫、粉紅、及白色。	強烈、但柔和的甜香，帶有一點點辛辣香氣。
栽種位置	**開花季節**	
光線充足或半陰影環境。	仲夏至早秋。	

植物名稱	顏色和型態	香氣
香羅蘭（Wallflower） Dwarf Bedding Mixed種	成串的十字形花朵，顏色有深紅、橘色、紫色、白色及黃色。	強烈但溫和平順的甜甜香氣。
栽種位置	**開花季節**	
光線充足環境。	早春至初夏。	

適合室內種植的芳香植物

植物名稱	顏色和型態	香氣
美人襟（Brunfelsia，學名Brunfelsia calycina）	一種生長遲緩，常青灌木型植物，有迷人的托盤狀花朵，開花時是深紫色，而漸漸變淡，花謝時幾乎變成白色（因此一棵植物上可能會同時有不同深淺的紫）。	精緻的甜香。

生長條件	開花季節
這種植物需要生長在相當溫暖的環境，冬季時室溫不可低於攝氏10度（約華氏50度），且室溫不要有劇烈的變化。在夏季時分需要置於半陰影的環境，並時常澆水；在冬季時則放置於光線較充足的地點，但要避免陽光直接照射，適度澆水。植物葉片要時常噴水保持濕潤。	除了冬季及早春之外，幾乎全年都有開花。

植物名稱	顏色和型態	香氣
梔子花（Gardenia or Cape Jasmine，學名Gardenia jasminoides）	一種小的常青型灌木，有油亮深綠色的葉子，白色蠟質雙層花朵。	濃郁、持久，帶有麝香味的甜香。

生長條件	開花季節
這種美麗的植物需要仔細的呵護，對室內栽種者而言需要很大的考驗。在發芽生長期間要保持晚間的溫度在攝氏15-18度之間（大約華氏60-65度），日間溫度在攝氏20-23度之間（大約華氏70-75度），否則芽會死掉。需擺放在明亮的環境下，避免夏天正午的陽光直曬，時常保持土壤的濕潤。在冬季時要減少澆水次數。用微溫的軟水灌溉（置放在通風櫥櫃中的回溫雨水就很不錯），植物葉片要時常噴水保持濕潤。	春季。

植物名稱	顏色和型態	香氣
天芥菜（Heliotrope，學名Heliotropium hybrids）	花朵是小而帶有薰衣草紫、紫色、及白色的花朵。花朵會聚集成串，成為大而富有香氣的花束。	強烈而甜美，讓人聯想到櫻桃派。

生長條件	開花季節
想要選擇一款帶有強烈香氣又容易栽種的植物？就是這一款了。這種植物需要明亮的光線，但是要避開夏日正午的陽光直射。夏季要時常澆水，冬季則要減少澆水次數，在冬季低溫下大約攝氏7-11度（華氏40-45度）仍會持續繁殖蔓延。非常適合放在窗台觀賞用（放在陽光充足的地方、避免冷風）	夏至秋季。

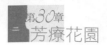
植物名稱	顏色和型態	香氣

繁花素馨（Jasmine，學名 Jasminum polyanthum）

圓錐狀白色心型花朵。

強烈、持久而氣味甜美，帶有一絲麝香氣息，在黃昏之後氣味變濃郁。單單一朵小花就能滿室生香。

生長條件	開花季節

一種長年生的攀爬植物，需要鐵圈支架或是小型棚架支撐。需要光線充足明亮的地點，但是要避免夏日陽光直射，時常保持土壤的濕潤，葉片也要時常噴水保持濕潤。在冬天平均攝氏溫度不低於9度的環境下（約華氏45度）會開始繁衍生長。

冬季中段直至早春。

植物名稱	顏色和型態	香氣

麝香百合（Easter Lily，學名Lilium longiflorum）

一種球莖類植物，可長至1公尺（約3英呎），莖的頂端長出喇叭型的白色花朵。

強烈、很快就能挑動感官，帶有一絲香草及麝香氣息。

生長條件	開花季節

這種植物的生長需要明亮的光線，但要避開陽光直射，生長季節土壤要時常保持濕潤，不時葉片要噴水保持濕潤，保持在涼爽的溫度下生長，但不可低於攝氏2度（約華氏35度）。

初夏。

第7部

Aromatic profiles

植物精油各論

經驗告訴我們玫瑰對女性的生殖器官有相當顯著的影響力。

這種影響力並非透過它對人體的刺激作用，

相反地是用來潔淨並調節器官本身的功能。

檸檬草，在不同的藥典中，曾記載這種精油

有顯著的預防傳染病和殺菌的效果……，

而玫瑰草這種精油傾向於讓病原體轉化成正常的細胞。

〜瑪格麗特・摩利〜

《生命和青春的奧秘》 *(The Secret of Life and Youth)*

(Macdonald & Co.,1964)

（譯註：本書國內有譯作問世，書名為《摩利夫人的芳香療法》）

{第三十一章}

精油指南

在香水業和食品調味業中現存有數百種植物精油的種類，然而其中僅有相當少數被認為適合作為芳香療法或居家用途。本章節所介紹的大多數植物精油普通地被芳療師所運用，例外的則有康乃馨、橡樹苔、銀合歡和香草等植物原精。即使這類芳香原精被認為僅具極微小的醫療價值，但是它們的確是可以讓人心情愉悅，具有治療精神層次方面潛力的價值。（請參照第27章自製個人香水的內容）

雖然我們賦予這些用來製造精油植物各不相同的學名，但有時候我們實在很難精準地直接確認精油製造的品種。而在商業用途中採用相當多的植物亞種精油以及所謂改良品種精油。我們以茉莉精油為例，像有些茉莉的栽種方式是以香味較佳的茉莉品種直接接枝在一般茉莉品種的根部而成，為的是萃取出更高品質的茉莉精油。因此除非精油是萃取自某些確知學名的特定品種；否則在精油商品標籤上所標示的名稱極有可能不具任何意義，而只不過是用來作為交易買賣的標示罷了。

當然對一般居家用途的消費者而言，可能會對了解精油所萃取的真正植物品種興趣缺缺。但是就專業用途而言，它的確是一種可以用來分析精油的化學成分或化學類型（Chemotype）的一個重要線索。這類資料對評估精油本身的療效是絕對必要的。因為僅極少數的芳療師能擁有氣態液相色層分析（Gas-Liquid Chromatography，簡稱GLC）的測試儀器，因此他們只好相信：精油供應商的誠實和專業能確實提供如其植物品種標示的純植物精油——可能的話還包括其中化學類型（Chemotype）的準確性。例如使用茶樹精油來治療陰道念珠菌感染時，選擇含有低量桉油醇（Cineol）以及高量的萜品烯4醇（terpinene-4-ol）化學成分組合的精油就相當重要。芳香治療等級的精油必須在標籤上標有這些成分說明。（譯註：很可惜，目前多數的茶樹精油並未做如此標示）

為了讓本章各種精油的療效敘述的內容更容易明瞭，請同時參照第420頁中的醫學專有名詞解釋。而有關精油詳細的萃取方式，可參照本書第3章

內容。對於有關精油用於治療某些特定身心狀況的更詳盡內容，請參照本書第3部。以下的部分當某些精油被標明為「容易購買」則表示該精油可以在大部分的健康用品店或是藥草和精油專賣店中購買得到。如果在精油購買方面上有任何問題，我們在書末附錄中也列出許多著名的植物精油供應商的購買資訊。如要進一步了解有關精油在使用上的安全性，包括如何作皮膚安全測試等，請參照本書第4章內容。

植物精油

歐白芷（Angelica）

學名：Angelica archangelica

- 科別：繖形科Umbelliferae
- 同義字：Angelica officinalis、European angelica（歐洲白芷）
- 植物外觀和分布區域：這是一種高大多鬚狀的多年生植物。它可以生長到6英呎的高度（2公尺）。有相當引人注目的蕨狀葉片以及開著白綠色的繖形花。這種特殊植物品種原產地在歐洲和西伯利亞。而大部分製造精油用的歐白芷種植在比利時、匈牙利和德國。
- 萃取方式：將其果實和種子利用蒸餾萃取而成。另外還有一種精油是將其根部和地下莖部分蒸餾萃取的，但是這種精油不適合使用在芳香療法（請參照下列「注意事項」）
- 精油特性：歐白芷種子精油具有醇類的黏稠性，而且是透明無色的液體。它的香氣呈土香的草味，並帶有辛辣的前味。這種氣味具有溫暖和興奮提神的效果，也是一種有名的催情劑。但是如果使用過量，他會讓人昏昏欲睡。
- 主要成分：水芹烯（Phellandrene）、蒎烯（Pinene）、檸檬烯（Limonene）、沈香醇（Linalol）、龍腦（Borneol）
- 功效特性：抗痙攣劑、殺菌劑、驅風劑、淨化劑、助消化藥、利尿劑、調經劑、化痰劑、退燒藥、殺真菌劑、神經鎮定劑、興奮劑、健胃劑、發汗劑、滋補劑。
- 芳香療法用途：治療乾癬、關節炎、風濕痛、痛風、呼吸道疾病、胃脹氣、消化不良、疲勞、偏頭痛、壓力所引起的疾病等。
- 適合調和的精油：柑橘類精油、快樂鼠尾草、橡樹苔、廣藿香、岩蘭草等。歐白芷氣味強烈，因此請少量使用。
- 價格和購買地點：屬於高價格帶。可向專業的精油供應商購買。

注意事項：歐白芷根部萃取製成的精油具有強烈的光過敏反應特性，因此在曝曬陽光之前擦拭，會產生光過敏反應。同時擦在有過敏體質的人身上，還會引起皮膚炎。而歐白芷種子所提煉的精油比較適合用於芳療用途。人體測試的結果顯示這種精油不會產生光過敏作用。但是擦在某些人身上仍會刺激皮膚。因此請勿使用高於1%的濃度比例。而且避免在懷孕期間使用。

羅勒（Basil, French）

學名：Ocimum basilicum var album

- 科別：唇形科Labiatae或Lamiaceae
- 同義字：Common Basil、Sweet Basil甜羅勒、法國羅勒。
- 植物外觀和分布區域：這是一種半耐寒或完全不耐寒的草本植物，它的葉子具有濃烈的香味。它可以生長到2英呎的高度（60公分）。羅勒的原產地分布在熱帶亞洲和中東地區，然而目前卻遍植在全歐洲地區。
- 萃取方式：將花朵頂端和葉片加以蒸餾萃取而成。
- 精油特性：這是一種無色或呈淡黃色的液體。具有輕淡、清新香甜的香氣，以及讓人舒緩鎮靜的後味。它的香氣在一開始時有甦醒的效用，之後就會讓人產生溫暖和舒適感。
- 主要成分：沈香醇（Linalol）、甲基胡椒酚（Methyl Chavicol）、丁香酚（Eugenol）、檸檬烯（Limonene）、香茅醛（Citronellal）
- 功效特性：抗憂鬱劑、防腐殺菌、抗痙攣劑、驅風劑、頭部疾病用藥、調經劑、化痰劑、退燒劑、催乳劑、鎮定劑、預防保健劑、刺激腎上腺皮質分泌、健胃劑、滋補劑等。
- 芳香療法用途：適用於治療肌肉疼痛、呼吸道疾病、月經不順暢、傷風和流行性感冒、精神衰竭、焦慮和沮喪等。
- 適合調和的精油：佛手柑、快樂鼠尾草、乳香、天竺葵和橙花。
- 價格帶和購買地點：屬於中價位，購買容易。

注意事項：在懷孕期間請避免使用。建議用量宜約1%的低濃度比例。因為它對皮膚具有相當高的刺激性。並且最好不要直接使用在皮膚上，適合用於擴香器作室內芳香用途。

佛手柑（Bergamot）

學名：Citrus bergamia

- 科別：芸香科Rutaceae
- 植物外觀和分布區域：這是一種小形的常青樹。最高可以生長到15英呎的高度（4.5公尺）。它的綠色梨狀果實成熟時會轉變成黃色。在外觀上猶如迷你的橘子。像其他柑橘類的植物一樣，佛手柑的原產地在熱帶亞洲。而大部分的精油則產自義大部南部。
- 萃取方式：將果皮以冷壓萃取方式製成。
- 精油特性：一種呈淡綠色的液體。香味有點辛辣刺鼻，聞起來令人愉快的柑橘香味。這種香氣具有提振並使人神清氣爽的效果。
- 主要成分：沈香酯（Linalyl）、醋酸鹽（Acetate）、沈香醇（Linalol）、倍半萜烯（Sesquiterpenes）、萜烯（Terpenes）、呋喃香豆素（Furocoumarins）
- 功效特性：抗憂鬱劑、消毒劑（與肺部和泌尿生殖器官有關）、抗痙攣劑、抗毒素劑、驅風劑、利尿劑、除臭劑、退燒藥、瀉劑、驅蟲劑（體外）、發紅劑、刺激提神、健胃藥、滋補劑、驅蟲劑（體內）、創傷藥。
- 芳香療法用途：適用於傷風以及流行性感冒、膀胱炎、發燒、傳染性疾病、焦慮、沮喪、月經前症候群。
- 適合調和的精油：其他柑橘類的精油、歐白芷、羅勒、雪松、羅馬洋甘菊、德國洋甘菊、快樂鼠尾草、薰衣草、橙花、絲柏、欖香脂、天竺葵、茉莉、杜松、芫荽、薑、乳香、橡樹苔、玫瑰、檀香木和岩蘭草
- 價格帶和購買地點：屬於中價位，購買容易。但是FCF佛手柑（不含呋喃香豆素）（請參照以下的注意事項內容）則比較容易向提供專業醫療用的精油供應商購得。

注意事項：冷壓式萃取的佛手柑精油具有光過敏反應。因為其中含有大量的呋喃香豆素（Furocoumarins）。請勿擦拭使用後曝曬於陽光下。有越來越多的芳療師開始使用分餾萃取的FCF（不含呋喃香豆素）佛手柑精油，因此不會有任何光過敏反應。同時這種精油也不含任何非揮發性物質，例如蠟，因此不會刺激敏感性肌膚。

黑胡椒（Black Pepper）

學名：Piper nigrum

- 科別：胡椒科Piperaceae
- 植物外觀和分布區域：黑胡椒是一種多年生的藤蔓類植物，它可以生長到20英呎（6公尺）或更高的高度，它的小白花凋謝後會結出紅色的漿果，果實成熟後顏色會變成黑色。雖然這種植物的原產地在印度的西南地帶，但目前卻廣泛地生長在馬來西亞、中國和馬達加斯加等國家。黑胡椒精油是由歐美地區進口乾燥果實再加以蒸餾萃取製成。
- 萃取方式：乾燥的果實（胡椒子）加以蒸餾萃取而成。
- 精油特性：這是一種呈淡黃綠色澤的液體。具有讓人溫暖、刺鼻和辛辣振奮的香氣。這種味道具有提神和溫暖的作用，素有催情劑之譽。
- 主要成分：側柏烯（Thujene）、蒎烯（Pinene）、莰烯（Camphene）、香檜烯（Sabinene）、月桂烯（myrcene）、檸檬烯（Limonene）、水芹烯（Phellandrene）、β－石竹烯（Beta-caryophyllene）。
- 功效特性：止痛劑、抗微生物藥、殺菌防腐劑、抗痙攣劑、抗毒素劑、開胃藥、殺菌劑、驅風劑、助消化藥、利尿劑、退燒劑、瀉劑、發紅劑、興奮劑（神經系統、血液循環、消化系統）、開胃劑、發汗劑和滋補劑。
- 芳香療法用途：改善血液循環不良、肌肉疼痛、食慾不佳、噁心反胃、傷風和流行性感冒、昏睡和精神衰竭。
- 適合調和的精油：其他辛辣味和柑橘類的精油、乳香、茉莉、薰衣草、天竺葵、玫瑰、伊蘭伊蘭、迷迭香和檀香木。
- 價格帶和購買地點：屬於中價位，購買容易。
- 注意事項：請使用最低的濃度比例，因為它會刺激皮膚。

白千層（Cajeput）

學名：Melaleuca leucadendron

- 科別：桃金孃科Myrtaceae
- 同義字：Cajuput玉樹、White Tea Tree白茶樹
- 植物外觀和分布區域：白千層是一種高大的常春樹，原產地在馬來西亞、菲律賓、澳洲以及東南亞等區域。在菲律賓話Kajuputi即代表「白木」的意思。這個描述相當貼切地描述這種樹木的顏色。白千層和許多白千層屬（Melaleuca）的其他品種是屬於近親，其中眾所皆知的有尤加利和茶樹兩種。
- 萃取方式：將樹葉、葉芽和小枝加以蒸餾萃取製成。
- 精油特性：一種呈淡黃色的液體。它是帶有胡椒辛辣味的樟腦香氣。這種香氣具有提神醒腦和振奮精神的作用，並能隨即帶來清涼的感受。
- 主要成分：桉樹腦（Cineol）、松油醇（Terpineol）、蒎烯（Pinene）、桉葉醇（Eucalyptol）、橙花叔醇（Nerolidol）。
- 功效特性：止痛劑、抗微生物藥、抑神經痛劑、抗痙攣劑、防腐殺菌、化痰劑、退燒藥、殺蟲劑（昆蟲）、發汗劑和驅蟲劑（體內）。
- 芳香療法用途：適合使用於治療青春痘、關節炎、肌肉疼痛、風濕症、關節僵硬、呼吸道疾病、膀胱炎、傷風和流行性感冒等症狀。
- 適合調和的精油：佛手柑、絲柏、杜松子、檸檬、松、迷迭香。這種精油味道強烈，因此要少量地使用。
- 價格帶和購買地點：屬於中價位，比較容易向專業的精油供應商來購買。
- 注意事項：白千層精油據稱會刺激皮膚。但是如果使用分餾萃取的白千層精油，即可大量降低這種可能性。有許多因為使用白千層精油所引起的問題，可能是因為有些精油內混摻松節油Turpentine（刺激性很強）和人工色素等物質所導致。因此向信譽良好可擔保精油純度的供應商購買是很重要的。

豆蔻（Cardamom）

學名：Elettaria cardomomum

●科別：薑科Zingiberaceae

●同義字：Cardamon、Cardamomi、Cardomum、Mysore cardomom小豆蔻、白豆蔻

●植物外觀和分布區域：豆蔻是薑科植物中的一種。是一種多年生的根莖灌木，長得很像蘆葦。它的黃色小花會結出果實或囊孢，其中含有許多紅棕色的種子。這種植物的原產地在亞洲，因為香料業而廣泛種植。而精油主要是產自印度。

●萃取方式：將乾燥的果實（種子）加以蒸餾萃取而成。

●精油的特性：一種呈淡黃色的液體。辛辣香甜會讓人聯想到尤加利樹的香味。這種香氣具有溫暖、醒腦和振奮精神的效用，素有催情劑之譽。

●主要成分：醋酸萜烯酯（Terpinyl acetate）、桉樹腦（Cineol）、檸檬烯（Limonene）、檜烯（Sabinene）、沈香醇（Linalol）、乙酸沈香酯（Linalyl acetate）、蒎烯（Pinene）、薑烯（Zingiberene）。

●功效特性：防腐殺菌劑、抗痙攣劑、驅風劑、頭部疾病用藥、助消化藥、利尿劑、興奮劑、健胃藥和調節神經用藥。

●芳香療法用途：適用於治療消化不良、心神衰竭、神經衰竭等症狀。

●適合調和的精油：雪松、乳香、肉桂、丁香、薑、柑橘類精油、玫瑰、茉莉、天竺葵、薰衣草、橙花、伊蘭伊蘭。這種精油氣味強烈，因此要少量使用。

●價格帶和購買地點：屬於中～高價位，購買容易。

注意事項：一般認為這是一種不具刺激性也不會造成過敏的精油。然而因為作用力強烈，因此使用濃度不宜過高。

康乃馨原精（Carnation Absolute）

學名：Dianthus caryophyllus

●科別：石竹科Caryophyllaceae

●同義字：Gilliflower麝香石竹、Clove Pink丁香粉紅

●植物外觀和分布區域：一種多年生的低矮灌木，具有鮮綠的葉片。它的根莖頂端會開出粉紫色的花朵。這種植物的原產地在地中海區域，然而目前則遍植在全球各地。大部分的精油則產自埃及和法國。

●萃取方式：將新鮮的花朵用溶劑萃取而成。

●精油特性：一種稍具黏性呈淡琥珀色的液體。香味相當持久、濃郁而且聞起來帶有蜂蜜的甜味，藏有一絲的丁香氣息。這種香氣具有溫暖和令人陶醉的效用，因此素有催情劑之譽。

●主要成分：苯甲酸苄酯（Benzyl benzoate）、丁香酚（eugenol）、苯乙醇（Phenylethyl alcohol）、水楊酸苄酯（Benzyl salicylate）、水楊酸甲酯（Methyl salicylate）。

●功效特性：抗憂鬱劑、抗真菌藥、抗微生物藥。

●芳香療法用途：這種精油在芳香療法方面使用並不普遍。但是卻可以作為室內擴香用途（抑或奢侈的薰蒸驅蟲劑）或者是調製成個人香水。

●適合調和的精油：雪松、柑橘類精油、快樂鼠尾草、芫荽、薰衣草、苦橙葉、乳香等。這種精油氣味相當濃烈，請少量使用。

●價格帶和購買地點：這是一種價格相當昂貴的精油。只能向少數專業的精油供應商購買。

注意事項：這種精油會刺激敏感性肌膚，因此通常僅使用0.5%或更低的濃度。同時最好在使用前先進行皮膚測試。

大西洋雪松（Cedarwood, Atlas）

學名：Cedrus atlantica

- 科別：松科Pinaceae
- 同義字：Atlantic cedar、African cedar西洋杉木/香柏木/銀雪松
- 植物外觀和分布區域：這是一種常綠的針葉樹，原產地在阿爾及利亞和摩洛哥的阿特拉斯（Atlas）山脈。大部分的品種都可以生長到大約120英呎（36公尺）的高度。這種精油主要產於摩洛哥。
- 萃取方式：將樹木、殘株和木屑利用蒸餾萃取提煉而成。
- 精油特性：一種呈深琥珀色的黏稠狀液體。帶有甜甜的木頭味，這種味道會隨著精油的年分變得越來越香醇。這種香氣具有鎮靜效果，因此素有催情劑之譽。
- 主要成分：雪松酮（Atlantone）、石竹烯（Caryophyllene）、雪松醇（Cedrol）、杜松烯（Cadinene）。
- 功效特性：殺菌劑、防腐劑、抑皮脂分泌劑（antiseborrheic）、收斂劑、促進血液循環、利尿劑、化痰劑、殺真菌劑、鎮靜劑。
- 芳香療法用途：適合用於治療改善青春痘、油性皮膚和油性髮質、頭皮屑、濕疹、真菌感染、關節炎、風濕痛、呼吸困難、膀胱炎、月經前症候群、非懷孕期間停經、神經緊張，以及壓力所導致的各式疾病。
- 適合調和的精油：佛手柑、快樂鼠尾草、絲柏、乳香、茉莉、杜松子、橙花、銀合歡、橡樹苔、玫瑰、迷迭香、岩蘭草、伊蘭伊蘭等。
- 價格帶和購買地點：屬於中價位，比較容易向專業的精油供應商購買。

注意事項：不同於維吉尼亞雪松（Virginian Cedarwood）有促使流產的作用，我們目前仍未聽說大西洋雪松精油有這方面的顧慮。然而芳香療法協會則警告在懷孕期間不得使用這種精油。而且這種精油也會刺激敏感性皮膚。

芫荽（Coriander）

學名：Coriandrum sativum

- 科別：繖形科Apiaceae（Umbelliferae）
- 植物外觀和分布區域：一年生草本植物。可以生長到3英呎（1公尺）的高度。會開出白色或粉紅色的繖形花朵。種子剛開始呈綠色，成熟後會轉變成棕色。芫荽的原產地在南歐和西亞地區。目前大部分的芫荽精油是產自東歐。
- 萃取方法：將種子加以蒸餾萃取而成。
- 精油特性：無色到淡黃色的液體。香味輕淡、香甜、辛辣並帶有微弱的麝香後味。香氣具有溫暖、提神和興奮的效果；因此素有催情劑之譽。
- 主要成分：沈香醇（Linalol）、癸基乙醛（Decyl aldehyde）、龍腦（Borneol）、香葉醇（Geraniol）、香芹酮（Carvone）、茴香腦（Anethole）。
- 功效特性：止痛劑、開胃劑、抗氧化劑、抗風濕藥、抗痙攣劑、抗生素、刺激血液循環、淨化劑、助消化藥、驅風劑、殺菌劑、殺幼蟲劑、滋補劑、健胃藥。
- 芳香療法用途：適合用來治療關節炎、肌肉疼痛、血液循環不佳、腸胃消化不良、傷風、流行性感冒、精神衰竭以及神經衰弱等問題。
- 適合調和的精油：其他辛香料類精油，柑橘類精油、絲柏、茉莉、杜松子、苦橙葉、橙花、松樹、乳香和檀香等。
- 價格帶和購買地點：屬於最低價位，購買容易。

注意事項：一般相信這種精油是不具刺激性也不具有光敏感性反應。

維吉尼亞雪松（Cedarwood, Virginian）

學名：*Juniperus virginiana*

- 科別：柏科Cupressaceae
- 同義字：Eastern red cedar東部紅雪松、Pencil cedar鉛筆柏、Red cedar紅雪松
- 植物外觀和分布區域：這是一種常綠針葉樹，原產地分布在美國東部、中部和北部。大部分的樹種都可以生長到大約50英呎（15公尺）的高度。而且有時候它們還會生長到兩倍的高度。這種樹種和美國其他用來製成「雪松」精油所使用的針葉樹，都不是真正的雪松。只是它們具有相似的香味而已。真正的雪松精油是萃取自阿特拉斯和喜馬拉雅山品種，分別是Cedrus atlantica（大西洋雪松）以及Cedrus deodra（喜馬拉雅雪松）兩種。然而喜馬拉雅雪松具有一種非常特殊的香氣，這種精油很難取得，因為這種樹種目前屬於保育類品種。
- 萃取方式：將木屑和木頭的薄切片利用蒸餾萃取而成。
- 精油特性：一種呈黃色或橘色的液體。帶有樟腦獨特的木頭味，這種味道具有溫暖和鎮

靜的效用，因此素有催情劑之譽。
- 主要成分：雪松醇（Cedrol）、杜松烯（Cadinene）、羽毛柏醇（Cedrenol）。
- 功效特性：墮胎劑、抗皮脂分泌、殺菌劑（肺部和泌尿生殖器官方面的感染）、抗痙攣、收斂劑、利尿劑、促進血液循環、調經劑、化痰劑、殺蟲劑（昆蟲）、鎮靜劑。
- 芳香療法用途：適合用來改善青春痘、油性皮膚和油性髮質、頭皮屑、濕疹、乾癬、關節炎、風濕痛、支氣管炎、黏膜炎、咳嗽、鼻竇炎、膀胱炎、非懷孕期間停經、月經前症候群，以及壓力所引起的各式疾病。
- 適合調和的精油：佛手柑、快樂鼠尾草、絲柏、杜松子、乳香、橙花、苦橙葉、玫瑰、茉莉、橡樹苔、迷迭香、檀香木、岩蘭草、伊蘭伊蘭等。
- 價格帶和購買地點：屬於低～中價位，購買容易。
- 注意事項：請勿在懷孕期間使用。這種精油也會刺激敏感性皮膚。

德國洋甘菊（Chamomile, German）

學名：*Matricaria recutica*

- 植物品種：菊科Asteraceae（Compositae）
- 同義字：Blue Chamomile（oil）藍甘菊、Hungarian chamomils匈牙利洋甘菊、Scented Mayweed母菊、Wild chamomile野生洋甘菊
- 植物外觀和分布區域：一種低矮的一年生藥草，長有稀疏細緻的葉片；而且在每根莖上頭會長出雛菊般的白色花朵。它的原產地在歐洲和北亞洲等地區。但是目前則遍植於匈牙利和東歐等地區。
- 萃取方式：將頂端的花朵用蒸餾萃取而成。
- 精油特性：一種呈墨藍色的黏稠狀液體。它的刺激香味會讓人聯想到海藻。如果不討厭這種氣味，那麼這種香味可使人鎮靜，雖然

大部分的人喜歡香味比較香甜的羅馬洋甘菊。
- 主要成分：藍甘菊油烴（Chamazulene）（原植物並不含有這種成分，這是在蒸餾過程中才出現的成分）、沒藥醇氧化物（bisabolol oxide）、烯炔烴雙環醚（enyndicycloether）、金合歡烯（Farnesene）。
- 功效特性：止痛劑、抗過敏劑、抗發炎藥、抗痙攣劑、殺菌劑、驅風劑、傷口癒合藥、利膽劑、細胞防護劑、助消化藥、調經劑、退燒劑、殺真菌劑、治肝藥、鎮靜劑、健胃劑、促發汗劑、驅蟲劑（體內）、創傷藥。

- 芳香療法用途：適合用於皮膚保養（適用於大部分膚質），改善青春痘、過敏、燒燙傷、濕疹、皮膚發炎症狀、耳朵痛、外傷、經痛、月經前症候群、頭痛、失眠、神經緊張以及壓力所引起的各式疾病。
- 適合調和的精油：柑橘類精油、快樂鼠尾草、薰衣草、馬鬱蘭、天竺葵、橙花、玫瑰等。這種精油氣味濃烈，因此請少量使用。
- 價格帶和購買地點：屬於高價位，比較容易向專業的精油供應商購買。

注意事項：雖然這種精油適合用於皮膚保養和改善呼吸道方面的過敏症狀，但在某些情形下，它卻會使原來的症狀更加惡化；或是引發過敏性反應。為了預防這類問題產生，請使用我們所建議的最低濃度比例，大約是0.5％。如果你是過敏性體質的人，使用前先進行皮膚測試。在懷孕的前3個月內，請勿使用。

羅馬洋甘菊（Chamomile, Roman）

學名：Chamaemelum nobile

- 科別：菊科Asteraceae（Compositae）
- 同義字：Athemis noblis春黃菊、chamomils洋甘菊、common chamomile普通洋甘菊、English chamomile英國洋甘菊、Sweet chamomile甜洋甘菊、True chamomile真正洋甘菊。
- 植物外觀和分布區域：一種低矮的多年生蔓生草本植物，長有細小的葉片，因此整顆植物看起來有如柔軟的羽毛。每根單獨的莖上會開著雛菊般的白色花朵。它的原產地在南歐和西歐等地；目前主要種植在比利時、英國、法國、匈牙利、義大利和美國等國家。
- 萃取方式：將頂端的花朵利用蒸餾萃取製成。
- 精油的特性：一種呈淡黃色的液體。它的氣味香甜並帶有像蘋果般的香氣。這種香味具有溫暖鎮靜的效用。
- 主要成分：酯（Ester）、蒎烯（Pinene）、松樟醇（Fanesol）、橙花叔醇（Nerolidol）、藍甘菊油烴（Chamazulene）、松香芹酮（Pinocarvone）、桉油醇（Cineol）。
- 功效特性：止痛劑、抗貧血藥、抗神經痛劑、抗發炎劑、防腐劑、抗痙攣藥、殺菌劑、驅風劑、利膽劑、助消化藥、調經劑、退燒劑、治肝藥、鎮靜劑、健胃藥、發汗

劑、滋補劑、驅蟲劑（體內）、創傷藥。
- 芳香療法用途：適用於皮膚保養（適用大部分膚質），可改善青春痘、過敏、燒傷、濕疹、皮膚發炎症狀、耳朵痛、外傷、經痛、月經前症候群、頭痛、失眠、神經緊張以及壓力所引起的各式疾病。
- 適合調和的精油：柑橘類精油、快樂鼠尾草、薰衣草、天竺葵、茉莉、橙花、玫瑰、伊蘭伊蘭等。這種精油氣味濃烈，因此請少量使用。
- 價格帶和購買地點：屬於高價位，購買容易。

注意事項：在懷孕期前3個月內，請勿使用。它會刺激皮膚；也可能對容易過敏體質的人引發氣喘問題。請使用0.5～1%的低濃度。如果你很容易過敏，請在使用前先進行皮膚測試。因為羅馬洋甘菊價格昂貴，有越來越多的精油供應商開始推廣摩洛哥洋甘菊（Ormenis multicaulis），因為它是價格比較便宜的代替精油。雖然這種品種和羅馬洋甘菊是不同的品種，但是它們卻具有相似的香味。而它的療效至今仍未完全被探討，而且它也未曾進行過正式的人體安全測試。

肉桂（Cinnamon）

學名：Cinnamomum zeylanicum

- 科別：樟科Lauraceae
- 同義字：Cinnamomum verum, Laurus cinnamomum, Ceylon cinnamon錫蘭肉桂, true cinnamon真正肉桂
- 植物外觀和分布區域：生長在熱帶的常青樹，可生長到60英呎（18公尺）高。它的樹皮香味濃烈，樹葉油亮青翠，並開著黃色成串的花束，隨後會長出藍白色的果實。它的原產地在斯里蘭卡、印度和馬達加斯加；而目前在牙買加和非洲也有種植。
- 萃取方法：將樹皮的切片加以蒸餾萃取而成。同時也可以從樹葉和小枝條蒸餾萃取精油。
- 精油特性：肉桂樹皮所萃取的精油呈淡琥珀色。並帶有香甜、溫暖和辛辣的香氣。而肉桂葉萃取的黃色精油精煉程度較低，香味聞起來辣而刺鼻。肉桂的香氣可讓人溫暖並具有刺激興奮的效果，因此素有催情劑之譽。
- 主要成分：
  肉桂樹皮精油：肉桂醛（Cinnamaldehyde）、丁香酚（eugenol）（4-10%）、苯甲醛（Benzaldehyde）、蒎烯（Pinene）、桉樹腦（Cineol）、水芹烯（Phellandrene）、糖醛（Furfurol）、傘花烴（Cymene）、沈香醇（Linalol）。

  肉桂葉精油：丁香酚（eugenol）（80-95%）、乙酸丁香酚（Eugenol acetate）、肉桂醛（Cinnamaldehyde）、安息香酸苯甲酸（Benzyl benzoate）、沈香醇（Linalol）。
- 功效特性：抗微生物劑、抗菌劑、抗痙攣劑、防腐劑、強心劑、驅風劑、刺激血液循環、助消化劑、調經劑、退燒劑、止血劑、驅蟲劑（體外）、健胃劑、驅蟲劑（體內）。
- 芳香療法用途：肉桂精油（萃取自樹皮或樹葉）可以用來薰香作為抗沮喪的室內芳香劑，或在傳染病流行期間作為消毒用薰蒸劑來使用。
- 適合調和的精油：柑橘類精油、丁香、欖香脂、薑、乳香。不論是樹皮或樹葉萃取的精油，氣味都很濃郁，因此請少量使用。
- 價格帶和購買地點：肉桂樹皮精油：屬於中～高價位；而肉桂葉精油：屬於低～中價位。這兩種精油都很容易向精油供應商直接購買。

注意事項：肉桂精油（特別是樹皮所萃取的精油）對皮膚和黏膜具強烈的刺激性。請勿直接使用在皮膚上，或用蒸汽吸入。但是可以低濃度擴香作為室內香氣或薰蒸殺蟲劑使用。

快樂鼠尾草（Clary Sage）

學名：Salvia sclarea

- 科別：唇形科Lamiaceae（Labiatae）
- 同義字：Clary、Clary wort、Clear eye明眼草、Common clary、see bright、eye bright、muscatel sage、orvale、toute-bonne南歐丹參。
- 植物外觀和分布區域：香味濃郁的灌木型藥草。可以生長到3英呎（1公尺）的高度。這種植物會長出長穗狀的白色、紫色或粉紅色花朵。鼠尾草的原產地在地中海地區，但是目前則遍植於全球各地。最高等級的精油則產自法國、英國和摩洛哥等國家。
- 萃取方法：將頂端花朵和葉片加以蒸餾萃取而得。
- 精油特性：無色或呈淡黃色的液體。香味是一種帶有甜甜草香味和堅果味的混合香氣，並帶有一絲的花香。這種香氣具有振奮和鬆弛的效果，因此素有催情劑之譽。
- 主要成分：乙酸沈香酯（Linalyl acetate）、沈香醇（Linalol）、蒎烯（Pinene）、月桂烯（Myrcene）、香紫蘇醇（Sclareol）、水芹烯（Phellandrene）。

● 功效特性：抗驚厥劑、抗沮喪劑、抗發炎劑、防腐劑、抗痙攣劑、收斂劑、殺菌劑、驅風劑、傷口癒合、除臭劑、助消化劑、調經劑、降血壓劑、鎮靜劑、健胃劑、滋補劑。

● 芳香療法用途：適合用來改善高血壓、肌肉疼痛、呼吸道疾病、月經不規律、月經前症候群、沮喪、偏頭痛、神經緊張和壓力所引起的各種疾病。

● 適合調和的精油：大部分的精油皆適合混合調配。特別是佛手柑、茉莉、含羞草、杜松子、薰衣草、橙花、苦橙葉、松、乳香和岩蘭草。

● 價格帶和購買地點：屬於中～高價位，購買容易。

注意事項：請勿在懷孕期間使用。雖然一般認為如果喝酒後立即使用這種精油來按摩，會特別讓人想睡覺。但是我個人卻從未感受到它具有這方面的效果。事實上任何形式的鬆弛性按摩（不論是否使用具有鎮靜效果或讓人陶醉的精油）都會加強酒精的後勁。

丁香（Clove）

學名：Syzgium aromaticum

● 科別：桃金孃科Myraceae
● 同義字：Eugenia aromatica、Eugenia caryophyllata、Eugenia caryophyllus。
● 植物外觀和分布區域：高瘦的常青樹，開有鮮紅的花朵，可以生長到20英呎（6公尺）高。乾燥後，花蕾會變成紅棕色；而且其中富含精油。一般認為這種樹木原產地在印尼，但目前則大量種植在其他熱帶國家，例如菲律賓、摩魯加群島、馬達加斯加以及西印度群島等地區。
● 萃取方法：將花蕾加以蒸餾萃取而成。等級較差的精油也可以從葉片和根莖部分加以蒸餾萃取而成。
● 精油的特性：
花蕾萃取的精油：呈淡黃色的液體。氣味辛辣加上香甜，並帶有鮮明愉快的前味。
丁香花蕾萃取的精油：香氣具有溫暖和興奮的功效，因此素有催情劑之譽。
● 葉片萃取的精油：呈深琥珀色的液體，並帶有刺鼻的乾燥氣味。
● 根莖萃取的精油：呈淡黃色。它的香味會讓人聯想到丁香花蕾萃取的精油香氣。
● 主要成分：丁香精油內含相當高濃度比例，具有強烈腐蝕性的丁香酚（Eugenol）。
丁香花蕾精油：（比較適用於芳香療法用途），丁香酚（Eugenol）濃度高達90%、乙酸丁香酯（Eugenyl acetate）、石竹烯（Caryophyllene）。
丁香葉精油成分：丁香酚（Eugenol）濃度高達90%，以及相當微量或不含乙酸丁香酯（Eugenyl acetate），葉片所萃取的精油通常使用於化工業，用來萃取丁香酚的成分。
丁香根莖精油成分：丁香酚（Eugenol）濃度高達95%以及相當微量的其他成分。
● 功效特性：止痛劑、抗生素、抗嘔吐劑、抗風濕藥、抗神經痛劑、抗痙攣劑、抗氧化劑、防腐劑、抗病毒藥、驅風劑、化痰劑、殺幼蟲劑、興奮劑、健胃劑、驅蟲劑（體內）。
● 芳香療法用途：雖然有些芳療師會使用花蕾萃取的精油來治療類似青春痘、香港腳等症狀或是作為驅蟲劑使用；但我個人並不建議使用在皮膚上。（請參照以下的注意事項）。但是它可以用來擴香作為室內香氣和殺蟲薰蒸劑；或者在牙痛症狀出現，在等待就醫之前，可拿牙籤沾少量點在牙痛處來作急救處理。
● 適合調和的精油：柑橘類精油、其他辛香料類精油、玫瑰、香草、伊蘭伊蘭等。這種精油氣味強烈，請少量使用。
● 價格帶和購買地點：屬於中～高價位，最高等級的丁香花蕾精油比較容易向精油供應商直接購買。
注意事項：丁香精油對皮膚和黏膜刺激性強烈。因此建議居家使用者避免直接使用在皮膚上，並避免以蒸汽吸入使用。但是可以使用擴香器作為薰蒸殺蟲劑或室內空氣淨化使用。

絲柏（Cypress）

學名：Cupressus sempervirens

- 科別：柏科Cupressaceae
- 同義字：Cupressus stricta歐洲柏木、Cupressus lusitanicus、Italian cypress義大利絲柏、Mediterranean cypress地中海絲柏
- 植物外觀和分布區域：一種常綠的針葉樹，可以生長到80到150英呎（25-45公尺）的高度。原產地在東地中海區域。而大部分的精油則產自法國、西班牙和摩洛哥等國家。
- 萃取方法：將其針葉、小樹枝和毬果加以蒸餾萃取而成。
- 精油特性：淡黃綠色的液體。香味清爽、帶有木頭和香脂味，具有冷卻和鎮靜的效果。
- 主要成分：莰烯（Camphene）、樅油烯（Sylvestrene）、傘花烴（Cymene）、香檜醇（Sabinol）、蒎烯（Pirene）。
- 功效特性：抗風濕藥、殺菌防腐劑、抗痙攣劑、收斂劑、除臭劑、利尿劑、治肝藥、神經興奮劑、發汗劑、滋補劑（血管方面）、血管收縮劑。
- 芳香療法用途：適用於皮膚保養（油性肌膚）、青春痘、痔瘡、靜脈腫瘤血管、血液循環不良、蜂窩（橘皮）組織、盜汗、牙床疾病、外傷、支氣管炎、抽搐性咳嗽、風濕症、月經量過多、更年期問題、神經緊張和神經性壓力
- 適合調和的精油：佛手柑和其他柑橘類精油，快樂鼠尾草、乳香、苦橙葉、松樹、杜松子、薰衣草和檀香等。
- 價格帶和購買地點：屬於中價位，購買容易。

注意事項：雖然人類在絲柏樹林下會出現接觸性皮膚炎症狀，但是一般認為這種精油並不會刺激皮膚；也不會引起光敏反應。

欖香脂（Elemi）

學名：Canarium commune

- 科別：橄欖科Burseraceae
- 同義字：Canarium luzonicum、Manila Elemi
- 植物外觀和分布區域：這種樹木可生長到180英呎（60公尺）的高度。它的原產地在菲律賓和摩魯加（Molucca）群島等地。只要切割它的樹皮就會滲出相當芬芳的油性樹脂，（這是一種黏稠的樹膠，主要成分是精油和樹脂）這種分泌物質一開始是呈白色的液體；而後隨著時間會轉變成黃色的蠟狀物質。
- 萃取方法：將其分泌的樹膠加以蒸餾萃取而成。
- 精油特性：淡黃色或無色的液體。香味強烈、乾燥並有淡淡的辛辣味，並有類似天竺葵的前味。具有溫暖和興奮的效果。
- 主要成分：水芹烯（Phellandrene）、二戊烯（Dipentene）、欖香酯醇（Elemol）、欖香酯素（Elemicin）、松油醇（Terpineol）、檸檬烯（Limonene）、蒎烯（Pirene）。
- 功效特性：殺菌防腐劑、傷口癒合、調經劑、興奮劑、健胃劑。
- 芳香療法用途：適用於改善肌肉疼痛、呼吸道疾病、皮膚感染、骨頭斷裂的輔助性治療以及神經衰竭等症狀。
- 適合調和的精油：柑橘類精油，芫荽、乳香、迷迭香、薰衣草、肉桂、丁香、天竺葵。這種精油氣味強烈，請少量使用。
- 價格帶和購買地點：屬於中價位，容易向專業的精油供應商直接購買。

注意事項：雖然一般認為欖香脂精油不會刺激皮膚；也不會引起光敏反應，但是這種精油如果使用在過敏性體質的人身上可能會引起接觸性皮膚炎。

藍膠尤加利（Eucalyptus Blue Gum）

學名：Eucalyptus globulus

- 科別：桃金孃科Myrtaceae
- 植物外觀和分布區域：高大的常青樹，可以生長到400英呎（130公尺）的高度。成熟葉片呈劍型的藍綠色。原產地在澳洲和塔斯馬尼亞等地；目前也種植在西班牙、葡萄牙、巴西、美國加州、俄羅斯和中國等地。而大部分的尤加利精油主要供應地也是來自這些國家。
- 萃取方法：將其樹葉和嫩枝加以蒸餾萃取而成。
- 精油特性：無色的液體。具有刺鼻的樟腦味和甜甜木香的後味。這種香味具有醒腦和冷卻的作用。
- 主要成分：桉油醇（Cineol）、蒎烯（Pirene）、檸檬烯（Limonene）、傘花烴（Cymene）、水芹烯（Phellandrene）、松油烯（Terpinene）、香橙烯（Aromadendrene）。
- 功效特性：止痛劑、治神經痛藥、抗風濕藥、防腐劑、抗痙攣劑、抗病毒藥、鎮靜劑、傷口癒合、除臭劑、淨化劑、利尿劑、化痰劑、退燒劑、驅蟲劑（體外）、預防藥、發紅劑、興奮劑、驅蟲劑（體內）、刀傷藥。
- 芳香療法用途：適用於治療燒傷、起水泡、水痘、麻疹、傷風感冒所引起的疼痛、割傷、蚊蟲叮咬、驅除蚊蟲、頭蝨、皮膚感染、創傷、關節炎、肌肉疼痛、扭傷、血液循環不良、膀胱炎、花粉熱、傷風和流行性感冒、頭痛和神經痛。
- 適合調和的精油：雪松、薰衣草、檸檬、馬鬱蘭、松、迷迭香和百里香。
- 價格帶和購買地點：屬於最低價位系列，購買容易。

注意事項：一般認為尤加利精油不具刺激性；也不會引起光敏反應，但是建議過敏性體質的患者在使用前要先進行皮膚測試。

（甜）茴香（Fennel Sweet）

學名：Foeniculum vulgare

- 科別：繖形科Apiaceae（Umbelliferae）
- 植物外觀和分布區域：生命期很短的多年生植物，可以生長到6英呎（2公尺）的高度。有羽毛般的葉片以及黃色傘形小花序。這種植物的每個部位聞起來都有強烈的八角味（大茴香Aniseed）。原產地在地中海區域；後來卻移植到全歐洲地區。大部分的精油是產自東歐、德國、法國、義大利和希臘等國家。
- 萃取方法：將壓碎的種子加以蒸餾萃取而成。
- 精油特性：完全無色的透明液體。其強烈的香味會讓人聯想到八角的香味，具有樟腦後味。具有溫暖和興奮的作用。
- 主要成分：茴香腦（Anethol）、茴香酸（Anisic acid）、茴香乙醛（anisic aldehyde）、蒎烯（Pirene）、莰烯（Camphene）、甲基胡椒酚（Estragol）、水芹烯（Phellandrene）、茴香酮（Fenone）。
- 功效特性：開胃劑、抗發炎劑、抗微生物藥、防腐劑、抗痙攣劑、驅風劑、促進血液循環、淨化劑、利尿劑、調經劑、化痰劑、催乳劑、滋補劑、驅蟲劑（體內）。
- 芳香療法用途：適合用來治療擦傷、牙床疾病、口臭、蜂窩（橘皮）組織、風濕症、呼吸道疾病、疝氣、胃口不佳、反胃、在非懷孕期間月經不順暢、更年期問題、在哺乳期間乳汁分泌不足。
- 適合調和的精油：薰衣草、天竺葵、檀香木等。這種精油氣味濃郁，請少量使用。
- 價格帶和購買地點：屬於低～中價位帶，比較容易向精油供應商直接購買。

注意事項：這種精油會刺激皮膚。還有極微小的可能性會引發癲癇患者發作。請勿在懷孕期間使用。一般人建議使用0.5％的最低濃度比例。

乳香（Frankincense）

學名：Boswellia carterii

- 科別：橄欖科Burseraceae
- 同義字：Boswellia thurifera, olibanum, incense
- 植物外觀和分布區域：一種小型的樹木或灌木叢；原產地在東北非和紅海等區域。將樹木切開就可以蒐集到它所分泌的乳狀芳香樹液。這種分泌物在開始時呈牛奶色，凝固後會變成豌豆大小般的琥珀色滴狀物。這種植物主要是產自索馬利亞和衣索比亞；但是大部分的精油則是在歐洲萃取而成。
- 萃取方法：將凝固的滴狀物加以蒸餾萃取而成。
- 精油的特性：無色到淡黃色的液體。它的強烈香味會讓人感覺溫暖；帶有檸檬和樟腦混合的香脂香氣。這種香味會隨著保存時間而變得越來越香醇。它的香味具有溫暖、醒腦和鎮靜的效果。是冥想時經常會使用的一種精油。
- 主要成分：蒎烯（Pirene）、二茂烯（Dipentene）、檸檬烯（Limonene）、側柏烯（Thujene）、水芹烯（Phellandrene）、傘花烴（Cymene）、月桂烯（Myrcene）、松油烯（Terpinene）。
- 功效特性：抗發炎劑、防腐劑、收斂劑、驅風劑、傷口癒合、細胞防護藥、助消化藥、利尿劑、調經劑、化痰劑、鎮靜劑、滋補劑、子宮疾病用藥、創傷藥。
- 芳香療法用途：適合用來作皮膚保養（尤其是老化肌膚）以及治療青春痘、膿瘡、疤痕、外傷、痔瘡、呼吸道疾病例如哮喘、支氣管炎、咳嗽、黏膜炎和喉頭炎；膀胱炎、經痛、在月經期間子宮不正常出血、月經前症候群、神經緊張和壓力所引起的各種問題。
- 適合調和的精油：柑橘類精油、辛香料類精油、羅勒、雪松、絲柏、欖香脂、白松香、杜松子、薰衣草、橙花、廣藿香、玫瑰、檀香和岩蘭草。
- 價格帶和購買地點：屬於高價格帶，可以在健康用品店和其他零售精油專賣店購買到小瓶裝的精油，而其他容量包裝可以向精油供應商直接購買。

注意事項：一般認為這種精油不會刺激皮膚；也不會出現光敏反應。因為這種精油具有調經作用（促進月經量），因此建議不要在懷孕的前3個月使用。

白松香（Galbanum）

學名：Ferula galbaniflua

- 科別：繖形科Apiaceae（Umbelliferae）
- 同義字：楓子香F. Gummosa
- 植物外觀和分布區域：大型的多年生草本植物，可生長到6英呎（2公尺）的高度，會開白色小花。將其肥厚的莖切開時，它會分泌一種棕色的芳香樹脂或膠質，這種分泌物與空氣一接觸就會變得黏稠。它的原產地在中東和西亞。精油萃取則通常在歐洲和美國。
- 萃取方法：將芳香樹脂加以蒸餾萃取而成。
- 精油特性：呈橄欖綠，帶點黏稠的液體。強烈的香味會讓人聯想到生長在大樹下綠色濃密的灌木叢；帶點乾燥的土味。這種香味基本上具有鎮靜效果，因此素有催情劑之譽。
- 主要成分：香芹酮（Carvone）、杜松烯（Cadinene）、月桂烯（Myrcene）、杜松醇（Cadinol）、檸檬烯（Limonene）、蒎烯（Pirene）。
- 功效特性：止痛劑、抗發炎藥、抗生素、防腐劑、抗痙攣劑、鎮靜劑、驅風劑、傷口癒合、利尿劑、調經劑、化痰劑、降血壓劑、興奮劑。
- 芳香療法用途：適合用於皮膚保養（尤其是老化肌膚）、膿瘡、青春痘、燒傷、疤痕、刀傷和潰瘡、外傷、皮膚發炎、皮膚潰爛、蚊蟲叮咬、風濕症、呼吸道疾病、消化方面疾病、在非懷孕期間月經延遲、神經緊張、壓力所引起的疾病。
- 適合調和的精油：佛手柑、雪松、絲柏、薰衣草、乳香、天竺葵、橡樹苔、松。這種精油香味特別濃烈，請少量使用（以30ml基底油中加入一滴精油的低濃度比例，再混合其他精油）。
- 價格帶和購買地點：屬於高價位帶，比較容易向精油供應商直接購買。

注意事項：因為這種精油具有催經效果，因此建議不要在懷孕期間使用。一般認為這種精油不會刺激皮膚；也不會出現光過敏反應。

大蒜（Garlic）

學名：Allium sativum

- 科別：百合科Liliaceae
- 同義字：Common garlic, allium
- 植物外觀和分布區域：這是一種刺激性很強的草本植物，從其鱗莖部位會長出像草一樣的葉子。目前尚無法確定其正確的原產地，但一般相信它是從西伯利亞傳到歐洲和中亞等地。這種植物目前遍植於全球各地，但是埃及、保加利亞和法國則為精油的主要製造國家。
- 萃取方法：將新鮮壓碎的球莖加以蒸餾萃取而成。
- 精油特性：無色到淡黃色的液體。具非常強烈的硫磺味，我們只能將它描述為蒜味。
- 主要成分：大蒜素（Allicin）、多種硫化物，例如二硫化物（Allylpropyl）、檸檬醛（Citral）、香葉醇（Geraniol）、沈香醇（Linalol）、水芹烯（Phellandrene）。
- 功效特性：抗生素、抗微生物藥、防腐劑、抗腫瘤藥、抗病毒藥、殺菌劑、驅風劑、利膽劑、細胞防護、淨化劑、利尿劑、化痰劑、殺真菌劑、退燒劑、降血糖劑、降血壓劑、殺昆蟲劑、殺幼蟲劑、預防藥、發汗劑、驅蟲劑（體內）。
- 芳香療法用途：因為它具有讓人厭惡的氣味以及刺激皮膚的特性，因此大蒜精油最好是以大蒜膠囊的方式口服，可用來改善像腸胃感染、腸內寄生蟲、呼吸道疾病、心臟和血液循環等疾病；以及預防感染性疾病例如傷風和流行性感冒等。
- 價格帶和購買地點：屬於中價位，可以在藥局和健康食品專賣店買到大蒜膠囊。

注意事項：任何種類的大蒜對那些患有濕疹、腸胃不適；抑或是哺乳期間的母親（可能會引起嬰兒腹痛）都會出現反作用，如果以精油擦拭皮膚可能會造成灼傷或刺激皮膚。

天竺葵（Geranium）

學名：Pelargonium graveolens

● 科別：牻牛兒科Geraniaceae
● 同義字：Rose geranium玫瑰天竺葵, pelargonium
● 植物外觀和分布區域：一種到處生長的灌木叢，可以生長到2英呎的高度（1公尺），開玫瑰粉紅的花朵。整顆植物都有香味。它的原產地在南非，而目前卻遍植於全球各地。大部分的精油產自埃及和重逢島（Reunion）。
● 萃取方法：將其葉片、莖和花朵加以蒸餾萃取而成。
● 精油特性：呈綠色的液體。香味是一種強烈綜合甜味和玫瑰的複合香氣，並有讓人意想不到的薄荷味。這種香氣具有清新和提神的效用。
● 主要成分：香葉醇（Geraniol）、龍腦（Borneol）、香茅醇（Citronellol）、沈香醇（Linalol）、松油醇（Terpineol）、檸檬烯（Limonene）、水芹烯（Phellandrene）、蒎烯（Pinene）。

● 功效特性：抗抑鬱劑、止血劑、抗發炎藥、殺菌防腐劑、收斂劑、傷口癒合、除臭劑、利尿劑、殺真菌劑、促進腎上腺皮質分泌、滋補劑、驅蟲劑（體內）、創傷藥。
● 芳香療法用途：適用於皮膚保養（大部分膚質）以及治療燒傷、濕疹、頭虱、金錢癬、神經痛、蜂窩（橘皮）組織、痔瘡、血液循環不佳、胸部充血、更年期疾病、月經前症候群、神經性緊張以及壓力所引起的各種疾病。
● 適合調和的精油：佛手柑（及其他柑橘類精油）、黑胡椒、快樂鼠尾草、芫荽、丁香、檀香脂、茉莉、杜松子、薰衣草、橙花、廣藿香、苦橙葉、迷迭香、檀香、岩蘭草

● 價格帶和購買地點：屬於中價位，購買容易。
注意事項：一般認為它不會刺激皮膚；也不會導致光過敏反應，但是它還是會刺激非常敏感的肌膚。

薑（Ginger）

學名：Zingiber officinale

● 科別：薑科Zingiberaceae
● 同義字：Jamaican ginger牙買加薑
● 植物外觀和分布區域：這是一種多年生的植物，可以生長到大約2呎高度（1公尺）。從其塊莖上會長出細長蘆葦狀的葉片。薑的原產地分布在南亞；而商業用的薑則種植在西印度群島和非洲等地。大部分精油則產自英國、中國和印度等國家。
● 萃取方法：將其乾燥的地下塊莖加以蒸餾萃取而成。
● 精油特性：呈淡琥珀色的液體。具有強烈刺鼻、溫暖的辛辣香味。但是經蒸餾的精油香味，卻沒有新鮮薑的水果香甜味，因為蒸餾過程破壞了這種香氣。這種香氣具有溫暖和興奮的效用；因此素有催情劑之譽。
● 主要成分：薑油脂（Gingerin）、沈香醇（Linalol）、莰烯（Camphene）、水芹烯（Phellandrene）、檸檬醛（Citral）、桉樹腦（Cineol）、龍腦（Borneol）。

● 功效特性：止痛劑、抗氧化劑、防腐劑、抗痙攣劑、開胃劑、治療咳嗽、殺菌劑、驅風劑、頭部疾病用藥、化痰劑、退燒藥、發紅劑、發汗劑、興奮劑。
● 芳香療法用途：適合用來治療關節炎、肌肉疼痛、血液循環不良、濕疹、黏膜炎、咳嗽、腹瀉、疝氣、消化不良、食慾不佳、反胃、長途旅行引起的疾病、傷風和流行性感冒、感染性疾病、精神衰竭和神經疲勞。
● 適合調和的精油：雪松、芫荽、肉桂、柑橘類精油、橙花、廣藿香、苦橙葉、玫瑰、檀香、岩蘭草、伊蘭伊蘭。這種精油氣味濃烈，請少量使用。
● 價格帶和購買地點：屬於中～高價位，比較容易向精油供應商直接購買。
注意事項：會刺激敏感性肌膚，請使用最低濃度比例。這種精油具有輕微的光過敏反應，但是只有在使用高濃度比例或直接擦拭在皮膚上才會出現這種反應。

葡萄柚（Grapefruit）

學名：Citrus x paradisi

●科別：芸香科Rutaceae

●植物外觀和分布區域：這種人工栽種的樹木，可以生長到35英呎的高度（10公尺）。它會長出鮮綠的葉片以及黃色的大顆果實。葡萄柚認為是由紅柚（文旦）和甜橙所混種而成。所有的柑橘類樹木的原產地都分布在熱帶的亞洲地區。而目前卻遍植於全球各地。大部分的葡萄柚精油是產自美國的加州。

●萃取方法：將新鮮的果皮利用冷壓式壓榨萃取而成。等級較差的精油則是將果皮和果肉蒸餾萃取而成。

●精油特性：淡黃色到綠色的液體。具有清爽、香甜和柑橘的果香味。這種香氣具有提神和抗憂鬱的效用。

●主要成分：檸檬烯（Limonene）、橙花醛（Neral）、香葉醇（Geraniol）、香茅醛（Citronellal）、葡萄柚醇（Paradisiol）。

●功效特性：防腐劑、抗毒素劑、收斂劑、殺菌劑、利尿劑、淨化劑、助消化劑、滋補劑。

●芳香療法用途：適合用來治療蜂窩（橘皮）組織、肌肉疲痠、畏寒、傷風和流行性感冒、沮喪等症狀。

●適合調和的精油：其他柑橘類精油、豆蔻、芫荽、雪松、杜松、薰衣草、橙花、苦橙葉、松、天竺葵和迷迭香等。

●價格帶和購買地點：屬於低～中價位，比較容易向精油供應商直接購買。

注意事項：這種精油不同於其他柑橘類精油，葡萄柚精油不會導致光過敏反應。但是它的商品壽命很短，在購買後6個月內必須用完。一旦它開始氧化，可能就會刺激皮膚以及造成過敏。

蛇麻草（Hops）

學名：Humulus lupulus

●科別：大麻科Cannabaceae

●植物外觀和分布區域：這是一種多年生的攀爬類草本植物，它會纏繞在其他植物或沿著支撐向上攀爬到30英呎的高度（8公尺）。其花朵呈黃綠色，雌花和雄花分別生長在不同的植物上。其中雄花懸吊著小而稀疏的排列成錐狀花序；而雌花則長得像圓錐狀的菜荑花，呈現毬果狀的穗狀花序。

●萃取方法：將乾燥好的毬果狀的穗狀花加以蒸餾萃取而成。如果穗狀花的乾燥時間過長，那麼它的香味就會變得令人討厭，因為其中所含的軟性樹脂（蛇麻草所含）會氧化而且轉化成纈草酸的形式。

●精油特性：淡黃色的液體。具有香甜、溫暖和辛辣的香味。這種香氣具有安撫和催眠的效用。

●主要成分：蛇麻烯（Humulene）、月桂烯（Myrcene這種成分只在新鮮的精油才能找到）、石竹烯（Caryophyllene）、金合歡烯（Farnesene）。

●功效特性：止痛劑、抑慾劑（抑制性慾）、抗微生物劑、防腐劑、收斂劑、殺菌劑、驅風劑、利尿劑、雌激素作用、催眠劑、鎮定劑、鎮靜劑。

●芳香療法用途：適合用來治療氣喘、突發性咳嗽、神經性消化不良、頭痛、月經不規律、經痛、更年期症狀、失眠、神經性緊張以及壓力所引起的種種問題。

●適合調和的精油：佛手柑、絲柏、杜松子、薰衣草、肉豆蔻、松等。

●價格帶和購買地點：屬於最昂貴價位，僅能向極少數精油供應商直接購買。

注意事項：這種新鮮的精油使用在某些人身上容易引起過敏反應。一般認為這是因為它含有月桂烯成分所導致。隨著精油保存年限，這種物質會開始氧化；反而對皮膚會更有益處。然而請以最低濃度比例使用。對於患有憂鬱和昏睡症的人，都應避免使用任何一種含蛇麻草的精油或其萃取產物。

茉莉原精（Jasmine Absolute）

學名：Jasminum officinale

● 科別：木樨科Oleaceae

● 同義字：Jasmin, Jessamine法國素馨、摩洛哥茉莉

● 植物外觀和分布區域：一種常綠的爬藤類植物，它會開滿白色的星狀花朵。其強烈花香味在黃昏之後會變得更加濃郁。茉莉花的原產地分布在中國、印度北部以及中東；而如今則遍植於全球各地。此一品種茉莉精油主要是產自法國和埃及。通常被用來製成精油的其他茉莉品種還有大花茉莉（J. grandiflorum）、J. paniculatum及J. auriculatum等。

● 萃取方法：必須在黃昏以後摘取花朵，再利用溶劑萃取法製成。因為此時它的精油濃度最高。

● 精油特性：呈橘棕色的液體。它具有強烈的花香味，並有明顯的麝香味。這種香味具有溫暖和令人陶醉的效用，因此素有催情劑之譽。

● 主要成分：茉莉酮（Jasmone）、乙酸苯酯（Benzyl Acetate）、苯甲醇（Benzyl alcohol）、吲哚（Indol）、沈香醇（Linalol）、乙酸沈香酯（Linalyl Acetate）、苯乙酸（Phenylacetic acid）、甲基茉莉酮（methyl jasmonate）。

● 功效特性：止痛劑、抗憂鬱劑、抗發炎藥、防腐劑、抗痙攣劑、傷口癒合、化痰劑、助分娩劑、鎮靜劑、子宮疾病用藥；有時候也會將之列為催乳劑，但實際上效果往往剛好相反。

● 芳香療法用途：適合用來治療肌肉疼痛、黏膜炎、咳嗽、喉頭炎、經痛、生產疼痛、沮喪、月經前症候群，以及壓力所引起的種種問題。

● 適合調和的精油：其他花類精油、柑橘類精油、快樂鼠尾草、橡樹苔、檀香木等。這種精油氣味強烈，請少量使用。

● 價格帶和購買地點：這是一種相當昂貴的精油。通常可以在健康用品店購得用基底油稀釋過的複方茉莉精油。而純單方精油可向精油供應商直接購買。

注意事項：請勿在懷孕期間使用。遺憾的是因為它的價格昂貴，特別容易買到摻混過的不純精油。因此建議只將這種精油用於香水用途，不建議使用在芳香療法。它會刺激敏感性肌膚。

杜松子（Juniper Berry）

學名：Juniperus communis

● 科別：柏科Cupressaceae

● 同義字：Common juniper

● 植物外觀和分布區域：這是一種常綠的針葉樹，可以生長到12英呎的高度（4公尺）。它扎人的針狀葉子呈藍綠色，而且會開滿深藍色的漿果。杜松是一種廣泛繁殖的野生植物，而且在美洲北部、歐洲（包括英國）、亞洲北部、韓國和日本等地都可以發現野生的杜松。這種精油主要產自東歐、法國、義大利、奧地利、德國和加拿大等國家。

● 萃取方法：將乾燥壓碎過的漿果（或部分乾燥）加以蒸餾萃取而成。較便宜等級的精油也可以萃取自它的針葉和木頭。而等級更低的精油還可以由發酵過或製造杜松子酒（琴酒）的漿果加以蒸餾萃取。在本書我們所建議使用的杜松子精油是指由純杜松果實蒸餾萃取的較高等級精油。

● 精油特性：萃取自其葉片和木頭的精油並不建議使用於芳香療法用途，同樣地萃取自發酵過的漿果也不適用（請參照下列的注意事項）。而最高等級的杜松子精油是完全透明無色。它清爽的木頭香味還有令人愉快的辛辣後味。這種香味具有溫暖和鎮定的作用，因此素有催情劑之譽。

● 主要成分：蒎烯（Pinene）、月桂烯（Myrene）、龍腦（Borneol）、莰烯（Camphene）、、松烯醇（Terpenic alcohol）、側柏烯（Thugene）。

- 功效特性：抗風濕藥、殺菌防腐劑、抗痙攣劑、收斂劑、驅風劑、傷口癒合、淨化劑、利尿劑、調經劑、神經鎮定劑、驅蟲劑（體外）、發紅劑、鎮靜劑、發汗劑、滋補劑和創傷藥。
- 芳香療法用途：適合用於皮膚和頭髮保養（油性皮膚和髮質）；以及治療青春痘、出水性濕疹、痔瘡、外傷、蜂窩（橘皮）組織、關節炎和風濕症的患者、肌肉疼痛、非懷孕期間的停經症狀、經痛、膀胱炎、月經前症候群、神經緊張以及壓力所引起的種種問題。
- 適合調和的精油：佛手柑、雪松、絲柏、欖香脂、乳香、天竺葵、薰衣草、橙花、苦橙葉、迷迭香和檀香等。
- 價格帶和購買地點：屬於中～高級的價位。為了確保購買到最佳品質的杜松子精油，建議最好向信譽良好的精油供應商直接購買。

注意事項：雖然杜松子精油常被指控會刺激皮膚，這可能是因為市面上充斥著以滲雜其他物質的不純正油所致。而較低等級的精油是萃取自樹木或摻混松節油製成。任何患有腎臟疾病的人請勿使用任何一種杜松精油，因為在未經醫生或專家指示下使用，可能會引起腎中毒。亦請勿在懷孕期間使用。

醒目薰衣草（Lavandin）

學名：Lavandula x intermedia

- 科別：唇形科Lamiaceae（Labiatae）
- 植物外觀和分布區域：這是在1920年代末期將真正薰衣草（True Lavender）和穗花薰衣草（Spike Lavender）交叉繁殖改良的一種薰衣草。它可以生長到2～2.5英呎的高度（60-80公分）。它的花色像真正薰衣草呈淡藍紫色或像穗花薰衣草呈淡灰紫色的顏色。這種植物耐寒，容易栽培，而且它所萃取的精油量相當於真正薰衣草的兩倍。這正是目前它種植的數量逐漸增加的原因。雖然有時候我們會將這種精油使用於芳香療法用途上，但大部分則是用於香水製造業作為萃取沈香醇（Linalol）的目的。不幸的是，醒目薰衣草也被用來冒充比較昂貴的真正薰衣草精油。大部分的精油是產自法國或和東歐等地。
- 萃取方法：將新鮮的頂端花朵加以蒸餾萃取而成。
- 精油特性：淡黃到深黃色的液體。它的強烈香味和真正薰衣草的香味相似，但是少了點香甜味，而後味多了一點樟腦木的氣息。這種香味具有提神、醒腦和讓人清爽的的作用。
- 主要成分：龍腦（Borneol）、樟腦（Camphor）、桉樹腦（Cineol）、香葉醇（Geraniol）、沈香醇（Linalol）、乙酸沈香脂（Linalyl acetate）。相較於真正薰衣草精油，這種精油含有較多的龍腦含量；而沈香醇的含量則較少。
- 功效特性：與真正薰衣草精油功效類似。或許對我們的神經系統多了一點刺激性。
- 芳香療法用途：這種精油的特性與較香甜的真正薰衣草精油相似。但因為價格較其他薰衣草精油便宜，因此醒目薰衣草精油可以用來作為室內擴香或在流行疾病傳染期間作為消毒薰蒸劑使用。
- 適合調和的精油：雪松、柑橘類精油、丁香、肉桂、絲柏、苦橙葉、松、天竺葵、百里香、廣藿香和迷迭香等。
- 價格帶和購買地點：屬於最低價位。比較容易向精油供應商直接購買。

注意事項：相較於真正薰衣草，醒目薰衣草算起來對敏感性皮膚刺激性稍微強一點點。而我個人看過許多相當昂貴的薰衣草精油標上學名Lavendula officinalis的名稱（真正薰衣草品種），但香味聞起來卻讓人懷疑是較便宜的醒目薰衣草精油味道。因此必須找到信譽良好的精油供應商才能購買到真正薰衣草精油。顯然地這對剛踏入芳香療法領域的初學者而言是較困難的課題。

穗花薰衣草（Lavender, Spike）

學名：Lavandula latifolia

- 科別：唇形科Lamiaceae/Labiatae
- 植物外觀和分布區域：雖然穗花薰衣草的葉片比較寬；而且葉片表面也比較粗糙；它的花朵呈淡灰紫色，花朵也比較靠近根莖部位，但是它的外觀看起來仍然很像真正薰衣草。穗花薰衣草的原產地在法國和西班牙的山區。這兩個國家目前仍是全球最主要的薰衣草精油供應商。
- 萃取方法：將新鮮的穗狀花朵加以蒸餾萃取而成。
- 精油特性：無色到淡黃色的液體。它的香氣清爽並帶有樟腦味，會讓人聯想起薰衣草和迷迭香的混合香味。不像其他大多數薰衣草的香味多少有點鎮靜效果，但穗花薰衣草的香味則更具提神醒腦的效用。
- 主要成分：桉油醇（Cineol）、樟腦（Camphor）、沈香醇（Linalol）、乙酸沈香脂（Linalyl acetate）。
- 功效特性：雖然它的樟腦味較濃一些，但是療效仍與薰衣草相似，它比較適合用來改善呼吸道疾病。很有趣地，我們發現法國芳療師通常會將30%的穗花薰衣草精油混合真正薰衣草精油，經過這種調混之後，可以更啟動穗花薰衣草精油的效用。（請同時參照第89頁的協同作用）
- 芳香療法用途：參照真正薰衣草。
- 適合調和的精油：佛手柑、絲柏、尤加利、杜松子、檸檬、苦橙葉、松和迷迭香等。
- 價格帶和購買地點：屬於低價位。比較容易向精油供應商直接購買。

注意事項：一般認為這種精油不具刺激性也不會引起光過敏反應，但是如果使用高濃度比例或直接擦拭在皮膚上仍會引起皮膚過敏反應。

真正薰衣草（Lavender, True）

學名：Lavandula angustifolia

- 科別：唇形科Lamiaceae/Labiatae
- 同義字：Lavandula officinalis, Lavandula vera, Common Lavender, Alpine Lavender藥用薰衣草、小薰衣草、狹葉薰衣草、高地薰衣草、普通薰衣草
- 植物外觀和分布區域：這是一種常青型的灌木，可以生長到3～4英呎高度（1公尺），在其細長的莖部的頂端會長出穗狀的藍紫色花朵。這種植物的原產地分布在南歐的地中海區域。而大部分的精油則產自法國、西班牙和保加利亞等國家。
- 萃取方法：將新鮮的花穗加以蒸餾萃取而成。
- 精油特性：無色到淡黃色的液體。有香甜的花草香味。這種香味具有提神、使人鎮靜和讓人清新的作用。
- 主要成分：沈香醇（Linalol）、乙酸沈香脂（Linalyl acetate）、薰衣草醇（Lavandulol）、乙酸薰衣草酯（Lavandulyl acetate）、松油醇（Terpineol）、檸檬烯（Limonene）、石竹烯（Caryophyllene）。
- 功效特性：止痛劑、抗驚厥劑、抗憂鬱劑、抗微生物劑、抗風濕藥、防腐劑、抗痙攣劑、抗毒素、驅風劑、利膽劑、傷口癒合、興奮劑、細胞防護、除臭劑、利尿劑、調經劑、降血壓劑、殺昆蟲劑、神經鎮定劑、驅蟲劑（體外）、發紅劑、鎮靜劑、發汗劑、滋補劑、驅蟲劑（體內）、創傷藥。
- 芳香療法用途：適合用於皮膚保養（適用於大部分膚質）以及改善青春痘、過敏症、香

港腳、燙傷、擦傷、濕疹、頭皮屑、皮膚炎、燒傷、凍瘡、乾癬、金錢癬、疥瘡、蚊蟲叮咬、驅除昆蟲劑、哮喘、耳朵痛、咳嗽、傷風和流行性感冒、黏膜炎、喉頭炎、反胃、疝氣、膀胱炎、經痛、沮喪、頭痛、失眠、偏頭痛、神經緊張、月經前症候群、壓力所引起的各種症狀。

● 適合調和的精油：柑橘類精油、雪松、丁香、快樂鼠尾草、芫荽、絲柏、乳香、天竺葵、杜松、銀合歡、橙花、玫瑰、橡樹苔、苦橙葉和松等。

● 價格帶和購買地點：屬於最低價位。購買容易。

注意事項：一般認為這是一種不具刺激性也不會起光過敏反應的精油。但有報導指出如過度使用這種精油會導致接觸性皮膚炎，這種症狀尤其在芳療師之間最常見。而且也可能會對某種特定廠牌的真正薰衣草精油過敏，即使是購買標示Lavendula officinalis（真正薰衣草學名）的精油也會出現這種症狀。或許暗示該精油是被冒充的非純精油；或者該精油已經起了氧化作用。直接擦拭或使用高濃度比例，都比較會刺激皮膚。

檸檬（Lemon）

學名：Citrus limon

● 科別：芸香科Rutaceae

● 同義字：Citrus limonum

● 植物外觀和分布區域：一種小型的常青樹，可以生長到15英呎高度（5公尺）。它會開著綴有粉紅色的白色花朵，隨後就會結出鮮黃色的果實。檸檬的原產地分布在亞洲地區，但目前已經移植到地中海區域。並且遍植在世界其他許多地區，大部分的精油產自義大利、塞普路斯、以色列和美國的加州等地。

● 萃取方法：將水果皮以冷壓榨方式萃取而成。同時也可以買到蒸餾壓榨過果皮的萃取精油，但是這種精油等級較差。

● 精油特性：淡黃色的液體。香味清爽刺鼻就好像新鮮的檸檬一樣，具有提神和清涼的效果。

● 主要成分：檸檬烯（Limonene）、松油烯（Terpinene）、蒎烯（Pinene）、月桂烯（Myrcene）、檸檬醛（Citral）、沈香醇（Linalol）、香葉醇（Geraniol）、香茅醛（Citronellal）。

● 功效特性：抗貧血劑、抗微生物劑、抗風濕藥、防腐劑、抗痙攣劑、抗毒素、收斂劑、殺菌劑、驅風劑、細胞防護、傷口癒合、淨化劑、利尿劑、退燒藥、止血劑、降血壓劑、殺昆蟲劑、發紅劑、發汗劑、滋補劑以及驅蟲劑（體內）。

● 芳香療法用途：適用於皮膚保養（適用於油性膚質）；以及改善青春痘、燙傷、凍瘡、疣、蜂窩（橘皮）組織、關節炎、高血壓、血液循環不良、風濕症、哮喘、喉嚨痛、支氣管炎、黏膜炎、消化不良以及傷風和流行性感冒等症狀。

● 適合調和的精油：其他柑橘類精油、羅馬洋甘菊、欖香脂、乳香、杜松子、薰衣草、沒藥、橙花、苦橙葉、玫瑰、檀香和伊蘭伊蘭等。

● 價格帶和購買地點：屬於最低價位，購買容易。

注意事項：如同大部分經冷壓萃取的柑橘類精油，檸檬精油會產生光過敏反應。請勿在曝曬於陽光之前將檸檬精油擦拭在皮膚上，因為它可能會導致皮膚黑色素沈澱。而經蒸餾萃取而成的精油就不具光過敏反應。檸檬精油的保存期限很短，必須在購買後6個月內使用完畢。檸檬精油一旦氧化，會比較容易刺激皮膚。請使用低濃度比例。

西印度檸檬草（Lemongrass, West Indian）

學名：Cymbopogon citratus，同時還有一種東印度檸檬草（Cymbopogon flexuosus）

- 科別：禾本科Poaceae（Gramineae）
- 植物外觀和分布區域：一種快速繁殖的香草植物，原產地分布在熱帶的亞洲，但是目前則種植在印度、斯里蘭卡、印尼、西印度和非洲等地。大部分的精油不論是西印度或東印度檸檬草精油都是產自瓜地馬拉和印度這兩個國家。
- 萃取方法：將新鮮或半乾燥的葉子經蒸餾萃取而成。
- 精油特性：西印度檸檬草呈紅琥珀色。它的氣味香甜，具有檸檬香並混有泥土般的後味。而東印度品種呈黃色，氣味與西印度品種相似，但是香味較淡。這兩種檸檬草的香味具有提神和些微清涼的效果。有人認為這種檸檬草香氣可以讓人鬆弛；也有人持相反看法，認為它具有提神功效。
- 主要成分：檸檬醛（Citral）、二茂烯（Dipentene）、沈香醇（Linalol）、香葉醇（Geraniol）。
- 功效特性：止痛劑、抗抑鬱劑、抗氧化劑、防腐劑、殺菌劑、收斂劑、驅風劑、除臭劑、退燒藥、催乳劑、殺昆蟲劑、神經鎮定劑、發紅劑以及滋補劑。
- 芳香療法用途：適合用來治療香港腳、驅除昆蟲、改善疥瘡、肌肉疼痛、血液循環不良、哺乳期間乳汁分泌不足、大腸炎、消化不良、發燒、傳染性疾病、頭痛、神經衰竭和其他壓力所引起的疾病。
- 適合調和的精油：佛手柑、豆蔻、羅馬洋甘菊、丁香、尤加利、天竺葵、薑、薰衣草、沒藥、玫瑰草、廣藿香、苦橙葉和迷迭香等。它的香味濃烈，請少量使用。
- 價格帶和購買地點：屬於最低價位。購買容易。

注意事項：這種精油會刺激敏感性皮膚，請使用0.5%或更低濃度比例。

萊姆（Lime）

學名：Citrus aurantifolia

- 科別：芸香科Rutaceae
- 植物外觀和分布區域：一種小型的長青樹。可以生長到8英呎的高度（相當於2公尺）。這種樹彎曲多刺，開滿白色的小花，之後會結出黃綠色的果實，果實大小大約是檸檬的一半。原產地分布在亞洲，而目前則廣植在全球各地。大部分的精油是產自美國和義大利兩個國家。
- 萃取方法：將新鮮尚未成熟的果皮經過冷壓榨法萃取製成。同時也有一種等級較差的精油是蒐集果汁製造業榨汁剩餘副產品，蒐集榨汁後的整顆萊姆再經蒸餾萃取而成。大部分的芳療師比較喜歡使用冷壓式萃取而成的萊姆精油。
- 精油特性：淡黃色或綠色的液體。其強烈的香氣刺鼻清爽，味道就像新鮮萊姆一樣。這種香味具有提神和清涼的效用。
- 主要成分：檸檬烯（Limonene）、蒎烯（Pinene）、莰烯（Camphene）、檸檬醛（Citral）、傘花烴（Cymene）、桉油醇（Cineol）、沈香醇（Linalol）。經冷壓萃取的精油還含有香豆素（Coumarins）成分。
- 功效特性：防腐劑、抗病毒劑、開胃劑、殺菌劑、退燒藥、興奮劑。
- 芳香療法用途：適合用於改善傷風和流行性感冒、沮喪、神經衰竭和其他壓力所引起的疾病。

- 適合調和的精油：其他柑橘類精油、橙花、苦橙葉、薰衣草、迷迭香、快樂鼠尾草和伊蘭伊蘭等。
- 價格帶和購買地點：屬於最低價位。比較容易向精油供應商直接購買取得。

注意事項：冷壓萃取的萊姆精油具有相當高的光過敏反應作用，請勿在曝曬於陽光之前直接擦拭在皮膚上。而蒸餾萃取的精油則不具光過敏反應，因為它不含香豆素成分。不管蒸餾還是壓榨方式萃取的精油都會刺激皮膚，因此請使用低濃度比例。因為它的保存期限短，因此盡速在購買後6個月之內使用完畢。

橘（Mandarin）

學名：Citrus reticulata

- 科別：芸香科Rutaceae
- 同義字：Citrus noblis, Citrus madurensis, Citrus deliciosa, Tangerine丹吉爾橘
- 植物外觀和分布區域：一種小型的常春樹。可以生長到20英呎的高度（相當於6公尺）。它的鮮綠葉片和芳香的白色花朵，之後會結滿果皮與果肉鬆散的小型橘色的果實。橘子的原產地分布在中國南部，曾有一度丹吉爾橘（Tangerine）的大小較橘子（Mandarin）還要來得大一點。但是經過農夫研發改良後，丹吉爾橘的果實則與傳統中的橘子品種大小相仿。丹吉爾橘（Tangerine）這個字眼在美國相當普遍，而在其他國家則比較喜歡用橘子（Mandarin）這個字眼。
- 萃取方法：將果皮經過冷壓榨法萃取製成。
- 精油特性：黃橘色的液體。具有相當細緻的柑橘香甜味。這種香味具有安撫、提神和振奮的效果。
- 主要成分：檸檬烯（Limonene）、香葉醇（Geraniol）、檸檬醛（Citral）、香茅醛（Citronellal）。

- 功效特性：殺菌防腐劑、抗痙攣劑、驅風劑、助消化藥、利尿劑、瀉藥、鎮靜劑以及滋補作用。
- 芳香療法用途：適合用來改善疤痕、預防妊娠紋（尤其在懷孕期間）以及治療腸胃消化疾病、失眠、神經性緊張以及其他壓力所引起的疾病等。
- 適合調和的精油：其他柑橘類精油、羅馬洋甘菊、芫荽、天竺葵、檸檬草、橙花、苦橙葉、玫瑰、迷迭香。另外，當橘精油混合等量比例的檸檬草精油會使檸檬草中所含刺激皮膚的成分失去作用。
- 價格帶和購買地點：屬於低價位。購買容易。

注意事項：一般認為這種精油不會刺激皮膚；也不會引起光過敏反應。但是使用於某些對柑橘類水果敏感的人，可能會引起過敏。這種精油具有輕微的光過敏反應作用，因此在曝曬在陽光之前，請勿使用於皮膚上。因為它的保存期限短，因此請在購買後6個月內使用完畢。

馬鬱蘭（Marjoram, Sweet）

學名：Origanum marjorana

- 科別：唇形科Lamiaceae/Labiatae
- 同義字：Marjorana hortensis, knotted marjoram 茉蕎蘭、墨角蘭、馬荷蘭
- 植物外觀和分布區域：一種一年生；有時為二年生的藥草。有灰色的葉片；並綻放白色或紫色圓形或成束的花朵。這種植物的原產地分布在地中海區域，而目前則遍植在全球各地。大部分的精油產自非洲、東歐和德國等地。
- 萃取方法：將乾燥後的花束經蒸餾萃取而成。
- 精油特性：淡琥珀色的液體。香味溫暖並有樟腦的木味。這種香氣具有溫暖和鎮靜的效用，因此素有抑慾劑之譽（抑制性慾）。
- 主要成分：香芹酚（Carvacrol）、麝香草酚（Thymol）、樟腦（Camphor）、龍腦（Borneol）、牛至醇（Origanol）、蒎烯（Pinene）、香檜烯（Sabinene）、松油醇（Terpineol）。
- 功效特性：止痛劑、抗氧化劑、防腐劑、抗痙攣劑、抗病毒藥、殺菌劑、驅風劑、助消化藥、調經劑、化痰劑、殺真菌劑、降血壓劑、瀉藥、神經鎮靜劑、鎮靜劑、發汗劑、血管擴張劑、創傷藥。
- 芳香療法用途：適合用來治療凍瘡、擦傷、關節炎、肌肉疼痛、風濕症、挫傷和扭傷、呼吸方面疾病、疝氣、便秘、非懷孕期間停經、經痛、月經前症候群、傷風和流行性感冒、頭痛、高血壓、失眠、偏頭痛、神經緊張以及其他壓力所引起的疾病。
- 適合調和的精油：佛手柑、絲柏、尤加利、杜松子、薰衣草、迷迭香和茶樹等。
- 價格帶和購買地點：屬於低～中價位。購買容易。

注意事項：請勿在懷孕期間使用。皮膚學文獻中並沒有具體報導顯示馬鬱蘭精油會使皮膚出現不良的反應。不應將這種精油和較便宜的西班牙馬鬱蘭（Thymus mastichina）混淆在一起。從它的植物學名可以確認西班牙馬鬱蘭是百里香的一種，因此它具有不同的化學成分。幾乎所有西班牙馬鬱蘭的化學組成類型對皮膚和黏膜都具有相當的刺激性，因此並不建議居家使用。

香蜂草（Melissa）

學名：Melissa officinalis

- 科別：唇形科Lamiaceae/Labiatae
- 同義字：Lemon balm
- 植物外觀和分布區域：多年生的灌木型香草植物。有鮮綠色的葉片，可以生長到2 英呎的高度（60公分）。原產地分布在地中海區域，現在已遍及全歐洲大陸、部分亞洲地區、北美和北非等地。大部分的精油則產自法國、西班牙、德國和俄羅斯等國家。
- 萃取方法：將葉片和頂端的花朵部分經蒸餾萃取而成。
- 精油特性：淡黃色的液體。香味非常清爽、而且聞起來有明顯的檸檬香。這種香味具有提神和鎮靜的效用。
- 主要成分：檸檬醛（Citral）、香茅醛（Citronellal）、丁香酚（Eugenol）、香葉醇（Geraniol）、乙酸沈香酯（Linalyl Acetate）。
- 功效特性：抗憂鬱劑、抗組織胺劑、抗痙攣劑、殺菌劑、驅風劑、調經劑、退燒藥、神經鎮靜劑、鎮靜劑、發汗劑、子宮疾病用藥、驅蟲劑（體內）。
- 芳香療法用途：適合用來治療過敏症（皮膚和呼吸道方面）、唇皰疹、濕疹、哮喘、支

氣管炎、消化不良、反胃、月經週期不規律、失眠、偏頭痛、焦慮、神經衰竭以及其他壓力所引起的疾病。

- 適合調和的精油：柑橘類精油、羅馬洋甘菊、薰衣草、苦橙葉、橙花、天竺葵、玫瑰。這種精油的氣味濃郁，因此請少量使用。
- 價格帶和購買地點：非常昂貴。可以向精油供應商直接購買。

注意事項：市面上很難買到真正純香蜂草精油。目前有許多香蜂草精油是混合具有檸檬香，而且價格比較便宜的精油，例如檸檬、檸檬草和香茅等精油混製而成的。有時還會添加人工合成的化學香精。雖然德國的芳療師普遍使用真正的香蜂草精油，但是這種精油在芳香療法業界可謂是相當新的一種精油，而且還未完全通過人體測試。現有的資料顯示這種精油會刺激皮膚而且還會在少數人身上引起過敏性反應。建議使用最低濃度比例。

沒藥（Myrrh）

學名：*Commiphora myrrha*

- 科別：橄欖科（Burseraceae）
- 植物外觀和分布區域：一種小型的樹木和灌木，可以生長到9英呎的高度（3公尺），它的枝幹複雜而交錯，其細小的枝條會由主枝幹中延伸出來，並呈現90度的尖刺狀。這種樹木會分泌出一種淡黃色的油性樹脂，由天然裂縫或樹皮經切割之後流出，樹脂變硬之後會變成核桃般大小的棕紅色水滴狀。沒藥的原產地分布在中東、北非和印度北部等地。
- 萃取方法：將沒藥的新鮮樹脂分泌物或乾燥樹脂加以蒸餾萃取而成。
- 精油特性：紅棕色的黏稠液體。香味強烈苦澀並有樟腦味。這種香味具有醒腦和溫暖的效用。
- 主要成分：罕沒藥烯（Heerabolene）、檸檬烯（Limonene）、二茂烯（Dipentene）、蒎烯（Pinene）、丁香酚（Eugenol）。
- 功效特性：抗發炎劑、抗微生物劑、殺菌劑、收斂劑、緩和鎮靜劑、驅風劑、傷口癒合、調經劑、化痰劑、殺真菌劑、鎮靜劑、健胃劑、子宮疾病用藥、創傷藥。
- 芳香療法用途：適用於皮膚保養（適用於油性和老化肌膚）；以及治療香港腳、皮膚龜裂、濕疹、皮膚炎、金錢癬、疤痕、創傷、關節炎、呼吸道疾病、黏膜感染、口腔潰爛、喉嚨痛、腹瀉、痔瘡、非懷孕期間月經不順暢、鵝口瘡等症狀。
- 適合調和的精油：雪松、芫荽、絲柏、欖香脂、乳香、天竺葵、薰衣草、杜松、檸檬草、橡樹苔、玫瑰草和廣藿香等。
- 價格帶和購買地點：屬於高價位系列。容易向精油供應商直接購買。

注意事項：一般認為這種精油不會刺激皮膚也不會引起光過敏反應。在懷孕期間，請勿使用。

銀合歡原精（Mimosa Absolute）

學名：Acacia dealbata

● 科別：含羞草科Leguminosa
● 植物外觀和分布區域：一種常綠樹，會長出相當吸引人的蕨狀葉片，並開滿芬芳黃色長形的花序。這種樹木的原產地分布在澳洲和塔斯馬尼亞等地。而大部分的原精則產自法國南部。
● 萃取方法：將其花朵和小枝條利用溶劑萃取而成。
● 精油特性：淡黃色有點黏稠的液體。香味混合著木頭香氣和花香，讓人聯想到紫羅蘭的香味。這種香味具有提振、清涼和鎮靜的效用。
● 主要成分：棕櫚乙醛（Palmic aldehyde）、庚醛酸（Enathic acid）、茴香酸（Anisic acid）、醋酸（Acetic acid）；以及酚類（Phenol）。
● 功效特性：它除了可作為防腐殺菌劑和收斂劑以外；一般認為它僅有微乎極微的醫療價值。

● 芳香療法用途：由於是藉由溶劑萃取的原精而非蒸餾精油，芳療師們並不常使用銀合歡原精來作為治療用途。在這裏我們將它的價值視為提升情緒的天然香水成分。但是它本身輕淡、安撫情緒的香味卻能夠減緩月經前症候群的症狀、焦慮以及壓力所引起的疾病。
● 適合調和的精油：佛手柑、雪松、芫荽、天竺葵、薰衣草、橙花、橡樹苔、苦橙葉、玫瑰和檀香。這種精油氣味強烈，請少量使用。
● 價格帶和購買地點：價格相當昂貴。可以向精油供應商直接購買。
注意事項：有過敏體質的人如果使用這種精油會引起皮膚炎。通常使用濃度不應超過1%。

橙花（Neroli）

學名：Citrus aurantium var amara

● 科別：芸香科Rutaceae
● 同義字：Citrus vulgaris, Citrus bigaradia, Orange flower, Seville orange苦橙花
● 植物外觀和分布區域：這是一種常青樹，可以生長至34英呎的高度（10公尺）。它會開著香味濃烈的白花。果實為苦橙，呈球狀，比甜橙的果皮更加粗糙；而且顏色更深。這種樹木的原產地分布在亞洲地區，目前卻普遍植在地中海區域。大部分的精油則產自義大利、突尼西亞、摩洛哥、埃及和法國等國家。
● 萃取方法：將摘取下來的新鮮花朵經蒸餾萃取而成。橙花花水則是這種蒸餾過程的副產品。

● 精油特性：淡黃色的液體。具有香甜的花香味和苦澀的後味。這種香味具有提神醒腦和鎮靜的效用，素有催情劑之譽。
● 主要成分：沈香醇（Linalol）、乙酸沈香酯（Linalyl acetate）、檸檬烯（Limonene）、蒎烯（Pinene）、橙花叔醇（Nerolidol）、香葉醇（Geraniol）、橙花醇（Nerol）、吲哚（indole）、檸檬醛（Citral）、茉莉酮（Jasmone）。
● 功效特性：抗憂鬱劑、防腐劑、抗痙攣劑、殺菌劑、驅風劑、傷口癒合、除臭劑、助消化藥、溫和的催眠劑、神經鎮靜劑、強心劑以及循環系統滋補劑。

●芳香療法用途：適合用於皮膚保養（適用於大部分的膚質）、改善妊娠紋；以及改善心悸、血液循環不佳、腹瀉、月經前症候群、沮喪以及其他壓力引起的疾病。

●適合調和的精油：柑橘類精油、羅馬洋甘菊、快樂鼠尾草、芫荽、天竺葵、茉莉、薰衣草、玫瑰和伊蘭伊蘭等。

●價格帶和購買地點：這種精油價格相當昂貴。通常可以在健康用品店購買到經基底油稀釋過的複方精油。而純精油比較容易向精油供應商直接購買。

注意事項：一般認為這種精油不會刺激皮膚也不會引起過敏性反應；而且也不會產生光過敏反應。然而仍有相當少的報導指出，使用橙花精油會出現接觸性皮膚炎和光過敏的反應。

肉豆蔻（Nutmeg）

學名：Myristica fragrans

●科別：肉豆蔻科Myristicaceae

●同義字：M. officinalis, M. aromata, Nux moschata

●植物外觀和分布區域：這是一種熱帶的常青樹，可以生長至80英呎的高度（24公尺）。這種樹木在樹齡未達7年或8年以前，是不會結出任何的果實。肉豆蔻的果實體積大而飽滿，很像杏具。果實成熟後，會自動裂開露出其中呈網狀的鮮紅色假種皮，其內即包裹著果核。肉豆蔻的原產地分布在摩魯加群島和西印度群島等地區。

●萃取方法：將壓碎的肉豆蔻果核經蒸餾萃取而成。來自西印度群島萃取出來的精油在法國再經過二次萃取，可提高精油品質。這種精油亦可萃取自它乾燥過的紅色假種皮，但是這種方式所萃取的精油極少用於芳香療法或香水業用途。大部分這些剝除下來的假種皮會直接拿來用來作烹調用途。

●精油特性：淡黃色的液體。具有溫暖香甜和辛辣的香味。這種香味具有溫暖、舒適的效用，因此素有催情劑之譽。

●主要成分：龍腦（Borneol）、茨烯（Camphene）、傘花醇（Cymol）、二茂烯（Dipentene）、丁香酚（Eugenol）、香葉醇（Geraniol）、沈香醇（Linalol）、蒎烯（Pinene）、松油醇（Terpineol）、肉豆蔻醚（Myristicin）、黃樟油精（Safrol）。

●功效特性：止痛劑、抑吐劑、抗氧化劑、抗風濕藥、防腐劑、抗痙攣劑、驅風劑、助消化藥、調經劑、興奮劑。

●芳香療法用途：用來改善關節炎、風濕症、肌肉疼痛、胃脹氣、消化不良、神經痛以及神經衰竭等症狀。

●適合調和的精油：柑橘類精油、芫荽、天竺葵、橙花、苦橙葉和伊蘭伊蘭等。肉豆蔻的味道強烈，請少量使用。

●價格帶和購買地點：屬於中～高價位。比較容易向精油供應商直接購買。

注意事項：過度使用肉豆蔻精油（或同類所有辛香植物）會引起反胃、幻覺、心悸以及麻痺等症狀。這種精油也會刺激敏感性肌膚。使用時請調配到0.5%或更低的濃度比例。請勿在懷孕期間使用。

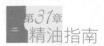

橡樹苔原精（Oakmoss absolute）

學名：Evernia prunastri

● 科別：松蘿科Usneaceae

● 植物外觀和分布區域：這是一種青苔，通常生長在橡樹上，有時候也會長在其他的樹種，例如雲杉和松樹等。製造這種精油所需的青苔主要採自法國、希臘、摩洛哥和東歐等地區。而大部分的精油則在法國和美國這兩個國家萃取製成。其他可供萃取精油的品種還包括Evernia furfuracea, Usnea barbata, Sticta pulmonaceae等。

● 萃取方法：利用溶劑萃取方式提煉青苔。萃取前先噴上熱水，再保持濕潤過夜，可增加其發酵作用。

● 精油特性：墨綠色黏稠液體，香味相當持久，會讓人聯想到潮濕的森林地。這種香味具有提神、清涼以及鎮靜的效果。因此素有催情劑之譽。

● 主要成分：扁枝衣二酸（Evernic Acid）、D-松蘿酸（D-usnic acid）、荔枝素（Atranorine）。

● 功效特性：殺菌防腐劑、化痰劑。

● 芳香療法用途：這種原精不適合使用於專業的芳香療法（請參照注意事項），但是它可以用來作為提高情緒的香水或情境香氣。

● 適合調和的精油：雪松、柑橘類精油（尤其是佛手柑）、芫荽、快樂鼠尾草、絲柏、花香類精油（尤其是銀合歡）、白松香、杜松子、薰衣草、廣藿香、苦橙葉、松樹、岩蘭草等。這種精油味道強烈，請少量使用。

● 價格帶和購買地點：屬於中價位。比較容易向精油供應商直接購買。

注意事項：這是一種非常適合作為香水用途的原精，特別是對於那些喜歡蕨類植物味道的人。可惜的是，這種原精容易被改造過化學組成或摻混其他化學香精來冒充。通常在香水業中利用修改精油化學組成，而達到香味一致的標準化是很重要的。但是這些被改造過的精油不能被視為具有醫學療效的價值。然而，橡樹苔原精令人愉悅的香氣仍然具有精神方面的療效。它可以作為個人香水或室內芳香劑之用途。這種原精會刺激敏感性肌膚，而且擦在某些人身上還會引起過敏性反應。因此在使用前要先進行皮膚測試（請參照第48頁內容）；並請使用0.5%或更低濃度比例。

甜橙（Orange Sweet）

學名：Citrus sinensis

● 科別：芸香科Rutaceae

● 同義字：Citrus aurantium, var. sinensis, Citrus aurantium var. dulcis

● 植物外觀和分布區域：一種常青樹，可以生長到13-33英呎的高度（4.5-10公尺）。它會開滿芬芳的白色花朵，之後就會結出果實。因為它需要一年的時間才能結果，因此通常在樹上會同時看到開滿花朵和果實的景象。甜橙樹的原產地分布在中國，而目前則遍植在全球其他地區。大部分的精油是產自法國、

義大利、以色列、塞普路斯和美國等國家。

● 萃取方法：將果皮利用冷壓榨法萃取的方式製成。等級較差的精油則是將果汁製造業的副產品——連果皮的果肉加以蒸餾萃取而成。

● 精油特性：橘黃色的液體，香味香甜而清爽。而蒸餾萃取的精油顏色較為淡黃，而且也沒有冷壓式精油特有的清新芳香前味。這種精油香味具有提神和振奮的效果。（尤其是冷壓式萃取的精油）

- 主要成分：檸檬烯（Limonene）、檸檬醛（Citral）、香茅醛（Citronellal）香葉醇（Geraniol）、沈香醇（Linalol）、萜品醇（Terpinol）。冷壓式萃取的精油同時含有佛手柑內酯（Bergapten）、橙皮油醇（Auraptenol）以及酸性物質。
- 功效特性：抗抑鬱劑、防腐劑、殺菌劑、驅風劑、促膽汁分泌劑、降血壓劑、滋補劑。
- 芳香療法用途：適合用來治療心悸、支氣管炎、傷風和流行性感冒、消化不良、沮喪、神經性緊張以及壓力所引起的疾病。
- 適合調和的精油：其他柑橘類精油、快樂鼠尾草、芫荽（以及其他辛香類精油）、乳香、天竺葵、薰衣草、沒藥、橙花、廣藿香和迷迭香等。

- 價格帶和購買地點：屬於最低價位，購買容易。

注意事項：某些報導指出不論是冷壓式或蒸餾式萃取的精油都具有光過敏反應；同時還有其他研究持相反的論調。結果顯示萃取自苦橙（C. aurantium var. amara）的精油比較容易引起光過敏反應。但是我們寧可小心一點，即使有錯，還是要提醒大家在曝曬於陽光之前，最好不要擦拭這種甜橙精油。而且這種精油絕對會刺激敏感性肌膚，尤其使用超過1%的濃度比例。所有柑橘類精油一旦開始氧化都會刺激皮膚而提高過敏的可能性。甜橙精油很容易變質，因此最好在開瓶後6個月內用完。

玫瑰草（Palmarosa）

學名：Cymbopogon martinii var. motia

- 科別：禾本科Gramineae
- 同義字：East Indian geranium東印度天竺葵，Turkish geranium土耳其天竺葵, Indian rosha, motia馬丁香
- 植物外觀和分布區域：這是一種香草植物，屬於檸檬草和香茅（Citronella）家族的一員。玫瑰草的原產地在印度，而目前則種植在非洲、馬達加斯加、印尼、巴西和科羅摩群島（位於非洲東南方），大部分的精油也是產自這個地區。
- 萃取方法：將新鮮或乾燥後的草加以蒸餾萃取製成。
- 精油特性：黃綠色的液體。具有強烈香甜如天竺葵般的香味，還有點泥土般的後味。這種香味具有提神和振奮的效果。
- 主要成分：這種精油的主要成分是香葉醇（Geraniol）、（介於75-95%的比例），再加上香茅醛（Citronellal）、檸檬醛（Citral）、金合歡醇（Farnesol）、檸檬烯（Limonene）、二茂烯（Dipentene）。
- 功效特性：抗抑鬱劑、防腐劑、殺菌劑、傷口癒合、刺激血液循環、助消化藥、退燒劑和滋補劑。
- 芳香療法用途：適合用於皮膚及頭髮保養（尤其是油性皮膚和油性頭皮）；以及改善青春痘、燙燒傷、創傷、胃口不佳、消化不良、興奮、神經衰竭，以及壓力所引起的疾病。
- 適合調和的精油：雪松、柑橘類精油、羅馬洋甘菊、芫荽、薰衣草、廣藿香、苦橙葉、檀香等。這種精油氣味強烈，因此請少量使用。
- 價格帶和購買地點：屬於低價位，最容易向精油供應商購買。

注意事項：一般認為這種精油不會刺激皮膚，但是只有在使用濃度低到約1%左右時才不會。

廣藿香（Patchouli）

學名：Pogostemon cablin

● 科別：唇形科Lamiaceae（Labiatae）

● 同義字：Pogostemon patchouly印度薄荷

● 植物外觀和分布區域：一種多年生的草本植物，可以生長到高達3英呎的高度（90公分）。它會開滿綴有紫色的白色花朵。而它柔軟毛皮般的蛋形葉片一經搓揉就會散發出獨特有點土香的廣藿香氣。這種植物的原產地在馬來西亞，而萃取精油用的廣藿香則種植在印度、中國和南美洲等地區。大部分的精油是在歐洲和美國蒸餾萃取自乾燥的葉片。

● 萃取方法：將乾燥和發酵後的葉片加以蒸餾萃取製成。

● 精油特性：深琥珀色的黏稠液體。香味持久聞起來像帶有土味的麝香。當刺鼻前味消失後，味道就會變得比較香甜。不像其他精油，廣藿香精油會隨著時間越久而氣味變得越來越香醇。這種香味具有提神和興奮的效果，因此素有催情劑之譽。

● 主要成分：廣藿醇（Patchoulol）、廣藿香萜醇（Pogostol）、正廣藿香烯酮（Nor patchoulenol）、廣藿香萜烯（Patchoulene）、布藜烯（Bulnese）、布藜醇（Bulnesol）。

● 功效特性：抗憂鬱劑、抗發炎藥、抗微生物劑、防腐劑、抗病毒藥、殺菌劑、傷口癒合、除臭劑、利尿劑、退燒劑、神經鎮靜劑、興奮劑、健胃劑和滋補劑。

● 芳香療法用途：適合用於皮膚及頭髮保養（尤其是油性皮膚和油性頭皮）；以及治療膿瘡、青春痘、香港腳、褥瘡、皮膚龜裂、頭皮屑、皮膚炎、出水性濕疹、驅除昆蟲、外傷、沮喪、神經衰竭以及壓力所引起的疾病。

● 適合調和的精油：佛手柑（以及其他柑橘類精油）、雪松、快樂鼠尾草、丁香、薰衣草、天竺葵、玫瑰草、苦橙葉、玫瑰、橙花、檀香和岩蘭草。這種精油氣味相當強烈，因此請少量使用。

● 價格帶和購買地點：屬於低價位，購買容易。

注意事項：一般認為這種精油不會刺激皮膚，也不會引起光過敏反應。

薄荷/胡椒薄荷/辣薄荷（Peppermint）

學名：Mentha piperita

● 科別：唇形科Lamiaceae/Libiatae

● 植物外觀和分布區域：一種多年生的香草，可以生長到高達3英呎的高度（90公分）；而且會經由根莖不斷地繁殖。它的深綠色葉片和多毛的根莖分布會分泌精油的腺體。薄荷（Peppermint）被認為是介於水薄荷（Mentha aquatica）和荷蘭薄荷（Mentha spicata）之間的混合品種。這種植物的原產地分布在地中海和亞洲西部。然而目前已移植到全歐洲和美洲等地。全世界大部分的薄荷精油供應來源是美國。

● 萃取方法：將頂部花或是全株藥草部分加以蒸餾萃取而成。

● 精油特性：淡黃色的液體。香味清爽、刺鼻而且有薄荷的清涼。這種香味具有甦醒和清腦的效果。

● 主要成分：薄荷腦（Menthol）、香芹酮（Carvone）、桉油醇（Cineol）檸檬烯（Limonene）、薄荷酮（Menthone）蒎烯（Pinene）、麝香草酚（Thymol）。

● 功效特性：止痛劑、抗發炎藥、抑乳劑、抗微生物藥、殺菌防腐劑、抗痙攣劑、收斂劑、抗病毒藥、驅風劑、頭部疾病用藥、利膽劑、調經劑、化痰劑、助消化劑、利尿

劑、退燒劑、治肝藥、神經鎮靜劑、驅蟲劑（體外）、興奮劑、健胃劑、發汗劑和驅蟲劑（體內）。

●芳香療法用途：適合用來治療擦傷、挫傷和扭傷、腫脹、金錢癬、疥瘡、牙痛、神經痛、肌肉疼痛、呼吸道疾病、口臭、疝氣、消化不良、急性腸胃症候群（可內服薄荷精油膠囊——服用劑量請遵照製造廠商說明書指示）。治療胃脹氣、口腔潰爛、口腔鵝口瘡、反胃、發熱症狀、傷風和流行性感冒、昏暈、頭痛、精神衰竭以及偏頭痛等症狀。

●適合調和的精油：快樂鼠尾草、尤加利、天竺葵、薰衣草、檸檬、迷迭香等。這種精油氣味相當強烈，因此請少量使用。

●價格帶和購買地點：屬於低價位，購買容易。

注意事項：請使用最低濃度比例，因為它可能會刺激敏感性肌膚。因為這種精油有助於促進月經順暢，因此在懷孕期間前3個月請勿使用。

苦橙葉（Petitgrain）

學名：Citrus autrantium var. amara

●科別：芸香科Rutaceae
●同義字：Citrus bigaradia , bitter orange回青橙
●植物外觀和分布區域：苦橙葉精油較為人熟知的是萃取自苦橙精油和橙花精油相同的樹木——苦橙樹的葉片和枝條。但是這種定義已經過時了。有許多橙樹和檸檬樹品種和雜交培育種類的葉片及小枝條都被用來萃取苦橙葉精油。雖然來自義大利、埃及和突尼西亞等地的精油被認為是較高等級的精油，但絕大部分精油則產自巴拉圭。
●萃取方法：將樹葉和小樹枝加以蒸餾萃取製成。
●精油的特性：淡黃色的液體。清香、苦甜的香味會讓人聯想到橙花味道，但是味道沒有那麼細膩。這種香味具有清涼和提振的效果。
●主要成分：乙酸沈香酯（Linalyl acetate）、乙酸香葉酯（Geranyl acetate）、沈香醇（Linalol）、橙花醇（Nerol）、松油醇（Terpineol）。
●功效特性：殺菌防腐劑、抗痙攣劑、除臭劑、助消化藥、神經鎮靜劑、健胃劑和滋補劑。
●芳香療法用途：適合用於皮膚保養和頭髮保養（油性），以及改善消化不良、胃脹氣、失眠、月經前症候群、神經衰竭，以及其他壓力引起的各種疾病。
●適合調和的精油：佛手柑（以及其他柑橘類精油）、雪松、快樂鼠尾草、丁香、芫荽、絲柏、欖香脂、乳香、天竺葵、薰衣草、橙花、橡樹苔、玫瑰以及岩蘭草。
●價格帶和購買地點：屬於最低價位，購買容易。

注意事項：一般認為它不具刺激性而且不會引起過敏反應；同時也不具光過敏反應。

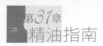
松/歐洲赤松（Pine）

學名：Pinus sylvestris

● 科別：松科Pinaceae

● 同義字：Scotch pine蘇格蘭松, Norway Pine挪威松

● 植物外觀和分布區域：一種高大的常青樹，可以生長到120英呎的高度（36公尺）。它是唯一原產地來自英國群島的松樹品種。目前也移植到俄羅斯、斯堪地那維亞、芬蘭和波羅的海的各州。而絕大部分精油是產自美國東部和加拿大等地區。

● 萃取方法：將其針葉加以蒸餾萃取而成。還有一種等級較差的精油是萃取自松毬果、樹枝和松木碎屑等，但是這種等級的精油則不建議使用於芳香療法用途。

● 精油特性：無色到淡黃色的液體。香氣強烈、乾燥、有樟腦香脂般的後味。這種香味具有舒爽、清涼和甦醒的效果。

● 主要成分：茨醇基酸鹽（Bornyl acetate）、檸檬醛（Citral）、杜松烯（Cadinene）、二茂烯（Dipentene）、水芹烯（Phelladrene）、蒎烯（Pinene）、樅油烯（Sylvestrene）。

● 功效特性：抗微生物藥、抗濕疹藥、防腐殺菌劑（肺部、泌尿系統和肝臟有關的細菌）、抗病毒藥、殺菌劑、緩和鎮靜劑、利膽劑、刺激血液循環、除臭劑、殺昆蟲劑、興奮劑、發紅劑、促進腎上腺皮質分泌、刺激神經、驅蟲劑（體內）。

● 芳香療法用途：適合用於皮膚保養和頭髮保養（油性）；以及改善消化不良、胃脹氣、失眠、月經前症候群、神經衰竭，以及其他壓力引起的各種疾病。

● 適合調和的精油：佛手柑、雪松、絲柏、尤加利、乳香、杜松子、薰衣草、檸檬、迷迭香和茶樹等。

● 價格帶和購買地點：屬於中價位，購買容易。

注意事項：雖然有許多報導指出松精油是一種過敏原，但是一般仍認為它是一種不具刺激性的精油。這種精油會隨著保存過久產生氧化的緣故，比較可能刺激皮膚而引起過敏性反應。敏感性肌膚應避免使用。一般建議使用約1%的低濃度比例。

玫瑰/千葉玫瑰及大馬士革玫瑰（Rose）

學名：Rosa centifolia and Rosa damascena

● 科別：薔薇科Rosaceae

● 同義字：

Rosa centifolia：千葉玫瑰（Cabbage rose）、摩洛哥玫瑰（Moroccan rose）、印度玫瑰（Indian rose）

Rosa damascena：大馬士革玫瑰（Damask rose）、保加利亞玫瑰（Bulgarian rose）、土耳其玫瑰（Turkish rose）

主要用來萃取玫瑰精油的是這兩種品種。目前市面上的商品有許多是採自這兩種品種繁多的亞種和改良品種；而英國環保冷媒萃取的帕圖玫瑰精油（Rose Phytol）實在很難將之歸納為單一品種，因為其中使用許多改良品種。目前這種環保冷媒萃取的帕圖玫瑰精油的用途尚停留在萌芽階段，因此我們就不在這裡多加討論。

● 植物外觀和分布區域：一種小型的落葉灌木，長有多刺的根莖和大型有香味的花朵。千葉玫瑰呈淡粉紅色屬於複瓣型花朵，而大馬士革玫瑰則呈深粉紅色，花瓣數較少。一般認為人工栽培玫瑰的原產地在波斯；而目前則遍植於全球各地。千葉玫瑰所萃取的精油主要產自摩洛哥、突尼西亞、義大利、法國和中國等國家。而大馬士革玫瑰最好的精油是產自保加利亞，而品質優良的大馬士革玫瑰精油也產自土耳其和法國兩個國家。

● 萃取方法：在芳香療法方面採用兩種主要的玫瑰精油：奧圖玫瑰（Rose Otto）；這是將新鮮花瓣加以蒸餾萃取而成。而玫瑰原精（Rose Absolute）則是將新鮮花瓣利用溶劑萃取而成。蒸餾萃取的精油通常會被標示為奧圖玫瑰精油（Rose Otto），芳香療法比較喜歡採用這種精油。而玫瑰花水則是在蒸餾萃取過程中的副產品。

● 精油特性：奧圖玫瑰是一種透明無色的液體，存放在較低溫度，會變成半固體狀。它的氣味香甜，帶有丁香和香草般的混合香味。而玫瑰原精則是呈黃橘色的黏稠液體，氣味和奧圖玫瑰精油味道相似，都是甜而醇美，但香味比較輕淡，而且也沒有奧圖玫瑰的辛香及香草氣息。奧圖玫瑰的香氣作用具有溫暖和沈醉的效果，而玫瑰原精的香氣具有溫暖和振奮的效果，但是味道卻不若奧圖玫瑰那麼持久。這兩種精油都素有催情劑之譽。

● 主要成分：玫瑰原精和奧圖玫瑰精油的化學成分都相當複雜。可辨識的種類就超過300多種。然而大部分的玫瑰精油則含有相當可觀的香茅醇（Citronellol）、香葉醇（Geraniol）、苯乙醇（Phenyl ethanol）、橙花醇（Nerol）以及硬脂腦（Stearopten）等成分。

● 功效特性：抗憂鬱劑、抗發炎藥、防腐劑、抗病毒藥、收斂劑、殺菌劑、促進膽汁分泌、傷口癒合、淨化劑、調經劑、止血劑、治肝藥、瀉藥、鎮靜劑、健胃劑、滋補劑和子宮疾病用藥。

● 芳香療法用途：適用於皮膚保養（適用於大部分膚質）；以及治療微血管脆弱、結膜炎（以玫瑰花水來治療）、濕疹、心悸、呼吸道疾病、肝堵塞、反胃、月經不順暢、月經量過多、沮喪、失眠、頭痛、月經前症候群、神經緊張和其他壓力所引起的各種疾病。

● 適合調和的精油：柑橘類和花香類精油、雪松、芫荽、羅馬洋甘菊、德國洋甘菊、快樂鼠尾草、乳香、苦橙葉、檀香、香草。奧圖玫瑰氣味濃郁，因此請少量使用。

● 價格帶和購買地點：屬於高價位。奧圖玫瑰精油甚至比玫瑰原精更昂貴。雖然有時候可以買到已經稀釋在基底油中的玫瑰精油，例如調和甜杏仁油或葡萄籽油的稀釋玫瑰精油，但是未經稀釋的純單方精油比較容易向精油供應商購買。

注意事項：一般認為這兩種精油皆不具刺激性，也不會引起過敏性反應；也是所有芳香精油毒素最低的精油。拿兩種精油比較，玫瑰原精比較容易使敏感性肌膚引起過敏反應。

迷迭香（Rosemary）

學名：Rosmarinus officinalis

- 植物品種：唇形科Lamiaceae/Labiatae
- 同義字：Rosmarinus coronarium
- 植物外觀和分布區域：一種常綠會開花的灌木，可以生長到6英呎的高度（1.8公尺）。它的針狀葉子有如皮革般強韌。葉子的外層顏色較深而底層顏色較淡。藍色雙唇形的花朵看起來很像小型的鳶尾花。迷迭香的原產地分布在地中海區域，而目前則遍植於全球各地。大部分的精油則產自摩洛哥、法國和西班牙等國家。
- 萃取方法：將頂端的花朵利用蒸餾萃取而成。等級較差的精油則是將整株植物經蒸餾萃取而成。
- 精油的特性：無色到淡黃色的液體。帶點樟腦味以及帶著木頭香脂的後味。等級較低的精油則有相當強烈的樟腦味；有時還會有刺鼻的香氣。這種香味能提神醒腦、溫暖、讓人神清氣爽，因此素有催情劑之譽。
- 主要成分：龍腦（Borneol）、莰烯（Camphene）、樟腦（Camphor）、桉油醇（Cineol）、蒎烯（Pinene）、松油醇（terpineol）、沈香醇（Linalol）。
- 功效特性：止痛劑、抗微生物藥、止瀉劑、抗氧化劑、抗濕疹藥、抗神經痛、咳嗽藥、強心劑、驅風劑、頭部疾病用藥、利膽劑、傷口癒合、細胞防護、利尿劑、調經劑、殺真菌劑、高血壓藥、驅蟲劑（體外）、發紅劑、促進腎上腺皮質分泌、發汗劑、創傷藥。
- 芳香療法用途：適合用於皮膚和頭髮保養（油性）；以及改善頭皮屑；而且可以促進健康頭髮的生長；治療頭蝨、驅蟲劑、疥瘡、呼吸道疾病、肌肉疼痛、風濕症、血液循環不良、經痛、傷風和流行性感冒、頭痛、精神衰竭、沮喪、神經衰竭和其他壓力所引起的各種疾病。
- 適合調和的精油：羅勒、雪松、柑橘類精油、芫荽、欖香脂、乳香、檸檬草、薰衣草、薄荷、苦橙葉和松等。
- 價格帶和購買地點：屬於中價位，購買容易。
  注意事項：請勿在懷孕期間使用。另外使用這種精油還有極小的可能性會導致癲癇症患者發作。迷迭香精油還會刺激敏感性肌膚，因此使用濃度宜在低到中濃度比例。

檀香木（Sandalwood）

學名：Santalum album

- 科別：檀香科Santalaceae
- 同義字：East Indian sandalwood東印度檀香, Mysore sandalwood邁索爾檀香, Sanders-wood
- 植物外觀和分布區域：一種常青的半寄生型樹木，附著生長在其他樹木的根部，在前7年的生長期間，會使原宿主因而死亡。大約要花費30年的時間才能生長到40～50英呎的高度（12～15公尺）。這種樹木的原產地分布在熱帶亞洲地區，尤其是印度的邁索爾省（Mysore）。這裡製造品質最高級的檀香精油。
- 萃取方法：將根部和木心材料利用蒸餾萃取而成。
- 精油特性：黃色的液體。香味輕柔、香甜、而且香味相當地持久。這種香味具有鎮靜和抗憂鬱的效用。因此素有催情劑之譽。
- 主要成分：白檀油烯醇（Santalol）、龍腦（Borneol）、檀香酮（Santalone）、穗檀醇（Fusanol）。
- 功效特性：抗憂鬱劑、抗發炎藥、防腐殺菌劑（泌尿系統和肺部相關疾病）、抗痙攣劑、收斂劑、殺菌劑、驅風劑、利尿劑、化痰劑、殺真菌劑、殺昆蟲劑、鎮靜劑、滋補劑。

●芳香療法用途：適用於皮膚保養（適用於大部分膚質）；以及改善青春痘、濕疹、皮膚龜裂、呼吸道疾病、喉頭炎、膀胱炎、反胃、失眠、月經前症候群、沮喪、壓力所引起的各種疾病等。

●適合調和的精油：佛手柑、雪松、芫荽、絲柏、乳香、杜松子、茉莉、薰衣草、苦橙葉、松、玫瑰和伊蘭伊蘭等。

●價格帶和購買地點：屬於高價位。最容易向精油供應商購買。

注意事項：一般認為這種精油不會刺激皮膚，也不會引起光過敏反應。而我們已經知道直接擦拭在皮膚上會引起接觸性皮膚炎。有部分檀香精油又稱為西印度檀香（Amyris balsamifera），這種精油價格比較便宜，常用來取代邁索爾（Mysore）檀香精油。然而西印度檀香精油卻非真正的檀香精油。它是等級較差的精油，具有麝香木味的香氣，香氣並不持久。這種精油被認為具有危險性，因為它還未進行過任何正式的人體測試。

萬壽菊（Tagetes）

學名：T. patula & T. minuta

●科別：菊科Asteraceae/Compositae

●同義字：Tagette, Taget, Marigold
在許多書上錯誤地將這種植物稱為金盞花（calendula），而將萬壽菊與金盞花（Pot Marigold）或（Calendula officinalis）混為一談了。通常金盞花（calendula）只能萃取出非常微量的精油，不合乎商業實際成本需求。比較常見的是以植物油浸泡提煉的金盞花萃取油，通常用於芳香療法中作為治療用的基底油。

●植物外觀和分布區域：一種半耐寒的一年生植物。是繁殖相當濃密的一種灌木。有墨綠色的葉片，並呈深刻明顯的鋸齒狀。這種植物會開出棕橘色雛菊般的花朵。原產地是墨西哥，目前則遍植於全球各地。大部分的精油則產自南非、南美洲、奈及利亞和法國等地。

●萃取方法：將新鮮的花朵和葉片加以蒸餾萃取製成。

●精油特性：黃橘色的液體，有點黏稠。具有水果的前味和苦澀黯沈的綠色植物後味。我們很難評估這種香味效用的客觀指標，只能說有許多人討厭這種香氣，而比較貼切的形容是其味道聞起來好像是一種不諧調音樂和弦的迴音。

●主要成分：萬壽菊酮（Tagetones）、羅勒烯（Ocimene）、月桂烯（Myrcene）、沈香醇（Linalol）、檸檬烯（Limonene）、蒎烯（Pinene）、香芹酮（Carvone）、枸櫞酸萜烯（Citral camphene）、纈草酸（Valeric acid）。

●功效特性：抗痙攣劑、殺菌劑、調經劑、殺真菌劑、發汗劑、驅蟲劑（體內）。

●芳香療法用途：適合用來治療香港腳、金錢癬以及非懷孕期間的停經現象。

●適合調和的精油：這種精油很難和別的精油調混在一起，因為當調混其他精油後，它本身侵略性的香味就會變得更濃烈。然而如果混調佛手柑、橙、檸檬或薰衣草，那麼香味勉強還可以接受。萬壽菊精油必須使用低於0.5%的低濃度比例。

●價格帶和購買地點：屬於中價位。容易向精油供應商購買。

注意事項：這種精油會刺激皮膚，或者會對某些人引起過敏性反應。它具有相當高的光過敏作用，因此在照射光線之前，請勿擦拭在皮膚上。並避免在懷孕期間使用。一般人應使用相當低的濃度比例。

茶樹（Tea Tree）

學名：Melaleuca alternifolia

● 科別：桃金孃科Myrtaceae

● 植物外觀和分布區域：一種小型的樹木。它可以生長到23英呎的高度（7公尺）。長有小巧針狀的葉片以及洗瓶刷般的黃色或紫色花朵。這種樹木的原產地分布在澳洲的新南威爾斯地區。

● 萃取方法：將葉子和小樹枝加以蒸餾萃取而成。

● 精油特性：淡黃色的液體。香味強烈而且帶點藥味，會讓人聯想到杜松和絲柏精油的混合香味。這種香氣具有清涼和醒腦的效用。

● 主要成分：萜品烯4醇（Terpinene-4-ol）、桉油醇（Cineol）、蒎烯（Pinene）、松烯（Terpenes）、傘花烴（Cymene）。

● 功效特性：殺菌防腐劑、抗發炎藥、抗生素、抗病毒藥、殺真菌劑、驅蟲劑（體外）、免疫刺激劑。

● 芳香療法用途：適合用來改善青春痘、香港腳、膿瘡、傷風所引起的疼痛、頭皮屑、金錢癬、燙傷、外傷、蚊蟲叮咬、呼吸道疾病、傷風和流行性感冒、鵝口瘡和膀胱炎。

● 適合調和的精油：尤加利、檸檬、薰衣草、馬鬱蘭、松和迷迭香等。

● 價格帶和購買地點：屬於中價位，購買容易。

注意事項：有許多報導指出茶樹精油只會引起輕微的皮膚反應。遺憾的是市面上充斥著仿冒品和混雜改造過的不純精油，這就是為什麼有時茶樹精油無法達到對人類應有的良好療效。如果要在皮膚上直接使用這種精油，或使用高濃度比例時，應該要特別小心。目前正式的人體皮膚測試報告是使用1%的濃度比例。固定使用較高濃度的茶樹精油是否會刺激皮膚或引發過敏性反應，至今仍未能得知。

百里香（Thyme ,Sweet）

學名：Thymus vulgaris

- 科別：唇形科Lamiaceae/ Labiatae
- 同義字：Garden Thyme庭園百里香、甜百里香
- 植物外觀和分布區域：耐寒多年生的亞灌木。有小型灰綠色的樹葉。在筆直的莖部頂端開著螺旋狀的白色或粉紅色雙唇狀的小花。這種植物的原產地分布在地中海區域，而目前則遍植於全球各地。大部分的精油產自西班牙、法國、以色列、希臘和北非等國家。
- 萃取方法：將葉子和頂部花朵加以蒸餾萃取而成。
- 精油特性：淡黃色的液體。帶有香甜的草香，會讓人聯想起新鮮的百里香味。這種香氣具有溫和的興奮和溫暖的效用。
- 主要成分：百里酚（Thymol）、香芹酚（Carvacrol）、桉油醇（Cineol）、薄荷酮以及蒎烯（Menthone and Pinene）。依照百里香的產地不同，百里香精油也會含有可觀的香葉醇（Geraniol）、沉香醇（Linalol）、側柏醇和α松油醇（Thujanol-4 or Alpha-terpineol）等成分。
- 功效特性：抗微生物藥、抗氧化劑、防腐劑、抗風濕藥、殺菌劑、抗痙攣劑、開胃藥、驅風劑、傷口癒合、促進血液循環、利尿劑、調經劑、化痰劑、殺真菌劑、高血壓藥、免疫刺激劑、神經鎮靜劑、發紅劑、發汗劑和驅蟲劑（體內）。
- 芳香療法用途：適合用來改善膿瘡、蚊蟲叮咬、疥瘡、外傷、關節炎、痛風、風濕症、肌肉疼痛、呼吸道疾病、牙床方面問題、口臭、扁桃腺炎、消化不良、胃脹氣、膀胱炎、傷風和流行性感冒、傳染性疾病、神經衰竭、疲倦和沮喪等症狀。
- 適合調和的精油：薰衣草、檸檬、馬鬱蘭和迷迭香等。
- 價格帶和購買地點：屬於中價位，建議向專業的精油供應商購買。

注意事項：請勿在懷孕期間使用。英國芳療師丹尼爾·雷曼（Daniel Ryman）指出，歐洲及北非的百里香受烏克蘭車諾堡輻射外洩的輻射性落塵所影響。而以色列的百里香精油則沒有這方面的顧慮，所以她比較推薦使用。

市面上可以購買到各種不同化學種類的百里香，但其中僅有相當少數溫和的百里香精油適合用於芳香治療。像廣泛被歸類為「Red Thyme」的紅色百里香精油，因為成分中含有高濃度的酚類，所以具有腐蝕性危險，例如香芹酚和百里酚，因此我們並不建議使用。例如標示：香芹酚百里香（T. vulgaris cv. Carvacrol）或是百里酚百里香（T. vulgaris cv. Thymol）

至於被標示為Sweet Thyme的甜百里香精油，是我們比較推薦的。因為成分中，溫和的醇類含量較高。例如香葉醇和沈香醇等。像香葉醇百里香（T. vulgaris cv. Geraniol）、沈香醇百里香（T. vulgaris cv. Linalol）就比較推薦您使用。如果你還不放心購買，清楚明白地告訴供應商，你要買甜百里香（Sweet Thyme）精油。如有這種狀況，建議向專業的精油供應商購買，因為他們對精油的分級有相當專業的見解。

另一種常被使用的精油則標示為野生百里香（Wild Thyme，學名T. serpyllum）。遺憾的是這種野生百里香的化學成分有很大的差異，即使在同一區域發現的百里香也是如此。因此無法保證這種野生百里香都對人類的皮膚和黏膜是安全的。

岩蘭草（Vetiver）

學名：Vetiveria zizanoides

- 科別：禾本科Poaceae/ Gramineae
- 同義字：Andropogon muricatus, Khus Khus, Vetivert巖蘭草
- 植物外觀和分布區域：一種高大快速繁殖的草本植物，葉子沒有香味，但是根部卻有濃烈的香味。岩蘭草是其他香草類植物的近親。例如檸檬草和玫瑰草。它的原產地分布在印度南部、印尼、斯里蘭卡，而目前則遍植於全球各地。最高等級的精油則產自重逢島（R'eunion）以及科摩羅群島（Comoros）。
- 萃取方法：將乾燥的根部切細加以蒸餾萃取而成。
- 精油特性：深棕色的黏稠狀液體。它的土味濃烈還帶有糖蜜般的後味，這種香氣具有鎮靜和溫暖的效用，因此素有催情劑之稱。
- 主要成分：岩蘭醇（Vetiverol）、岩蘭草酮（Vitivone）、岩蘭草烯（Vetivenes）。

- 功效特性：殺菌防腐劑、抗痙攣劑、刺激血液循環、淨化劑、發紅劑、促進紅血球和胰腺分泌、滋補劑和驅蟲劑（體內）。
- 芳香療法用途：適合用於皮膚保養（適用於油性肌膚）；以及改善青春痘、關節炎、肌肉疼痛、風濕症、血液循環不良、失眠、頭暈（這是一種可以讓自己回復到正常精神狀態的精油）、月經前症候群、神經衰竭以及其他壓力所引起的疾病。
- 適合調和的精油：快樂鼠尾草、西洋杉、柑橘類精油、茉莉、薰衣草、苦橙葉、銀合歡、橙花、橡樹苔、玫瑰、檀香和伊蘭伊蘭等。
- 價格帶和購買地點：屬於低～中等價位，購買容易。

注意事項：一般認為這種精油不會刺激皮膚，也不會引起光過敏反應。

香草（Vanilla）

學名：Vanilla plantifolia

- 科別：蘭科Orchidaceae
- 植物外觀和分布區域：一種外來的爬藤類蘭花，開黃綠色的花朵。綠色香草豆莢會長到10英吋大小（25公分），而其中會包覆大量細小的種子。這種植物本身並不含有任何精油，它的味道和香氣都是來自香草醛晶體（Vanillin crystals）。這種晶體是經過發酵之後才在豆莢表面形成的。這個過程包括出水和乾燥等手續，整個過程費時約5到6個月。這段期間內豆莢會變得柔軟而且呈深棕色。香草的原產地分布在中美洲和墨西哥；同時它也種植在其他的熱帶地區，例如東非和印尼等地。
- 萃取方法：利用溶劑萃取自加工後的豆莢和豆子。它不像大部分溶劑萃取的植物原精，由於香草在萃取過程中所使用的乙醇並未完

全蒸發掉。因此最後的精油會含有大約30%的乙醇成分，比較像樹脂質而非植物原精。
- 精油特性：深棕色的黏稠狀液體。帶有香甜柔滑的香脂味，特別是香草的香氣。這種香氣具有溫暖、而且能讓人舒適；並具有溫和的興奮效用，因此素有催情劑之稱。
- 主要成分：香草醛（Vanillin）、醋酸（Acetic acid）、乙醇（Ethyl alcohol）、肉桂酸鹽（Cinnamate）、丁香酚（Eugenol）、香草基乙基酸（Vanillyl ethyl acid）、丁香酚（Eugenol）、喃甲醛（Furfural）。
- 功效特性：目前香草精油的療效幾乎是不被認可。但是它曾經被認為是一種興奮劑，可以幫助消化並提高性慾，尤其是女性的性慾。

●芳香療法用途：香草精油並不常使用於芳香治療用途，主要是因為它的價格相當昂貴；而且它並不是真正的精油。但是它可以用來薰香作為提振心情的室內芳香劑。或者可以自製香草浸泡油，作為按摩用的基底油。

●適合調和的精油：柑橘類精油、雪松、芫荽、乳香、茉莉、玫瑰、檀香木、岩蘭草、伊蘭伊蘭等。香草氣味相當強烈，因此請少量使用。雖然濃縮的香草萃取並不能在植物油中完全地溶解，但是它可以用來作為油性香水和按摩油使用，只要在每次使用前加以搖晃均勻即可。對香水工業而言，萃取出的香草精油通常會加在純酒精中稀釋。

●價格帶和購買地點：價格相當昂貴。雖然烹調用的天然香草萃取（這是將萃取的香草樹脂再稀釋在酒精和水中的萃取產物）可以用比較便宜的價格購買，但高級香精用等級只能向極少數的精油供應商購買。

注意事項：某些人可能會對香草精油產生過敏性反應。請在使用前先進行皮膚測試（請參照本書第23頁內容）。

伊蘭伊蘭（Ylang Ylang）

學名：Cananga odorata var. genuina

●科別：蕃荔枝科Anonaceae
●同義字：Flower of Flowers花中花、香水樹、依蘭
●植物外觀和分布區域：一種熱帶性植物，它可以生長至100英呎的高度（30公尺）。線條優美彎曲的枝條，就像搖曳的楊柳般浪漫。長有大型橢圓具光澤的葉片；而且經常會開滿香味強烈的黃色花朵。伊蘭伊蘭的原產地分布在熱帶亞洲，但是大部分的精油則產自馬達加斯加、重逢島（R'eunion）以及科摩羅群島等地。
●萃取方法：將花朵加以蒸餾萃取而成。這種精油分成許多等級：特級伊蘭伊蘭（Ylang Ylang Extra）、伊蘭伊蘭一級（Ylang Ylang One）、二級（Ylang Ylang Two）以及三級（Ylang Ylang Three）等。還有一種所謂「完全」等級（complete）的精油。大部分的芳療師喜歡採用特級（extra）精油，這是在蒸餾過程中第一次蒸餾採集而成的精油。而隨著蒸餾過程歷經2次、3次或更多次的分餾過程，而分為一、二、三級精油。「完全」（Complete）等級精油據說是經持續無間斷的蒸餾過程而未經分餾所採集的精油。然而這種精油卻經常是由伊蘭伊蘭一、二和三級精油所混合再造製成。
●精油特性：淡黃色的液體。有非常香甜花香氣，會讓人聯想到杏仁和茉莉花香的混合香味。這種香氣具有溫暖並能讓人陶醉的特性，因此素有催情劑之稱。
●主要成分：甲基安息香酸鹽（Mythyl benzoate）、甲基水楊酸鹽（Mythyl Salicylate）、乙酸沈香酯（Linalyl acetate）、杜松烯（Cadinene）、石竹烯（Caryophyllene）、蒎烯（Pinene）、甲酚（Cresol）、丁香酚（Eugenol）、沈香醇（Linalol）、香葉醇（Geraniol）。
●功效特性：抗憂鬱劑、殺菌防腐劑、降血壓劑、神經鎮定劑、鎮靜劑、刺激血液循環、滋補劑。
●芳香療法用途：適合用來治療高血壓、心悸、沮喪、失眠、月經前症候群、神經緊張以及壓力所引起的疾病。
●適合調和的精油：其他花香類精油、黑胡椒、柑橘類精油、乳香、天竺葵、岩蘭草等。
●價格帶和購買地點：屬於中價位，購買容易。如果你擔心品質有問題的話，可以向專業的精油供應商郵購買到真正的特級伊蘭伊蘭精油。

注意事項：一般認為這種精油不會刺激皮膚。但是擦在某些人身上仍可能會引起過敏性反應。因此請使用1%左右的低濃度比例。

醫學專有名詞解釋

墮胎劑	Abortifacient	會導致流產。
止痛劑	Analgesic 或Anodyn	消除疼痛。
抑慾劑	Anaphrodisiac	降低性慾望。
抗過敏	Anti-allergenic	預防過敏性反應的發生。
抗貧血藥	Anti-anaemic	預防或對抗貧血症。
抗生素	Antibiotic	破壞或抑止微生物的生長繁殖，尤其是細菌的繁殖。
抗驚厥/痙攣劑	Anticonvulsive	幫助預防或阻礙驚厥/痙攣發作。
抗憂鬱劑	Antidepressant	有助減輕沮喪的症狀。
抑吐劑	Anti-emetic	有助於預防嘔吐。
抑乳劑	Antigalactagoguic	減少乳汁分泌。
止血劑	Antihaemorrhagic	防止或阻礙出血狀況。
抗組織胺劑	Antihistaminic	阻礙組織胺的作用（組織胺是人體釋放的一種物質，其產生代表身體的過敏性反應，它所引發的症狀有打噴嚏、氣喘或刺激皮膚等）。
消炎劑	Anti-inflammatory 或是Antiphlogistic	可以減緩發炎的症狀。
抗微生物藥	Antimicrobial	破壞或阻礙微生物的繁殖，尤其是細菌的繁殖。
抑神經痛劑	Antineuralgic	減緩神經痛症狀。
抗氧化劑	Antioxidant	防止或延緩氧化或腐壞的現象，尤其是因為陽光照射使然。
防腐劑	Antiputrescent	防止或對抗腐爛或腐敗。
抗風濕藥	Antirheumatic	減緩風濕症狀。
抗脂漏	Antiseborrheic	控制肌膚油脂的製造
防腐殺菌劑	Antiseptic	消滅微生物
抗抽搐劑	Antispasmodic	預防或緩和抽筋或痙攣。
抗毒素劑	Antitoxic	抑制毒素的作用。
抗腫瘤	Anti- tumour	防止或延緩腫瘤的擴散繁殖。
抗病毒劑	Antiviral	阻止病毒的生長和繁殖。
開胃劑	Aperitif	刺激胃口，開胃。
催情劑	Aphrodisiac	增加或刺激性慾望。
收斂劑	Astringent	會讓組織收縮，而減少分泌及釋放。
殺菌劑	Bactericidal	破壞細菌或抑制細菌的生長。
緩和鎮靜劑	Balsamic	這是一種緩和藥物；尤其是針對呼吸系統疾病。
咳嗽藥	Bechic	可以緩和或減輕咳嗽症狀。
強心劑	Cardiac	心臟用藥。
強心劑	Cardiotonic	加強心臟功能。
驅風劑	Carminative	促進消化系統並減緩胃的蠕動，因此可以預防胃脹氣。
頭部疾病用藥	Cephalic	一種治療頭部疾病的藥物。

利膽劑	Cholagogic	刺激膽汁分泌，並使膽汁從膽囊流入十二指腸。
促進膽汁分泌劑	Choleretic	刺激肝臟膽汁的分泌。
切痕癒合	Cicatrisant	增加皮膚細胞的再生、加速傷口癒合以及傷疤細胞組織形成。
興奮劑	Cordial	這是一種興奮劑和滋補劑。
細胞防護劑	Cytophylactic	可以增加白血球的製造（有助於防護人體免於感染）。
除臭劑	Deodorant	可以遮掩或去除令人討厭臭味。
淨化劑	Depurative	解毒劑。用來對抗血液或器官內的不潔雜質。
助消化藥	Digestive	幫助食物消化。
利尿劑	Diuretic	增加泌尿器官的排泄量。
調經劑	Emmenagoguic	促進以及／或者讓月經週期正常。
化痰劑	Expectorant	有助於去除呼吸系統中多餘的黏膜。
退燒藥	Febrifugal 或是Anti-pyretic	降低或對抗發燒症狀。
殺真菌劑	Fungicidal	破壞或阻礙真菌類的生長繁殖。
催乳劑	Galactagoguic	增加乳汁分泌量。
泌尿生殖作用	Genito-urinary	與生殖器官和泌尿系統有關的作用。
止血劑	Haemostatic	止血。
肝藥	Hepatic	肝臟相關的疾病用藥；有助強化肝臟功能。
降血糖劑	Hypoglycaemic	降低血糖量。
降血壓劑	Hypotensive	降低高血壓。
免疫力刺激劑	Immunostimulant	強化人體的免疫系統功能。
殺幼蟲劑	Larvicidal	破壞幼蟲。
瀉藥	Laxative 或是Aperient	可以刺激腸內廢物的排除。
神經鎮定劑	Nervine	調和並強化神經系統。
驅蟲劑（體外）	Parasiticidal	破壞寄生蟲的繁殖，例如跳蚤和蝨子。
分娩用劑	Parturient	促產並減緩分娩時的痛苦。
預防藥	Prophylactic	預防藥。
肺部用藥	Pulmonary	治療肺部相關疾病的藥物。
興奮劑	Restorative	強化並振奮整體，包括身體和精神方面。
發紅劑	Rubefacient	擦在皮膚上會使皮膚表皮的血管（微血管）膨脹。
鎮靜劑	Sedative	鎮靜神經系統並且降低壓力。
興奮劑	Stimulant	加速並讓精神和身體活潑甦醒。
健胃劑	Stomachic	促進胃液分泌並且增加食慾。
發汗劑	Sudorific 或者Diaphoretic	促進或增加排汗量。
滋補劑	Tonic	加強或甦醒某些器官或全身，包括精神和肉體方面。
子宮疾病用藥	Uterine	與子宮有關的疾病。這種物質可以強化和滋補子宮。
血管收縮劑	Vasoconstrictive	會讓血管收縮。
血管擴張劑	Vasodilating	可使血管擴張或鬆弛。
驅蟲劑（體內）	Vermifugal	可以用來破壞和驅除體內寄生蟲。
創傷藥	Vulnerary	有助於創傷和割傷的傷口癒合。

芳療專有名詞解釋

原精	Absolute	（亦參見凝香體Concrete），高度濃縮的芳香物質，通常是從蠟質的凝香體用酒精萃取出來，然後用真空蒸餾法去除酒精，所留下的黏稠或半黏稠的液體，即稱作原精
芳香療法	Aromatherapy	植物精油的治療性用法，包含使用按摩及不按摩的方式
氣場	Aura	亦可代表電磁場、能量場或敏銳的身體感應，是人、動物、植物或是其他自然物質如水或石頭等物質的周身所散發出來的無形物質，通常不可由肉眼看到，然而有些人卻聲稱可以看見氣場，Aura亦是用來形容植物香氣的另一種名詞
精油藥療法	Aromatology	植物精油的治療性用法，不包含使用按摩的方式
基底油（媒介油）	Base/ Carrier Oil	指一些植物油，例如甜杏仁或是葵花籽油，可將植物精油稀釋以利按摩使用
化學類型	Chemotype	同種的植物但是其平均化學成分的組成不同。通常其原因是因為生長條件的不同所造成，例如土壤類型、氣候條件等。然而另一種植物的化學類型又有一更為精準的專有名詞稱為Genotypes，是由Gene ──「基因」這個單字所衍生出來的，因為其特殊的化學成分組成是遺傳來的，而與生長條件無關
化學變異	Chemovar	化學類型（Chemotype）的別稱，意指化學組成的多樣化
凝香體	Concrete	一種高度芳香、蠟狀的固體物質，是由有機溶劑所萃取出的植物芳香物質
煎煮萃取液	Decoction	由一些較堅韌的植物所萃取出的草本萃取液，例如植物的根部、樹皮以及種子在水中煎煮而成
蒸餾	Distillation	一種將液體蒸發為氣態，然後再將蒸汽冷卻為液態的方法，是萃取植物精油最正統的方法
腦內啡	Endorphin	又稱為Enkephalin, β-endorphin, Casomorphin, Dynorphin，是由身體細胞所分泌的一種類嗎啡分子，特別是腦細胞及脊髓細胞所分泌，它能解除疼痛並提振情緒，讓人感到放鬆以及喜悅，提升人體這種「快樂的化學物質」，亦能增強免疫力

植物精油	Essential oil	又稱為芳香精油Aromatic oil、精質Essence、輕質油Ethereal Oil，一種具揮發性的芳香物質，存在於具有香氣的植物當中，通常是用蒸餾或是壓榨方式萃取出
壓榨法	Expression	一種萃取柑橘類水果植物精油的方法，這種精油存在於果皮中，而由壓榨的方式萃取出來，雖然這種方法曾一度以手工來操作，然而現在幾乎都以離心機器來進行萃取
定香劑	Fixative	一種低揮發度的芳香物質能夠降低高揮發度香氣的揮發速率，而用於芳香療法或是香水的調製
固定油	Fixed Oil	即指普通的植物油，例如橄欖油或是甜杏仁油，不像植物精油一般，並不會揮發於空氣中
分餾油	Fractionated Oil	指部分化學成分已經被去除掉的植物精油或植物油
自由基	Free Radicals	細胞新陳代謝所產生的不安定廢棄物，能啟動一連串的連鎖反應，讓細胞受損，可能會增加心臟疾病的危險，並引發某些癌症產生
基因類型	Genotypes	參見Chemotype化學類型
荷爾蒙	Hormone	依照傳統的定義，是指一種分泌至血液中的物質，它能對身體的某處細胞產生作用，然而，修正過的定義則是指一種由身體細胞所分泌的物質（包含腦細胞），這種物質藉由身體的體液擴散到另一處的身體細胞而對其產生作用，而產生作用的細胞包含近距離及遠距離的部位（亦可參考Neurotransmitters神經傳導物）
浸泡油	Infused Oil	又稱為藥草油（Herbal oil）、浸軟油（Macerated oil）。將一些植物置於植物油中，然後微微加熱直到植物中的香氣物質已經滲入油中，再將植物扭壓過濾，濾出的油即為浸泡油，通常浸泡油用於按摩並用來改善一些肌膚問題
浸泡萃取液	Infusion	又稱為藥草煎汁（Tisane）、藥草茶（Tea），將植物置於熱水中浸泡所得的汁液，具有藥草本身的療效
軟膏塗擦法／塗油	Inunction	在肌膚上塗上油或是軟膏，特別是藉由不斷摩擦的方式來讓皮膚吸收
神經傳導物	Neurotransmitters	一種腦部分泌的化學物質，會藉由神經細胞傳遞特殊的訊息到另一個神經細胞。直到最近，荷爾蒙已被定義為是一種訊息傳遞的物質，會將訊息傳輸至腺體上。而神經傳導物則被傳輸至神經，所以神經傳導物目前被視為一種腦部的荷爾蒙

芳香膠脂	Oleo gum resin	一種由樹或一些植物所分泌的芳香物質，包含精油成分、樹膠及樹脂，例如乳香（Frankincense）
芳香樹脂	Oleoresin	一種由樹或一些植物所分泌出的天然香味物質，包含精油成分、樹脂等物質，例如沒藥。或者也代表一種已經將精油成分移除的樹脂（參見樹脂質Resinoid）
氧化	Oxidation	一種物質結合氧氣的化學反應，而原有物質的結構已經改變或者被破壞
苯乙胺	PEA（Phenylethylamine）	一種激發情緒的化學物質，由大腦及身體細胞所分泌，據說能讓人帶來溫柔的感覺，特別是令人會有在「戀愛中」的感覺
費洛蒙	Pheromone	一種揮發性、類似荷爾蒙的分泌物質，這種奇妙的氣味會引發同種生物的一些反應，例如：性衝動，但不是唯一的反應
苯乙醇	Phenylethylalcohol	一種令人快樂的化學物質，帶有玫瑰般的香氣，結構類似苯乙胺（PEA），可在巧克力、起司、玫瑰花水、奧圖玫瑰精油以及冷媒萃取的帕圖玫瑰精油（Rose Phytol）中發現
植物荷爾蒙	Phytohormone	植物中類似人體所分泌的一些荷爾蒙構造的物質
植物療法	Phytotherapy	藥草療法的別稱
精神神經免疫學	Psychoneuroimmunology	一種研究體內心靈與肉體相互關係的學問，特別是針對情緒對於身體免疫系統的影響
蒸餾矯正精油	Rectified Oil	經過多次蒸餾處理的植物精油，藉此移除精油中的雜質以及一些不想要的化學組成
樹脂	Resin	一種由樹所分泌的物質，暴露在空氣中會變成固體或半凝固的狀態，例如：乳香脂（Mastic）
樹脂質	Resinoid	一種黏稠具有高度香氣的物質，例如：安息香，是利用有機溶劑萃取植物樹脂而得。樹脂質又被稱為芳香樹脂（Oleoresins）
協同作用	Synergy	不同成分的共同和諧作用。不同成分共同作用的效果會比個別成分效果的總和來得大
酊劑	Tincture	一種由酒精浸泡植物所萃取出來的藥草萃取液或香料物質
軟膏	Unguent	一種具有舒緩及療傷效果的膏藥，亦指古時候(特別是古埃及、希臘及羅馬時代)用油或脂為基質的香油。

植物中文名稱索引

植物英文名稱索引

中文名稱	英文名稱	學名	相關頁數
Nutmeg	Myristica fragrans	肉豆蔻	49,409
Oakmoss Absolute	Evernia prunastri	橡樹苔	410
Olive Oil	Olea europea	橄欖油	76
Opium poppy	Papaver somniferwm	嬰粟	32
Orange, Sweet	Citrus sinensis	甜橙	410
Palmarosa	Cymbopogon martini var. motia	玫瑰草	383,411
Pansy	Viola x wittrockiana	三色紫羅蘭	373
Papaya	Carica papaya	木瓜	334
Parsley	Petroselinum sativum	荷蘭芹、歐芹	49
Pasque Flower	Pulsatilla vulgaris	常白頭翁	373
Passionflower oil	Passiflora incarnata	西番蓮花油	190,192, 329,372
Patchouli	Pogostemon cablin	廣藿香	351,412
Peachnut Oil	Prunus persica	桃核仁油	329
Peppermint	Mentha piperata	薄荷	143,412
Peru Balsam	Myroxylon pereirae	秘魯樹脂	49
Petitgrain	Citrus aurantium var. amara	苦橙葉	413
Petunias	Petunias x hybrida	牽牛花	375
Philadelphus	Philadelphus coronarius	山梅花	370,374
Phlox	Phlox sp.	草夾竹桃	374
Pilewort	Ranunculus ficaria	白屈菜	142
Pine	Pinus sylvestris	松	414
Ravensara	Ravensara aromatica	羅文莎葉	50
Red Clover	Trifolium pratense	紅三葉草	27,110
Red Sage	Salvia miltiorrhiza	丹參(紅色鼠尾草)	154
Rhododendron	Rhododendron racemosum	杜鵑	373,374,376
Rhubard	Rheum officinale	大黃	27
Rock Rose	Cistus ladaniferus	岩薔薇 (岩玫瑰)	62,243
Rose	Rosa centifolia and Rosa damascena	玫瑰	415
Rose Absolute	Rosa centifolia and Rosa damascena	玫瑰原精	415
Rose Geranium	Pelargonum roseum	玫瑰天竺葵	374,398
Rosemary	Rosmarinus officinalis	迷迭香	94,416
Rose of Sharon	Hibiscus syriacus	木槿	376
Rose Otto	Rosa centifolia and Rosa damascena	奧圖玫瑰	95,415
Rose Phytol	Rosa centifolia and Rosa damascena	帕圖玫瑰	44,347
Rosewood	Aniba rosaeodora	花梨木	46
Rudbeckia	Rudbeckia hirta	金光菊	376
Rue	Ruta graveolens	芸香	367
Safflower oil	Carthamus tinctorius	紅花油	77
Sage	Salvia officinalis	鼠尾草	49,153
Sandalwood	Santalum album	檀香木	46,416
Sarcococca	Sarcococca confusa	野扇花	374

中文名稱	英文名稱	學名	相關頁數
Sarsaparilla	Smilax regelii	洋菝契	111
Sedum	Sedum spectabile	佛甲草	373
Sesame Oil	Seamum indicum	芝麻油	77
Skullcap	Scutellaria lateriflora	黃芩	188
Slippery Elm	Ulmus procera	榆樹皮	152
Snow Drop	Galanthus nivalis	雪花蓮	374
Southernwood	Artemisia abrotanum	苦艾	364,367
Soya Oil	Glycine soja	大豆油	77
Spikenard	Nardostachys jatamansi	甘松	17,50
Spearmint	Mentha spicata	綠薄荷	49,151
Spiderwort	Tradescantia virginiana	鴨跖草	373
Spiraea	Spiraea sp.	繡線菊	373
Star of Bethlehem	Ornithogalum umbellatum	聖星百合	119,374
Sunflower Oil	Helianthus annus	葵花油	78
Sweet Pea	Lathyrus odoratus	香碗豆	372
Sweet Rocket	Hesperis matronalis	蘿蔔花	373
Sweet Scabious	Scabiosa atropurpurea	西洋山蘿蔔	246
Tagetes	Tagetes patula and Tagetes minuta	萬壽菊	49,51 376,417
Tansy	Tanacetum vulgare	艾菊	367
Tea Tree	Melaleuca alternifolia	茶樹	36,418
Thrift	Armeria vulgaris	濱簪花	373
Thyme, Sweet	Thymus vulgaris	甜百里香	36,419
Toadstool	Amanita muscaria	蝦蟆菌	30
Tolu Balsams	Myroxylon balsamum	妥魯木香脂	49
Tuberose	Polianthes tuberosa	晚香玉	41
Tulip	Tulipa sp.	鬱金香	376
Valerian	Valeriana officinalis	纈草	50,87,140,142
Vanilla	Vanilla plantifolia	香草	354,420
Verbena	Lippia citriodora	馬鞭草	143,211
Vetiver	Vetiveria zizanoides	岩蘭草	420
Vibernum	Viburnum sp.	莢迷屬	374
Viola	Viola cornuta	董菜	373
Virginia Stock	Malcolmia maritima	維吉尼亞 紫羅蘭	371,378
Wallflower	Cheiranthus Cheiri	香羅蘭	371,375,378
Water lily	Nymphaea odorata	睡蓮	374
Wheatgerm oil	Triticum vulgare	小麥胚芽油	78
White Lily	Lilium candidum	白百合	18
Wisteria	Wisteria sp.	紫藤	370
Witch Hazel	Hamamelis virginiana	金鏤梅	344
Woodruff	Galiwm odoratwm	車葉草 (香豬殃殃)	362
Wormwood	Artemisia absinthium	洋艾	367
Yarrow	Achillea millefolium	西洋蓍草	50,109,170
Yellow Dock	Rumex acetosa	黃酸模	111
Ylang Ylang	Cananga odorata var. genuine	伊蘭伊蘭 (香水樹)	39,49,95 346,421

中文索引

英文索引

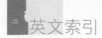

國家圖書館出版品預行編目資料

芳療聖經／Chrissie Wildwood著；牛爾譯.-初版.-
臺北市：商周出版：城邦文化發行,2004[民93]
面；公分
譯自：The Bloomsburry Encyclopedia of Aromatherapy
ISBN 986-124-192-2（平裝）
1. 芳香療法　　 2.植物精油療法
418.52　　　　　　　　　　　　　　　　　93007646

芳療聖經

原 著 書 名／The Bloomsburry Encyclopedia of Aromatherapy
原 著 作 者／Chrissie Wildwood
譯　　　者／牛爾
按 摩 示 範／牛爾
總　編　輯／陳絜吾
版 面 構 成／雞人視覺工作室
特 約 文 編／楊奕昭
責 任 編 輯／廖秀凌

發　行　人／何飛鵬
法 律 顧 問／台英國際商務法律事務所 羅明通律師
出　　　版／商周出版
　　　　　　台北市104民生東路二段141號9樓
　　　　　　電話：(02)2500-7008 傳真：(02)2500-7759
　　　　　　E-mail：bwp.service@cite.com.tw
發　　　行／英屬蓋曼群島商家庭傳媒股份有限公司　城邦分公司
　　　　　　臺北市中山區民生東路二段141號2樓
　　　　　　讀者服務專線：0800-020-299　24小時傳真服務：02-2517-0999
　　　　　　讀者服務信箱E-mail：cs@cite.com.tw
　　　　　　劃撥帳號：19833503
　　　　　　戶名：英屬蓋曼群島商家庭傳媒股份有限公司城邦分公司
香港發行所／城邦（香港）出版集團有限公司
　　　　　　香港灣仔駱克道193號東超商業中心1樓
　　　　　　電話：(852)25086231 傳真：(852)25789337
　　　　　　E-mail：citehk@hknet.com
馬新發行所／城邦(馬新)出版集團【Cite（M）Sdn Bhd】
　　　　　　41,Jalan Radin Anum, Bandar Baru Sri Petaling,
　　　　　　57000 Kuala Lumpur, Malaysia.
　　　　　　電話：(603)90578822 傳真：(603)90576622 E-mail:cite@cite.com.my

印　　　刷／中原造像股份有限公司
經　銷　商／聯合發行股份有限公司
　　　　　　新北市231新店區寶橋路235巷6弄6號2樓
　　　　　　電話：(02)2917-8022 傳真：(02)2911-0053

■2004年6月1日初版　■2015年12月23日二版13刷　　　Printed in Taiwan

定價500元
版權所有，翻印必究　ISBN 986-124-192-2　ISBN(13) 978-986-124-192-2
THE BLOOMSBURY ENCYCLOPEDIA OF AROMATHERAPY
COPYRIGHT©1996 BY CHRISSIE WILDWOOD
This edition arranged with BLOOMSBURY PUBLISHING PLC through Big Apple Tuttle-Mori Agency, Inc. a
division of Cathay Cultural Technology Hyperlinks
Complex Chinese edition copyright©2004 BUSINESS WEEKLY PUBLICATIONS, A DIVISION OF CITE
PUBLISHING LTD.
All rights reserved.

感謝名單

攝影師：鍾君賢
模特兒：我的母親
　　　　李思慧（采姿模特兒經紀公司）
　　　　Josh
　　　　Gilbert
　　　　Maggie Yu
　　　　朱秋鳳以及她可愛的
　　　　兒子鍾兆雲

按摩示範攝影場地提供

登琪爾Orient Spa 0800-556-688
春秋烏來02-26616555

重要聲明

本書的作者及出版社並不能為書
中所提及的各種治療方式、或是
為錯誤使用精油所帶來的後果負
責。如果您對於精油的使用方式
有任何疑慮，或者質疑某種疾病
自我治療方式的適用性，一定要
尋求專業芳療師的意見，如果使
用植物精油而症狀持續未見改
善，最好尋求專業醫師的協助，
並且要告知從事芳香療法的狀
況。

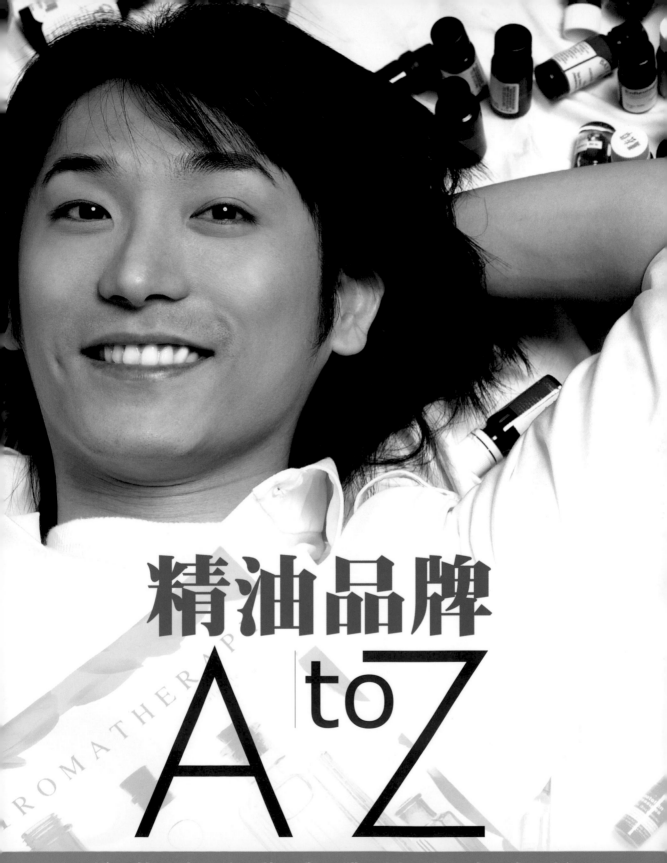

精油品牌

A to Z

世界精油品牌與購買方式介紹

文字◎牛爾　　產品提供◎牛爾

直接在家就能夠享受到購物的樂趣，不受地域時空的限制，是網路購物最迷人的地方，由於網路的發達與便利，藉由相關網站由網路直接購買植物精油以及相關芳療產品，不但價錢便宜，而且便利性十足。附錄特別蒐羅出超過50個精油產品的相關國內外網站，內容幾乎囊括了目前世界上大大小小不同的的精油品牌，其中許多網站有提供網路購物的服務，我特別將這些品牌的網路購物經驗寫出，希望能對芳療迷有所幫助。

由於列出的網站除了本地之外，還包括英國、法國、美國、加拿大、澳洲、紐西蘭等國家，為了方便讀者比較各個品牌的精油價錢，基本上都會換算為新台幣幣值。然而，由於幣值匯率時有變動，如果你要查詢最正確的匯率情況，你也可以參考以下幾個匯率的換算網站：

Yahoo匯率 http://tw.stock.yahoo.com/d/c/ex.php
蕃薯藤匯市 http://fn.yam.com.tw/exchange
FT.com http://mwprices.ft.com/custom/ft-com/currency.asp

此外，在國外網站購買商品，除了貨品價格以及運費之外，還必須考慮到關稅的問題，由於大部分國外網站的精油價錢相較國內來比都便宜許多，有時你不免會興奮過度而出現「買過頭」的情況（我就是一個活生生的例子）。如果購買價錢超過新台幣3000元的話，就有可能會被打上關稅，關稅的品項從進口稅到營業稅，稅稅相加的情形之下，往往你還有可能要多付出10%左右的價錢。如果要免去關稅，建議每次購買時貨品價格盡量不要超過新台幣3000元，如果要多買，盡量分多次購買，就能避免多付出關稅的價錢。

還要提醒大家的就是，在確定購買下單時，建議你一定要將購買產品品項的網頁「複製」下來，儲存到你的電腦當

中，包括購買日期，以便收到貨品時能確實核對品項與金額，再加上與信用卡帳單核對，才能確保不會被「算錯錢」或「收錯貨」。此外，網路購物最不希望碰到的情況大概就是，貨品寄丟或是貨到商品有破損的情形，我自己就有一些這樣的相關經驗。如果你有儲存當時購買商品的網頁明細，才能掌握比較充分的資訊向對方提出申訴。雖然有時即使提出申訴之後對方可能還是不理你，然而通常掌握較多的購物明細才能得到對方較迅速的回應。不怕一萬，只怕萬一，充分直掌握購物的資訊對你絕對有幫助。關於貨品的運送情況你也可以嘗試利用以下資訊來查詢：

貨物查詢	
海關	02-2704-1144
郵局快捷	02-2703-7527
普通（空、海運）	02-2703-7529

縱然摸不到、看不到，網路購買精油仍有些許風險在其中。然而，不可否認的是網路購買精油也有許多令人著迷的優點：包含平實的價格、更多元化的產品選擇、方便的購買方式、直接獲得第一手的芳療資訊等等，這些都是一般通路無法提供的優勢。相信我，一旦你進入這些網站之後，你一定會流連忘返。再次提醒，可別像我一樣買過了頭！

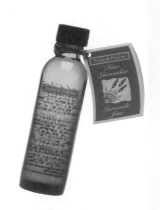

最後提醒你的是，進入英國或一些澳洲的精油網站時，別忘了先檢視你的字型編碼，一般繁體字形的編碼有時無法清楚呈現這些網頁的產品價格，甚至可能因此無法購買。此時，先不要氣餒，在網頁最上方的網頁功能選項中，用滑鼠左鍵進入「檢視」選項，你就會看到「編碼」的選項部分，此時進入編碼功能選項，將「繁體中文」改成「西歐語系」，你就能盡情的選購自己喜歡的精油產品。

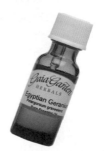

祝您，上網愉快！

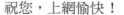

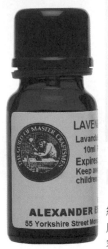

Alexander Essentials

- 網站名稱：Alexander Essentials網（A網）
- 網　　址：http://www.alexander-essentials.com
- 國　　家：英國
- 推薦指數：★★★★

品牌名稱：Alexander Essentials

介紹

A網是一個以銷售為主的網站，購買起來算是相當得心應手，產品可用琳瑯滿目來形容，不僅僅是芳療用品，這個網站也可以買到巴哈花精療法、順勢療法以及本書提及許多的營養補充品及天然藥草錠劑，還有Avalon這個臉部、頭髮及身體的有機保養品牌。在芳療方面，他們也提供非常多種不同容量的精油及基礎油供您選擇，像本書中所提到較稀有的西番蓮油就可以在這個網站買到。特別的是，他們也有提供一些DIY保養品的原料如甘油、皂土、乳化劑、卵磷脂、維他命E等。然而，網友們對他們產品的評價有好有壞，較受歡迎的品項有玫瑰花水、玫瑰膠（Real Rose Gel）、護唇膏等等。較特別的是他們的精油會特別標示保存期限，精油品質我覺得還不錯，花水則分為兩種，標示Hydrolat的為真正蒸餾精油的副產品，而Hydrosol則是精油加酒精與水稀釋的人造花水。至於保養品的品質我就不太恭維了，因為有些還含有人工香精。可惜的是，A網精油產品標籤的字體容易暈開，要注意使用之後的辨識問題，A網的精油種類超多，光是伊蘭伊蘭就有7種不同等級的選擇。

價位

如果你打算買較多的產品，建議在進入首頁之後一定要進入Wholesale的網頁部分，他們的Wholesale（批發商）資格取得很容易，只要你能購買超過100英鎊的產品（約NT$5500元），就可以較低的價位購買。以10ml的薰衣草為例，零售價錢（Retail）約為NT$251元（4.57英鎊），而批發價錢則約為NT$168元（3.05英鎊）；而10ml的高山薰衣草，零售價錢（Retail）約為NT$265元（4.82英鎊），而批發（Wholesale）價錢則約為NT$177元（3.21英鎊）；醒目薰衣草10ml零售價約NT$180元（3.28英鎊）、批發價約為NT$120元（2.19英鎊）價格會比較便宜一些，不過購買量大會打上關

稅，這也是妳需要考量的部分。

運費

以重量來計算，在結帳過程時先列出你所購買產品的總重量，然後選擇運送方式（空運或快捷）時就會明白顯示你必須要負擔的運費。所以若是你購買一些體積較大的保養品或花水，運費就會很貴，會比較划不來，而精油這種重量較小的物品，運費就會比較少。像我購買兩次的經驗，雖然第一次買了75英鎊（約NT$4125元）的產品，然而重量輕，所以運費只要8.8英鎊（約NT$484元），第二次雖然只買了53英鎊（NT$2915元）的產品，但是重量較重，卻要負擔24.2英鎊（約NT$1331元）的運費。基本上運費有可能是商品價格的1/2或是全部，所以記得要將運費價格加上來，才不會收到帳單時後悔。

注意事項

我選擇比較便宜的空運方式來訂貨，網頁會顯示通常需要7-28天的時間送達，我自己通常是2-4星期左右收到貨品。包裝還算正常。

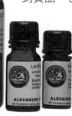

商品內容	
品項	種類
單方精油	種類超多
花水	種類多
基礎油	種類超多
複方按摩油	種類多
調和精油	種類非常少
浸泡油	種類平均
精油藥膏	種類平均
酊劑	無
無香乳霜、凝膠等	種類平均
天然藥草或藥草萃取、錠劑	種類超多
芳療道具（精油盒、薰香器、擴香石、精油蠟燭、芳香枕等等）	種類多

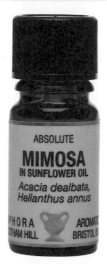

Amphora Aromatics

- 網站名稱：Amphora Aromatics網（AA網）
- 網　　址：http://www.amphora-aromatics.com
- 國　　家：英國
- 推薦指數：★★★★

品牌名稱：Amphora Aromatics

介紹

　　Amphora Aromatics也是網路上赫赫有名的精油品牌，創始於1984年，總裁Peter Carroll先生擁有生化及生物學位。他們的產品銷售全球86個國家，而且標榜品質精純，並提供給英國紅十字會使用，他們也自豪的表示所銷售的精油是最便宜的！不只價錢便宜，他們的精油種類也非常多，像一些本書所提及的稀有植物精油，如康乃馨原精（Carnation）、蛇麻草精油（Hops）、銀合歡原精（Mimosa）等等，在這裡你都可以買到。除了芳療相關產品之外，Amphora Aromatics也銷售護唇膏、精油香皂，及一些臉部及身體保養用品，他們還有銷售天然的指甲花染髮粉，有興趣的讀者可以來這裡試試。基本上Amphora Aromatics的產品品質普遍獲得網友的認同，特別是玫瑰相關的產品，例如5%的玫瑰調和精油、摩洛哥玫瑰精油回春凝膠（Rejuvenating Gel with Rose Maroc Oil）、玫瑰花水、乳香玫瑰面霜等，薰衣草凝膠也是Amphora Aromatics頗受網友好評的產品。我也認為他們的精油品質不錯，價錢便宜，可惜一次至少要購買100英鎊（約NT$5500元），所以不太適合芳療初學者購買。

價位

　　超便宜！Amphora Aromatics產品屬於低價位，像保加利亞真正薰衣草10ml售價約NT66元（1.2英鎊）、保加利亞有機真正薰衣草10ml售價約NT94元（1.7英鎊）、英國真正薰衣草10ml售價約NT110元（2英鎊）、法國高地真正薰衣草10ml售價約NT110元（2英鎊）、西班牙穗花薰衣草10ml售價約NT83元（1.5英鎊）、法國混種醒目薰衣草10ml售價約NT55元（1英鎊）、法國真正薰衣草原精10ml售價約NT220元（4英鎊）。

　　幾乎每種精油都有更大容量的包裝可以選擇，價位會更加便宜，例如100ml的保加利亞真正薰衣草售價約NT$485元（8.82英鎊）。

運費

　　美中不足的是，Amphora Aromatics的運費相對來說就比較貴，特別是網頁中如果易燃的產品會以紅點標示，建議不要選擇這類產品，否則運費會變得非常非常貴。基本上運費是以重量來計算，重量越重則運費越高，在進入結帳頁面之後，會直接顯示運費。像我有一次訂了102.8英鎊的產品（約NT$5654元），運費為40.85英鎊（約NT$2247元）。

注意事項

　　一次至少要買100英鎊產品，購買前必須先登錄個人資料及密碼。他們的送貨效率很快，從下訂到收到貨品大約7天時間，效率不錯，貨品的包裝仔細完好。曾有網友反應購買商品有錯誤情形，收到貨品後應該仔細核對貨單。

商品內容

品項	種類
單方精油	種類超多
花水（純露）	種類不多
基礎油	種類平均
複方按摩油	種類平均
調和精油	無
浸泡油	種類平均
精油藥膏	種類不多
酊劑	無
無香乳霜、凝膠等	種類平均
天然藥草或藥草萃取、錠劑	種類超多
芳療道具（精油盒、薰香器、擴香石、精油蠟燭、芳香枕等等）	種類超多

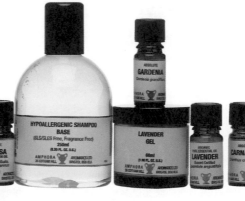

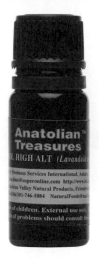

AVNP

- 網站名稱：AVNP網（Appalachian Valley Natural Products）
- 網　　址：http://www.av-at.com
- 國　　家：美國
- 推薦指數：★★★★

品牌名稱：Anatolian Treasures

介紹

「老鷹商標」是這個網站讓人印象最深刻的地方，剛進去還真讓我嚇了一跳，老鷹到底與精油有什麼關係？但是仔細看網頁內容，還發現這裡有滿多有趣及專業的資料。因為老闆在土耳其也有事業經營，所以這個美國網站有許多精油都是來自於土耳其，也有許多關於土耳其玫瑰精油的萃取過程的資訊。老闆Butch Owen是一位美國退伍軍人，他強調所銷售的精油都有完整的氣相色層分析圖來證實其精油的真實性，並且在每一瓶精油上標出測試的對應號碼，你可以向他們索取這些精油的測試報告。Anatolian Treasures的精油是使用一種號稱來自於瑞士的紫黑色玻璃瓶所包裝，強調其保存精油的穩定性，而且訴求在標籤上詳細標出精油的萃取方式、來源及栽種方法。不過可能我運氣不佳，我所買到的精油當中，只有幾瓶有找到這種標示，其他則用簡陋的印表紙貼上，不過他們也有隨信表示是因為標籤缺貨的原因。我一共買了Anatolian Treasures三種薰衣草：法國高地真正薰衣草、保加利亞真正薰衣草以及較罕見的西班牙頭狀薰衣草（Lavandulaéstoechas）。我最喜歡他們的法國高地薰衣草，此外，他們的奧圖玫瑰氣味真的很不錯。許多人也很推崇他們的玫瑰花水，據老闆表示他們的奧圖玫瑰、土耳其玫瑰花水以及奧勒岡（Oregano）精油是全球品質最佳的產品。特別的是，這個網站還有銷售玫瑰果醬、土耳其浴袍，以及家庭式的蒸餾儀器。

價位

AVNP網購的精油價位偏向中價位，像保加利亞真正薰衣草10ml的售價約為NT$270元，法國高地真正薰衣草10ml的售價約為NT$350元，但是你可以寫Email申請成為批發商資格，就可以買到容量更多，價錢更便宜的精油。

運費

感覺美國網站的運費都超貴。一旦訂購，他們會先以Email向你確認訂購的品項與運費，待回信確認後才會成立訂購。我有一次買了約111美元的產品，運費報價則是22.35美元（約NT$780元），另一次因為買了浴袍及果醬，重量很重，所以買了42美元，運費卻要40.2美元，不過附帶一提，浴袍的品質真的很不錯，所以負擔這項運費還是覺得值得。玫瑰果醬吃起來甜中帶有玫瑰精油的香氣，好像是將新鮮玫瑰花吃下去的感覺，我是覺得還不錯。

注意事項

由於要回信確認，所以要有一點基本的英文書寫能力。這個網站的老闆超會發Email的，他非常會利用Email行銷，往往一個晚上可發上10封信件，有時會有精油打折的訊息，但是要有閱讀英文文章的能力。我自己的訂貨經驗還算OK，從網上訂貨到收到精油大約8天到兩星期的時間收到貨。比較優的是你可以指明索取精油Sample，他們會附贈5支小瓶的精油Sample（大約0.5ml）。如果你想只要直接索取精油Sample，網站上是說只要負擔運費就好了，我自己則沒試過。台灣也有AVNP的代購網站，網址為：http://biorg.tacomall.com.tw

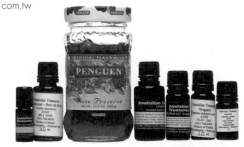

品項	種類
單方精油	種類多
花水	種類多
基礎油	種類不多
複方按摩油	無
調和精油	無
浸泡油	無
精油藥膏	無
酊劑	無
無香乳霜、凝膠等	無
天然藥草茶	種類不多
芳療道具：家用蒸餾器	種類非常少

商品內容

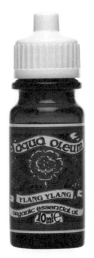

Aqua-Oleum

- 網站名稱：Aqua-Oleum網（AQ網）
- 網　　址：http://www.aqua-oleum.co.uk
- 國　　家：英國
- 推薦指數：★★★★★

品牌名稱：Aqua-Oleum

介紹

這個專業的芳療網站是芳療書名作家Julia Lawless繼承母親的家族精油企業所設立的，具有三代以上的家族歷史。雖然網站並沒有炫目漂亮的設計，也沒有產品清楚完整的圖片，但由於經營者本身特殊的寫作經驗，使得這個網站對於各種精油的論述相當完整而專業。你可以在這裡買到許多精油、花水、基礎油以及其他芳療用品，較受網友推薦的有她們的單價大約NT$300元的玫瑰面霜及橙花面霜，還有各種柑橘類精油、奧圖玫瑰也有許多人推薦。不過由於她的面霜是用礦物油製成的，所以並不符合植物保養品的高標準，而且比較適合乾性肌膚使用，香味倒是很不錯。而她們的花水也很誠實的表示是以精油摻水調製成，僅有一種奧圖玫瑰花水（Rose Otto Water）是蒸餾精油的附產物。我自己則特別推薦喜歡伊蘭伊蘭的讀者可購買她們的伊蘭精油，因為在這裡你可以購得一般伊蘭、有機伊蘭、特級伊蘭、以及頂級伊蘭4種伊蘭伊蘭精油，這個網站也提供5種經過英國土壤協會所認證的有機精油。

價位

Aqua-Oleum網購的價位偏向中低，像真正薰衣草10ml的售價約為NT$183元，而有機真正薰衣草10ml則約為NT$388元。

運費

這個網站運費大約都是從16.85英鎊（約NT$927元）起跳，花水由於比較重，運費會較高，這個網站很貼心的地方就是會計算出每種產品以及運費新台幣的價格，結帳時會清楚顯示出來。此外，購買到一定的額度，重量又在標準以下時，就不用多負擔運費，是比較划算的選擇。

注意事項

我自己的訂貨經驗還算滿意，從網上訂貨到收到精油大約8天的時間。由於超過100英鎊，所以不多收運費。精油的包裝不算精緻，僅能以樸實形容，但是並沒有破損的現象。不過有其他網友表示這個網站有時會有漏寄商品或寄錯商品的情形，別忘了要仔細比對貨單的內容。

商品內容	
品項	種類
單方精油	種類多
花水	無
基礎油	種類平均
複方按摩油	無
調和精油	無
浸泡油	無
精油藥膏	無
酊劑	無
無香乳霜、凝膠等	無
天然藥草或藥草萃取、錠劑	無
芳療道具（精油盒、薰香器、擴香石、精油蠟燭、芳香枕等等）	無

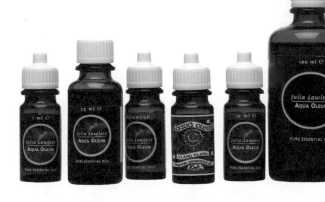

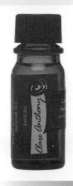

Aromatherapy New Zealand

- 網站名稱：Aromatherapy New Zealand網
- 網　　址：http://www.aroma.co.nz
- 國　　家：紐西蘭
- 推薦指數：★

品牌名稱：Clare Anthony

介紹

　　這是由一位專業芳療師Clare Anthony所創設的芳療品牌。Clare Anthony據說是近代芳療巨擘Robert Tisserand的閉門弟子之一。這個網站有提供部分芳療的相關資訊，可供有興趣的讀者上網查看。此外他們銷售一些精油及其相關芳療產品，品質只能說是一般，至少我自己認為是如此。他們的真正薰衣草氣味較偏向草味，與一般較輕甜的薰衣草氣味不太相同。買了薰衣草及眼枕組，精油的蓋子品質不是很好，有滲漏之嫌。產品沒有特別讓人驚喜的部分，雖然我購買的薰衣草精油及眼枕的組合，售價還算合理，大約NT$340元（16.79紐幣），但是運費太貴，不是很推薦。

價位

　　精油屬於中價位，網頁上的售價會再扣掉10%的稅，一瓶9ml真正薰衣草約NT$278元（13.72紐幣）

運費

　　很貴，其實不是很合理，運費分兩種選擇，一種稱為經濟運費，運費就要約NT$923元（45.64紐幣），一種稱為空運運費，索價約NT$1177元（58.04紐幣），即使你只買一瓶精油，運費也是如此。

注意事項

　　訂貨到收貨約兩星期，包裝尚稱完好。

商品內容	
品項	種類
單方精油	種類平均
花水（純露）	種類非常少
基礎油	種類不多
複方按摩油	種類非常少
調和精油	種類多
浸泡油	無
精油藥膏	無
酊劑	無
無香乳霜、凝膠等	無
天然藥草或藥草萃取、錠劑	無
芳療道具（精油盒、薰香器、擴香石、精油蠟燭、芳香枕等等）	種類不多

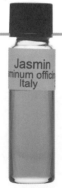

Audrey Leigh

- 網站名稱：Audrey Leigh網（AL網）
- 網　　址：http://www.audreyleigh.com
- 國　　家：英國
- 推薦指數：★★★★

品牌名稱：Audrey Leigh

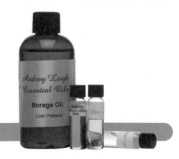

介紹

　　Audrey Leigh這個芳療網站非常強調價格便宜這件事情，她們強調由於銷售的精油有批發給許多專業芳療師使用，所以出貨量高，可以平衡價位。雖然這個網站上也有一些如何自行調配精油的配方及比例的介紹，然而並不是非常精彩。而且網頁製作得很簡單，無法看到正確的產品包裝。像我購買的一些3ml的精油包裝只能以「簡陋」來形容，標籤只是用印表機或是手寫貼上去的，產品標示的內容也太過簡單。不過這一點在網頁上就已經說明，她們的精油品質還不錯，許多人很喜歡她們的薰衣草精油。

價位

　　Audrey Leigh網購的價位偏向低價位，像真正薰衣草10ml的售價約為NT$132元（2.4英鎊），高地真正薰衣草10ml的售價約為NT$300元（5.46英鎊）。

運費

免運費！但至少要訂7.5英鎊（約NT$412元）的產品才會接受，而且還要加3.5（NT$193元）英鎊的保險費用，這個網站最吸引人的地方就是免運費，而購買超過50英鎊（約NT$2750元）還會以掛號寄出。

注意事項

我自己的訂貨經驗還算OK，因為訂貨時正逢農曆新年，所以我從網上訂貨到收到精油大約14天的時間，不過有其他網友表示這個網站有時會有漏寄商品的情形，別忘了要仔細比對貨單的內容。

商品內容	
品項	種類
單方精油	種類多
花水	種類不多
基礎油	種類多
複方按摩油	無
調和精油	種類不多
浸泡油	種類不多
精油藥膏	無
酊劑	無
無香乳霜、凝膠等	種類不多
天然藥草或藥草萃取、錠劑	無
芳療道具（精油盒及瓶罐）	種類不多

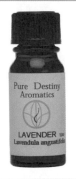

Aromatic

- 網站名稱：Aromatic網（擴網）
- 網　　址：http://www.aromamatic.com.au
- 國　　家：澳洲
- 推薦指數：★

品牌名稱：Pure Destiny

介紹

這是一個很簡單的網站，不能算是專業，我不是很推薦她們的精油，像她們的真正薰衣草其實味道比較接近價廉的醒目薰衣草，而土耳其玫瑰則比較接近玫瑰香水，總之不太推薦你買這個網站的精油。但是她們的擴香石還滿有名的，所以網友簡稱為擴網，有許多不同的款式及顏色可以選擇，我則比較喜歡她們的經典款。想要買他們的擴香石，建議可以另外至台灣的Mallking網站http://eo.mallking.com.tw購買，會節省許多運費，而且更方便。

價位

Pure Destiny的精油偏向中價位，像真正薰衣草10ml的售價約為NT$248元（11澳幣）。擴香石價位約從NT$945-1170元（41.95-51.95澳幣）不等，也有一種較小型的車用擴香器，售價約為NT$500元（22.45澳幣）。台灣地區購買還會再扣掉約10%的澳洲貨物稅。

台灣的Mallking網站擴香石購買價格約為NT$1260-1785元，購買超過兩個免運費。

運費

這個網站運費的計算方式是以重量來計算，兩公斤以內要計費37澳幣（約NT$833元），超過2公斤則再加10澳幣（約NT$225元），所以僅買一個基本擴香石的運費就要37澳幣了（約NT$833元），算算還真的滿貴的，不如跟國內網站訂購。

注意事項

這個網站可能唯一的優點就是包裝結實，不致有破損情形發生，從網上訂貨到收到產品大約9天的時間，想買插電擴香石要注意一定要選擇台灣地區適用的110V的電壓。

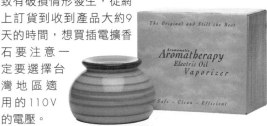

商品內容	
品項	種類
單方精油	種類不多
花水	種類不多
基礎油	種類非常少
複方按摩油	無
調和精油	種類不多
浸泡油	無
精油藥膏	無
酊劑	無
無香乳霜、凝膠等	無
天然藥草或藥草萃取、錠劑	無
擴香石	種類多

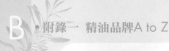

Base Formula

● 網站名稱：Base Formula網（BF網）
● 網　　址：http://www.baseformula.com
● 國　　家：英國
● 推薦指數：★★★

品牌名稱：Base Formula

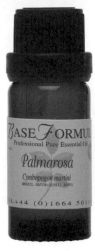

介紹

這是一個從1996年開始建立的網站，雖然沒有悠久的歷史，然而卻是ATC（英國芳療交易協會，Aromatherapy Trade Council）的一員，以銷售精油、基礎油、花水、及一些精油道具為主。如果你一次購買50瓶以上的精油，他們可為你量身訂做專屬精油貼標。此外，BF網提供專業芳療師所使用的精油木盒，質感還不錯。初學者可以試試初入門精油木盒組，一共有15瓶植物精油及兩瓶基底油。如果你是從事芳療教學工作，在這個網站也可購得專用聞香用紙條。而網友對Base Formula精油的評價好壞不一，我自己覺得他們的高地薰衣草及玫瑰原精品質還可以。

價位

超便宜，Base Formula的精油屬於低價位，產品計價有兩種方式：一種分不同容量的包裝計價，容量越多價錢越便宜，另一種則是以購買的數量來計算，購買數量越多則價錢也越便宜，好比說10ml克羅地亞真正薰衣草售價約NT$90元（1.71英鎊），然而購買若超過10瓶時，則一瓶單價約為NT$80元（1.54英鎊），法國高地真正薰衣草10ml售價約NT$163元（3.11英鎊），然而購買若超過10瓶時，則一瓶單價約為NT$150元（2.93英鎊），台灣代購網站法國真正薰衣草10ml一瓶則定價NT$260元。

運費

由於訂貨必須以傳真方式或是寫Email方式訂

貨，別忘了要求對方提出相關運費的價錢才能確認訂單。以我的例子，由於我購買相當多的產品，大約買了NT$11000元(201英鎊)的精油及木箱等產品，運費則約為NT$1925元(35英鎊)，感覺還算合理。台灣代購網站如果購買2000元以下則要多付NT$150元運費，NT$2000元以上可免運費。

注意事項

從下單訂貨到收到貨品大約等了一個月的時間，商品包裝得還算妥當。這個網站沒有提供線上網購服務，所以不是很方便，你可以寫Email至sales@baseformula.com詢問訂貨及付款情形，通常他們會要求你用傳真的方式將你要訂貨的品項及付款明細（信用卡資料）傳真過去。所以想購買必須要有寫英文信的準備，然而Base Formula也有台灣的代理銷售網站：Aromabase芳程式，為求方便起見你也可以直接至台灣網站http://www.aromabase.net來購買Base Formula的精油。

商品內容	
品項	種類
單方精油	種類多
花水	種類多
基礎油	種類多
複方按摩油	無
調和精油	無
浸泡油	種類不多
精油藥膏	無
酊劑	無
無香乳霜、凝膠等	種類平均
天然藥草或藥草萃取、錠劑	種類多
芳療道具（精油盒、薰香器、擴香石、精油蠟燭、芳香枕等等）	種類多

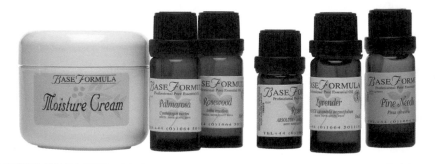

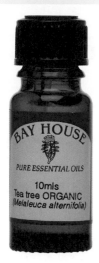

Bay House

- 網站名稱：Bay House網
- 網　　址：http://www.bay-house.co.uk
- 國　　家：英國
- 推薦指數：★★★★

品牌名稱：Bay House

介紹

這是一個從1985年開始建立的小型家族性企業，銷售非常專業的各類芳療用品，屬於ATC（英國芳療交易協會，Aromatherapy Trade Council)的會員。除了精油、基礎油、花水之外，也有許多調配精油所需的用品都可在這裡一次購足。此外，他們也提供製作好的保養品或是少數保養品DIY原料，例如非常有名的乳油木果（Shea Butter）及蘆薈萃取液。比較特別的是，Bay House的產品提供許多種不同的容量選擇，像同一種精油最多就有8種不同容量。當然，容量越多，價錢也就越便宜，所以很適合要合購精油的芳療族參考。Bay House精油的品質還算不錯，而且每一瓶精油都會標出保存期限，像有機天竺葵及波旁天竺葵我都很喜歡。只是他們的有機精油標籤較差，是使用印表機印出的紙貼上去的，還有他們的綠花白千層味道有點可怕，乍聞之下像死老鼠的屍臭味。他們較不錯的產品還有各種精油護手霜，像玫瑰、茉莉、薰衣草、檀香我就各買了一小罐，使用感覺還不錯。

Bay House台灣代理商電話：02-2823-7797

價位

至少要購買10英鎊（約NT$550元），Bay House精油屬於中低價位，例如10ml的法國真正薰衣草約為NT$195元（3.55英鎊），法國有機真正薰衣草10ml約為NT$446元（8.1英鎊，台灣有相關專櫃銷售Bay House的精油，這一款薰衣草定價NT$1000）。此外，他們針對學習專業芳療課程的學生有9折的優惠價，對於有意批發的零售商也有特別優惠價格，只是必須先提出申請，才能取得優惠資格。

運費

運費算合理，以重量來計算運費，如果要加運送保險費另外還要負擔3.5英鎊（約NT$193元）。在結帳過程時先列出你所購買產品的總重量，以及你必須要負擔的運費，例如購買10瓶的10ml精油大約重800克，運費就要10.61英鎊（約NT$584元），平均每瓶精油的運費是NT$59元，20瓶的10ml精油大約重1600克，運費就要18.21英鎊（約NT$1000元），所以平均每瓶精油的運費是NT$50元，若是你購買一些體積較大的保養品或花水，運費就會很貴，會比較划不來。

注意事項

我下單到收到貨大約8天就收到，算是很有效率，包裝比較不仔細，精油有少許滲漏的情形，他們會寄給你一份產品目錄，上面還有一些網頁中沒有顯示的產品，例如酊劑及巴哈花精等。

商品內容

品項	種類
單方精油	種類多
花水	種類不多
基礎油	種類多
複方按摩油	種類不多
調和精油	種類平均
浸泡油	種類多
精油藥膏	種類不多
酊劑	無
無香乳霜、凝膠等	種類超多
天然藥草或藥草萃取、錠劑	種類不多
芳療道具（精油盒、薰香器、擴香石、精油蠟燭、芳香枕等等）	種類超多

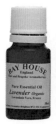
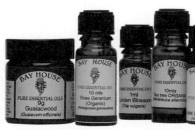
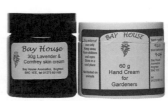
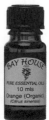

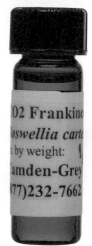

Camden-Grey Essential Oils

● 網站名稱：Camden-Grey Essential Oils網
● 網　　址：http://www.essentialoil.net
● 國　　家：美國
● 推薦指數：★★★

品牌名稱：Camden-Grey Essential Oils

介紹

　　如果你的英文程度不錯，這個密密麻麻的網站很值得看看。除了精油、基礎油、花水等芳療用品外，他們還銷售許多製作肥皂及保養品用的許多天然原料，如各種植物乳脂（Butter）、天然防腐劑、維他命E、各種天然泥及海鹽，許多網友很喜歡購買他們的乳油木果（雪亞脂Shea Butter），品質好又價錢便宜，還有他們也有銷售本書所提到的天然未精製的黃色蜂蠟。在精油方面，會提供多種容量選擇，不過通常他們銷售比較大瓶的容量，像法國高地真正薰衣草精油最少也要購買15ml，而保加利亞的真正薰衣草最小瓶則是從30ml起跳，就不是很推薦初學者來選擇了。而最特別的就是這裡有售超臨界二氧化碳（CO_2）萃取的精油，當然這種萃取法的精油會比較昂貴，不過氣味比較特殊，與一般的蒸餾精油不太一樣，例如CO_2的乳香氣味就比蒸餾法輕盈多了。不過，他們精油的沒有所謂的包裝，就是玻璃瓶用印表機貼紙貼上去，很「手工」的感覺。基本上這個網站推薦給「行家級」的芳療人，精油品質不錯。

價位

　　Camden-Grey Essential Oils的精油屬於低價位，容量越多價錢越便宜，例如30ml保加利亞的真正薰衣草售價約NT$140元（4美元），法國高地真正薰衣草15ml售價約NT$131元（3.75美元），調和40/42薰衣草30ml的售價約NT$137元（3.92美元）（註：此種薰衣草精油乃人工調和至比例約40-42%乙酸沉香酯，來使薰衣草的樟腦氣味不明顯，讓氣味更佳並保持薰衣草精油氣味的恆定性，這種精油價格便宜，通常是使用於香皂業）。

運費

　　雖然精油超便宜，但可惜運費很貴，所以你買到的精油可能也並沒有便宜太多。在網站上結帳的過程中你完全不知道運費是多少，他們會寫Email告知並確認。由於有些精油是屬於易燃品（如佛手柑），所以運費會貴得讓你吃不消，通常這種情形運費反而會高出產品價格，所以會讓你想要放棄（我是指我自己）。像我第一次購物時就完全放棄了這些易燃的精油，之後我總共買了108.39美元（約NT$3740元）的產品，運費則付出了51.2美元（將近NT$1800元），第二次購物時可能重量較重，買了42.1美元，但運費居然要45.99美元。

注意事項

　　從訂貨到收到貨大約經過兩星期，由於要用英文Email確認，所以要有基本的英文書信程度。曾有網友表示信用卡被重複算帳了兩次，記得要仔細核對帳單。如果訂貨，可以特別要求索取一些精油的Sample，他們有時與會隨貨品主動提供給你。

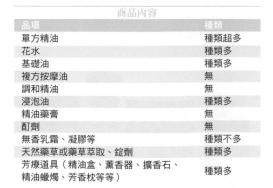

商品內容	
品項	種類
單方精油	種類超多
花水	種類超多
基礎油	種類多
複方按摩油	無
調和精油	無
浸泡油	種類多
精油藥膏	無
酊劑	無
無香乳霜、凝膠等	種類不多
天然藥草或藥草萃取、錠劑	種類多
芳療道具（精油盒、薰香器、擴香石、精油蠟燭、芳香枕等等）	種類多

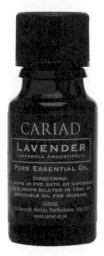

Cariad

- 網站名稱：Cariad網
- 網　　址：http://www.mycariad.com
- 國　　家：英國
- 推薦指數：★★★★

品牌名稱：Cariad

介紹

　　Cariad是由英國一對夫妻所創始的品牌，原來妻子Glenda是一位舞蹈家，接觸芳療的原因是由於舞蹈過後激烈的運動傷害，而開始對精油產生興趣。而Cariad創始於1993年，品牌名稱來自英國威爾斯古語，原意為深深的愛，今天這個品牌已在世界上超過20個國家銷售，而國內的香草集門市也有銷售部分Cariad的產品，此外，你也可以在Think Natural網（www.thinknatural.com）上買到Cariad的部分組合產品。基本上Cariad是一個頗為專業的芳療品牌，產品包含純精油、花水、基礎油等芳療用品之外，他們也提供一些臉部及身體保養用品。Cariad的精油價錢合理，品質又相當不錯，像薰衣草、玫瑰、橙花、茉莉等精油，感覺品質既精純、氣味又讓人容易接受。至於保養品部分就沒那麼出色了。

價位

- Cariad的精油屬於中價位，像真正薰衣草10ml售價約NT$220元（4英鎊）。
- 國內香草集門市則定價NT$720元，香草集網址：www.justherb.com.tw，總公司電話：02-2567-2955

運費

　　每一筆訂單運費一律25英鎊（約NT$1375元），所以當然買越多越划得來。若購買金額超過50英鎊，運費還會降低一半。

注意事項

　　從訂貨從收到產品大約兩星期，貨品包裝得很妥當。Think Natural網（www.thinknatural.com）也有銷售Cariad的部分組合產品。

商品內容

品項	種類
單方精油	種類多
花水（純露）	種類不多
基礎油	種類不多
複方按摩油	種類多
調和精油	種類平均
浸泡油	無
精油藥膏	種類非常少
酊劑	無
無香乳霜、凝膠等	無
天然藥草或藥草萃取、錠劑	種類非常少
芳療道具（精油盒、薰香器、擴香石、精油蠟燭、芳香枕等等）	種類超多

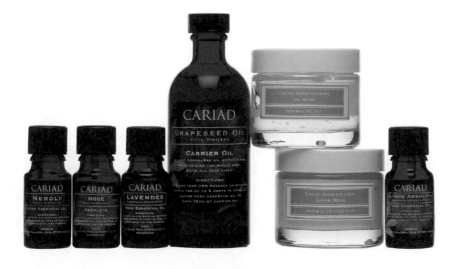

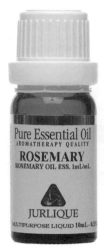

City Health

- 網站名稱：City Health 網
- 網　　址：http://www.cityhealth.com.au
- 國　　家：澳洲
- 推薦指數：★★★

品牌名稱：Jurlique、Thursday Plantation

介紹

這是一個類似大藥房的澳洲網站，其中也有銷售花精及芳香療法的產品。由於銷售產品種類眾多，可能要花一點時間才能找到自己想要購買的產品。在進入首頁之後，直接點選 Manufacturers 的部分就會出現許多品牌的選項，你可以找到 Jurlique、Thursday Plantation 這兩個芳療品牌以及 Bach Flower 花精療法的產品，還有本書作者所推薦的 Efamol 品牌的月見草油，網站目前銷售的芳療品牌介紹：

1. Jurlique：這是許多人心目中的天后級芳療品牌，在這個網頁上目前找不到 Jurlique 的產品訊息，必須寫 Email 至 sales@cityhealth.com.au 要求對方回傳 Jurlique 的目錄檔案，然後再以 Email 的方式訂貨，所以訂購商品會比較麻煩。關於商品的部分可參考官方網站 www.jurlique.com，官方網站也提供線上銷售，只是價錢貴了許多。還有一個澳洲網站 HEALTHBASKET（www.healthBASKET.com.au）也有提供 Jurlique 的網購，價錢與 Cuty Health 網差不多

2. Thursday Plantation：他們銷售這個品牌的茶樹精油價錢非常划算，10ml 茶樹精油只要約 NT$82 元，超便宜！關於商品的部分可參考官方網站 www.thursdayplantation.com，官方網站也提供線上銷售。而 www.healthBASKET.com.au、www.vitashop.com.au 這兩個澳洲網站亦有銷售這個牌子的產品。

而關於這兩個芳療品牌的產品詳細介紹請分別參考 Jurlique、Thursday Plantation 網站的介紹。

價位

這個網站精油的價錢相當便宜，非常吸引人，例如 Jurlique 真正薰衣草 10ml 約 NT$290 元（12.9 澳幣），國內專賣店售價 NT$650 元。

- Thursday Plantation 茶樹精油 10ml 約 NT$82 元（3.62 澳幣），超級便宜！
- 巴哈救急花精（Rescue Remedy）20ml 約 NT$438 元（19.48 澳幣）。

運費

在網頁上不會呈現出來，他們會以 Email 通知你。像我有一次買了 303.76 澳幣的產品（約 NT$6835 元），運費為 42 澳幣（約 NT$945 元），但還要再加保險費 13 澳幣（NT$293 元），所以相對來說運費就比其他類似的澳洲網站（Healthbasket, National Pharmacies, Vitashop）貴得多。

注意事項

從訂貨一直到收到產品大約 3 星期，貨品包裝得很妥當，但是並沒有附上訂貨清單，所以最好要保留當時的訂貨資訊以便核對。像我才訂貨一次就出現刷卡帳單金額與訂貨的金額有出入的問題，經過寫 Email 查證之後，才發現他們多收了 16 澳幣（約 NT$360 元）的貨款，雖然他們有退回這筆貨款，然而卻是寫信之後兩星期的事，其服務品質有待加強。

品項	種類
商品內容	
單方精油	種類平均
花水（純露）	種類平均
基礎油	種類不多
複方按摩油	種類多
調和精油	種類多
浸泡油	種類不多
精油藥膏	種類平均
酊劑	種類非常少
無香乳霜、凝膠等	種類非常少
天然藥草或藥草萃取、錠劑	種類平均
芳療道具（精油盒、薰香器、擴香石、精油蠟燭、芳香枕等等）	種類不多

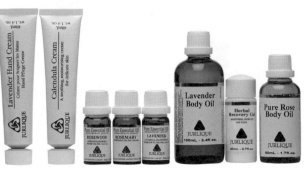

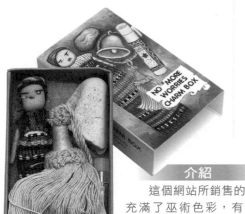

Crystal Heaven

- 網站名稱：Crystal Heaven網
- 網　　址：http://www.crystalheaven.com.au
- 國　　家：澳洲
- 推薦指數：★★

品牌名稱：Pure Destiny

介紹

這個網站所銷售的產品充滿了巫術色彩，有銷售Pure Destiny這個澳洲精油品牌的產品，雖然我不是很推薦Pure Destiny這個牌子，因為其精油純度及品質令人質疑。然而，比較特別的是Crystal Heaven還有銷售各種特別的巫術、靈學道具用品，例如：許願石、各類符咒，如健康咒、財富咒、青春咒、權力咒、美麗咒、愛情咒、聰明咒等等，有些感覺有點像是國內廟宇中乩童所寫下的符紙，其中還有指示你如何進行「法術」的步驟。此外，他們也有銷售本書第20章所提到的靈擺擺錘，對神秘學有興趣的人可以來此看看。

價位

Pure Destiny網購的價位偏向中價位，像真正薰衣草15ml的售價約為NT$292元（12.7澳幣）。

石英靈擺擺錘售價約NT$460元（20澳幣）

運費

在訂貨後運費會以Email確認，待回信確認之後才會完成訂貨步驟。像我有一次訂購了140.4澳幣（約NT$3230元）的產品，運費則要21澳幣（約NT$483元）。

注意事項

從訂貨到收到貨品大約兩星期，貨品包裝尚稱完整。

商品內容	
品項	種類
單方精油	種類多
花水（純露）	種類平均
基礎油	種類平均
複方按摩油	種類非常少
調和精油	種類平均
浸泡油	種類平均
精油藥膏	無
酊劑	無
無香乳霜、凝膠等	無
天然藥草或藥草萃取、錠劑	無
芳療道具（精油盒、薰香器、擴香石、精油蠟燭、芳香枕等等）	種類非常少

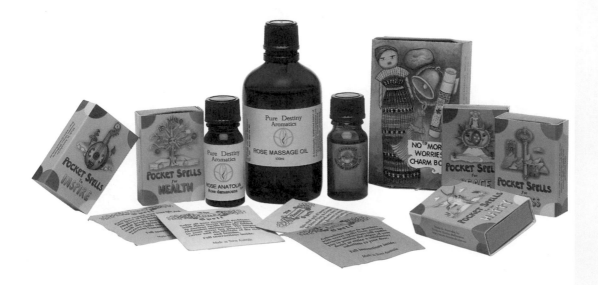

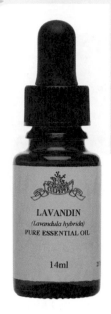

Culpeper

● 網站名稱：Culpeper網
● 網　　　址：http://www.culpeper.co.uk
● 國　　　家：英國
● 推薦指數：★★★

品牌名稱：Culpeper

介紹

這是一個從1927年就開始營運的歷史悠久的老品牌，在英國大約有20幾家店面。而品牌名稱Culpeper（卡爾培波）其實是17世紀很有名的一位藥草學家的名字，而網站只是屬於店面行銷的附屬銷售管道。而這個網站的特色就是偏向藥草方面的產品，以藥草酊劑、芳療產品、藥草美食及藥草枕頭為主，酊劑種類特別多，而精油種類就還好。不過我覺得包裝很仔細，他們的精油會另外附上一個玻璃吸管來使用，而非一般內嵌式的精油滴瓶，精油品質也都很純正。不過他們較受網友好評的東西倒不是純精油的產品，而是薰衣草枕頭、蜂蜜、甘菊花茶這一類的東西，網站由於並沒有將產品的照片呈現出來（特別是薰香瓶），只能憑想像來購買。

（約NT$1925元），超過100英鎊則運費為40英鎊（約NT$2200元）。

注意事項

從訂貨到收到貨大約7天的時間，還算有效率，產品也包裝的非常仔細。

商品內容	
品項	種類
單方精油	種類平均
花水	無
基礎油	種類平均
複方按摩油	種類平均
調和精油	種類平均
浸泡油	無
精油藥膏	無
酊劑	種類超多
無香乳霜、凝膠等	種類平均
天然藥草或藥草萃取、錠劑	種類多
芳療道具（精油盒、薰香器、擴香石、精油蠟燭、芳香枕等等）	種類不多

價位

Culpeper是英國知名的老牌子，精油屬於中價位，例如14ml的醒目薰衣草售價約NT$217元（3.95英鎊），真正薰衣草14ml的售價約NT$382元（6.95英鎊）。

運費

以重量來計算，網頁不會呈現實際運費，會另外以Email告知。像我訂了大約NT$890元（16.25英鎊）的產品，運費大約是NT$418元（7.61英鎊），有點貴。以購買金額來計算，一般來說如果購買不超過50英鎊（約NT$2750元）則運費為25英鎊（約NT$1375元），50英鎊到100英鎊（約NT$5500元）則運費為35英鎊

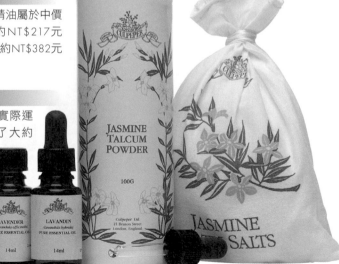

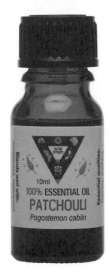

Dynamo House

● 網站名稱：Dynamo House網
● 網　　址：http://www.dynamoh.com.au/
● 國　　家：澳洲
● 推薦指數：★

品牌名稱：Dynamo House

介紹

其實這並不是一個專業的芳療網站，而像是一個有趣的禮品及另類療法網站，有許多另類療法的特別產品可以選擇，例如瑜珈、反射區療法、印度阿輸吠陀等等。雖然產品有專門分類為芳香療法的項目，然而大多數產品是屬於複方調和的產品，單方純精油簡直少得可憐，只有兩組Slow Down（放慢腳步）精油套組算是純精油的組合。一組是6瓶，一組是12瓶，附上很精緻的盒子，包裝也還不錯，精油的品質也不差，但並不建議芳療族來這裡買精油用品。有趣的是，在New Age產品項目中，他們有賣本書第20章所提到的靈擺擺錘，對這種心靈式的芳療有興趣的人不妨可以來挑看看。

價位

精油價位屬於中價位，6瓶精油組合共計10ml的薰衣草、天竺葵、羅勒、廣藿香、雪松、薄荷，大約NT$1700元（75澳幣），而靈擺擺錘售價15澳幣（約NT$340元）。

運費

由於台灣離澳洲很近，所以運費並不是很貴，有三種運送方式，通常選擇最便宜的就可以了，像我第一次訂購200澳幣（約NT$5000元）的產品，運費只要11.5澳幣（約NT$260元），第二次訂購50澳幣（約NT$1135元）的產品，運費只要8澳幣（約NT$180元）。

注意事項

從訂貨到收到貨大約兩星期，包裹包裝的不錯，然而精油沒有安全防漏蓋，有滲漏的疑慮。

商品內容	
品項	種類
單方精油	種類非常少
花水	無
基礎油	種類非常少
複方按摩油	種類平均
調和精油	無
浸泡油	無
精油藥膏	種類平均
酊劑	無
無香乳霜、凝膠等	無
天然藥草或藥草萃取、錠劑	無
芳療道具（精油盒、薰香器、擴香石、精油蠟燭、芳香枕等等）	種類不多

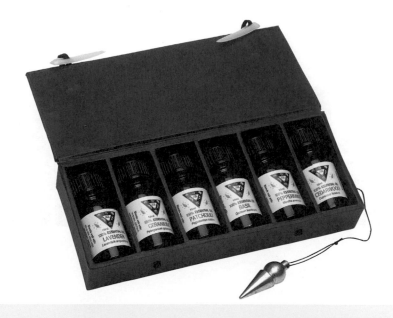

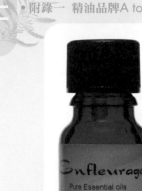

Enfleurage

- 網站名稱：Enfleurage網
- 網　　址：http://www.enfleurage.com
- 國　　家：美國
- 推薦指數：★★

品牌名稱：Enfleurage

介紹

　　雖然這個網站的名稱是以脂吸萃取法命名，但事實上這個網站並沒有銷售任何脂吸法的精油，儘管如此，還是推薦喜歡蒐集特殊精油的人可以來這裡看看。這裡除了有超過百種以上的植物精油外，還有一些稀有的精油如茉莉Attar（用檀香精油來蒐集低溫蒸餾過的茉莉精油）、玫瑰Attar（用檀香精油來蒐集低溫蒸餾過的玫瑰精油）、奧圖白玫瑰精油，還有一種可說最珍貴，萃取自寮國稀有的沈香木精油（超貴，2ml售價122美元，大約NT$4270元）、超臨界二氧化碳萃取的薑精油等。Enfleurage除了精油之外，還有一些點綴性質的精油皂及擴香產品。看到他們的精油包裝可能會讓你有點失望，因為他們的精油價格不便宜，包裝卻很廉價，大部分的標籤是用印表機印出的普通紙。而且由於可能蓋子怕漏精油，所以封口用黑色膠帶封起來，而非其他品牌的精油會有密封蓋。雖然精油的品質真的還不錯，但是比價位似乎有其他更好的網站可以選擇。

價位

　　精油價位屬於中高價位，例如保加利亞的有機真正薰衣草10ml售價約NT$455元（13美元）。

運費

　　運費無法由網上得知，必須訂購之後由對方以Email通知，然而再回信確認，所以要有基本的英文寫信能力。不過費用還算合理，我有一次購買15瓶精油，產品花了大約NT$10000元，運費則約要NT$840元（24美元）。

注意事項

　　從訂貨到收到貨大約兩星期，包裹的包裝還算完好。他們有提供試用品索取，一次可提供4種精油的試用品，如果對其他精油還有興趣，別忘了在訂貨時順便向他們提出申請試用品。

商品內容	
品項	種類
單方精油	種類超多
花水	無
基礎油	無
複方按摩油	無
調和精油	種類平均
浸泡油	無
精油藥膏	無
酊劑	無
無香乳霜、凝膠等	無
天然藥草或藥草萃取、錠劑	無
芳療道具（精油盒、薰香器、擴香石、精油蠟燭、芳香枕等等）	種類不多

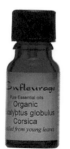
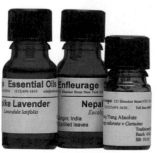
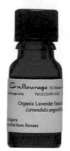
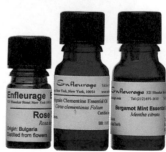
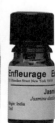

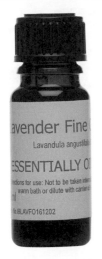

Essentially Oils

- 網站名稱：Essentially Oils網
- 網　　址：http://www.essentiallyoils.com
- 國　　家：英國
- 推薦指數：★★★★

品牌名稱：Essentially Oils

介紹

　　Essentially Oils Limited是一個經營超過15年的精油公司，訴求提供全球50個國家，超過15000名芳療師使用的治療級精油，他們的精油強調全部都經過氣相色層分析及質譜儀檢測證實精油的純度。此外，Essentially Oils屬於：英國芳療交易協會（Aromatherapy Trade Council，簡稱ATC）及美國國際芳療協會（National Association for Holistic Aromatherapy）的會員，精油品質比較值得信賴。Essentially Oils的精油及基礎油的種類超多，像本書所列的很稀有的康乃馨原精（Carnation）以及西番蓮油（Passion Flower Oil）就可以在這裡買到。而最常見的薰衣草精油，他們也提供將近10種不同的品種或產地的選擇。我自己比較喜歡的是法國有機真正薰衣草（Lavender Fine Organic），較可惜的是，目前仍無法在網站上直接進行購物，要先在網頁上下載價格明細，然後再使用Email或是傳真訂貨。基本上這個網站較推薦給行家級的人，網頁有非常新而專業的芳療文章可以參考。

價位

　　Essentially Oils精油價位屬於中低價位，種類超多，光是薰衣草精油就有將近10種不同選擇：

　　法國醒目薰衣草10ml約NT$107元（1.95英鎊），法國有機醒目薰衣草10ml約NT$115元（2.1英鎊）、英國有機真正薰衣草10ml約NT$440元（8英鎊）、東歐達爾馬西亞真正薰衣草10ml約NT$115元（2.1英鎊）、法國有機真正薰衣草10ml約NT$310元（5.65英鎊）、法國40/42調和薰衣草（註：此種薰衣草精油乃人工調和至比例約40-42%

乙酸沉香酯，來使薰衣草的樟腦氣味不明顯，讓氣味更佳並保持薰衣草精油氣味的恆定性，這種精油價格便宜，通常是使用於香皂業）10ml約NT$107元（1.95英鎊）、法國普羅旺斯有機真正薰衣草10ml約NT$195元（3.55英鎊）、西班牙真正薰衣草10ml約NT$124元（2.25英鎊）、西班牙穗花薰衣草10ml約NT$124元（2.25英鎊）。

運費

　　建議寫傳真或Email時順便請對方報價，例如我有一次寫Email訂購13瓶精油，對方報價運費大約是NT$460元（8.5英鎊）。

注意事項

　　從下單到收到貨品大約需要10天左右的時間，貨品包裹完好。由於沒有提供線上訂購，所以必須先寫傳真或Email至他們的信箱sales@essentiallyoils.com，列出你要訂的產品項目及信用卡資料等付款資料，所以要有基本的英文寫作技巧。基本上他們很快就會回信給你。

商品內容	
品項	種類
單方精油	種類超多
花水（純露）	種類超多
基礎油	種類超多
複方按摩油	種類不多
調和精油	無
浸泡油	種類平均
精油藥膏	無
酊劑	無
無香乳霜、凝膠等	種類超多
天然藥草或藥草萃取、錠劑	無
芳療道具（精油盒、薰香器、擴香石、精油蠟燭、芳香枕等）	種類多

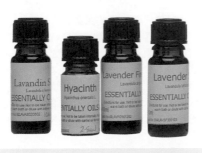

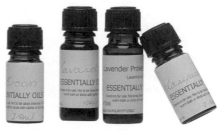

19

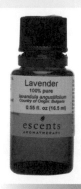

Escents

- 網站名稱：Escents
- 網　　址：http://www.escentsaromatherapy.com
- 國　　家：加拿大
- 推薦指數：★★★★

品牌名稱：Escents（伊聖詩）

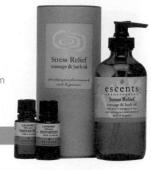

介紹

Escents（伊聖詩）是一個1992年於加拿大所創設的芳療品牌，台灣有代理這個品牌，分布在一些百貨公司專櫃中，伊聖詩可說是國內專櫃的芳療品牌中精油及芳療產品種類最完整的。他們提供將近80種植物精油、38種複方調和精油、10多種基礎油、20種花草茶，以及臉部、身體及頭髮的天然保養產品，提供現代人較為接近自然的保養方式。Escents的精油以16.5ml為標準容量，品質還不錯。還有一款無憂無慮按摩浴油（Stress Relief Massage and Bath Oil）也是我很推薦的產品（可惜國外好像停產了）。雖然官方網站無法提供台灣區訂貨的服務，然而台灣地區的專櫃價格與其他品牌相比已經是相當合理了。有興趣的人可以到他們的賣場上逛逛。我自己滿喜歡信義三越百貨的B1購買產品，服務人員素質還不錯。伊聖詩芳療生活館消費者服務專線：0800-034134

價位

在台灣，Escents精油屬於中價位，法國真正薰衣草16.5ml售價NT$680元、保加利亞野生真正薰衣草16.5ml售價NT$880元。

商品內容	
品項	種類
單方精油	種類多
花水（純露）	無
基礎油	種類多
複方按摩油	種類平均
調和精油	種類超多
浸泡油	種類平均
精油藥膏	種類平均
酊劑	無
無香乳霜、凝膠等	無
天然藥草或藥草萃取、錠劑	種類不多
芳療道具（精油盒、薰香器、擴香石、精油蠟燭、芳香枕等）	種類不多

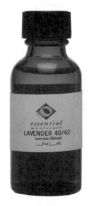

Essential Wholesale

- 網站名稱：Essential Wholesale網
- 網　　址：http://www.essentialwholesale.com
- 國　　家：美國
- 推薦指數：★★★★

品牌名稱：Essential Wholesale

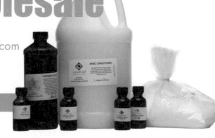

介紹

這是一個專門提供消費者自行在家DIY天然保養用品為主的網站。Essential Wholesale宣稱是美國國家芳療協會會員之一（NAHA），同時也是有機產品貿易協會的會員（OTA）。這個網站最具特色的還是他們有多達80種無香基底產品提供你調配精油使用。通常容量都以一加侖來計算（約3.8公升），所以最好是朋友合購，否則量很難消耗得完。無香基底產品包含洗髮精、潤髮乳、洗面膠、沐浴精、抗老精華液、抗氧化面霜，一直到衣物污漬清潔劑等各式各樣的基底產品。同時他們也銷售一些高級的保養品原料如維他命A、B5、E、DMAE（一種緊膚的高級抗老護膚成分），天然抗菌劑、乳化劑、一些天然的植物乳脂，例如乳油木果（Shea Butter），以及本書第61頁所提到的瀉鹽（Epsom Salts），這個網站還提供保養品的訂做服務，比較適合想要從事保養品銷售的創業人士參考。他們的精油真的非常便宜，像玫瑰原精

30ml只要88.5美元（約NT$3100元），包裝看起來雖然很像藥水，但是精油品質感覺還可以，他們曾銷售一種人工調製過的薰衣草精油（Lavender 40/45），訴求沉香醇（Linalol）濃度可達45%，聞起來有一股輕盈的柑橘氣味，氣味非常特別。不過還是以一桶一加侖（約3.85公升）的各種基底產品最吸引人。

價位

精油屬於低價位，例如30ml的法國醒目薰衣草售價約NT$165元（3美元）、30ml的法國真正薰衣草售價約NT$264元（7.55美元），法國40/42調和薰衣草（註：此種薰衣草精油乃人工調和比例約40-42%乙酸沉香酯，來使薰衣草的樟腦氣味不明顯，讓氣味更佳並保持薰衣草精油氣味的恆定性，這種精油價格便宜，通常是使用於香皂業）30ml的售價約NT$180元（5.15美元）。

- 瀉鹽（Epsom Salts）5磅售價約NT$166元（4.75美元）。
- 多功能無香潔膚膠1加侖售價約NT$520元（15美元）。

運費

很貴，至少從1000元起跳。運費以重量計算，如果你是購買基底產品，由於通常是以加侖計算，所以重量較重，運費相對的也就很高。像我有一次買了238.15美元（約NT$8335元）的產品，運費就要108.79美元（約NT$3800元）

注意事項

這個網站的效率算是很好，從訂貨到收到貨大約7天，包裝得算很穩當。

商品內容	
品項	種類
單方精油	種類多
花水（純露）	種類平均
基礎油	種類多
複方按摩油	種類多
調和精油	種類多
浸泡油	無
精油藥膏	無
酊劑	無
無香乳霜、凝膠等	種類超多
天然藥草或藥草萃取、錠劑	無
芳療道具（精油盒、薰香器、擴香石、油蠟燭、芳香枕等等）	無

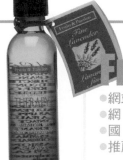

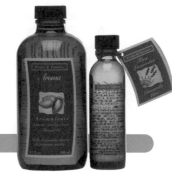

Fruit & Passion

- 網站名稱：Fruit & Passion
- 網　　址：http://www.fruits-passion.com
- 國　　家：加拿大
- 推薦指數：★★

品牌名稱：Fruit & Passion（芙蓓森）

介紹

Fruit & Passion（芙蓓森）是一個1992年於加拿大所創設的天然保養品牌，台灣也有代理這個品牌，分布在部分百貨公司專櫃中。嚴格說來芙蓓森並不算是專業的芳療品牌，僅提供少數植物精油及基礎油。而官方網站並沒有芳療產品的介紹，也沒有提供台灣地區的網購服務。他們的精油容量很大，以40ml為單位，品質及價錢都還算可以，只是精油比較難滴出來。芙蓓森消費者服務專線：02-8773-8800

商品內容	
品項	種類
單方精油	種類非常少
花水（純露）	無
基礎油	種類非常少
複方按摩油	無
調和精油	無
浸泡油	無
精油藥膏	無
酊劑	無
無香乳霜、凝膠等	無
天然藥草或藥草萃取、錠劑	無
芳療道具（精油盒、薰香器、擴香石、精油蠟燭、芳香枕等等）	無

價位

在台灣，Fruit & Passion精油屬於中價位，法國薰衣草40ml售價NT$1380元。

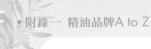

Florihana

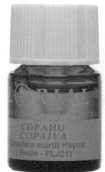

●網站名稱：Florihana網
●網　　址：http://www.florihana.com
●國　　家：法國
●推薦指數：★★★★

品牌名稱：Florial

介紹

這是一個既美又專業的芳療網站，Florial訴求其精油都是野生及有機品種，而且蒸餾精油的水都是來自天然高山泉水，並通過法國ECOCERT的有機認證。網頁會直接輸入新台幣幣值單位，就會以台幣呈現商品價格。精油容量以g來計算，有分為5g，15g及50g的包裝，容量會比一般以ml容量標示的精油多一點點。Florial的精油、花水及植物萃取酊劑種類都相當多，品質也很不錯。還有他們的精油、花水、基礎油的瓶子都非常精緻，不愧是著重美感的法國品牌，我自己非常喜歡。特殊的是Florial的精油是以綠色玻璃瓶包裝，他們表示這種玻璃瓶可以同時阻絕紫外線以及紅外線的破壞。

價位

Florial的精油屬於中價位，像野生真正薰衣草15g售價約NT$602元，真正薰衣草15g售價約NT$407元，醒目薰衣草15g售價約NT$250元，穗花薰衣草15g售價約NT$535元，西班牙頭狀薰衣草15g售價約NT$407元。

運費

無法由網頁得知，然而並不便宜，網路下單之後會以Email確認運費，回信確認之後才會完成訂貨程序。像我有一次購買了將近NT$16000元（416.89歐元）的產品，運費則要88歐元（約NT$3400元）。

注意事項

第一次進入網頁時，他們會先要求你登記個人資料，經過審核之後（大約2天），會以Email回信給你，附上User name及Password，待輸入個人密碼之後，才能進入主網頁正式進行訂貨程序，國外網購從訂貨從收到產品大約12天，貨品包裝得很妥當。

商品內容	
品項	種類
單方精油	種類超多
花水（純露）	種類超多
基礎油	種類多
複方按摩油	無
調和精油	無
浸泡油	種類多
精油藥膏	無
酊劑	種類超多
無香乳霜、凝膠等	種類非常少
然藥草或藥草萃取、錠劑	種類超多
芳療道具（精油盒、薰香器、擴香石、油蠟燭、芳香枕等等）	種類非常少

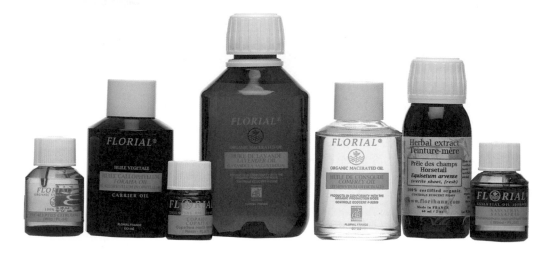

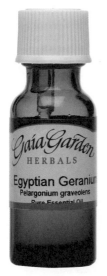

Gaia Garden

- 網站名稱：Gaia Garden網
- 網　　址：http://www.gaiagarden.com
- 國　　家：加拿大
- 推薦指數：★★

品牌名稱：Gaia Garden

介紹

這是一個加拿大的天然藥草療法品牌，網站最大的特色便是超過200多種藥草及植物酊劑可供選擇。像本書所列的一些金縷梅酊劑萃取以及許多藥草療法的建議配方，都可以在這裡找到。然而，由於網站尚未提供線上訂購，所以訂購比較不容易，網頁的呈現方式也比較凌亂，不容易找到你想要的產品。基本上他們的產品種類算是相當齊全，除了芳療及藥草療法的產品之外，還包括巴哈花精療法的產品。一些網友推薦他們的綠泥（Green Clay），品質非常細緻，不但可以用來敷臉，還可以當作小朋友的爽身粉使用。Gaia Garden的精油品質還不錯，10ml的精油會用15ml的玻璃瓶包裝，花水則好壞評價都有，不過最推薦的還是他們的藥用植物酊劑。網頁有清楚的植物功能介紹，具有不錯參考價值。

價位

Gaia Garden屬於中價位，例如法國普羅旺斯有機真正薰衣草10ml售價約NT$270元（10.75加幣，不過網頁上呈現的價錢卻是8.35加幣），金縷梅酊劑25ml約NT$240元（9.75加幣）、綠泥450克一包售價約NT$228元（9.09加幣）

巴哈救急花精Rescue Remedy 20 ml售價約NT$382元（15.29加幣）。

運費

Gaia Garden的運費還算合理，建議寫傳真時順便請對方報價。例如我有一次傳真訂購9瓶精油，兩包天然泥及兩瓶酊劑，買了大約NT$3350元（134加幣）的產品，對方運費報價大約是NT$657元（26.3加幣）。

注意事項

訂購需由網頁下載訂購表格，然後以傳真方式訂購。可能我比較倒楣，感覺他們的效率真的有夠慢，從我寫傳真下訂單到收到商品超過一個半月的時間。由於沒有提供線上訂購，所以必須先寫傳真或電話訂購，在網站上印出訂貨單的格式，填寫好之後再傳真過去，列出所要訂的產品項目及信用卡資料等付款資料，所以向他們訂貨要有基本的英文寫作技巧。

商品內容	
品項	種類
單方精油	種類多
花水（純露）	種類平均
基礎油	種類多
複方按摩油	種類平均
調和精油	種類多
浸泡油	種類多
精油藥膏	種類平均
酊劑	種類超多
無香乳霜、凝膠等	種類非常少
天然藥草或藥草萃取、錠劑	種類超多
芳療道具（精油盒、薰香器、擴香石、精油蠟燭、芳香枕等等）	種類不多

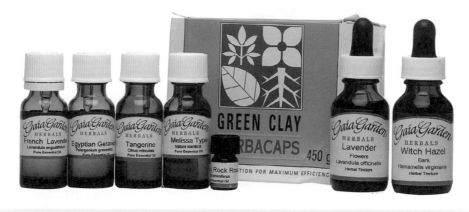

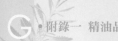
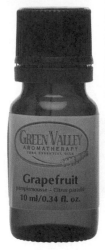

Green Valley

- 網站名稱：Green Valley網（GV網）
- 網　　址：http://www.57aromas.com
- 國　　家：加拿大
- 推薦指數：★★★★

品牌名稱：Green Valley

介紹

GV是在網路上相當赫赫有名的專業精油品牌。這個品牌成立於1995年，老闆Barb Greenwood原是一位英國的按摩治療師及芳療師，在她搬到加拿大之後開始芳療的事業。在GV網站尚可以找到不少芳療的資訊。網頁的呈現上也比較清楚，方便網友下單訂購，GV的產品包含精油、基礎油、花水、芳療道具，同時她們也推出臉部及身體保養品，不過比較少，也比較沒有人注意。特別的是，她們的花水分為精油調製的人造花水及蒸餾精油副產物的純正花水（Hydrosaols又稱為純露），讀者不要搞混了。她們的精油品質普遍受到網友的好評，特別是柑橘類的精油如甜橙、檸檬或是葡萄柚等，我自己也覺得她們的品質不錯，有一定的水準。不過，基礎油、浸泡油的塑膠瓶就不太妙，寄來時塑膠瓶會凹下去，還有，GV也可以買到滋潤度極佳的乳油木果，而售價卻比國內專櫃的乳油木果便宜多了，這種核果油非常推薦極乾性肌膚保養用。此外，針對本書第20章的印度阿輸吠陀的七大脈輪，GV也有專用的調和精油產品。

價位

你可以填寫一些資料就申請到批發商資格，精油價錢就會便宜至50%。在網購方面，一般零售價至少要買35美元（約NT$1200元），而批發價則至少要購買100美元（約NT$3500元）。GV精油價位屬於中價位，例如保加利亞真正薰衣草10ml批發售價約NT$119元（3.4美元），零售價約NT$241元（6.9美元），法國高地真正薰衣草10ml的批發售價約NT$263元（7.5美元），零售價約NT$525元（15美元），法國普

羅旺斯醒目薰衣草10ml的批發售價約NT$144元（4.1美元），零售價約NT$287元（8.2美元）。他們的精油容量從2ml到9公升，當然容量越多，價錢就越便宜，不過精油價格會視實際狀況而有所變動。

運費

很貴，以重量來計價，重量在1.5公斤以下則運費一律約為50美元（約NT$1750元），1.5～3公斤則運費為85美元（約NT$2975元），3～5公斤則運費為122美元（約NT$4185元），5公斤以上則運費為175美元（約NT$6000元）。

注意事項

處理速度快，從訂貨到收到貨大約8天就來了，包裝尚稱完好。台灣也有Green Valley的代購網站，網址為：芳草碧連天http://www.aromasky.com.tw以及草葉集http://home.pchome.com.tw/store/leavesofgrass

商品內容

品項	種類
單方精油	種類多
花水（純露）	種類平均
基礎油	種類多
複方按摩油	種類多
調和精油	種類多
浸泡油	種類平均
精油藥膏	無
酊劑	無
無香乳霜、凝膠等	種類平均
天然藥草或藥草萃取、錠劑	無
芳療道具（精油盒、薰香器、擴香石、精油蠟燭、芳香枕等等）	種類多

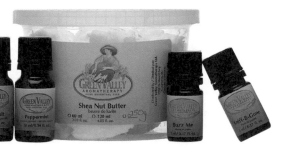

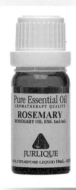

Health Basket

● 網站名稱：Health Basket網
● 網　　址：http://www.healthBASKET.com.au
● 國　　家：澳洲
● 推薦指數：★★★★

品牌名稱：Jurlique、Roonka、Sunspirit、In Essence、The Oil Garden、Thursday Plantation

介紹

這個澳洲精油品牌的網站像一個超大型的健康用品專賣店，光是芳療產品就同時含括了6個最知名的澳洲芳療品牌。除了芳療產品之外，他們也銷售許多天然及健康食品，包括本書所推薦的Efamol月見草油，以下是他們銷售的芳療品牌介紹：

● Jurlique：關於商品的部分可參考官方網站www.jurlique.com，官方網站也提供線上銷售，只是價錢貴了許多。還有一個澳洲網站City Health（www.cityhealth.com.au）也有提供Jurlique的網購，價錢與Health Basket這個網站差不多，然而Health Basket可以直接線上訂購商品。

● In Essence：關於商品的詳細說明部分可參考官方網站www.inessence.com.au，然而無法購買商品。而www.nationalpharmacies.com.au、www.vitashop.com.au這兩個澳洲網站亦有銷售這個牌子的產品。

● Sunspirit：關於商品的詳細說明部分可參考官方網站www.sunspirit.com.au，官方網站也提供線上銷售。而www.nationalpharmacies.com.au也可買到完整的Sunspirit產品、www.vitashop.com.au這個網站只能買到他們最著名的精油藥膏。

● The Oil Garden：關於商品的部分可參考官方網www.purityaustralia.com，然而為了保護本地的經銷商，所以官方網站並沒有提供台灣地區的網購。

● Thursday Plantation：以茶樹精油為主的品牌，關於商品的部分可參考官方網站www.thursday-plantation.com，官方網站也提供線上銷售。而www.vitashop.com.au這個澳洲網站亦有銷售這個牌子的產品。

● Roonka：關於商品的部分可參考官方網站www.roonka.com.au，然而官方網站無法提供線上銷售。

而關於這6個芳療品牌的產品詳細介紹請分別參考Jurlique、Roonka、Sunspirit、In Essence、Thursday Plantation、Purity Australia（The Oil Garden）網站的介紹。

價位

這個網站的精油價位普遍來說都比其他網站還來得便宜，所以價格相當吸引人。

● Jurlique真正薰衣草10ml約NT$290元（12.84澳幣），最便宜！台北直營店NT$650元。

● Roonka真正薰衣草10ml約NT$260元（11.39澳幣），國內荷柏園專櫃售價NT$950元。

● In Essence真正薰衣草9ml約NT$246元（10.7澳幣），最便宜！國內售價NT$890元。

● Sunspirit法國真正薰衣草13ml約NT$236元（10.5澳幣）、塔斯馬尼亞真正薰衣草13ml約NT$362元（16.08澳幣），最便宜！

● The Oil Garden真正薰衣草12ml約NT$240元（10.63澳幣）、高山真正薰衣草12ml約NT$450元（20.05澳幣）。

● Thursday Plantation茶樹精油10ml約NT$118元（5.25澳幣）

運費

這個網站的運費非常便宜，這是與澳洲網站購買產品的最大好處。像我有一次購買了將近NT$20000元的產品，運費只要大約NT$450元（20澳幣）。另一次買了大約NT$4000多元（182澳幣），但是重量較重，所以運費大約是NT$516元（23澳幣）。

注意事項

雖然這個網站銷售的產品多又價錢便宜，很可惜的是，他們的服務品質卻有待加強。我第一次訂貨從訂貨到收到貨大約等了一個月，而且並沒有收到任何一封確認訂貨的Email，而且也沒有貨單收據可以確認貨品，建議你訂貨時必須將訂貨的明細內容網頁儲存下來，以便收到貨時核對清楚。

商品內容	
品項	種類
單方精油	種類多
花水（純露）	種類平均
基礎油	種類多
複方按摩油	種類超多
調和精油	種類超多
浸泡油	種類平均
精油藥膏	種類多
酊劑	無
無香乳霜、凝膠等	種類平均
天然藥草或藥草萃取、錠劑	無
芳療道具（精油盒、薰香器、擴香石、精油蠟燭、芳香枕等等）	種類多

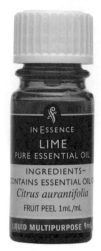

In Essence

- 網站名稱：In Essence網
- 網　　址：http:// www.inessence.com.au
- 國　　家：澳洲
- 推薦指數：★★★

品牌名稱：In Essence

介紹

　　In Essence這個牌子的精油被澳洲政府的TGA部門（治療用品管理部門）認定為治療等級精油，他們的精油品質很不錯，包裝也很妥當，除了會標示保存期限之外，還有紙盒保護，內附一張説明非常完整的英文説明書。此外，In Essence也有相當多種類的身體保養品，基本上都很不錯，像一款用松脂粉製成的手部去角質粉（Refining Hand Scrub）、玫瑰身體按摩油（Rose Body Oil）、薰衣草身體按摩油（Lavender Body Oil）、檀香身體按摩油（Sandalwood Body Oil）、指甲硬皮精華液（Conditioning Nail and Cuticle Serum）都是我很推薦的身體產品。這個官方網站並不提供線上訂購，In Essence在台灣一些百貨公司的精油專櫃上可以見到，而你也可以分別在www.vitashop.com.au、www.nationalpharmacies.com.au及www.healthBASKET.com.au購買到In Essence的產品，價錢也會比本地便宜許多。

　　In Essence台灣代理商電話：02-2525-5628

價位

　　在台灣百貨公司專櫃，In Essence精油屬於中高價位，法國真正薰衣草9ml售價NT$890元，而在www.vitashop.com.au網站售價13.58澳幣（約NT$306元），www.nationalpharmacies.com.au網站售價13.59澳幣（約NT$306元）。www.healthBASKET.com.au網站售價10.7澳幣（約NT$246元），最便宜！

商品內容	
品項	種類
單方精油	種類平均
花水（純露）	無
基礎油	種類不多
複方按摩油	種類不多
調和精油	種類多
浸泡油	無
精油藥膏	無
酊劑	無
無香乳霜、凝膠等	無
天然藥草或藥草萃取、錠劑	無
芳療道具（精油盒、薰香器、擴香石、精油蠟燭、芳香枕等等）	種類平均

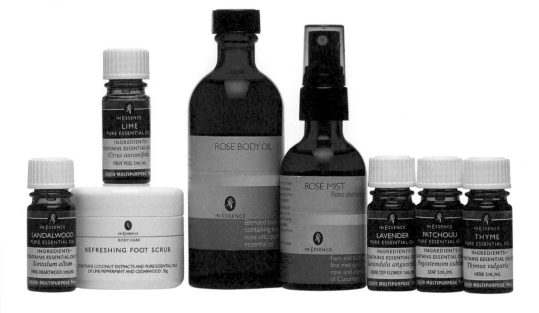

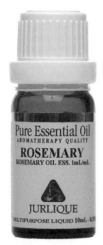

Jurlique

- 網站名稱：Jurlique美國官方網站
- 網　　址：http://www.jurlique.com
- 國　　家：澳洲
- 推薦指數：★★★

品牌名稱：Jurlique

介紹

Jurlique可說已經是許多人心目中天后級的芳療品牌，這個澳洲品牌是於1985年由一對夫妻所創立的品牌。先生Jurgen博士是一位化學家及自然療法師，太太Ulrike則是一位植物學家、園藝家兼教師。他們兩人的名字結合在一起創造了這個特殊的品牌名稱。今天，Jurlique不只是芳療迷心中最數一數二的頂尖品牌，同時也是一個具有時尚潮流意義的天然保養及化妝品牌。這個牌子在南澳洲擁有自己品牌的農場，而Jurlique的保養品將近有85%的植物萃取是來自於他們的自營農場，所以這個品牌的標準Slogan就是：「由於不可能"製造"出純天然的保養品，所以我們"栽種"純天然保養品」，而Jurlique的產品製造也被澳洲政府認證為符合植物製藥的水準。除了精油之外，他們一些保養品也受到許多人的好評，由於保養品完全不添加化學防腐劑，所以保養品最好買小瓶一點，而且拆封後盡快用完。招牌產品有：玫瑰調和精油（Rose Body Oil）、再生細胞膠（Herbal Recovery Gel）、精純玫瑰露（Pure Rosewater Freshener）、玫瑰護手霜（Rose Hand Cream）等等。Jurlique在台北Sogo百貨附近有一家直營專賣店，可以完整一窺這個品牌產品的全貌。由於他們的澳洲官方網站www.jurlique.com.au無法網購，只能在美國官方網站訂購，所以商品等於繞了地球一圈才到你手上，自然價錢三級跳，不建議上這個網訂購。

價位

Jurlique真正薰衣草10ml在這個網站上售價18美元（約NT$630元），而台北直營店真正薰衣草精油10ml售價NT$650元。此外，Health Basket網（www.healthBASKET.com.au）則可購得Jurlique真正薰衣草10ml約NT$290元（12.84澳幣），是售價最便宜的一個網站。

還有一個澳洲網站CITYHEALTH（www.cityhealth.com.au）也有提供

Jurlique的網購，不過網頁上目前找不到Jurlique的產品訊息，必須寫Email至sales@cityhealth.com.au要求對方回傳Jurlique的目錄檔案，然後再以Email的方式訂貨，價錢與Health Basket差不多便宜，然而訂購商品會比較麻煩一些。

運費

以重量計算，由於是美國出貨寄出，所以運費很貴。像我有一次訂了大約NT$14000元的產品，光運費就付了將近NT$2700元（77.46美元），而且還被台灣海關課稅，真的很划不來。

注意事項

在這個網站上從訂貨到收到貨約兩星期，運費超貴、網站的訂貨價錢也很貴，建議直接跟台灣門市買還比較划算，或者上Health Basket或City Health網網購。台灣門市地址：台北市忠孝東路四段77巷33號，電話：02-2781-2295。

商品內容	
品項	種類
單方精油	種類平均
花水（純露）	種類平均
基礎油	種類不多
複方按摩油	種類多
調和精油	種類多
浸泡油	無
精油藥膏	無
酊劑	無
無香乳霜、凝膠等	無
天然藥草或藥草萃取、錠劑	種類不多
芳療道具（精油盒、薰香器、擴香石、精油蠟燭、芳香枕等等）	種類不多

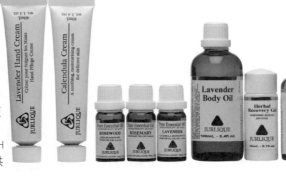

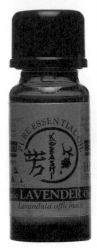

Kobashi

- 網站名稱：Kobashi網
- 網　　址：http://www.kobashi.co.uk; www.kobashi.to（快速購物頁）
- 國　　家：英國
- 推薦指數：★★★★★

品牌名稱：Kobashi

介紹

Kobashi聽起來雖然像是日文名字，然而這個品牌卻是不折不扣的英國品牌，屬於ATC（英國芳療交易協會，Aromatherapy Trade Council）的會員。關於一些網友相關的問題解答還滿值得英文好的讀者上網看看。他們很強調精油的純度，並用許多文字來說明他們如何來證實並檢驗精油的純度與品質。比較特別的一點是每一瓶精油標籤上除了標明精油的品種、來源、保存期限之外，還會標出每種精油的不同密度、燃點、有機與否，及經過氣相色層分析、質譜儀檢驗等等，所以會讓人更加相信他們的精油品質，我滿推薦的。感覺上Kobashi的精油氣味比較醇厚，他們還有一種稀有的麝香奧圖玫瑰精油（Musk Rose Otto），是一種特殊的麝香玫瑰品種的萃取精油，並用低溫萃取方式所萃取出來，氣味與一般的保加利亞或是摩洛哥千葉玫瑰截然不同，帶有濃濃的草味，不過沒有一般玫瑰精油那麼花香就是了。此外，他們的玫瑰精油系列（玫瑰乳香面霜、玫瑰面油、玫瑰乳液）也算是招牌產品。

價位

Kobashi屬於中價位，法國真正薰衣草10ml售價約NT$202元（5.77美元），高地真正薰衣草10ml售價約NT$336元（9.61美元），有機真正薰衣草5ml售價約NT$325元（9.28美元）。

運費

這個網站的運費很便宜，不論買多少，運費一律是5.6美元（大約NT$196元）。

注意事項

雖然是英國網站，但是歐洲以外地區的訂貨一律以美元計算。Kobashi的效率很快，從訂貨到收到貨大約7天時間，包裝得算很穩當，但是至少要購買15美元以上的產品才接受訂貨。此外，每次訂貨他們還會多送你一瓶精油，像我上一次訂貨就多收到一瓶5ml的尤加利純精油。

商品內容	
品項	種類
單方精油	種類多
花水（純露）	種類平均
基礎油	種類平均
複方按摩油	種類不多
調和精油	種類平均
浸泡油	無
精油藥膏	無
酊劑	無
無香乳霜、凝膠等	種類平均
天然藥草或藥草萃取、錠劑	無
芳療道具（精油盒、薰香器、擴香石、精油蠟燭、芳香枕等等）	種類平均

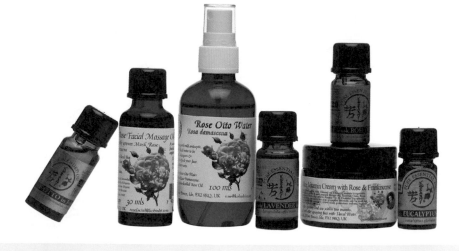

Lavender Lane

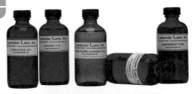

- 網站名稱：LavenderLane網
- 網　　址：http://www.lavenderlane.com
- 國　　家：美國
- 推薦指數：★★★★

品牌名稱：Lavender Lane

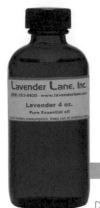

介紹

Lavender Lane是一個比較具有DIY特色的網站，這個牌子銷售芳療產品已經有15年的歷史，提供近3000項產品，包括精油、花水、基礎油、空瓶、乾燥藥草、護唇膏等等。網頁顯示創始人Donna Madora Mitchell有著非常悲慘的身世與遭遇，真是一位歷盡滄桑的可憐女性。而網頁中比較有趣的內容則是這個網站提供許多美容小秘訣及DIY的保養配方，具備英文閱讀能力的讀者可以上網瞧瞧。這個網站也銷售許多相關於DIY的芳療組合及用品，例如香皂、精油蠟燭、身體及肌膚保養品、護膚天然泥、生活用品等等，喜歡DIY的讀者可以參考。他們的精油便宜、包裝簡單，但品質還不錯，推薦需要大量使用精油的人來這裡看看。

價位

這個網站銷售的精油屬於中低價位，例如保加利亞真正薰衣草15ml售價約NT$184元（5.25美元），法國醒目薰衣草15ml售價約NT$184元（5.25美元）。針對想要持續購買大量精油的讀者來說，你還可以在網頁中提出特別的批價折扣價申請表，審核通過之後就能以更低的價格購買Lavender Lane的產品。

運費

以重量來計算，還算合理，分空運及海運兩種。像我有一次買了150美元的產品（約NT$5250元），空運運費要50.2美元（約NT$1757元），而海運運費比較便宜，要28.7美元（約NT$1005元）。

注意事項

我選擇以空運寄送，從訂貨到收到貨品等了大約15天，商品包裝的還算妥當。

商品內容	
品項	種類
單方精油	種類多
花水（純露）	種類平均
基礎油	種類平均
複方按摩油	無
調和精油	無
浸泡油	種類平均
精油藥膏	無
酊劑	種類非常少
無香乳霜、凝膠等	種類平均
天然藥草或藥草萃取、錠劑	種類不多
芳療道具（精油盒、薰香器、擴香石、精油蠟燭、芳香枕等等）	種類超多

L'OCCITANE

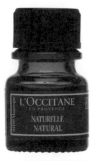

- 網站名稱：L'OCCITANE（歐舒丹）
- 網　　址：http:// www.loccitane.com、usa.loccitane.com（美國官方網站）
- 國　　家：法國
- 推薦指數：★★★

品牌名稱：L'OCCITANE

介紹

L'OCCITANE（歐舒丹）是引進國內相當長的一個法國普羅旺斯知名天然保養品牌，他們的一些天然保養產品頗受消費者好評，例如乳油木果系列、馬鞭草系列、薰衣草系列等等。我自己特別喜歡他們的產品包裝，L'OCCITANE的產品標籤還有專為盲人朋友所設計的點字設計。雖然L'OCCITANE的芳療系列產品不是很多，然而，精油的品質很不錯，特別是一款A.O.C純種薰衣草精華油，被法國的芳療組織A.O.C. (Apellation d''Origine

Controlee)評為最高的級數。要達到這個品級，需萃取種植在1500公尺高山上的高地真正薰衣草，使用蒸餾法萃取，精油生產需得到政府機構認可，並通過嗅覺測試，而且每公頃所生產的精油不得超過25公斤。L'OCCITANE的精油包裝也很特殊，不是一般精油的滴瓶，而是另外附上一個玻璃滴管，感覺頗為精緻。由於美國及法國官方網站無法提供海外地區網購服務，所以要購買L'OCCITANE的產品，還是要到本地的門市購買。

L'OCCITANE歐舒丹消費者服務專線：0800-087654

價位

L'OCCITANE歐舒丹的精油屬於高價位，像A.O.C純種薰衣草精華油（真正薰衣草精油）5ml售價NT$680元。

商品內容	
品項	種類
單方精油	種類不多
花水（純露）	無
基礎油	無
複方按摩油	種類不多
調和精油	無
浸泡油	無
精油藥膏	無
酊劑	無
無香乳霜、凝膠等	種類非常少
天然藥草或藥草萃取、錠劑	無
芳療道具（精油盒、薰香器、擴香石、精油蠟燭、芳香枕等等）	種類非常少

Meadowsweet

- 網站名稱：Meadowsweet網
- 網　　址：http://www.meadowsweet.co.uk
- 國　　家：英國
- 推薦指數：★★★

品牌名稱：Meadowsweet

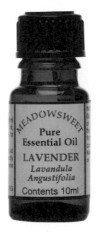

介紹

Meadowsweet 是一個已經有15年歷史的家族性芳療品牌，除了銷售精油等芳療產品之外，他們也銷售一些臉部及身體的天然護膚保養用品。產品強調完全不使用動物性成分，並且不做動物試驗，他們精油的品質及包裝尚可，薰衣草氣味還不錯，偏向花香味。但是保養品配方就顯得比較傳統而落後，我不是非常推薦。

價位

精油屬於中低價位，真正薰衣草10ml約NT$182元（3.3英鎊）。

運費

運費在網頁上呈現得非常清楚，以購買價錢來計算，國際運費購買35英鎊以下（約NT$1925元），則運費一律為9英鎊（約NT$495元）；購買35英鎊至70英鎊（約NT$1925元至3850元），則運費一律為16英鎊（約NT$880元）；超過70英鎊則運費會更划算。

注意事項

在結帳頁面的Taxes免稅地區處勾選，非歐洲地區國家可以不用加VAT稅，記得勾選以免被加稅。基本上我從訂貨到收到貨品等了大約9天，效率還不錯，貨品包裝得還算妥當。

商品內容	
品項	種類
單方精油	種類平均
花水（純露）	無
基礎油	種類平均
複方按摩油	種類不多
調和精油	無
浸泡油	無
精油藥膏	種類非常少
酊劑	無
無香乳霜、凝膠等	種類平均
天然藥草或藥草萃取、錠劑	無
芳療道具（精油盒、薰香器、擴香石、精油蠟燭、芳香枕等等）	無

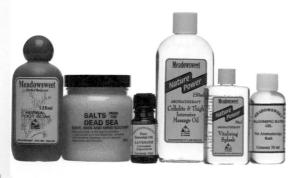

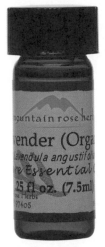

Mountain Rose Herbs

- 網站名稱：Mountain Rose Herbs網
- 網　　址：http://www.mountainroseherbs.com
- 國　　家：美國
- 推薦指數：★★★★

品牌名稱：Mountain Rose Herbs

介紹

Mountain Rose Herbs是一個由1987年開始創設的品牌，強調精油都是有機或野生等級，而網站原先銷售的一般種植方式精油會漸漸剔除，因此他們很自豪地表示其有機精油品質是全球最佳的。Mountain Rose Herbs的精油為美國USDA有機協會會員以及經過奧勒崗州OTCO有機協會及許多機構的認證，他們同時也銷售非常多種有機的藥草茶，喜歡喝藥草茶的讀者可以來這裡一試，網頁對有機植物的定義敘述地非常詳盡。此外，針對各種精油的描述，他們會直接連結上http://botanical.com這個天然植物的知識性網站，其中有相當寶貴的原文資訊。Mountain Rose Herbs所銷售的精油及其相關芳療產品種類超多，例如本書所提的較少見的西番蓮油，在這個網頁中可以找到詳細的敘述，網站中還銷售許多特殊原料，如天然乳化劑、防腐劑、植物乳脂等，像他們的乳油木果價錢就超便宜，120克（4oz）售價6美元（約NT$210元）。

對於初入門者，Mountain Rose Herbs有一種基礎精油試用組（Essential Oil Sampler）可供選擇，包含一個小布包包、6瓶有機精油和一瓶10ml空瓶，精油包含天竺葵、茶樹、薰衣草、尤加利、薄荷、迷迭香各7.5ml，品質還不錯。可惜這個入門組合精油瓶子的滴孔設計不佳，精油滿難滴出的。這個網站有些產品還會不時進行打折促銷活動，有空可以時常上網看看。

價位

Mountain Rose Herbs的精油屬於中價位，像法國調和40/42薰衣草15ml的售價約NT$206元（3.75美元）（註：此種薰衣草精油乃人工調和至比例約40-42%乙酸沉香酯，來使薰衣草的樟腦氣味不明顯，讓氣味更佳並保持薰衣草精油氣味的恆定性，這種精油價格便宜，通常是使用於香皂

業），保加利亞有機真正薰衣草15ml的售價約NT$403元（11.5美元），西班牙穗花薰衣草15ml的售價約NT$184元（5.25美元），基本上他們的精油提供4種不同容量的選擇，當然容量越多，相對的平均價格就便宜許多。

運費

與網頁呈現的不同，他們會另外以Email通知實際運費，像我僅購買基礎精油試用組（Essential Oil Sampler），售價20.95美元（約NT$733元），運費花了11美元（約NT$385元）。

注意事項

一次最少要訂貨10美元（約NT$350元），從網路下單到收貨大約兩星期，包裹還算完好。

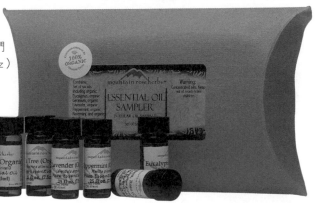

商品內容	
品項	種類
單方精油	種類超多
花水（純露）	種類平均
基礎油	種類超多
複方按摩油	種類不多
調和精油	種類不多
浸泡油	種類多
精油藥膏	種類多
酊劑	種類超多
無香乳霜、凝膠等	種類非常少
天然藥草或藥草萃取、錠劑	種類超多
芳療道具（精油盒、薰香器、擴香石、精油蠟燭、芳香枕等等）	種類超多

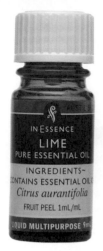

National Pharmacies

- 網站名稱：National Pharmacies網
- 網　　址：http://www.nationalpharmacies.com.au
- 國　　家：澳洲
- 推薦指數：★★★

品牌名稱：In Essence、Sunspirit

介紹

這個澳洲的網站像一個超大型的藥房、化妝品專賣店以及健康食品專賣店，其中也有銷售花精及芳香療法的產品。

由於銷售產品種類眾多，可能要花一點時間才能找到自己想要購買的產品。在進入首頁之後，直接點選Online Store就會進入購物的分類品項。這時點選Personal Care的部分就會出現芳療產品的選項，這個網站提供兩種知名的澳洲芳療品牌，以下是銷售的芳療品牌介紹：

1. In Essence：由於網頁並沒有詳細的商品說明，所以可參考官方網站www.inessence.com.au的詳細商品敘述，然而官方網站無法購買商品。而www.healthBASKET.com.au、www.vitashop.com.au這兩個澳洲網站亦有銷售這個牌子的產品，國內百貨公司亦有In Essence的專櫃。

2. Sunspirit：由於網頁並沒有詳細的商品說明，所以可參考官方網站www.sunspirit.com.au的詳細商品敘述，而官方網站也提供線上銷售。而www.healthBASKET.com.au也可買到完整的Sunspirit產品、www.vitashop.com.au這個網站只能買到他們最著名的精油藥膏。

而關於這兩個芳療品牌的產品詳細介紹請分別參考Sunspirit、In Essence網站的介紹。

價位

即使你在購物時可以特別註明你來自台灣，可要求減去10%的澳洲貨物稅，然而這個網站的精油基本上還是比www.healthBASKET.com.au貴一點：

In Essence真正薰衣草9ml約NT$336元（14.95澳幣），國內專櫃售價NT$890元。

- Sunspirit法國真正薰衣草13ml約NT$296元（13.15澳幣）、塔斯馬尼亞真正薰衣草13ml約NT$470元（20.85澳幣）。
- 巴哈救急花精（Rescue Remedy）20ml約NT$539元（23.95澳幣）。

運費

這個網站的運費並非購物時網頁所呈現出的價格，但也還算合理。像我有一次購買了將近NT$5000元的產品，網頁列出運費為澳幣5.5元，但收到貨單時實際運費是18澳幣（大約NT$405元）。

注意事項

這個網站的效率似乎比較差，我第一次訂貨從訂貨到收到貨大約等了一個月的時間，可能是比較倒楣，收到貨時，一瓶In Essence的薰衣草身體按摩油破了，漏了滿紙箱都是。雖然我寫Email並用數位相機拍下破損的慘狀，之後他們也回信說要再寄一瓶賠我，但之後就此石沈大海，感覺效率真的不太好，服務品質也不是很好。但是這是網路購物必須做好的心理準備，一旦吃虧一定要據理力爭，所以一定要保留下購物證據。還有在這個網站下單的時候，一定要用英文註明在備註欄中，說明你是來自台灣，要求減除10%的GST澳洲貨物稅，以免喪失折扣的權利。

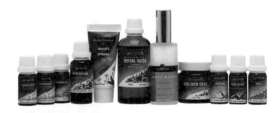

商品內容	
品項	種類
單方精油	種類多
花水（純露）	無
基礎油	種類多
複方按摩油	種類多
調和精油	種類多
浸泡油	種類平均
精油藥膏	種類多
酊劑	無
無香乳霜、凝膠等	種類非常少
天然藥草或藥草萃取、錠劑	無
芳療道具（精油盒、薰香器、擴香石、精油蠟燭、芳香枕等等）	種類平均

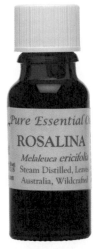

Nature's Gift

- 網站名稱：Nature's Gift網
- 網　　址：http://www.naturesgift.com
- 國　　家：美國
- 推薦指數：★★★★

品牌名稱：Nature's Gift

介紹

　　這是一個由老祖母所創立的美國精油品牌，創辦人Marge Clark原本是一位軍人的妻子，然而在失去丈夫之後，藉由銷售精油產品而賴以維生。由於對天然植物精油的喜好，才使得她藉由閱讀書籍及長時間的用油經驗而成為這個品牌的創始者。這個網站的特色就是精油種類超多，此外，他們的花水及調和精油也有相當多的不同選擇。一些較特殊的精油，像是二氧化碳萃取精油、保加利亞奧圖白玫瑰精油或是難得一見的蓮花精油。而且，Nature's Gift的精油強調大多是屬於有機或野生栽種，雖然他們的精油標籤比較粗糙，是用印表機所印出的紙標籤，然而，精油的氣味我還滿喜愛的，像喜馬拉雅的野生薰衣草的氣味我就很喜歡。還有，他們的調和精油也很特別，會針對心靈、肉體、幼童、女性問題、冥想等特殊目的而設計出不同的調和精油，其中比較特別的有包括金木水火土，5種不同元素所設計的調和精油，讓我印象深刻的是水元素精油。

價位

　　精油種類超多，價錢隨品質而有所不一。不過偏向中價位，以薰衣草的品種來說，例如15ml的法國高地野生真正薰衣草售價約NT$840元（24美元），15ml的喜馬拉雅野生真正薰衣草售價約NT$420元（12美元），15ml的克羅埃西亞野生穗花薰衣草售價約NT$280元（8美元），15ml的保加利亞有機真正薰衣草售價約NT$490元（14美元）、15ml的法國有機醒目超級薰衣草售價約NT$280元（8美元）、15ml的法國有機醒目大薰衣草售價約NT$245元（7美元）。

運費

　　網頁上所呈現出的運費不是真的，因為是美國國內運費，所以實際運費會比網頁顯示得多。像我有一次買了75美元（約NT$2600元），實際運費是22美元（約NT$770元）。

注意事項

　　處理速度很快，6天就收到貨了，包裝很妥當，而且收到貨單時他們表示一個月以內再上網購物可以打95折，他們還有贈送一些小禮物給我（塑膠滴管）。此外，在訂購時別忘了可以順便跟他們索取5支小瓶精油Sample，你可以特別指定想要哪些精油，算是這個網站購物的另一種優惠。

商品內容	
品項	種類
單方精油	種類超多
花水（純露）	種類超多
基礎油	種類多
複方按摩油	無
調和精油	種類超多
浸泡油	種類不多
精油藥膏	無
酊劑	無
無香乳霜、凝膠等	無
天然藥草或藥草萃取、錠劑	無
芳療道具（精油盒、薰香器、擴香石、精油蠟燭、芳香枕等等）	種類多

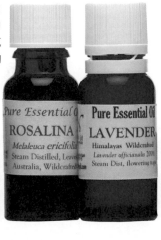
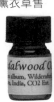
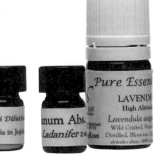

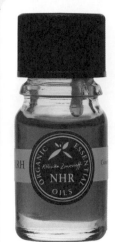

NHR Organic Oils

- 網站名稱：NHR Organic Oils網
- 網　　址：http://www.nhr.kz
- 國　　家：英國
- 推薦指數：★★★

品牌名稱：NHR

介紹

NHR是一個很新的芳療品牌，創始於1998年。最大的特色是訴求提供超過80種有機以及野生的植物精油，其中95%的精油屬於有機栽種，而5%的精油則是天然野生。NHR的有機精油經過英國土壤協會認證，網頁中也有這個協會對於「有機」的定義標準。他們不僅強調完全銷售有機或野生精油，也同時強調所有精油都經過氣相色層及質譜儀分析。NHR的精油包裝很精緻，是用透明的玻璃瓶來包裝，方便你看到植物精油的真正原色，而在玻璃瓶外會再加上一個金屬的鋁製罐子，以避免光線破壞精油的品質，產品也都會標示保存期限。基本上，NHR精油的品質真的很不錯，可惜價錢比其他網購精油貴了一些。網頁比較貼心的一點是他們會將所有產品的價格換算成新台幣，方便你了解購買的精油預算。特別的是，NHR也有提供很特殊的精油巧克力，如薰衣草、玫瑰等等，如果你很喜歡吃巧克力的話，倒是可以試試。

價位

NHR的精油屬於中高價位，像真正薰衣草（有機）10ml售價約NT$580元（10.55英鎊），Super醒目薰衣草（有機）10ml售價約NT$506元（9..02英鎊），Grosso醒目薰衣草（有機）10ml售價約NT$542元（9.85英鎊）。

運費

不是很便宜，基本上以購買價格來定出運費。如果購買金額在25英鎊（約NT$1375元）以下，則運費為12.5英鎊（約NT$688元）；購買金額在25-100英鎊（約NT$1375-5500元）之間，則運費為28.5英鎊（約NT$1568元）；如果購買超過100英鎊（約NT$5500元），則運費為35英鎊（約NT$1925元）。

注意事項

從下單到收到貨大約10天，包裹包裝完好，效率還不錯。值得注意的是，若是你沒有特別聲明，在這裡訂貨他們還會多收取10%的VAT營業稅，算是比較不合理的部分，記得要特別說明以免他們多加費用。像我有一次訂貨不察，收到貨時才知道被多收了將近NT$1500元的VAT費用，經過寫Email聲明之後，錢才被退回。

商品內容

品項	種類
單方精油	種類多
花水（純露）	種類平均
基礎油	種類平均
複方按摩油	種類平均
調和精油	種類不多
浸泡油	無
精油藥膏	無
酊劑	無
無香乳霜、凝膠等	無
天然藥草或藥草萃取、錠劑	無
芳療道具（精油盒、薰香器、擴香石、精油蠟燭、芳香枕等等）	種類不多

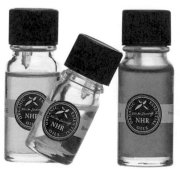
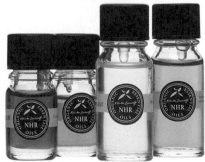
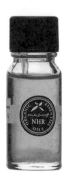

Natural Touch

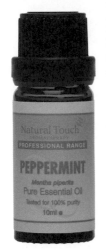

- 網站名稱：Natural Touch網
- 網　　址：http://www.aromatherapyonline.uk.com
- 國　　家：英國
- 推薦指數：★★★★

品牌名稱：Natural Touch

介紹

　　Natural Touch這個英國芳療品牌屬於ATC(英國芳療交易協會，Aromatherapy Trade Council）的會員，他們非常強調精油的純度。基本上他們的精油強調都經過許多精密的測試（包含氣態液相色層分析），而且大多數精油都是委託蘇格蘭農業學院的Katrina Svoboda博士來協助檢驗。這個網站設計得簡單而容易購買產品，有時也可購買到超值的組合產品。像我第一次就購買到他們當時推出的初入門組合（Special Offer Starter Kit），包含一瓶250ml的甜杏仁油，以及10ml的天竺葵、薰衣草、茶樹、尤加利、薄荷及葡萄柚等6瓶純植物精油，售價僅約NT$660元（12英鎊），相當於單獨售價的55折，價錢實在非常便宜。不過他們會依據實際情況來推出不同的優惠組合產品，所以只能憑運氣來撿便宜。Natural Touch精油品質感覺不錯，而且還會標示保存期限，有時在購買精油時他們還會附上相關的氣相色層分析圖來證明精油的純度，雖然一般人也看不太懂，但誠意是有的。

價位

　　Natural Touch精油偏向中低價位，像10ml的法國真正薰衣草售價約NT$147元（2.68英鎊），10ml的法國普羅旺斯高地真正薰衣草售價約NT$222元（4.04英鎊）。

運費

　　網頁上所呈現出的運費不是真的，會再以Email通知實際運費，基本上我訂過一組初入門組合（Special Offer Starter Kit），售價NT$660元（12英鎊），運費則要約NT$363元（6.6英鎊），所以總共花了約1023元。

注意事項

　　處理速度還不錯，8天我就收到貨了，包裝很妥當。台灣也有Natural Touch的代購網站：芳香屋，網址為：www.aromahouse.com.tw

商品內容	
品項	種類
單方精油	種類多
花水（純露）	種類不多
基礎油	種類平均
複方按摩油	無
調和精油	無
浸泡油	種類不多
精油藥膏	無
酊劑	無
無香乳霜、凝膠等	種類平均
天然藥草或藥草萃取、錠劑	無
芳療道具（精油盒、薰香器、擴香石、精油蠟燭、芳香枕等等）	種類平均

Neal's Yard Remedies

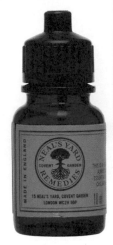

● 網站名稱：Neal's Yard Remedies（NYR）
● 網　　址：http://www.nealsyardremedies.com
● 國　　家：英國
● 推薦指數：★★★

品牌名稱：Neal's Yard Remedies

介紹

　　簡稱NYR的Neal's Yard Remedies是由Romy Fraser成立於1981年的英國知名自然療法品牌。NYR的產品種類非常齊全，以提供藥草療法、芳香療法、順勢療法及花精療法四大類產品為主。創辦人Romy Fraser成立NYR的靈感是來自於法國的天然草藥鋪，而NYR這個品牌致力於尋求能夠替代現代醫藥，而具有安全性與全面性的天然另類療法產品。NYR的第一家店是在倫敦的科芬園開始，而目前這一家門市裡的人員也同時具備芳香療法以及順勢療法的專業資格。除了精油、芳療保養用品之外，NYR的順勢療法、花精療法以及藥草療法的產品也別具特色。可惜NYR的官方網站並無法提供台灣地區的網購服務，想要認識NYR的產品，可至台灣代理商鍾祥軒的門市選購，他們有代理部分的NYR產品，主要是以芳療及保養產品為主。其中較受到網友青睞的是NYR的玫瑰護膚面油（Rose Facial Oil），這一瓶護膚面油由於含有月見草油，所以要注意使用期限，以免油脂酸敗。

　　鍾祥軒總公司電話：02-8787-2413；忠孝店門市電話：02-2711-0507

價位

　　由鍾祥軒所代理的NYR精油屬於中高價位，像真正薰衣草精油10ml售價NT$860元、有機栽種真正薰衣草精油10ml售價NT$1380元。

商品內容	
品項	種類
單方精油	種類多
花水（純露）	無
基礎油	種類平均
複方按摩油	種類平均
調和精油	種類不多
浸泡油	種類平均
精油藥膏	種類多
酊劑	種類超多
無香乳霜、凝膠等	種類不多
天然藥草或藥草萃取、錠劑	種類超多
芳療道具（精油盒、薰香器、擴香石、精油蠟燭、芳香枕等等）	種類多

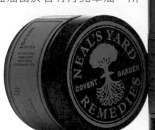

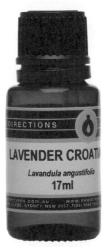

New Directions

- 網站名稱：New Directions網（ND網）
- 網　　址：http://www.newdirections.com.au
- 國　　家：澳洲
- 推薦指數：★★★★

品牌名稱：New Directions

介紹

這是一個1987年於雪梨創始的精油品牌，在許多網友心目中算是非常赫赫有名。New Directions比較吸引人的地方倒不是精油的品質多好，而是他們的精油種類超多，超過200多種。光是薰衣草精油就有9種之多，並且還有較難得一見的芳香樹脂（Oleoresin）、樹脂質（Resinoid），以及少見的薰衣草原精（不過氣味不怎麼好聞就是了）。在這裡你還可以找到許多不同的植物萃取及植物乳脂，如乳油木果、可可油等等。此外，一些化妝品及保養品原料也可以在這裡買到，例如絲粉、維他命C粉、金縷梅、氧化鋅等等。特別是他們還有銷售印度阿輸吠陀所使用的特殊用油及植物藥草，對這種傳統療法感到興趣的人也可以來這裡一看。New Directions的天然敷面泥（Clay）也頗受好評，尤其是法國白色敷面泥（White Clay），細緻的質地拿來敷臉感受還不錯。ND的芳療產品價格非常便宜，像花水一公升只要大約NT$184元（8塊澳幣）。可惜的是，雖然New Directions強調是純天然植物精油，然而品質方面卻比較受到一些網友的質疑，不少人購買他們的精油純為薰香目的，倒是敷面泥比較受到大家一致的好評。

價位

ND的精油價格非常便宜，屬於低價位，像醒目薰衣草17ml售價約NT$127元（5.5澳幣）；法國藥用薰衣草（Lavendula officinalis）17ml售價約NT$115元（5澳幣）；澳洲真正薰衣草17ml售價約NT$299元（13澳幣）；保加利亞真正薰衣草17ml售價約NT$219元（9.5澳幣）；克羅埃西亞真正薰衣草17ml售價約NT$230元（10澳幣）；法國白朗峰真正薰衣草17ml售價約NT$184元（8澳幣）；法國普羅真正薰衣草17ml售價約NT$230元（10澳幣）；法國齒葉薰衣草（Lavendula dentata）17ml售價約NT$161元（7澳幣）；法國棕色薰衣草原精5ml售價約NT$598元（26澳幣）；法國綠色薰衣草原精5ml售價約NT$598元（26澳幣）。

基本上New Directions的精油有7種不同的容量可供選擇，容量越大，精油平均單價就越低。

運費

運費以重量來計算，然而沒有一定的標準。在購買之後會用Email與你確認運費，基本上運費並不算太便宜，像我有一次購買大約NT$9500元（410澳幣）的產品，運費則大約要NT$1680元（73澳幣）。

注意事項

大概太多台灣人跟他們訂購精油，ND還設有特別的中文專線電話：+61 2-9566-0931，如果購物有不清楚的地方，也可以打越洋電話直接用中文溝通。從下單到收到貨大約兩星期，包裹包裝完好。台灣也有New Directions的分裝精油網站，網址為：http://www.elovely.idv.tw

商品內容

品項	種類
單方精油	種類超多
花水（純露）	種類超多
基礎油	種類超多
複方按摩油	種類多
調和精油	無
浸泡油	種類不多
精油藥膏	無
酊劑	無
無香乳霜、凝膠等	種類超多
天然藥草或藥草萃取、錠劑	種類多
芳療道具（精油盒、薰香器、擴香石、精油蠟燭、芳香枕等等）	種類超多

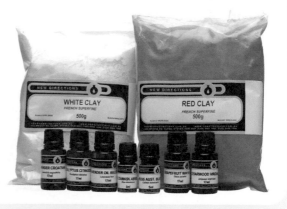

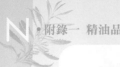

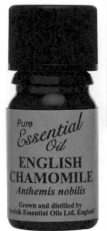

Norfolk Essential Oils

- 網站名稱：Norfolk Essential Oils網（NF網）
- 網　　址：http://www.neoils.com
- 國　　家：英國
- 推薦指數：★★★★★

品牌名稱：Norfolk Essential Oils

介紹

這是一個1996年開始的英國精油網站，以銷售英國本地生產的植物精油為主，當然最值得購買的還是洋甘菊精油。與The English Chamomile Company（英國洋甘菊公司）非常類似，但是精油的種類比較多一點。除了洋甘菊之外，他們也提供英國本土生產的歐白芷、迷迭香、薄荷、鼠尾草、時蘿、圓葉當歸、香蜂草、西洋蓍草、薰衣草、永久花、馬鬱蘭、纈草等精油。Norfolk屬於英國芳療交易協會的會員，精油品質不錯，感覺與The English Chamomile Company的精油無分軒輊。但是Norfolk的羅馬洋甘菊精油氣味比較甜一點，而洋甘菊花水也比較濃郁，氣味比較香，精油以深藍色玻璃瓶包裝。他們還有一些以羅馬洋甘菊為主的沐浴、臉部及身體保養用品，喜歡洋甘菊的讀者不可錯過。

價位

Norfolk Essential Oils的洋甘菊精油非常便宜，像5ml的羅馬洋甘菊精油售價約為NT$330元（6英鎊），但如果一次購買10瓶5ml的羅馬洋甘菊精油則只要30英鎊（約NT$1650元），價錢馬上便宜一半，平均一瓶只要NT$165元，比較起來，國內美體小舖洋甘菊精油5ml一瓶售價就要NT$1200元。

其他精油如薰衣草10ml售價則約為NT$358元（6.5英鎊），價格屬於中價位。

這個網站也提供價格更優惠的批發價，然而批發資格最少要購買一公斤以上的精油，或是20公升的花水。有興趣的話則要先寫Email或傳真給他們提出申請。

運費

以重量來計算，網頁上會清楚顯示運費，購買產品重量0.5公斤以下則運費為5.21英鎊（約NT$287元）；0.5～1公斤則運費為10.21英鎊（約NT$562元）；1～1.5公斤運費為15.1英鎊（約NT$831元）；1.5～2公斤運費為20.21英鎊（約NT$1112元），貨運加保險則需要再加4英鎊（約NT$220元）的保險費。

注意事項

從網路下單到收到貨品約兩星期，包裹包裝尚稱完好。

國內也有NF的代購網站：草葉集，網址：http://home.pchome.com.tw/store/leavesofgrass/index.htmg

商品內容	
品項	種類
單方精油	種類平均
花水（純露）	種類多
基礎油	無
複方按摩油	種類非常少
調和精油	無
浸泡油	無
精油藥膏	無
酊劑	無
無香乳霜、凝膠等	無
天然藥草或藥草萃取、錠劑	無
芳療道具（精油盒、薰香器、擴香石、精油蠟燭、芳香枕等等）	無

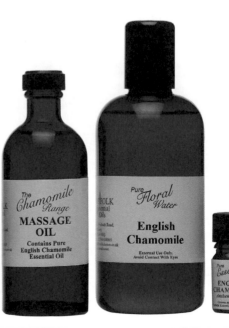

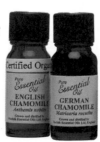

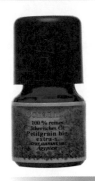

Oshadhi

- 網站名稱：Oshadhi
- 網　　址：http://www.oshadhi.net
- 國　　家：德國
- 推薦指數：★★★

品牌名稱：Oshadhi

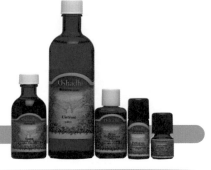

介紹

Oshadhi是一個超過15年歷史的芳療品牌，在許多芳療迷心目中，它可說是屬於天王級的精油品牌。創辦人Dr. Malte Hozzel堅信植物療法的理念，為了萃取高品質的精油，Oshadhi挑選全球有機以及高海拔的一千家農場簽定「保證書」，提供不含雜質的植物。Oshadhi有歐洲精油協會的認證，精油種類超多，他們提供超過400種精油。由於精油種類眾多，Oshadhi還將其精油分成5種等級：有機認證、野生有機認證、傳統栽植、野生及精選，然而，這個官方網站並無法提供線上銷售，對他們精油有興趣的讀者，可以在www.moriska.com.tw茉莉絲卡歐洲館、www.friends-shop.com這兩個台灣代購網站中找到少部分Oshadhi的產品。

價位

Oshadhi的精油在國內屬於中價位，例如www.moriska.com.tw中10ml法國有機真正薰衣草精油售價NT$500元、10ml法國有機穗花薰衣草售價NT$440元。

商品內容

品項	種類
單方精油	種類超多
花水（純露）	種類超多
基礎油	種類超多
複方按摩油	種類多
調和精油	種類超多
浸泡油	種類平均
精油藥膏	無
酊劑	無
無香乳霜、凝膠等	無
天然藥草或藥草萃取、錠劑	無
芳療道具（精油盒、薰香器、擴香石、精油蠟燭、芳香枕等等）	無

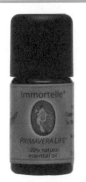

Primvera Life

- 網站名稱：Primvera Life
- 網　　址：http://www.primaveralife.com（美國官方網站，建議讀者可至另一個國內網站www.huang24.com購買）
- 國　　家：德國
- 推薦指數：★★★★

品牌名稱：Primvera Life

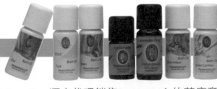

介紹

Primvera Life是1986年所成立的德國芳療品牌。Primvera意思是指春季，或者羅馬時期的春之女神，所以Primvera Life品牌的商標是以「春之女神」為形象，訴求提供品質精純的精油及芳療產品。Primvera Life的植物精油有德國Demeter的有機栽種認證，精油品質佳，而且有特殊的安全密封瓶蓋，感覺非常特別。Primvera Life還有一些特殊主題的芳療產品，例如「風水」及「印度阿輸吠陀」的芳療產品，可惜這個網站目前很新，並沒有提供網購的服務，而Primvera Life在國內由登琪爾的

Everald Spa Shop獨家代理銷售Primvera Life的芳療產品。登琪爾Everald Spa Shop可說是國內較為齊全的芳療產品門市，提供相當多種類的植物精油，有興趣的讀者可以來她們的門市看看。

此外，你也可以在www.huang24.com（自然黃廿四有限公司）這個銷售有機保養品的國內網站中購買到更便宜且種類更為齊全的Primvera Life芳療產品。

登琪爾Everald Spa Shop消費者諮詢電話：0800-552-255

價位

在台灣Everald Spa Shop，Primvera Life的精油屬於高價位，例如法國真正薰衣草——精質10ml售價NT$900元。

而www.huang24.com（自然黃廿四有限公司）的Primvera Life精油則屬於中低價位，例如法國真正薰衣草，精質10ml售價NT$340元。

運費

www.huang24.com（自然黃廿四有限公司）運費NT$100元

注意事項

國內網站訂購到收到貨大約一星期，由於

Primvera Life是德國品牌的精油，所以標示是以德文為主，不熟悉德文的人最好對照網頁上的原文來確認實際購買的精油項目。

商品內容	
品項	種類
單方精油	種類超多
花水（純露）	種類平均
基礎油	種類平均
複方按摩油	種類不多
調和精油	種類超多
浸泡油	種類平均
精油藥膏	種類不多
酊劑	無
無香乳霜、凝膠等	無
天然藥草或藥草萃取、錠劑	無
芳療道具（精油盒、薰香器、擴香石、精油蠟燭、芳香枕等等）	種類不多

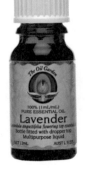

Purity Australia

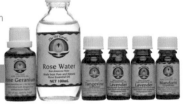

- 網站名稱：Purity Australia網
- 網　　址：http://www.purityaustralia.com
- 國　　家：澳洲
- 推薦指數：★★★

品牌名稱：The Oil Garden

介紹

這個網站是由一個澳洲的精油保養品公司Purity Australia所成立，主要銷售The Oil Garden這個專業芳療精油品牌，這個牌子的精油也被澳洲政府的TGA部門（治療用品管理部門）認定為治療等級精油，而公司也通過澳洲ISO9002的認證。值得一提的是，這個網站相關各個精油的介紹部分非常用心而精美，同時配合各種原植物的圖片，如果你有一定的英文閱讀能力，會得到許多精油的相關知識，十分推薦你來看看。The Oil Garden產品以精油、基礎油、花水、精油藥膏為主，另外還有臉部及身體、頭髮等天然精油保養品。他們的精油及花水純度還不錯，薰衣草屬於比較衝鼻的氣味，玫瑰花水及橙花水氣味都很好，濃郁中帶有清新的氣味。產品也都有標示保存期限，有些基礎油有供應一公升的大瓶包裝，價錢也很便宜，像甜杏仁油一公升只要27.95澳幣（約NT$643元），至於保養品我就不太推薦了。此外，他們還有一些特殊功效的精油藥膏，例如針對PMS（經前症候群）或是關節炎的精油藥膏。

價位

The Oil Garden精油屬於中價位，例如真正薰

衣草12ml約NT$208元、高山真正薰衣草12ml約NT$375元。但由於台灣已有代理商，The oil arden無法從他們的主網站購買，想要網購產品建議參考另一個網站：www.healthbaskit.com.au，但精油價錢比原網站稍微貴了一點，像真正薰衣草12ml約為NT$240元（10.63澳幣）、高山真正薰衣草12ml約NT$450元（20.05澳幣），但至少比台灣地區的售價便宜一些。

注意事項

台灣代理商電話，廣恬實業：06 2361362

商品內容	
品項	種類
單方精油	種類平均
花水（純露）	種類平均
基礎油	種類平均
複方按摩油	種類平均
調和精油	種類平均
浸泡油	種類平均
精油藥膏	種類多
酊劑	無
無香乳霜、凝膠等	種類非常少
天然藥草或藥草萃取、錠劑	無
芳療道具（精油盒、薰香器、擴香石、精油蠟燭、芳香枕等等）	種類非常少

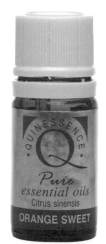

Quinessence

- 網站名稱：Quinessence網（Q網）
- 網　　址：http://www.quinessence.com
- 國　　家：英國
- 推薦指數：★★★★★

品牌名稱：Quinessence

介紹

Quinessence是一個由1984年開始的芳療品牌，強調提供專業人士使用的高品質精油及相關芳療產品。基本上這個網站的內容還算詳實，提供一些關於精油的基本資訊，以及芳香療法的一些注意事項及基本觀念。他們的精油產品都有標示保存期限，網站的購買網頁分為英國本土及國外地區兩項。國外的售價比起英國本土貴一些，像精油本身就大約貴1-2成的價錢，而花水則貴5成，然而這是因為他們的售價包含運費，所以購買重量較重的產品自然價錢就比較貴一些，但比較起來他們精油的售價還是低於國內許多品牌的精油價格。而且Quinessence的精油品質我覺得很不錯，特別推薦難得一見的柚子（Yuzu）精油以及環保冷媒萃取的真正香蜂草精油（Melissa True Phytol）。此外，雖然網頁上沒有呈現，其實他們也有銷售本書所提難得一見由環保冷媒所萃取的帕圖玫瑰精油（Rose Phytol）。2.5ml售價22.99英鎊，比Vitatonic網的Tisserand便宜，有興趣的讀者可寫Email詢問。

價位

雖然Quinessence在網購來說似乎屬於中高價位，然而因為售價已經包含運費，所以還是很划算。像保加利亞真正薰衣草10ml售價約NT$366元（6.65英鎊），克羅埃西亞真正薰衣草10ml售價約NT$308元（5.6英鎊），法國真正薰衣草10ml售價約NT$341元（6.2英鎊），法國高地真正薰衣草10ml售價約NT$435元（7.9英鎊），法國高地有機真正薰衣草10ml售價約NT$531元（9.65英鎊），英國有機真正薰衣草10ml售價約NT$501元（9.1英鎊）。

運費

免運費！！這個網站最推薦的地方就是他們的運費已經包含在售價當中，而且並沒有最低購買金額限制，所以你不需要再計算運費高低來決定購買精油的數目。

注意事項

這個網站的效率及服務品質都很不錯，從購買到收到貨大約7天。包裹包裝得很妥當，而且因為寄錯了一本我購買的芳療書，經過寫Email抱怨之後，他們很快就寄給我正確的書，而且原來寄錯的書就送給我了。雖然購買的過程有誤，然而他們事後的處理態度倒是很值得讚賞。

商品內容	
品項	種類
單方精油	種類超多
花水（純露）	種類平均
基礎油	種類多
複方按摩油	種類平均
調和精油	種類超多
浸泡油	種類不多
精油藥膏	無
酊劑	無
無香乳霜、凝膠等	種類平均
天然藥草或藥草萃取、錠劑	無
芳療道具（精油盒、薰香器、擴香石、精油蠟燭、芳香枕等等）	種類多

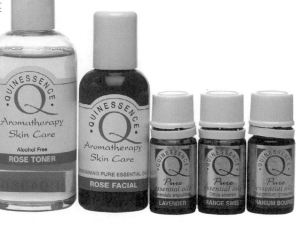

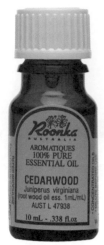

Roonka

- 網站名稱：Roonka網
- 網　　址：http://www.roonka.com.au
- 國　　家：澳洲
- 推薦指數：★★★

品牌名稱：Roonka

介紹

　　Roonka這個牌子的特殊名字其實是源自於澳洲原住民的「Roongka」，原意是指一種鬼面蛾的幼蟲。澳洲原住民喜歡生吃這種蛾的幼蟲來當作食物，而為何要引伸為這個芳療品牌的名字，事實上我也不是很清楚。這個牌子是1982年於南澳洲所成立，近年來更因與澳洲的一個著名的植物精油供應商合作，他們表示在未來會更加強拓展他們的精油品項。然而，官方網站並無法提供線上購物，必須至www.healthBASKET.com.au購買。台灣方面則有荷柏園代理銷售這個品牌的精油，Roonka精油的品質不錯，像法國高地真正薰衣草的氣味偏向醇厚的花香，產品也都會標示保存期限。然而，花水的氣味我個人感覺淡了些；其次，他們精油的蓋子偶爾會出現滲漏的情形，不過如果多花些錢到台灣荷柏園專櫃購買，倒是有提供換貨的滿意保證（網站購買，較便宜，就需承擔滲漏不易換貨的風險）。Roonka也有許多不同功能的複方按摩油可供選擇。

價位

　　healthBASKET網站所代為銷售的Roonka真正薰衣草精油10ml約NT$262元（11.39澳幣），國內荷柏園專櫃售價NT$950元。

注意事項

　　這個官方網站無法提供線上購物，想要網購的人可以至www.healthBASKET.com.au購買。而許多百貨公司就可以看到荷柏園專櫃銷售Roonka的精油產品。台灣代理商電話，荷柏園：0800-213-456

商品內容	
品項	種類
單方精油	種類平均
花水（純露）	種類不多
基礎油	種類平均
複方按摩油	種類多
調和精油	種類平均
浸泡油	種類平均
精油藥膏	無
酊劑	無
無香乳霜、凝膠等	種類不多
天然藥草或藥草萃取、錠劑	無
芳療道具（精油盒、薰香器、擴香石、精油蠟燭、芳香枕等等）	種類不多

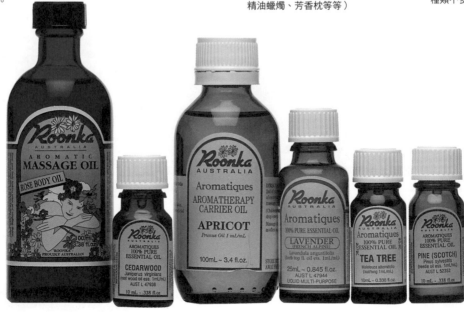

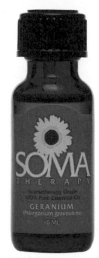

Somatherapy

- 網站名稱：Somatherapy網
- 網　　址：http://www.dreamingearth.com
- 國　　家：美國
- 推薦指數：★★★★

品牌名稱：Somatherapy

介紹

這是一個位於北卡羅萊納州的公司 Dreaming Earth Botanicals所架設的網站，品牌 Somatherapy 是由一位神經心理學博士Joie Power於1997年所創。而Somatherapy這個品牌在美國也有200多個銷售地點，大部分是位於一些健康食品專賣店，他們的精油及基礎油種類很多，包含本書中所介紹比較稀有的西番蓮油（Passion Flower Oil）也可以在這裡買到。Somatherapy的精油強調是治療級，花水也提供一加侖的大量選擇，他們的乳油木果（Shea Butter）價格也很便宜，120 g大約只要NT$320元（9.21美元）。不過感覺不像一般的乳油木果，比較濕軟一些，氣味顏色也較重，不過這是因為未精製的天然壓榨乳油木果之故。所以其實更天然，營養及護膚價值會更高，與一般市面上見到的淺黃色質地較硬的乳油木果其實不太一樣。基本上，Somatherapy精油的包裝及品質還算不錯，而花水感覺氣味很清淡，有點像蒸餾水稀釋過的。他們還有一種經人工混合其他薰衣草精油，而讓薰衣草中的沈香醇（Linalol）濃度可達42%的調和薰衣草精油（Lavender 40/42），網頁中有詳細解釋其定義（註：按照該網站的解釋，此種薰衣草精油乃混和其他薰衣草精油，使其中沈香醇比例達到40-42%，來使薰衣草的樟腦氣味不明顯，稍微與其他網站的解釋有些出入）

價位

Somatherapy的精油屬於中低價位，例如15ml的法國普羅旺斯有機真正薰衣草售價約NT$420元（12.03美元）；法國40/42調和薰衣草15ml的售價約NT$270元（7.83美元）；法國醒目薰衣草15ml的售價約NT$250元（7.14美元）、保加利亞真正薰衣草15ml的售價約NT$257元（7.36美元）。

運費

在網頁上並沒有顯示，不是很清楚，最好寫Email與對方確認運費。像我有一次買了131.28美元（約NT$4595元），運費則為25美元（約NT$875元）。

注意事項

訂貨處理速度很快，我第一次訂貨6天內就收到貨，包裝妥當。台灣也有Somatherapy的代購網站，網址為：http://www.nature.twmail.net

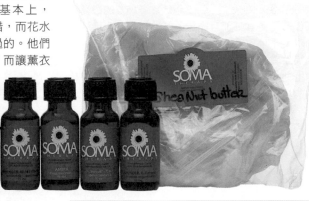

商品內容	
品項	種類
單方精油	種類多
花水（純露）	種類多
基礎油	種類超多
複方按摩油	種類多
調和精油	種類超多
浸泡油	種類不多
精油藥膏	無
酊劑	無
無香乳霜、凝膠等	種類多
天然藥草或藥草萃取、錠劑	無
芳療道具（精油盒、薰香器、擴香石、精油蠟燭、芳香枕等等）	種類多

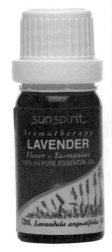

Sunspirit

- 網站名稱：Sunspirit網
- 網　　址：http://www.sunspirit.com.au
- 國　　家：澳洲
- 推薦指數：★★★★★

品牌名稱：Sunspirit

介紹

Sunspirit是由一對澳洲夫妻於1975年所建立起的芳療品牌。先生David原是一位藥草化學專家，最初他們以銷售天然花草茶以及藥草軟膏為主，一直到今天，Sunspirit已是許多芳療迷心目中的知名品牌。他們也強調其精油被澳洲政府的TGA部門（治療用品管理部門）認定為治療用等級，而公司也通過澳洲ISO9002的認證。Sunspirit有許多不錯的產品值得推薦，例如他們的精油藥膏（Herbal Ointment）就非常知名，包含針對肌肉扭傷、外傷、燒燙傷、鼻塞、痔瘡、疣、痘痘、裂傷等各種問題的藥膏可供選擇。像其中一瓶以茶樹及金印草(Golden Seal)所製成的藥膏，對於各種肌膚發炎外傷就很有幫助，有時我手部肌膚割傷就會使用這一瓶，很快的傷口就癒合了。Sunspirit的皇家玫瑰按摩油（Royal Rose Massage Oil）也是許多網友的最愛，不僅價錢便宜，而且調和了保加利亞玫瑰精油及摩洛哥千葉玫瑰原精萃取，氣味非常宜人，不少人還拿它來當作抗老化的臉部按摩精油使用。基本上他們的產品標示得非常清楚，特別是調和精油的各種藥膏或按摩油等產品，不僅標出使用成分，還會標出正確的濃度比例，如果讀者要自行調製，也可以參考他們產品標籤上面的濃度比例說明。

價位

記得在購買網頁上要選擇國際售價（International Prices），這樣價錢會比澳洲的售價還低10%，這是因為扣除10%的消費稅之故（GST）。Sunspirit精油屬於中價位，例如法國真正薰衣草13ml約NT$269元（11.95澳幣）、塔斯馬尼亞真正薰衣草13ml約NT$426元（18.95澳幣），www.healthBASKET.com.au網站也有銷售Sunspirit：法國真正薰衣草13ml售價約NT$236元(10.5澳幣)、塔斯馬尼亞真正薰衣草13ml售價約NT$362元（16.08

澳幣），價錢更便宜一點。

www.nationalpharmacies.com.au網站也有銷售Sunspirit：例如法國真正薰衣草13ml售價約NT$296元（13.15澳幣）、塔斯馬尼亞真正薰衣草13ml售價約NT$469元（20.85澳幣），價錢比較貴一點，但是台灣地區可以在網頁上要求減去10%的稅，所以價錢算起來與官方網站售價差不多。

運費

這個網站購物的運費很合理，如果你購買100澳幣以下（約NT$2250元），則運費為15澳幣（約NT$338元），購物超過100元澳幣則免運費。

注意事項

處理速度快，從訂貨到收到貨大約8天就來了，包裝尚稱完好，有時他們還會送你一小瓶保養品試用，感覺服務品質還不錯。台灣也有Sunspirit的代購網站，網址為：http://sandysshop.myweb.hinet.net

商品內容

品項	種類
單方精油	種類多
花水（純露）	無
基礎油	種類多
複方按摩油	種類多
調和精油	種類多
浸泡油	種類平均
精油藥膏	種類多
酊劑	無
無香乳霜、凝膠等	種類非常少
天然藥草或藥草萃取、錠劑	無
芳療道具（精油盒、薰香器、擴香石、精油蠟燭、芳香枕等等）	種類平均

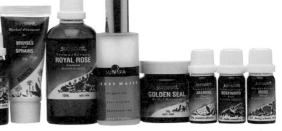

The Black Sheep

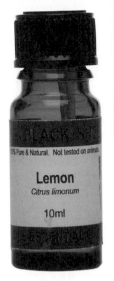

- 網站名稱：The Black Sheep網
- 網　　址：http://www.black-sheep.co.uk
- 國　　家：英國
- 推薦指數：★

品牌名稱：The Black Sheep

介紹

黑羊牌是這個網站及精油品牌名稱，感覺上是一個規模滿小的網站，精油種類不是很多，適合初學著。其中有一套初學者精油組合Aromatherapy Introduction Kit 可以參考，一套包括四種10ml精油、100ml杏仁油、50g無香面霜以及10ml複方肌肉酸痛精油及50g精油手足乳液，再加上一本原文芳療小冊子。這樣要25英鎊（約NT$1400元），再加上運費，其實並不是很划算。而且從網頁上薰衣草的拉丁學名變成柑橘類精油的情形看來，感覺網頁製作的很不專業。他們的精油品質還尚可，只是包裝實在不敢恭維，都是用彩色引表機印出的紙做標籤，感覺很粗糙，一些精油製成的保養品也不是很推薦。

價位

The Black Sheep的精油屬於中價位，10ml薰衣草售價約NT$226元（4.1英鎊）。

運費

不管買多少，一律10英鎊（約NT$550元），所以買多才會比較划算。

注意事項

從訂貨到收到貨大約兩星期，貨品包裝尚完好，但是出貨可能不是很謹慎（這也可能是我剛好倒楣），不僅產品價錢算錯，而且還漏寄商品，寫Email過去抗議也無人聞問，感覺是一個很糟糕的網站。

商品內容	
品項	種類
單方精油	種類平均
花水	無
基礎油	種類平均
複方按摩油	無
調和精油	種類多
浸泡油	無
精油藥膏	無
酊劑	無
無香乳霜、凝膠等	無
天然藥草或藥草萃取、錠劑	無
芳療道具（精油盒、薰香器、擴香石、精油蠟燭、芳香枕等等）	種類非常少

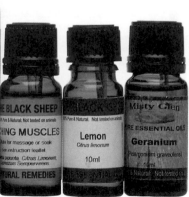

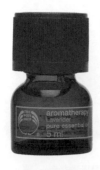

The Body Shop

● 網站名稱：The Body Shop網
● 網　　址：http://www.thebodyshop.com、www.thebodyshop.com.tw（台灣官方網站）
● 國　　家：英國
● 推薦指數：★★★

品牌名稱：The Body Shop（美體小舖）

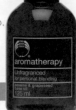

介紹

相信大家對The Body Shop（美體小舖）這個1976年創立的英國知名天然品牌不陌生。其實他們的芳療系列很早就引進台灣，產品品項也歷經很多次的變化，由於芳療產品比例很少，只有一些最基本的精油可供你參考，其中茶樹精油算是比較招牌的產品。然而其茶樹精油剛好並非是純植物精油，而是酒精稀釋過可直接使用於青春痘的調和產品。此外，The Body Shop的薰衣草精油品種並非一般人所熟知的真正薰衣草，而是屬於混種的醒目薰衣草。台灣網站可以透過宅配方式訂購The Body Shop產品，其實他們的台灣門市很多，算是很方便購買的通路選擇。

美體小舖The Body Shop消費者諮詢電話：0800-024-567

價位

在台灣，The Body Shop的精油屬於中高價位，有機栽種混種醒目薰衣草5ml售價NT$420元、羅馬洋甘菊5ml售價NT$1200元。

商品內容

品項	種類
單方精油	種類不多
花水（純露）	無
基礎油	種類非常少
複方按摩油	種類不多
調和精油	無
浸泡油	無
精油藥膏	無
酊劑	無
無香乳霜、凝膠等	種類非常少
天然藥草或藥草萃取、錠劑	無
芳療道具（精油盒、薰香器、擴香石、精油蠟燭、芳香枕等等）	種類非常少

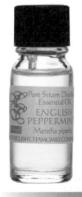

The English Chamomile Company

● 網站名稱：The English Chamomile Company網
● 網　　址：http://www.chamomile.co.uk
● 國　　家：英國
● 推薦指數：★★★★

品牌名稱：The English Chamomile Company

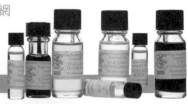

介紹

這個網站直接翻譯為「英國洋甘菊公司」，這個位於英國東南部的公司，是由一位專業蒸餾師Mick Gahagan所創。他具有超過10年的專業蒸餾經驗，而這個網站的精油及花水基本上是以英國所種植生產的羅馬洋甘菊為主，還有德國洋甘菊、英國薄荷、香蜂草及歐白芷精油，特別是羅馬洋甘菊是他們自己種植、自行蒸餾的精油，所以品質最受網友肯定。喜歡甘菊精油及花水的讀者不可錯過這個網站。網頁對於羅馬洋甘菊的歷史淵源、栽種、收成到蒸餾過程有非常詳盡的介紹，很值得上來看

看。此外，上網購買時這個網站會將新台幣售價顯示出來，是比較貼心的設計。基本上他們的精油小瓶是以透明玻璃瓶包裝，原因是讓消費者能清楚看到新鮮精油的顏色，而這樣的精油基本上保存期限以一年內為佳。

價位

The English Chamomile Company的洋甘菊精油非常便宜，會比另一個專賣洋甘菊精油的Norfolk網站價錢更划算一些。基本上你可以選擇零售或是以批發價格來購買，零售價以10ml精油容量為

準，而批發價則以250ml的容量起跳，購買大量當然建議以批發價來購買，會便宜許多。

像10ml的羅馬洋甘菊精油售價為NT$414元（7.53英鎊、含運費）。比較起來，國內美體小舖洋甘菊精油5ml售價就要NT$1200元。

此外，250ml的羅馬洋甘菊精油若以零售價格購買則為NT$4428元（80.5英鎊、含運費），而同樣容量的羅馬洋甘菊精油以批發價價格購買則僅要NT$3572元（64.95英鎊、含運費）！

運費

免運費！！由於運費已經包含在售價當中，所以不會再額外計算運費，算是這個網站購物的另一項優點。

注意事項

由於訂貨時剛好他們的產品正在進行調整，所以等待比較久的時間，大約3星期才收到貨，不過他們有解釋原因。包裹包裝還尚稱妥當。

商品內容

品項	種類
單方精油	種類不多
花水（純露）	種類不多
基礎油	無
複方按摩油	無
調和精油	無
浸泡油	無
精油藥膏	無
酊劑	無
無香乳霜、凝膠等	無
天然藥草或藥草萃取、錠劑	種類非常少
芳療道具（精油盒、薰香器、擴香石、精油蠟燭、芳香枕等等）	無

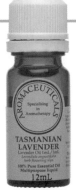

The Perfect Potion

- 網站名稱：The Perfect Potion
- 網　　址：http://www.perfectpotion.com.au
- 國　　家：澳洲
- 推薦指數：★★★

品牌名稱：The Perfect Potion

介紹

The Perfect Potion這個澳洲品牌是由1991年由Salvatore Battaglia 與 Carolyn Stubbin所創設的品牌，他們專長於芳香療法、自然療法以及針灸療法。其中Salvatore Battaglia更撰寫過一本芳療界相當有名的百科全書：《The Complete Guide to Aromatherapy》，除了精油、基礎油及其他芳療產品之外，The Perfect Potion也提供臉部、身體及頭髮護膚保養用品。基本上他們的精油及複方按摩油頗受網友好評，至於保養品則好壞參半。基本上，The Perfect Potion的精油品質相當不錯，可惜官方網站無法提供台灣地區網購的服務。國內則由優方代理，價錢則比澳洲當地貴上許多，也有些網友會至「澳大利亞的寶貝」（網址：www.myozgift.com/taiwanpp.htm）這個台灣代買網站購買，價錢會比較划算一些。

The Perfect Potion（優方）代理商消費者諮詢電話：02-2720-8186，優方生活館網址：www.ufound.com.tw

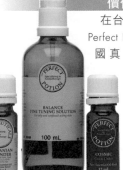

價位

在台灣，優方所代理的The Perfect Potion屬於中高價位，法國真正薰衣草12ml售價NT$880元，西班牙穗花薰衣草12ml售價NT$880元。

澳大利亞的寶貝代購網站：法國真正薰衣草12ml售價NT$405元

商品內容

品項	種類
單方精油	種類多
花水（純露）	種類不多
基礎油	種類平均
複方按摩油	種類平均
調和精油	種類多
浸泡油	種類平均
精油藥膏	種類不多
酊劑	無
無香乳霜、凝膠等	種類平均
天然藥草或藥草萃取、錠劑	無
芳療道具（精油盒、薰香器、擴香石、精油蠟燭、芳香枕等等）	種類多

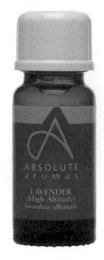

Think Natural

- 網站名稱：Think Natural網
- 網　　址：http://www.thinknatural.com
- 國　　家：英國
- 推薦指數：★★★★★

品牌名稱：Absolute Aromas、Lothian Herbs、The Royal London Homeopathic Hospital、Natural By Nature Oils、Cariad、NHR等多種品牌

介紹

這個網站以銷售各種自然療法的產品為主，除了芳療用品之外，也銷售巴哈花精療法以及順勢療法的各種產品，種類算是相當齊全，東西多到你可能要花好多天才看得完，而且有商品圖片搭配比較清楚。這個網站銷售的精油當中，最主要的品牌是Absolute Aromas，多年以前我在英國旅遊時，就曾在英國的藥局買過這個牌子，Absolute Aromas屬於ATC（英國芳療交易協會，Aromatherapy Trade Council）的會員，品質還算不錯。Absolute Aromas也有經英國土壤協會所認證的有機精油20餘種。而Absolute Aromas本身也有建構專門網站，網址為：http://www.absolute-aromas.com，但並不提供網購服務。另一個牌子The Royal London Homeopathic Hospital則是倫敦皇家順勢療法醫院所製作的精油。這個比較陌生的牌子也經過有機認證，不過薰衣草氣味聞起來比較衝鼻，我覺得不如Absolute Aromas的氣味芬芳。

此外，這個網站還有銷售Cariad這個英國的芳療品牌產品，主要是以組合商品及調和精油及按摩油為主，國內的香草集門市也有銷售這個品牌的產品。建議你可以買他們的Cariad Starter Kit：精油初入門組合，包含一瓶100ml的葡萄籽油，以及10ml的真正薰衣草、甜橙、迷迭香精油，加上兩個精油空瓶及量杯，當時我買的時候還特價5折，只要8.07英鎊（約NT$443元），真的是非常值得。

價位

- Absolute Aromas精油的價位則屬於中價位，像高地真正薰衣草10ml的售價約為NT$234元（4.25英鎊）、而有機高地真正薰衣草10ml售價約為NT$413元（7.5英鎊）。
- The Royal London Homeopathic Hospital的有機真正薰衣草精油5ml售價約NT$248元（4.5英鎊）。
- 巴哈救急花精（Rescue Remedy）口腔噴霧20ml約NT$357元（5.75英鎊）。

運費

這個網站運費的計算方式很特別，如果你買兩樣以下的商品，運費一律為10.5英鎊（約NT$577元），兩項以上則每增加一項運費多加1英鎊（約NT$55元）。所以可以挑重一點的產品（如基礎油）或是組合產品（這樣只算一項商品）下手。

注意事項

這個網站訂貨在訂單成立的時候，連同運費之外，他們還會加上大約15%的附加稅款（VAT）。記得特別註明你是台灣來的消費者，可要求VAT退稅，或是特別寫Email至顧客服務的信箱，要求他們幫你退稅，這樣你就可以不要負擔這一筆外加的費用。從網路上訂貨大約7天就收到貨品，產品包裝很妥當，他們的處理速度及服務做得很不錯。

商品內容	
品項	種類
單方精油	種類超多
花水	種類非常少
基礎油	種類多
複方按摩油	種類超多
調和精油	種類不多
浸泡油	種類平均
精油藥膏	種類平均
酊劑	種類超多
無香乳霜、凝膠等	無
天然藥草或藥草萃取、錠劑	種類超多
芳療道具（精油盒、薰香器、擴香石、精油蠟燭、芳香枕等等）	種類超多

Thursday Plantation

●網站名稱：Thursday Plantation網
●網　　址：http://www.thursdayplantation.com
●國　　家：澳洲
●推薦指數：★★★

品牌名稱：Thursday Plantation

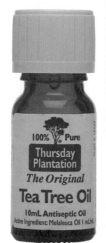

介紹

　　這個網站中文直接翻譯名稱叫做星期四農莊。這是一個專門以銷售茶樹精油及其周邊產品的網站。而這個品牌開始的起源也是來自於一個傳奇性的故事：1978年的時候，創始人Christopher Dean在一次非洲旅途中腳趾甲遭受莫名的感染，在許多醫師束手無策的情形之下，茶樹精油居然治癒了他腳趾甲的嚴重感染問題。於是Christopher與太太便開始了他們的茶樹精油事業，直到今天。Thursday Plantation銷售茶樹精油已超過20年的歷史，而他們也被澳洲政府的TGA部門（治療用品管理部門）認定為具有治療等級的品牌，並通過ISO9001的認證標準。Thursday Plantation網站設計得還滿漂亮的，除了各種茶樹精油相關產品之外，他們也有銷售一個天然健康食品品牌以及增強性功能的健康食品。Thursday Plantation的茶樹系列產品相當完整，除了精油之外，還有臉部保養、抗頭皮屑、痘痘凝膠、漱口水、牙膏、生理灌洗液等茶樹相關保養用品。產品都會標示保存期限，包裝妥當，當然我還是最推薦他們的茶樹純精油。

價位

　　茶樹精油真的超便宜，10ml茶樹精油售價5.23澳幣（約NT$120元）、25ml售價8澳幣（約NT$184元）、50ml售價12.68澳幣（約NT$290元）。

　　www.healthBASKET.com.au也有銷售他們的產品，10ml茶樹精油售價5.23澳幣（約NT$123元），稍微貴了一點。

　　www.vitashop.com.au也有銷售他們的產品，10ml茶樹精油售價4.83澳幣（約NT$109元），還可再扣掉10%的澳洲貨物稅，大約只要NT$99元，售價非常便宜！

　　www.cityhealth.com.tw也有銷售他們的產品，10ml茶樹精油售價3.62澳幣（約NT$82元），售價簡直便宜到不行！

運費

　　運費基本上以重量分為幾個階段，從10澳幣（約NT$225元）起跳，接下來是25澳幣（約NT$562元），50澳幣（約NT$1125元），基本上運費並不貴。

注意事項

　　他們的送貨速度有點像老牛拖車，從下單訂貨到收貨大約等了一個月，這是這個網站最為人所詬病的地方。

商品內容	
品項	種類
單方精油	種類非常少
花水（純露）	無
基礎油	無
複方按摩油	無
調和精油	無
浸泡油	無
精油藥膏	種類不多
酊劑	無
無香乳霜、凝膠等	種類非常少
天然藥草或藥草萃取、錠劑	種類平均
芳療道具（精油盒、薰香器、擴香石、精油蠟燭、芳香枕等等）	無

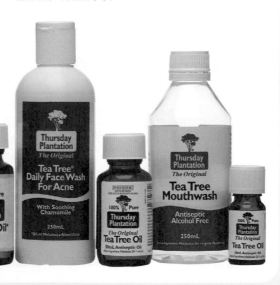

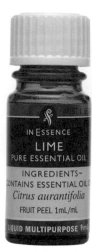

Vitashop

- 網站名稱：Vitashop網
- 網　　址：http://www.vitashop.com.au
- 國　　家：澳洲
- 推薦指數：★★★★

品牌名稱：Sunspirit、In Essence、Thursday Plantation

介紹

Vitashop這個澳洲的網站像一個超大型的健康用品專賣店，除了維他命、礦物質、還有本書所提的許多藥草等健康食品之外，他們還銷售產品3個知名的澳洲芳療品牌，此外，在這裡你也可以買到本書提到的巴哈花精療法的相關產品。

1. In Essence：關於商品的詳細說明部分可參考官方網站www.inessence.com.au，然而無法購買商品。而www.nationalpharmacies.com.au及www.healthBASKET.com.au這兩個澳洲網站亦有銷售IN ESSENCE的產品。

2. Sunspirit：只能買到他們最著名的精油藥膏。關於商品的詳細說明部分可參考官方網站www.sunspirit.com.au，官方網站也提供線上銷售。而www.nationalpharmacies.com.au及www.healthBASKET.com.au這兩個網站也可買到完整的SUNSPIRIT產品

3. Thursday Plantation：他們銷售這個品牌的茶樹精油價錢非常便宜，10ml茶樹精油只要約NT$99元！關於商品的部分可參考官方網站www.thursdayplantation.com，官方網站也提供線上銷售。而www.healthBASKET.com.au、www.cityhealth.com.au這兩個澳洲網站亦有銷售這個牌子的產品。

而關於這3個芳療品牌的產品詳細介紹請分別參考Sunspirit、In Essence，以及Thursday Plantation網站的介紹。

價位

- In Essence：真正薰衣草9ml約NT$306元（13.58澳幣），國內專櫃售價NT$890元。
- Thursday Plantation茶樹精油10ml約NT$99元（4.39澳幣）
- 巴哈救急花精（Rescue Remedy）20ml售價約NT$516元（22.92澳幣）。

運費

由於澳洲距離台灣不遠，所以運費不算太貴，在網頁上會清楚呈現運費，大約是以重量來計費。我有一次購買了將近NT$3600元（160澳幣）的產品，運費只要大約NT$495元（22澳幣）。

注意事項

從網路訂貨到收到貨大約兩星期，貨品包裝得很妥當。雖然他們的有些產品比healthBASKET網站貴一點，同時品牌選擇沒那麼多，不過，多數網友表示這一家的服務品質比較好一點。

商品內容	
品項	種類
單方精油	種類平均
花水（純露）	無
基礎油	種類不多
複方按摩油	種類不多
調和精油	種類平均
浸泡油	無
精油藥膏	種類多
酊劑	無
無香乳霜、凝膠等	種類非常少
天然藥草或藥草萃取、錠劑	種類超多
芳療道具（精油盒、薰香器、擴香石、精油蠟燭、芳香枕等等）	種類平均

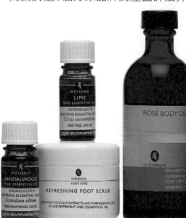

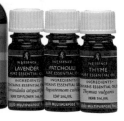

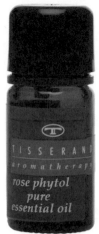

Vitatonic

- 網站名稱：Vitatonic網
- 網　　址：http://www.vitatonic.com
- 國　　家：英國
- 推薦指數：★★★★★

品牌名稱：Tisserand

介紹

這是一個專門以銷售「輔助療法」用品（Complementary Medicine）的大型網站，銷售各種健康食品及天然保養用品，主要銷售的精油是英國最著名的天王級芳療品牌：Tisserand，國內譯為滴莎蘭德。滴莎蘭德也是本世紀芳香療法的大師級人物，因此使得Tisserand的芳療產品在芳療界享有一定的崇高地位。滴莎蘭德在1969年開始從事芳香治療的工作，1974年創造這個品牌，此外，他也致力於編輯芳療界著名的芳香療法雜誌，並在1987年以倫敦為基地成立的芳療學院，授課、演講、上節目不遺餘力。我還記得第一次到英國旅遊時在藥房隨時可見的精油品牌就是Tisserand。這個品牌的精油包裝非常完備，有附上紙盒以及完整的英文說明書。一般精油9ml的容量也與其他品牌不太一樣，精油有一定的品質與水準，最特別的是，Tisserand有本書中所提及的難得一見由環保冷媒所萃取的帕圖玫瑰精油（Rose Phytol）。喜歡玫瑰精油的讀者千萬不可錯過。Tisserand還有一些身體及臉部的保養品，然而品質就不如純精油那麼受到好評了。Vitatonic網站除了銷售芳療產品外，也有銷售本書中所提及的許多藥草錠劑、巴哈花精療法以及順勢療法的產品，其中包含一款救急花精（Rescue Remedy），售價非常便宜。另外，也有銷售本書作者所推薦的Efamol牌月見草油。

價位

這個網站賣的Tisserand精油售價相當便宜，比國內銷售的Tisserand精油便宜許多。

- Tisserand：真正薰衣草9ml約NT$217元（3.94英鎊）、有機真正薰衣草9ml約NT$465元（8.46英鎊），
- 帕圖玫瑰精油（Rose Phytol）2ml約NT$1887元（34.3英鎊）、9ml約NT$7080元（128.73英鎊）、

巴哈救急花精（Rescue Remedy）20ml售價約NT$313元（5.69英鎊）。

運費

很棒的是，只要你購買超過50英鎊（大約NT$2750元），就不用負擔運費，所以其實滿值得來這裡購物的。

注意事項

從網路訂貨到收到貨品大約要17天左右的時間，他們的貨品包裝得還算完好妥當。此外，另一個很類似的英國網站（http://www.greensfoods.co.uk）也有提供Tisserand產品的網購服務，只是運費高出許多，我就不是非常推薦了。

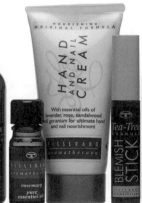
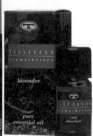

商品內容	
品項	種類
單方精油	種類多
花水（純露）	無
基礎油	種類不多
複方按摩油	種類不多
調和精油	種類不多
浸泡油	無
精油藥膏	種類非常少
酊劑	無
無香乳霜、凝膠等	種類非常少
天然藥草或藥草萃取、錠劑	種類超多
芳療道具（精油盒、薰香器、擴香石、精油蠟燭、芳香枕等等）	種類平均

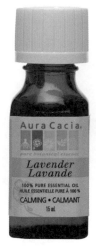

ZooScape

● 網站名稱：ZooScape網
● 網　　址：http://www.zooscape.com
● 國　　家：加拿大
● 推薦指數：★★★

品牌名稱：Aura Cacia、Red Safari

介紹

ZooScape像是一個大型的購物中心，銷售書籍、玩具、美容保養品、健康用品、成人用品，以及嬰兒用品，其中健康用品類（Health）有包含芳香療法以及許多天然藥草及健康食品，網站目前銷售兩個主要芳療品牌：

1. Aura Cacia：是一個在1984年創立的美國加州芳療品牌，提供將近80種不同精油，精油的包裝及品質都還不錯，有用到安全式的旋轉瓶蓋，感覺上是一個比較會讓人放心的牌子。

2. Red Safari：也強調是純植物精油的芳療品牌，價錢非常便宜。然而，精油的標籤感覺好像是彩色印表機印出來的質感，而且標籤圖案也令人感到很詭異，感覺很不專業。精油也並沒有清楚標出學名，而我嘗試買的薰衣草精油氣味也比較刺激而衝鼻，所以不是很推薦這個牌子。

此外，他們還有一些其他精油小牌，像茶樹精油就有7～8種不同的牌子。有些牌子價錢便宜到不行。品質如何就不敢評論了。許多網友也很喜歡這個網站所銷售一個稱為SWISS HERBAL'S品牌的蘆薈膠（純度99.6%）。

價位

Aura Cacia價格偏向中價位，真正薰衣草15ml約NT$317元（9.05美元）。

Red Safari價格偏向低價位，真正薰衣草15ml約NT$105元（2.99美元）。

運費

以重量來計算，網頁上會清楚顯示你購買產品的重量，而運費又分空運與海運兩種，例如低於0.5公斤，空運費用大約是NT$287元（8.19美

元），海運費用約是NT$145元（4.15美元），費用還算合理。

注意事項

收到貨很慢，從我訂貨到收到貨品等了大約一個月的時間，商品包裝的還算妥當。

商品內容	
品項	種類
單方精油	種類多
花水（純露）	無
基礎油	種類不多
複方按摩油	種類不多
調和精油	無
浸泡油	無
精油藥膏	種類非常少
酊劑	無
無香乳霜、凝膠等	種類非常少
天然藥草或藥草萃取、錠劑	種類超多
芳療道具（精油盒、薰香器、擴香石、精油蠟燭、芳香枕等等）	種類不多

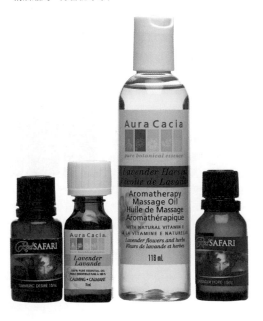

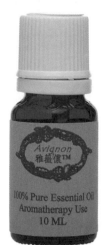

香草蔯

- 網站名稱：香草蔯
- 網　　址：http://www.buty168.com
- 國　　家：台灣
- 推薦指數：★★★★

品牌名稱：Avignon雅薇儂

介紹

　　雖然這是一個台灣本土的網站，然而香草蔯直接向世界各地原廠的精油採買，所以能以較低的成本得到品質較佳的純天然植物精油。他們的精油來源來自世界各地，包括法國、保加利亞、印度、埃及、澳洲等等。基本上，香草蔯的精油種類相當多，品質也相當不錯，像保加利亞奧圖玫瑰精油、中國大陸的桂花原精，以及保加利亞高地薰衣草等就深受網友好評。還有，香草蔯的保加利亞奧圖玫瑰花水氣味非常濃郁，而且完全不添加防腐劑，必須保存於冰箱之中，也是我覺得很不錯的產品。香草蔯有一些芳療特惠組合價錢會更為實在，例如夢幻玫瑰特惠組合，包含奧圖玫瑰、桂花原精、茉莉原精、玫瑰花水、玫瑰花瓣、基底甜杏仁油等等，喜歡玫瑰的人可以參考看看。

　　香草蔯消費者服務專線：02-29325246，台北市文山區景中街30巷12號4樓之22（景美商圈遠百愛買大樓4樓）

價位

　　Avignon雅薇儂的精油屬於低價位，像法國真正薰衣草精油10ml售價NT$250元。保加利亞高地真正薰衣草精油10ml售價NT$450元。

運費

　　香草蔯很優的是，運費已經內含，不需要再負擔運費。

注意事項

　　從訂貨到收到貨大約兩星期，貨品包裝尚完好。

商品內容	
品項	種類
單方精油	種類多
花水（純露）	種類不多
基礎油	種類平均
複方按摩油	種類平均
調和精油	無
浸泡油	無
精油藥膏	無
酊劑	無
無香乳霜、凝膠等	種類非常少
天然藥草或藥草萃取、錠劑	種類不多
芳療道具（精油盒、薰香器、擴香石、精油蠟燭、芳香枕等等）	種類平均

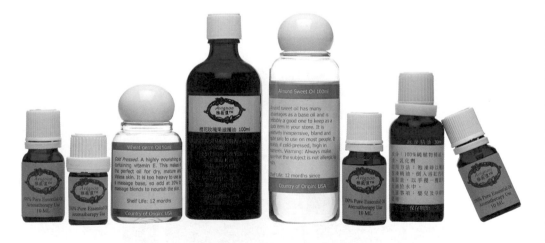

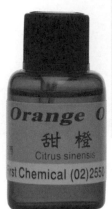

第一化工

- 網站名稱：第一化工
- 網　　址：http://www.firstchem.com.tw
- 國　　家：台灣
- 推薦指數：★★★

品牌名稱：第一化工

介紹

　　第一化工這家40年歷史的老店，幾乎囊括了各種的化妝品與保養品原料。在這裡你可以買到各種布料染料、定色劑、媒染劑，還是自製蠟燭的蠟和香精，甚至連天然精油、香水、食用香精、肥皂原料、保養品基礎劑也都買得到。像本書所提到的硫酸鎂鹽（瀉鹽），你也可以在這裡購得。很多熟悉的芳療迷可能會很不屑在「化工行」購買精油。事實上，第一化工大部分的精油都是由大瓶的精油再分裝成小瓶販售，所以針對一般精油的品質倒是可以信任，例如尤加利、檸檬、薄荷、薰衣草、甜橙等等，精油的純度可以相信，價錢也很輕易上手。他們多半也會提供原廠資料來證實其精油純度。此外，他們也提供相當多種基礎油供芳療族調配使用。需要注意的是，一些高級花類或木質的精油如玫瑰、茉莉、橙花、檀香木等，價錢過低的則多半是高級香精混摻，而真正的奧圖玫瑰精油其實他們也有銷售，但價格就不那麼便宜了。還有要注意的是，他們的精油瓶子瓶蓋有時轉開之後會蓋不回去，最好能夠檢查一下。針對偏遠地區的讀者，你也可以上網下載訂貨單，以傳真或Email的方式購買第一化工的產品。

　　地址：台北市大同區天水路43號，電話：02-2550-1101；02-2558-1690

價位

　　第一化工的精油屬於低價位，像真正薰衣草精油（安古薰衣草）20ml售價NT$400元、藥用薰衣草（維拉薰衣草）20ml售價NT$250元。硫酸鎂鹽500g售價NT$150元。

運費

　　如果以寄送方式購買產品，要多負擔NT$100元的運費。

注意事項

　　第一化工位於天水路上，其實這條路上林立著許許多多化工行，像第一化工旁邊還有一家極為類似的城乙化工（天水路39號），讀者可以自行參考比較。

商品內容

品項	種類
單方精油	種類多
花水（純露）	種類不多
基礎油	種類多
複方按摩油	無
調和精油	無
浸泡油	種類非常少
精油藥膏	無
酊劑	無
無香乳霜、凝膠等	種類非常少
天然藥草或藥草萃取、錠劑	無
芳療道具（精油盒、薰香器、擴香石、精油蠟燭、芳香枕等等）	種類非常少

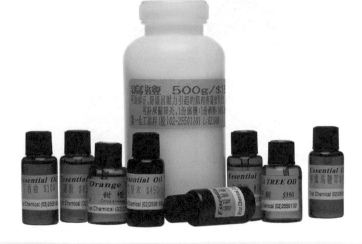

附錄二：調配精油的瓶瓶罐罐專賣店

從初學的芳療入門生漸漸成為專業的芳療高手，不免要有充分的工具來調配各種複方精油產品。例如量杯、滴管、漏斗、以及各式分裝精油等產品的瓶瓶罐罐，就需要特別下手採購，除了從各個精油網站可以買到一些相關的工具之外，你也可以至特定的儀器容器專賣店找到這些製作芳療產品的工具。

像台北最知名的便是在後火車站附近所林立的一些專業瓶罐商家，由鄭州路上的「青山儀器容器行」一直延伸到太原路上，你可以找到許多具有特色的瓶瓶罐罐專賣店。對於不熟悉的初學者，我建議一開始你可以先從青山儀器行下手，這是一家30歷史，瓶瓶罐罐的老字號專賣店，除了各種芳療工具之外，你也可以找到一些美容雜貨用品。店裡有2千多種大大小小的容器，號稱全台最完整、種類最多的美容容器專賣店。

青山儀器容器行
- 地址：台北市鄭州路31號（靠近台北火車站市民大道旁）
- 電話：（02）2558-7181傳真：（02）2558-7184
- 可電話、傳真訂購
- 營業時間：平日9：30～19：00
　　　　　　星期六10：00～17：00
　　　　　　星期假日公休

其他購買地點參考

龍洋儀器容器行
- 地址：台北市太原路127號
- 電話：（02）2558-5392、（02）2559-2011

福昇化工行
- 地址：長安西路280號
- 電話：（02）2555-6615

化合企業有限公司
- 地址：桃園市中山路16號
- 電話：（03）332-4631,334-2452

竹林塑膠廠股份有限公司
- 地址：新竹市勝利路79號
- 電話：（03）5223552 5212633

宏星儀器容器有限公司
- 地址：台中市公益路207號
- 電話：（04）23051617

濟生醫療/健康/美容用品廣場
- 地址：台中市學士路246-2號
- 電話：（04）2231-3077

莊峰榮化工企業有限公司
- 地址：台中市西區懷寧街27號
- 電話：（04）2371-1215

台灣化研股份有限公司
- 地址：台中縣潭子鄉中山路二段136號
- 電話：（04）2533-1288

中南特化材料有限公司
- 地址：嘉義縣太保市嘉●東路一段20號
- 電話：（05）362-1628

瓶瓶罐罐
- 地址：台南市南區文南路316號
- 電話：（06）2651033 2658796

台罐膠業有限公司（瓶瓶罐罐專業容器）
- 地址：高雄市左營區新莊仔路463號
- 電話：（07）3439939、3491876

附錄三：到生機食品店購買基礎油

在本書的19章開始提到一些關於對於健康飲食的態度，不管是何種飲食方法，基本上選擇食物都盡量應以避免人工加工、或是添加化學農藥的天然食物為主。建議你有空不妨至「生機食品專賣店」來挖寶，這裡你可以找到許多本書所推薦的天然食材。此外，我發現在生機食品專賣店購買有機植物油也是一種很好的基底油來源，在這裡你可以找到一些未加工精製的植物油，例如小麥胚芽油、亞麻籽油、南瓜籽油、葡萄籽油等等，而我就十分推薦你可以在這裡購買品質較值得信賴的SABINA DOP特級純橄欖油（Extra Virgin）。這個品牌的橄欖油又稱為初榨純處女橄欖油，是由橄欖果肉第一道冷壓的最新鮮油脂，含有維他命E以及珍貴抗氧化物質：橄欖多酚，由於富有營養保健價值，所以也鼓勵你每天可以生飲大約10ml，能夠幫助維持心臟血管的健康，也具有抗老化的效果。而特級純橄欖油也很適合用來調製本書所建議的許多精油配方產品。

其實，在一般超級市場你也可以找到一些標榜「Extra Virgin」的特級橄欖油，只是在品質方面就很難讓人判斷其好壞。有許多植物油標榜採用100%冷壓萃取，事實上，卻是經過

高溫脫臭、漂白、鹼化、添加防腐劑等多道手續所精製而成的植物油。而這種商業化的精製用油基本上已經不具有任何營養價值。

　　基本上，真正的特級純橄欖油應該用深色玻璃瓶來包裝，以防止陽光對其中橄欖多酚物質的破壞。另外，特級橄欖油的口感會略微辛辣，直接生飲會有一點嗆喉的感覺，同時由於初榨油保存了橄欖果肉當中的些許成分，所以可能會有沈澱物質，另外，在冰箱冷藏時也會發現有白色結晶物質。這些都是上等橄欖油的評鑑方式。

以下是橄欖油的分類等級：

分類	游離脂肪酸度	特色
特級純橄欖油 Extra Virgin	1%以下	第一道直接榨取，不經化學處理，保存自然色香味，等級最高，可直接生食，營養及護膚價值最高。可以當作美容保養品使用
優良精製橄欖油 Fine Virgin	1%～1.5%	游離脂肪酸比特級高一點
精製橄欖油 Virgin Oil	1.5%～2%	游離脂肪酸比特級高
純橄欖油 Pure Olive Oil	2%～4%	市面上最普遍的橄欖油，將第一道壓榨的橄欖油經氧化過程提煉而成，營養價值較低

參考網站：www.extravirgin.com.tw

附錄四：台灣相關芳療及花精資訊

專業芳療師課程推薦：肯園香氣私塾　　網址：http://www.canjune.com.tw

　　肯園香氣私塾提供許多專業與有趣的芳療課程，提供有志於從事芳療工作、或是對芳療有興趣的讀者一個進修的園地。特別是溫佑君老師所親自教授的芳療師培訓班，內容非常紮實、專業，特別值得有志於從事芳療工作的人來學習，這個班每期的名額都會出現一位難求的爆滿情況，有興趣的人必須盡早洽詢。

肯園支援部
●地址：台北市大安區復興南路2段133號5樓
●電話：02-27081279 傳真：02-27087795
●肯園香氣私塾地址：台北市大安區復興南路2段151巷3號4樓

專業芳療按摩推薦：肯園

　　沒有豪華的SPA水療設備，卻有訓練最紮實的芳療師，這裡有別於一般氣派型的SPA中心，推薦給喜歡享受精緻芳療按摩的讀者。

●注意事項：療程採事前預約，他們不會接受突然造訪的消費者，然而你如果一經確定而必須取消預約，你必須付出1,000元的預約費用。

●肯園ATT店：台北市忠孝東路四段219號 AVEDA2樓 02-27720466
●肯園新生店：台北市新生南路一段97巷25號 02-27721801

花精療法：新圓山聯合診所

　　由崔玖醫師主診，提倡生物能醫學的新圓山診所，藉由一些電流的儀器檢測，以及諮詢方式，來診斷出身體身、心、靈的問題，是國內比較具有特色的另類醫學中心。強調能同時針對身、心、靈的問題來找出讓人體更健康的方法，是呼應本書所強調的「全面療癒」的一個地方。其中崔玖醫師有同時運用到花精療法來幫助治療心靈的一些問題，對花精療法或是另類療法有興趣的人，可向他們詢問。

●注意事項：由於生物能醫學對大多數人來說相當陌生（包括我自己），所以這種「身心靈」兼顧的治療方式對你是否有效很難保證。特別是心理方面或是心靈方面的問題很難藉由一兩次單純的治療或諮詢得到特別的感受，至少我自己服用了圓山診所所謂的「能量水」或是「花精」並沒有立即明顯的感覺。由於這種療法並沒有提供健保給付，在收費方面，讀者必須要有心理準備。有興趣的人不妨先致電詢問清楚再做打算。

●新圓山診所地址：台北市忠孝東路四段69-4號5樓　電話：02-2721-8056